天一医考
TIANYI YIKAO

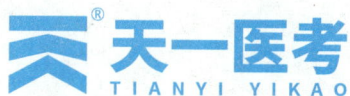

供全国高等学校基础、临床、预防、口腔医学类专业使用

内科学
精讲精练

主　编　王大新

副主编　魏华　庞智　陈倩　管俊

编　委　（以姓氏笔画为序）

王大新	扬州大学临床医学院	艾可青	南京医科大学附属南京医院
叶玉兰	南京医科大学附属苏州医院	杜强	南京医科大学附属苏州医院
李敏	南京医科大学附属苏州医院	吴龙云	南京医科大学附属苏州医院
陈倩	中国人民解放军总医院第二医学中心	陈慧	扬州大学临床医学院
周雨晴	南京医科大学附属苏州医院	庞智	南京医科大学附属苏州医院
孟德芳	扬州大学临床医学院	胡兴娜	南京医科大学附属苏州医院
姚义勇	南京医科大学附属苏州医院	贾捷婷	扬州大学临床医学院
徐丽娟	南京医科大学附属苏州医院	黄爱洁	南京医科大学附属苏州医院
韩笑	大连医科大学	鲁婷	南京医科大学附属苏州医院
鲁菲菲	南京医科大学附属苏州医院	谢晓艳	扬州大学临床医学院
靳政玺	南京医科大学附属苏州医院	裴孝平	扬州大学临床医学院
管俊	扬州大学临床医学院	黎曼	南京医科大学附属苏州医院
魏华	扬州大学临床医学院		

世界图书出版公司
西安　北京　广州　上海

图书在版编目(CIP)数据

内科学精讲精练/王大新主编.—西安:世界图书
出版西安有限公司,2019.5
ISBN 978-7-5192-5891-7

Ⅰ.①内…　Ⅱ.①王…　Ⅲ.①内科学—研究生—
入学考试—自学参考资料　Ⅳ.①R5

中国版本图书馆 CIP 数据核字(2019)第 069572 号

书　　名	内科学精讲精练	
	Neikexue Jingjiangjinglian	
主　　编	王大新	
责任编辑	汪信武	
装帧设计	天　一	
出版发行	世界图书出版西安有限公司	
地　　址	西安市高新区锦业路 1 号	
邮　　编	710065	
电　　话	029-87214941　029-87233647(市场营销部)	
	029-87234767(总编室)	
网　　址	http://www.wpcxa.com	
邮　　箱	xast@wpcxa.com	
经　　销	新华书店	
印　　刷	河南省新乡市印刷厂	
开　　本	787mm×1092mm　1/16	
印　　张	30	
字　　数	702 千字	
版　　次	2019 年 5 月第 1 版	
印　　次	2019 年 5 月第 1 次印刷	
国际书号	ISBN 978-7-5192-5891-7	
定　　价	78.00 元	

出版说明

　　为适应医学教育发展、培养现代化医师的新要求,根据中华人民共和国教育部和原卫生部颁布的《中国本科医学教育标准》,同时结合多本国家级规划教材等较权威的教科书,我们邀请了国内有丰富教学经验和深厚学术造诣的专家,编写了本套丛书。

　　与其他配套辅助教材相比,本丛书具有以下特点:

　　1.内容设置科学　紧扣教学大纲,明确学习要点,帮助读者掌握重点、难点,使读者深入了解其内在联系及如何在考试和今后的临床科研工作中正确地应用。具体体现在:

　　(1)系统性:全书逻辑缜密,环环相扣,系统编排,方便读者的使用,加深其对教材的理解和认识。

　　(2)广泛性:严格依据《中国本科医学教育标准》,提炼出学习要点,力求全面满足读者自学和考试复习的需要。

　　(3)新颖性:同步章节精选习题、模拟试卷、重点院校硕士研究生入学考试试题3个模块紧凑组合,便于读者进一步学习。

　　2.题型编排合理　以研究生入学考试、本科生专业考试的题型为标准,设计了选择题(包括A型题、B型题、X型题)、填空题、名词解释、简答题、论述题、病例分析题等,使读者在解题的过程中了解各学科的特点和命题规律,加深对知识点的理解,提高解题的准确性,强化应试能力和技巧。

　　3.强化实用性　为便于读者自学,对部分题目给出了"解析",分析做题过程中的常见问题,帮助读者了解如何选、怎样选、考哪些概念、解题的小技巧等,培养其分析能力,建立正确的思维方法,提高解决实际问题的能力。

　　4.重视信息性　为了开拓读者的视野,我们认真遴选了近些年国内一些重点院校的硕士研究生入学考试试题,希望对广大读者有所帮助。未来的应试更重视能力的考核,所以没有给出所谓的"标准答案",目的是不想束缚读者的思路,而是让读者开动脑筋查阅文献,跟踪前沿发展态势,提升自身的竞争优势。

　　本丛书不仅适用于本科在校生和复习参加硕士研究生入学考试的应届毕业生或往届毕业生,也适用于具同等学力人员复习参加硕士研究生入学考试。由于时间仓促,不足之处在所难免,请各位专家批评指正。

目　录

第1篇

呼吸系统疾病

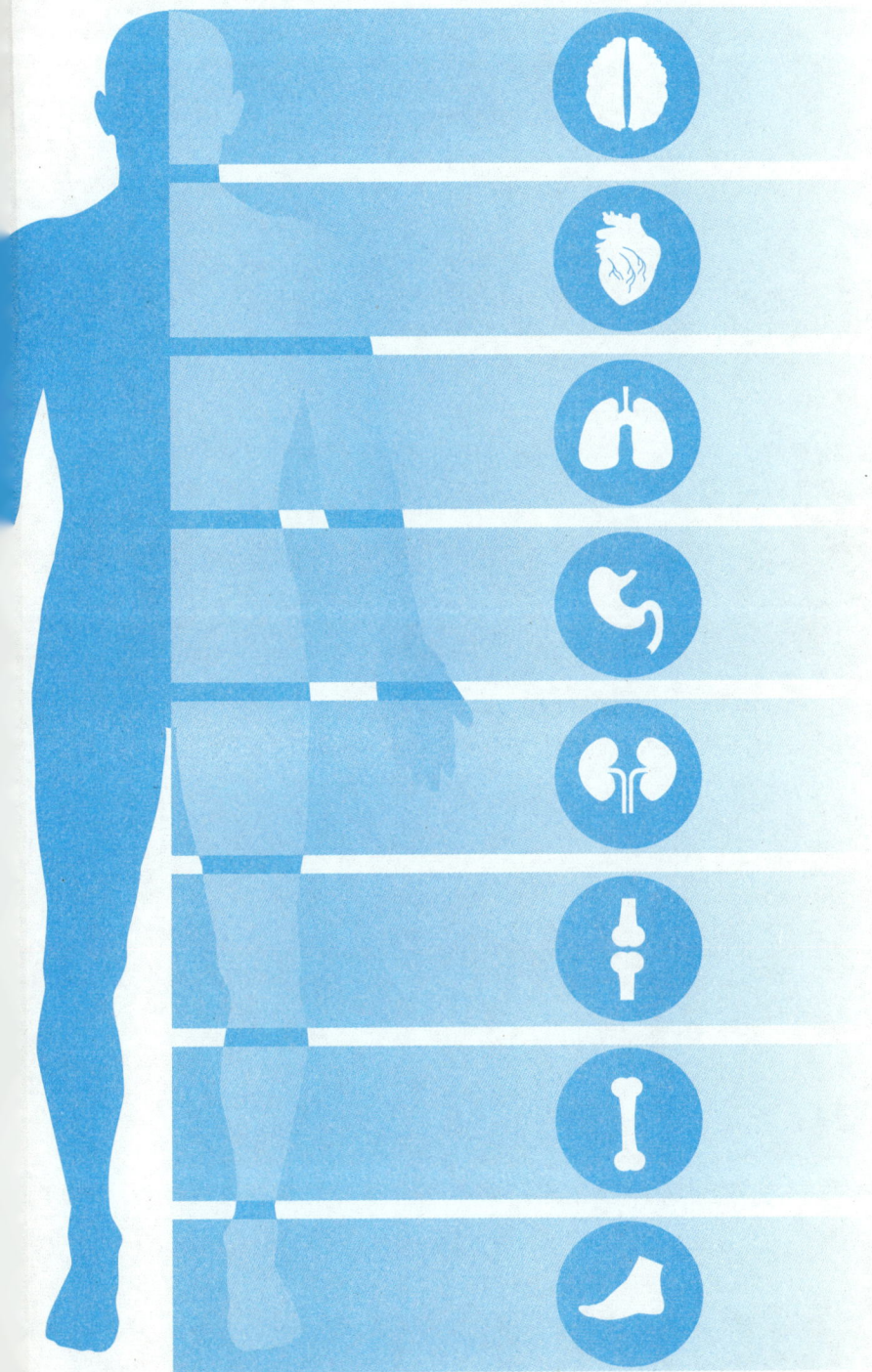

第1章 总 论

【学/习/要/点】

一、掌握

呼吸系统疾病的主要症状、体征及实验室检查。

二、熟悉

影响呼吸系统疾病的主要相关因素。

【应/试/考/题】

一、选择题

【A/型/题】

1. 呼吸系统与体外环境相通,成人在静息状态下,每天进出于呼吸道的气体量约有 （ ）
   A. 1000L   B. 5000L
   C. 10 000L   D. 2000L
   E. 1500L

2. 与体循环比较,肺循环具有低压、低阻及高容的特点,肺循环血压是体循环的 （ ）
   A. 1/2   B. 1/5
   C. 1/10   D. 1/8
   E. 1/3

3. 患者,男,75 岁。吸烟史 50 年。近半年来出现消瘦,咳嗽,痰中带血,伴有呼吸困难。最可能的诊断是 （ ）
   A. 气管炎   B. 肺炎
   C. 肺脓肿   D. 哮喘
   E. 肺癌

4. 患者,男,25 岁。1 周前淋雨后出现胸痛,咳嗽,咳铁锈色痰。最可能的病原体是 （ ）
   A. 肺炎克雷伯杆菌

   B. 金黄色葡萄球菌
   C. 肺炎链球菌
   D. 铜绿假单胞菌
   E. 大肠埃希菌

5. 患者,女,35 岁。2 天前受凉后出现发热,咳嗽,咳痰,并逐渐出现右侧胸痛。查体:右肺可闻及少许湿性啰音。胸部 X 线示:右下肺炎。患者胸痛是由于炎症累及 （ ）
   A. 脏层胸膜   B. 肺泡
   C. 肺间质   D. 壁层胸膜
   E. 肺血管

6. 临床上留痰培养及药敏检查,下列结果提示痰标本合格的是 （ ）
   A. 痰涂片在低倍镜见上皮细胞 <10 个,白细胞 >25 个
   B. 痰涂片在低倍镜见上皮细胞 >10 个,白细胞 <25 个
   C. 痰涂片在高倍镜见上皮细胞 <10 个,白细胞 <25 个
   D. 痰涂片在高倍镜见上皮细胞 <10 个,白细胞 >25 个
   E. 痰涂片在低倍镜见上皮细胞 <10 个

7. 患者,男,75 岁。吸烟史 60 余年,每天1 包烟。近 6 个月出现咳嗽、咳痰及痰中带血。查体:左上肺呼吸音低。胸部

CT 示:左肺门团块影。考虑肺癌。为明确诊断,首选的检查是　　　(　　)

A. 痰脱落细胞检查

B. 经胸壁穿刺肺活检

C. 纤维支气管镜检查

D. 磁共振显像

E. 血常规

8. 患者,女,60 岁。糖尿病、高血压病史3 年。3 天前拔牙后出现畏寒、发热。查体:左下肺可闻及湿性啰音。胸部 X 线示:左下肺脓肿。该患者出现左下肺脓肿与拔牙有关,其主要的原因是　　　(　　)

A. 糖尿病

B. 受凉

C. 高龄

D. 肺与全身各器官的血液及淋巴循环相通

E. 高血压

9. 患者,男,40 岁。因阵发性气喘、呼吸困难半年,加重2 天入院。1 个月前在外院诊断为哮喘,经抗炎、解痉、平喘等治疗,效果不明显。查体:双肺可闻及吸气相喘鸣音。目前首选的检查是　　　(　　)

A. 胸部 X 线检查

B. 血常规检查

C. 肺功能检查

D. 纤维支气管镜检查

E. 痰培养 + 药敏检查

10. 下列关于阻塞性通气功能障碍肺功能检查的叙述,错误的是　　　(　　)

A. 肺活量(VC)减低或正常

B. 残气量(RV)增加

C. 肺总量(TLC)正常或增加

D. FEV_1/FVC 减低

E. RV/TLC 减少

【B/型/题】

(11 ~ 13 题共用备选答案)

A. 大量黄脓痰

B. 铁锈色痰

C. 红棕色胶冻样痰

D. 果酱样痰

E. 咖啡样痰

11. 肺炎克雷伯杆菌感染可见　　　(　　)

12. 肺炎链球菌感染可见　　　(　　)

13. 肺阿米巴病可见　　　(　　)

(14 ~ 15 题共用备选答案)

A. 慢性阻塞性肺疾病

B. 肺癌

C. 支气管哮喘

D. 肺结核

E. 气胸

14. 慢性进行性呼吸困难多见于　　　(　　)

15. 反复发作性呼吸困难且伴有哮鸣音多见于　　　(　　)

【X/型/题】

16. 肺循环与体循环比较,其特点是 (　　)

A. 肺循环低压

B. 肺循环低阻

C. 肺循环高容

D. 肺循环的动静脉为气体交换的功能血管

E. 肺循环低容

17. 下列关于呼吸系统常见症状的叙述,正确的是　　　(　　)

A. 常年咳嗽,秋冬季加重,提示慢性阻塞性肺疾病

B. 体位改变时咳嗽、咳痰加剧,常见于特发性肺纤维化

C. 急性咳嗽伴胸痛,可能是肺炎

D. 发作性干咳(尤其在夜间发作),可能是咳嗽变异性哮喘

E. 高亢的干咳伴呼吸困难可能是支气管肺癌

18. 下列关于痰的性状、量及气味的叙述,正确的是　　　(　　)

A. 大量黄脓痰常见于肺脓肿或支气管扩张

B. 铁锈色痰可能是肺炎链球菌感染

C. 红棕色胶冻样痰可能是肺炎克雷伯杆菌感染

D. 肺水肿时,咳粉红色稀薄泡沫样痰

E. 肺吸虫病为咖啡样痰

二、填空题

1. 呼吸系统的主要症状包括　　　　、

_____、_____、_____、____
____。

2.肺循环具有_____、_____、
_____的特点。

三、简答题
1.呼吸道的防御屏障有哪些?
2.合格的痰涂片标准是什么?

【参/考/答/案】

一、选择题

【A 型题】

1. C	2. C	3. E	4. C	5. D
6. A	7. C	8. D	9. A	10. E

【B 型题】

11. C	12. B	13. E	14. A	15. C

【X 型题】

16. ABCD　　17. ACDE　　18. ABCD

3.E【解析】老年男性患者,有吸烟史,痰中带血为肺癌、肺结核的常见症状。气管炎、肺炎及肺脓肿多以咳嗽、咳痰为主;哮喘以阵发性呼气性呼吸困难为主。

4.C【解析】铁锈色痰为肺炎链球菌感染的特征性表现。

5.D【解析】壁层胸膜含有感觉神经纤维,由肋间神经和膈神经的分支支配。

6.A【解析】合格痰标本的标准:痰涂片在每个低倍镜视野里上皮细胞 <10 个,白细胞 >25 个或白细胞/上皮细胞 >2.5。

7.C【解析】目前肺癌的诊断首选支气管镜取得病理。

8.D【解析】肺与全身各器官的血液及淋巴循环相通,所以皮肤软组织疖痈的菌栓、深静脉形成的血栓、癌肿的癌栓,都可以到达肺脏,分别引起继发性肺脓肿、肺血栓栓塞症和转移性肺癌等。

9.A【解析】胸部影像学可排除其他疾病,诸如肺炎、支气管炎等。

11～13.CBE【解析】肺炎克雷伯杆菌感染可见红棕色胶冻样痰。肺炎链球菌感染可见铁锈色痰。肺阿米巴病可见咖啡样痰。大量黄脓痰多见于支气管扩张、肺脓肿。肺吸虫病为果酱样痰。

14～15.AC【解析】慢性进行性呼吸困难多见于慢性阻塞性肺疾病和特发性肺纤维化等间质性肺疾病,肺癌常见症状是咯血。反复发作性呼吸困难且伴有哮鸣音多见于支气管哮喘。肺结核常见咳嗽、潮热、盗汗、体重减轻等症状。气胸以突发性胸痛、呼吸困难为特点。

16.ABCD【解析】与体循环相比,肺循环的特点是低压、低阻、高容,其动静脉为气体交换的功能血管。

18.ABCD【解析】肺吸虫病为果酱样痰。

二、填空题
1.咳嗽　咳痰　咯血　呼吸困难　胸痛
2.低压　低阻　高容

三、简答题
1.呼吸道的防御屏障有哪些?
答 呼吸系统的防御功能包括:①如鼻部加温过滤、咳嗽、喷嚏等的物理防御功能;②如溶菌酶、抗氧化的谷胱甘肽、超氧化物歧化酶等的化学防御功能;③如肺泡巨噬细胞、多形核粒细胞的细胞吞噬作用;④细胞(B 细胞分泌 IgA、IgM 等)、T 细胞免疫反应)、体液免疫防御功能。

2.合格的痰涂片标准是什么?
答 痰涂片在每个低倍镜视野里上皮细胞 <10 个,白细胞 >25 个或白细胞/上皮细胞 >2.5 为合格的痰标本。

(姚义勇　黄　纯)

第2章　急性上呼吸道感染和急性气管－支气管炎

【学/习/要/点】

一、掌握

急性上呼吸道感染、急性气管－支气管炎的临床表现、诊断、鉴别诊断及治疗。

二、熟悉

急性上呼吸道感染的病因、发病机制及病理。

【应/试/考/题】

一、选择题

【A/型/题】

1. 下列关于支气管炎和肺炎的鉴别，最有意义的是　　　　　（　　）
   A. 有无痰液
   B. 咳嗽轻重
   C. 有无固定的细湿性啰音
   D. 血常规检查
   E. 发热

2. 患者，男，25岁。2天前受凉后出现喷嚏、鼻塞、流清水样鼻涕，随后出现咽干、咽痛。查体：鼻腔黏膜充血、水肿，咽部轻度充血。最可能的诊断是　　　　（　　）
   A. 肺炎　　　　　　　B. 支气管炎
   C. 普通感冒　　　　　D. 肺癌
   E. 肺结核

3. 患儿，男，11岁。3天来出现咽痛、发热，无咳嗽、咳痰。查体：咽部充血，咽及扁桃体表面见到灰白色疱疹及浅表溃疡，周围有红晕。最可能的诊断是　（　　）
   A. 疱疹性咽峡炎　　　B. 支气管炎
   C. 流行性感冒　　　　D. 肺结核
   E. 肺炎

4. 患儿，男，12岁。夏季游泳后出现发热，咽痛，畏光，流泪。查体：咽及结膜明显充血，表面无脓性分泌物。最可能的诊断是　　　　　　　　　　（　　）
   A. 急性咽结膜炎
   B. 普通感冒
   C. 肺炎链球菌肺炎
   D. 肺结核
   E. 急性气管－支气管炎

5. 患者，男，30岁。3天前淋雨后出现咽痛，伴有畏寒、发热，T 39.5℃。查体：咽部充血水肿，扁桃体Ⅱ度肿大，表面有脓性渗出物，双肺未闻及湿性啰音。胸部X线检查未见异常。最可能的诊断是　（　　）
   A. 急性咽扁桃体炎
   B. 疱疹性咽峡炎

C. 金黄色葡萄球菌肺炎

D. 慢性支气管炎

E. 急性肺脓肿

6. 患者,女,20 岁。5 天前出现鼻塞、流鼻涕、咽痛,经休息、多饮水、保持室内空气流通等处理已明显好转。最可能感染的病原体是　　　　　　（　　）

　　A. 细菌　　　　　　B. 病毒

　　C. 支原体　　　　　D. 衣原体

　　E. 真菌

7. 患者,男,16 岁。学生。高热 1 天,伴乏力、肌肉酸痛、鼻塞等症状,同班同学中多人出现同样症状。最可能的诊断是
　　　　　　　　　　　　　　（　　）

　　A. 流行性感冒

　　B. 普通感冒

　　C. 急性咽扁桃体炎

　　D. 急性气管－支气管炎

　　E. 肺炎

【B 型题】

(8～9 题共用备选答案)

　　A. ESR 正常

　　B. 淋巴细胞相对减少

　　C. 白细胞计数减少

　　D. ESR 增快

　　E. ESR 减慢

8. 符合流行性感冒实验室检查的是（　　）

9. 符合急性气管－支气管炎实验室检查的是　　　　　　　　　　　　（　　）

【X 型题】

10. 下列关于急性上呼吸道感染的叙述,正确的是　　　　　　　　（　　）

　　A. 是鼻腔、咽或喉部急性炎症的总称

　　B. 常见病原体为病毒

　　C. 一般病情较轻,病程较短

　　D. 发病率低

　　E. 具有一定传染性

11. 急性上呼吸道感染的病原体主要是病毒,少数为细菌,下列可用于鉴别两种病原体的是　　　　　　（　　）

　　A. 病毒分离鉴定　　B. 免疫荧光法

　　C. 肺功能检查　　　D. 血清学诊断

　　E. 胸部 CT

二、名词解释

急性上呼吸道感染

三、填空题

1. 急性上呼吸道感染的主要病原体是_____,少数是_____。

2. 急性上呼吸道感染常见的临床分型是_____、_____、_____、_____。

四、简答题

简述急性气管－支气管炎的临床特点。

【参 | 考 | 答 | 案】

一、选择题

【A 型题】

1. C　　2. C　　3. A　　4. A　　5. A

6. B　　7. A

【B 型题】

8. C　　9. D

【X 型题】

10. ABCE　　11. ABD

1. C【解析】咳嗽、咳痰、发热及血常规异常在二者中均可出现,出现固定细湿性啰音一般指病变累及肺部。

2. C【解析】该患者主要以鼻部及咽部症状为主,考虑普通感冒。普通感冒为病毒

感染引起,俗称"伤风",又称急性鼻炎或上呼吸道卡他。起病较急,主要表现为鼻部症状,如喷嚏、鼻塞、流清水样鼻涕,也可表现为咳嗽、咽干、咽痒或烧灼感甚至鼻后滴漏感。后3种表现与病毒诱发的炎症介质导致的上呼吸道传入神经高敏状态有关。2～3天后鼻涕变稠,可伴咽痛、头痛、流泪、味觉迟钝、呼吸不畅、声嘶等,有时可由于咽鼓管炎致听力减退。严重者有发热、轻度畏寒和头痛等。查体见鼻腔黏膜充血、水肿、有分泌物,咽部可为轻度充血。

3. A【解析】急性疱疹性咽峡炎多发于夏季,多见于儿童,偶见于成人。由柯萨奇病毒A引起,表现为明显咽痛、发热,病程约1周。查体可见咽部充血,软腭、悬雍垂、咽及扁桃体表面有灰白色疱疹及浅表溃疡,周围伴红晕。

4. A【解析】急性咽结膜炎多发于夏季,由游泳传播,儿童多见。主要由腺病毒、柯萨奇病毒等引起。表现为发热、咽痛、畏光、流泪、咽及结膜明显充血。病程4～6天。

5. A【解析】急性咽扁桃体炎病原体多为溶血性链球菌,其次为流感嗜血杆菌、肺炎链球菌和葡萄球菌等。起病急,咽痛明显,伴发热、畏寒,体温可达39℃以上。查体可见咽部明显充血,扁桃体肿大和充血,表面有黄色脓性分泌物,有时伴有颌下淋巴结肿大、压痛,而肺部无明显异常体征。

6. B【解析】该患者考虑为急性上呼吸道感染,主要病原体是病毒,少数为细菌,且病毒感染一般具有自限性。

7. A【解析】流行性感冒是由流感病毒引起的急性呼吸道传染病,有明显的流行性和暴发性。急性起病,出现畏寒、高热、头痛、头晕、全身酸痛、乏力等中毒症状。鼻咽部症状较轻,可有食欲缺乏。

10. ABCE【解析】急性上呼吸道感染的发病率高,可影响工作和生活,严重者出现并发症。

11. ABD【解析】肺功能检查及影像学不能区分病原体,只有病原学鉴定可以区分感染的微生物。

二、名词解释

急性上呼吸道感染:简称上感,是指从外鼻孔至环状软骨下缘包括鼻腔、咽或喉部急性炎症的总称。

三、填空题

1. 病毒　细菌
2. 普通感冒　急性病毒性咽炎和喉炎
急性疱疹性咽峡炎　急性咽结膜炎
急性咽扁桃体炎

四、简答题

简述急性气管－支气管炎的临床特点。

答　急性气管－支气管炎由生物、理化刺激或过敏等因素引起的急性气管－支气管黏膜炎症,年老体弱者易患病,主要症状为咳嗽和咳痰,起病较急,全身症状较轻,可有发热,症状可延续2～3周。常发生于寒冷季节或气候突变时,早期可见干咳或少量黏痰,后期痰量增多,导致咳嗽加剧,偶见痰中带血。若久治不愈,迁延日久,可发展为慢性支气管炎。查体可无明显阳性表现,或见部位不固定的散在的干、湿性啰音,咳嗽后减少或消失。

（姚义勇　曾　刚）

第3章　慢性支气管炎、慢性阻塞性肺疾病

【学/习/要/点】

一、掌握

1. 慢性支气管炎(简称慢支)的临床表现、检查、诊断、鉴别诊断及治疗。
2. 慢性阻塞性肺疾病(简称慢阻肺,COPD)的临床表现、检查、病情评估及治疗。

二、熟悉

慢性支气管炎、慢性阻塞性肺疾病的病因、病机、病理及病理生理变化。

【应/试/考/题】

一、选择题

【A/型/题】

1. 患者,男,60 岁。反复发作咳嗽、咳痰5 年,每年发作时间至少 3 个月。查体:背部及双侧肺底可闻及干、湿性啰音。最可能的诊断是　　　　　(　　)
   A. 支气管哮喘
   B. 慢性支气管炎
   C. 急性支气管炎
   D. 支气管扩张症
   E. 肺结核

2. 患者,男,70 岁。长期咳嗽、咳痰 30 余年。近几年出现进行性呼吸困难加重。现要明确有无肺气肿,下列最有帮助的体征是　　　　　　　(　　)
   A. 肋间隙增宽
   B. 肺部叩诊过清音
   C. 桶状胸,肺部叩诊过清音,肺下界降低,移动度变小

D. 心脏相对浊音界缩小
   E. 肺部干、湿性啰音

3. 患者,男,75 岁。吸烟史 40 年,因患慢性阻塞性肺疾病作肺功能检查。下列指标最能提示有阻塞及其程度的是　(　　)
   A. 第 1 秒用力呼气量/用力肺活量
   B. 肺活量占预计值
   C. 最大通气量占预计值
   D. 残气量/肺总量
   E. 动脉血气分析

4. 患者,男,53 岁。反复咳嗽、咳痰 12 年,冬春季交替时加重。双肺听诊呼吸音减低,右下肺可闻及少量湿性啰音。胸部 X 线示:肺纹理增多。肺功能检查:RV/TLC 50% ,FEV_1% 55% 。最可能的诊断是　　　　　　　(　　)
   A. 肺纤维化
   B. 慢性支气管炎合并肺部感染
   C. 阻塞性肺气肿
   D. 肺不张
   E. 肺泡细胞癌

5. 患者,女,60岁。咳嗽、咳痰4年。1周前症状加重并出现咳黄脓痰。查体:双肺可闻及散在湿性啰音。胸部X线示:肺纹理增粗、紊乱。实验室检查:N 89%。最可能的诊断是　　(　　)
　　A.慢性支气管炎急性加重
　　B.肺癌
　　C.肺气肿
　　D.硅沉着病
　　E.肺脓肿

6. 患者,女,55岁。反复咳嗽、咳痰3年。1周前受凉后出现咳嗽加重。查体:双肺可闻及干性啰音。关于是否使用抗生素,下列检查最合适的是　(　　)
　　A.胸部X线检查
　　B.血液一般检查
　　C.痰涂片或培养
　　D.肺功能检查
　　E.血气分析

【X/型/题】

7. 患者,女,60岁。反复咳嗽、咳痰5年。半年前受凉后出现咳嗽,每年均有发生,冬、春季交替时加重,出现咳黄脓痰。查体:咽部稍充血,肺部可闻及细湿性啰音。胸部X线示:两下肺纹理增粗、紊乱。下列属于慢性支气管炎诊断必备的条件是　　(　　)
　　A.反复发作咳嗽、咳痰
　　B.每年发病持续3个月,连续≥2年
　　C.排除其他心、肺疾患
　　D.胸部X线检查提示肺纹理增粗
　　E.肺部啰音

8. 患者,男,70岁。慢性咳嗽、咳痰15年,呼吸困难渐进性加重。现平地行走稍快即感气急,临床诊断慢性阻塞性肺疾病。患者可能出现的体征是　(　　)
　　A.胸廓呈桶状
　　B.叩诊过清音
　　C.肺下界下移、移动度减小
　　D.吸气时相延长
　　E.干、湿啰音

二、名词解释
慢性阻塞性肺疾病

三、填空题
1.慢性支气管炎临床上以_____、_____为主要症状,或有喘息,每年发病持续_____个月或更长时间,连续_____以上。
2.气流受限的严重程度GOLD分级,轻度_____,中度_____,重度_____,极重度_____。
3._____是预防COPD最重要的措施。
4.慢性支气管炎的主要病因有_____、_____、_____和_____等。
5.慢性支气管炎急性加重期的治疗有_____、_____和_____。
6.COPD的发病机制包括_____、_____和_____等,其病理改变主要表现为_____和_____,其特征性的病理生理变化是_____。主要症状包括_____、_____、_____和_____等。
7._____、_____、_____增高,_____减低,表明肺过度充气。
8._____是判断气流受限的主要客观指标。吸入支气管扩张剂后,_____可确定为持续气流受限。
9.COPD应用低流量吸氧治疗时,吸入的氧浓度为_____,应避免吸入氧浓度过高引起的_____。

四、简答题
1.简述慢性阻塞性肺疾病稳定期病情严重程度评估的综合指标内容。
2.简述COPD的并发症。
3.简述COPD稳定期和急性加重期的治疗。

【参 | 考 | 答 | 案】

一、选择题

【A 型题】

1. B　　2. C　　3. A　　4. C　　5. A
6. C

【X 型题】

7. ABC　　　　8. ABCE

1. B【解析】该患者具有典型的咳嗽、咳痰症状，每年发作时间 >3 个月，连续 5 年（>2 年）的病史，首先考虑慢性支气管炎。

2. C【解析】肺气肿特征性体征：桶状胸，过清音，肺下界降低，移动度变小。

3. A【解析】$FEV_1/FVC < 0.70$ 提示为慢性阻塞性肺疾病。按照 FEV_1 下降程度进行气流受限的严重程度分级，分为轻度（$FEV_1\% \geq 80\%$）、中度（$80\% > FEV_1\% \geq 50\%$）、重度（$50\% > FEV_1\% \geq 30\%$）及极重度（$FEV_1\% < 30\%$）。

4. C【解析】肺气肿时 $RV/TLC > 40\%$。

5. A【解析】慢性支气管炎主要症状为咳嗽、咳痰或伴有喘息，急性加重可见上述症状突然加重，可在背部或双肺底闻及干、湿性啰音，反复发作者可见肺纹理增粗、紊乱。细菌感染可出现白细胞和（或）中性粒细胞计数增高。

6. C【解析】抗生素应用前最好先有病原学依据。

7. ABC【解析】A、B、C 项为诊断必要条件，肺纹理增粗、肺部啰音常见于急性支气管炎。

8. ABCE【解析】慢性阻塞性肺疾病以呼气期延长为主。

二、名词解释

慢性阻塞性肺疾病：是以持续气流受限为特征的可以预防和治疗的疾病，其气流受限多呈进行性发展，与气道和肺组织对香烟、烟雾等有害气体或有害颗粒的异常慢性炎症反应有关。

三、填空题

1. 咳嗽　咳痰　3　2 年或 2 年

2. $FEV_1\%　\geq 80\%$　$80\% > FEV_1\% \geq 50\%$　$50\% > FEV_1\% \geq 30\%$　$FEV_1\% < 30\%$

3. 戒烟

4. 吸烟　职业粉尘和化学物质　空气污染　感染因素

5. 控制感染　镇咳祛痰　平喘

6. 炎症机制　蛋白酶 - 抗蛋白酶失衡机制　氧化应激机制　慢性支气管炎　肺气肿　持续气流受限致肺通气功能障碍　慢性咳嗽　咳痰　气短或呼吸困难　喘息　胸闷

7. 肺总量（TLC）　功能残气量（FRC）　残气量（RV）　肺活量（VC）

8. 肺功能检查　$FEV_1/FVC < 70\%$

9. 28% ~30%　二氧化碳潴留

四、简答题

1. 简述慢性阻塞性肺疾病稳定期病情严重程度评估的综合指标内容。

答 （1）症状评估。根据英国 mMRC 问卷，按照严重程度分为 0 ~4 共 5 个等级。

mMRC 问卷

mMRC 分级	呼吸困难症状
0 级	剧烈活动时出现呼吸困难
1 级	平地快步行走或爬缓坡时出现呼吸困难
2 级	由于呼吸困难，平地行走时比同龄人慢或需要停下来休息

（续表）

mMRC 分级	呼吸困难症状
3 级	平地行走 100 米左右或数分钟后即需要停下来喘气
4 级	因严重呼吸困难而不能离开家，或在穿衣脱衣时即出现呼吸困难

（2）肺功能评估。根据 GOLD 分级：COPD 患者吸入支气管扩张剂后 FEV_1/FVC <0.70，按照 FEV_1 下降程度进行气流受限的严重程度分为轻度（FEV_1% ≥ 80%）、中度（80% > FEV_1% ≥50%）、重度（50% > FEV_1% ≥ 30%）及极重度（FEV_1% <30%）。

（3）急性加重风险评估：根据上一年发生 2 次或以上急性加重，或≥1 次需住院治疗的急性加重，均提示急性加重的风险增加。

2. 简述 COPD 的并发症。

答 （1）慢性呼吸衰竭：多发生于 COPD 急性加重时，症状更加明显并加重，可有低氧血症、高碳酸血症，继而发生缺氧和二氧化碳潴留。

（2）自发性气胸：呼吸困难突然加重，明显发绀，患侧肺部叩诊为鼓音，呼吸音减弱或消失，X 线检查可确诊。

（3）慢性肺源性心脏病：可见肺动脉高压，右心室肥厚扩大，可发展为右心衰竭。

3. 简述 COPD 稳定期和急性加重期的治疗。

答 （1）稳定期的治疗。①教育、管理：最重要的是戒烟。②应用支气管扩张剂：目前控制症状的主要方法，可选择 β_2 受体激动剂、抗胆碱药、茶碱类药等。③应用糖皮质激素，如沙美特罗加氟替卡松、福莫特罗加布地奈德等。④应用祛痰药，如氨溴索、N - 乙酰半胱氨酸等。⑤其他药物，如大环内酯类药物等。⑥长期家庭氧疗（LTOT）：适用于 PaO_2 ≤ 55mmHg 或 SaO_2 ≤88%，有或无高碳酸血症；PaO_2 55 ~60mmHg，或 SaO_2 <89%，并有肺动脉高压、右心衰竭或红细胞增多症等。⑦康复治疗：呼吸生理治疗、肌肉训练、营养支持、精神治疗等。

（2）急性加重期治疗：①确定病因；②应用支气管扩张剂；③低流量吸氧；④应用抗生素；⑤应用糖皮质激素；⑥机械通气；⑦保持机体水、电解质平衡，保证机体热量等的摄入。

（姚义勇）

第4章 支气管哮喘

【学/习/要/点】

一、掌握

支气管哮喘(简称哮喘)的诊断标准。

二、熟悉

哮喘的2个分期、4个严重程度分级及3个临床控制水平分级。

【应/试/考/题】

一、选择题

【A/型/题】

1. 下列属于诊断哮喘主要依据的是 (　　)
   A. 血嗜酸性粒细胞增高
   B. 有阻塞性通气功能障碍
   C. 反复发作的呼吸困难伴喘息
   D. 血清特异性IgE升高
   E. 胸部X线检查示过度充气征

2. 哮喘患者发生不可逆气道阻塞的原因是 (　　)
   A. 支气管平滑肌痉挛
   B. 炎症细胞浸润
   C. 气道黏膜水肿
   D. 气道重构
   E. 黏液栓阻塞

3. 患者,男,17岁。经常出现运动后胸闷3年,经休息后可自行缓解。最可能的诊断是 (　　)
   A. 过敏性鼻炎　　B. 运动性哮喘
   C. 急性支气管炎　D. 咳嗽变异性哮喘
   E. 心源性哮喘

4. 患者,男,14岁。3天前受凉后出现咳嗽、咳痰。今日突发呼吸困难,端坐呼吸,只能发单字表达,伴有焦虑和烦躁,大汗淋漓。查体:血压正常,双肺呈弥漫性哮鸣音。目前诊断考虑支气管哮喘。下列对病情严重度分级的叙述,正确的是 (　　)
   A. 轻度　　　　　B. 中度
   C. 重度　　　　　D. 危重
   E. 无法判断

5. 患者,男,20岁。哮喘急性发作前来就诊。查体:张口、端坐呼吸,大汗淋漓,只能发单字表达。为评价病情,下列预示病情严重的是 (　　)
   A. 两肺广泛响亮哮鸣音
   B. 两肺呼吸音低,无明显哮鸣音
   C. 肋间隙增宽
   D. 双肺叩诊过清音
   E. 心脏绝对浊音界缩小

6. 患者,男,20岁。哮喘急性发作1天。急诊查动脉血气分析后,医生认为病情尚不严重。做出病情估计最可能见的检查结果是 (　　)
   A. $PaCO_2$降低,pH值轻度升高

B. $PaCO_2$ 正常,pH 值亦在正常范围

C. $PaCO_2$ 升高,pH 值明显降低

D. $PaCO_2$ 升高,pH 值正常

E. $PaCO_2$ 升高,pH 值降低

7. 患者,男,35 岁。哮喘急性发作入院。血气分析为 pH 7.32,$PaCO_2$ 61mmHg,PaO_2 60mmHg,AB 30mmol/L,BE 3mmol/L。最可能的诊断是　　　　(　)

　A. 代偿性呼吸性酸中毒

　B. 失代偿性呼吸性酸中毒

　C. 呼吸性酸中毒合并代谢性酸中毒

　D. 失代偿性代谢性碱中毒

　E. 呼吸性酸中毒合并代谢性碱中毒

8. 患者,男,18 岁。反复发作胸闷、气急3年,可自行缓解,近半年症状加重,要求确诊。下列有助于哮喘诊断的是　　(　)

　A. 通气功能测定

　B. 血常规分析

　C. 支气管舒张试验

　D. 动脉血气分析

　E. 肺部 X 线检查

9. 下列关于哮喘重度发作处理的叙述,错误的是　　　　　　　(　)

　A. 氧疗

　B. 静脉应用糖皮质激素

　C. 静脉应用氨茶碱

　D. 控制补液量 <2000ml

　E. 激素吸入

【B/型/题】

(10～11 题共用备选答案)

　A. 端坐呼吸,双肺底湿性啰音

　B. 呼气性呼吸困难,两肺哮鸣音

　C. 夜间阵发性呼吸困难,肺部无异常体征

　D. 进行性呼吸困难,右上肺固定湿性啰音

　E. 咳嗽伴活动后气急,肺部干、湿性啰音

10. 支气管哮喘可见　　　　　(　)

11. 支气管肺癌可见　　　　　(　)

(12～13 题共用备选答案)

　A. 茶碱类　　　　B. β_2 受体激动剂

　C. 抗胆碱能类　　D. 糖皮质激素

　E. 抗过敏药

12. 沙丁胺醇属于　　　　　　(　)

13. 泼尼松属于　　　　　　　(　)

【X/型/题】

14. 下列与支气管哮喘相关的炎症细胞是　　　　　　　　　　(　)

　A. 嗜酸性粒细胞和肥大细胞

　B. T 淋巴细胞

　C. 中性粒细胞

　D. 气道上皮细胞

　E. 巨噬细胞

15. 下列属于危重度支气管哮喘临床表现的是　　　　　　　(　)

　A. 气促不能讲话

　B. 意识模糊

　C. 胸腹部矛盾运动

　D. 奇脉

　E. 两肺满布响亮哮鸣音

二、填空题

1. 支气管哮喘的呼吸功能检查有_____、_____、_____、_____。

2. 哮喘的基本病理特征是_____。

三、简答题

简述支气管哮喘的诊断标准。

【参/考/答/案】

一、选择题

【A型题】

1. C   2. D   3. B   4. C   5. B
6. B   7. B   8. C   9. D

【B型题】

10. B   11. D   12. B   13. D

【X型题】

14. ABCDE   15. ABC

1. C【解析】哮喘典型症状为反复发作的呼吸困难伴喘息。

3. B【解析】运动性哮喘,运动为诱发原因,具有自行好转的特点。

4. C【解析】重度哮喘的临床表现:休息时感气短,端坐呼吸,只能单字表达,常有焦虑和烦躁,大汗淋漓,呼吸频率 > 30 次/分,常有三凹征,闻及响亮、弥漫的哮鸣音,心率增快,常 > 120 次/分,奇脉。

5. B【解析】出现呼吸音低,甚至无哮鸣音可能说明支气管阻塞严重导致无气流通过。

6. B【解析】$PaCO_2$ 及 pH 值正常说明通气功能尚可,内环境稳定。

7. B【解析】pH 值降低,提示失代偿性酸中毒,$PaCO_2$ >46mmHg,表示肺通气不足,有 CO_2 潴留,见于呼吸性酸中毒或代偿后代谢性碱中毒。

8. C【解析】哮喘的诊断依赖于典型症状及支气管舒张/激发试验。

9. D【解析】哮喘发作时多有呼吸急促,应适当补液。

10. B【解析】哮喘可见阵发性呼气性呼吸困难,两肺哮鸣音。

11. D【解析】肺癌肿瘤在气管内进行性生长,引起进行性呼吸困难及固定湿性啰音。

12. B【解析】沙丁胺醇属于短效 β_2 受体激动剂。

14. ABCDE【解析】哮喘主要参与的细胞包括:嗜酸性粒细胞、肥大细胞、T 淋巴细胞、中性粒细胞、平滑肌细胞、气道上皮细胞、巨噬细胞等。

15. ABC【解析】哮喘危重时患者表现为不能讲话,意识障碍,胸腹矛盾运动,沉默肺(哮鸣音减弱或消失),脉率变慢或不规则,低氧血症和高二氧化碳血症,pH 值降低等。

二、填空题

1. 通气功能检测 支气管激发试验 支气管舒张试验 PEF 及其变异率测定
2. 气道慢性炎症

三、简答题

简述支气管哮喘的诊断标准。

答 (1)典型表现:反复发作喘息、气急、胸闷或咳嗽(多与接触各种感染、理化因素等因素有关),双肺可闻及散在或弥漫性、以呼气相为主的哮鸣音,呼气相延长,上述临床表现可经平喘药物治疗后缓解或自行缓解,此外需排除其他可引起喘息、气急、胸闷或咳嗽的疾病。

(2)客观检查:无典型症状和体征表现者应有满足实验室检查中3项中至少1项阳性:①支气管激发试验或运动试验阳性;②支气管舒张试验阳性;③平均每日 PEF 昼夜变异率 > 10% 或 PEF 周变异率 >20%。

(姚义勇)

第5章 支气管扩张症

【学/习/要/点】

一、掌握

支气管扩张症的临床表现及诊断要点。

二、熟悉

支气管扩张症的鉴别诊断。

【应/试/考/题】

一、选择题

【A/型/题】

1. 支气管扩张症最常见的原因是 （ ）
   A. 结核性感染
   B. 支气管囊性纤维化
   C. 严重的支气管-肺部感染
   D. 肿瘤外源性压迫
   E. 胰腺纤维囊性病

2. 干性支气管扩张是指 （ ）
   A. 干咳为主
   B. 晨间咳嗽、咳痰,无大量脓痰,少有咯血
   C. 反复咯血,一般无咳嗽、咳痰
   D. 局限于肺上叶
   E. 纤维支气管镜见支气管黏膜干燥、萎缩

3. 临床确诊支气管扩张症的主要根据是 （ ）
   A. 慢性咳嗽、咳大量脓痰或反复咯血,可闻及局限性、固定性湿性啰音,结合其发病诱因
   B. HRCT(高分辨CT)检查
   C. 胸部X线检查
   D. 支气管造影检查
   E. 支气管镜检查

4. 支气管扩张症伴厌氧菌感染的患者,痰的特征是 （ ）
   A. 黄绿色
   B. 有恶臭
   C. 静置分层
   D. 痰量与体位有关
   E. 大量脓痰

5. 患者,女,40岁。慢性咳嗽、咳黄脓痰5年,每年持续时间3个月。为鉴别慢性支气管炎和支气管扩张症,下列有助于支气管扩张症诊断的是 （ ）
   A. 反复咳嗽、咳脓痰和固定部位湿性啰音
   B. 症状持续时间
   C. 发病年龄
   D. 发病季节
   E. 高分辨CT

【X/型/题】

6. 下列属于支气管扩张症发病因素的是 （ ）
   A. 肺结核
   B. 童年时患麻疹或百日咳
   C. 肺癌
   D. 支气管哮喘
   E. 先天性丙种球蛋白缺乏症

7. 患者,男,55岁。反复咳嗽、咳脓痰20余年。1周来咳嗽、咳痰增多,伴有发热。胸部HRCT检查示:右下、左下叶呈"双轨征"改变。目前应采取的措施是　(　　)
   A. 选用敏感抗生素
   B. 痰细菌学检查
   C. 应用祛痰药
   D. 手术治疗
   E. 体位引流

二、填空题
1. 支气管扩张症根据病变部位,分为3种不同类型,即_____、_____、_____。
2. 支气管扩张症的临床表现主要是_____、_____和(或)_____。

三、简答题
简述支气管扩张症需要鉴别的疾病。

【参/考/答/案】

一、选择题

【A 型题】
1. C　　2. C　　3. B　　4. B　　5. E

【X 型题】
6. ABCE　　　7. ABCE

2. C【解析】干性支气管扩张指的是以反复咯血为唯一症状,无咳嗽、咳痰。

3. B【解析】目前支气管扩张症的诊断标准为HRCT,可显示以次级肺小叶为基本单位的肺内细微结构,现已基本取代支气管造影。

5. E【解析】支气管扩张症的诊断标准为HRCT。

7. ABCE【解析】局限性支气管扩张症,经内科治疗仍顽固反复发作才考虑外科治疗。

二、填空题
1. 柱状扩张　囊状扩张　不规则扩张
2. 慢性咳嗽　咳大量脓痰　反复咯血

三、简答题
简述支气管扩张症需要鉴别的疾病。
答 需鉴别的疾病主要为慢性支气管炎、肺脓肿、肺结核、先天性肺囊肿、支气管肺癌和弥漫性泛细支气管炎等。

(1)慢性支气管炎:以中年患者为主,季节性明显,多为咳白色黏液痰,感染急性发作时可出现脓性痰,双肺可闻及散在干、湿性啰音。

(2)肺脓肿:起病急,有高热、咳嗽、大量脓臭痰的临床表现,影像学上可见局部浓密炎症阴影,内有空腔及液平。

(3)肺结核:常有潮热、盗汗、消瘦等结核毒性症状,典型胸部X线和CT检查可协助诊断,确诊有赖于痰结核菌检查。

(4)先天性肺囊肿:先天发生,X线检查可见多个边界纤细的圆形或椭圆形阴影,壁较薄,周围组织无炎症浸润,胸部CT和支气管造影可助诊断。

(5)弥漫性泛细支气管炎:慢性咳嗽、咳痰、活动时呼吸困难及慢性鼻窦炎。胸部X线和CT检查显示弥漫分支的小结节影。大环内酯类抗生素治疗有效。

(6)支气管肺癌:>40岁者多发,多伴咳嗽、咳痰、胸痛,痰中带血;影像学、痰细胞学、支气管镜检查等有助于确诊。

(姚义勇)

第6章　肺部感染性疾病

【学/习/要/点】

一、掌握

肺炎的分类、临床表现、诊断、鉴别诊断及治疗。

二、熟悉

肺炎的病因、发病机制及病理。

【应/试/考/题】

一、选择题

【A/型/题】

1. 肺炎经治疗炎症消散后多无肺组织结构损伤的是　　　　（　　）
   - A. 葡萄球菌肺炎
   - B. 军团菌肺炎
   - C. 肺炎链球菌肺炎
   - D. 铜绿假单胞菌肺炎
   - E. 肺炎克雷伯杆菌肺炎

2. 社区获得性肺炎最常见的病原体是（　　）
   - A. 肺炎链球菌　　B. 金黄色葡萄球菌
   - C. 铜绿假单胞菌　D. 肺炎克雷伯杆菌
   - E. 真菌

3. 下列关于肺炎支原体肺炎临床表现的叙述，错误的是　　　　　（　　）
   - A. 肺外表现少见
   - B. 阵发性刺激性呛咳
   - C. 潜伏期2~3周，起病缓慢
   - D. 体温恢复正常后咳嗽可能继续存在
   - E. 胸部体格检查与肺部病变程度常不相称，可无明显体征

4. 下列不属于社区获得性肺炎诊断标准的是　　　　　　　（　　）
   - A. 新近出现的咳嗽、咳痰或原有呼吸道疾病症状加重，并出现脓性痰，伴或不伴胸痛
   - B. 呼吸频率>30次/分
   - C. 肺实变体征和（或）闻及湿性啰音
   - D. 白细胞>10×10^9/L 或<4×10^9/L，伴或不伴中性粒细胞核左移
   - E. 胸部X线检查显示片状、斑片状浸润性阴影或间质性改变，伴或不伴胸腔积液

5. 肺炎链球菌肺炎痰呈铁锈色的病理分期是　　　　　　　（　　）
   - A. 水肿期　　　　B. 消散期
   - C. 灰肝变期　　　D. 充血期
   - E. 红肝变期

6. 肺炎链球菌肺炎最主要的致病因素是　　　　　　　　　（　　）
   - A. 细菌的荚膜对组织的侵袭力
   - B. 细菌有杀白细胞素
   - C. 细菌产生外毒素
   - D. 细菌产生内毒素
   - E. 细菌繁殖迅速

7. 葡萄球菌肺炎的特征性表现是　（　　）
　　A. 咳粉红色泡沫样痰
　　B. 咳胶冻样痰
　　C. 极少并发脓胸、气胸
　　D. 胸部 X 线检查常为单个或多发的液气囊腔
　　E. 病变消散后不留纤维瘢痕

8. 极少并发肺脓肿和空洞性病灶的细菌性肺炎是　　　　　　　　（　　）
　　A. 金黄色葡萄球菌肺炎
　　B. 厌氧菌肺炎
　　C. 肺炎链球菌肺炎
　　D. 铜绿假单胞菌肺炎
　　E. 大肠埃希菌肺炎

9. MRSA 引起的肺炎,治疗应选用（　　）
　　A. 青霉素　　　　B. 阿奇霉素
　　C. 氧氟沙星　　　D. 头孢菌素
　　E. 万古霉素

10. 下列属于重症肺炎主要标准的是（　　）
　　A. 呼吸频率 >30 次/分
　　B. 意识障碍或定向障碍
　　C. 低血压
　　D. 感染性休克需要血管活性药物治疗
　　E. 多肺叶浸润

11. 抗生素治疗肺炎后多长时间对病情进行评价　　　　　　　　（　　）
　　A. 24 小时　　　　B. 72 小时
　　C. 1 周　　　　　D. 2 周
　　E. 96 小时

12. 容易并发脓气胸的肺炎是　（　　）
　　A. 肺炎克雷伯杆菌肺炎
　　B. 肺炎支原体肺炎
　　C. 肺炎链球菌肺炎
　　D. 病毒性肺炎
　　E. 金黄色葡萄球菌肺炎

13. 急性肺脓肿的抗生素治疗,首选（　　）
　　A. 青霉素　　　　B. 链霉素
　　C. 甲硝唑　　　　D. 林可霉素
　　E. 头孢菌素

14. 肺炎的抗感染治疗中,若 72 小时后症状无改善,其原因可能是（　　）
　　A. 药物未能覆盖致病菌,或细菌耐药
　　B. 特殊病原体感染
　　C. 非感染性疾病误诊为肺炎
　　D. 药物热
　　E. 以上均是

15. 患者,男,68 岁。高热 3 天,伴咳嗽、胸痛,咳大量黄绿色脓性痰。血白细胞数 20×10^9/L。胸部 X 线示:右下肺实变,其间有不规则透亮区,叶间隙下坠,伴少量胸腔积液。最可能的诊断是　　　　　　　　　　（　　）
　　A. 肺炎链球菌肺炎
　　B. 肺结核
　　C. 肺炎克雷伯杆菌肺炎
　　D. 肺曲霉病
　　E. 铜绿假单胞菌肺炎

16. 肺炎支原体肺炎自行消散的时间是
　　　　　　　　　　　　　　（　　）
　　A. 7～10 天　　　B. 3～4 周
　　C. 11～20 天　　　D. 2～3 天
　　E. 3～5 天

17. 葡萄球菌的致病物质主要是　（　　）
　　A. 病原体　　　　B. 毒素与酶
　　C. 多糖荚膜　　　D. 炎性介质
　　E. 过敏反应

18. 某葡萄球菌肺炎患者,胸部 X 线显示肺段或肺叶实变,可形成空洞,或呈小叶状浸润,其中有单个或多发的液气囊腔,另一特征是　　　　（　　）
　　A. 肺叶模糊阴影　B. 肺纹理增粗
　　C. 支气管充气征　D. 阴影的易变性
　　E. 大片状实变阴影

19. 吸入性肺脓肿最常见的病原菌是（　　）
　　A. 金黄色葡萄球菌
　　B. 肺炎链球菌
　　C. 厌氧菌
　　D. 真菌
　　E. 抗酸杆菌

20. 右侧卧位者吸入性肺脓肿的好发部位是　　　　　　　　　　（　　）
　　A. 右下叶背段
　　B. 右中叶内侧段
　　C. 右下叶前基底段
　　D. 右上叶后段
　　E. 右上叶尖段

21. 坐位时吸入性肺脓肿的好发部位是 （ ）
　　A. 背段　　　　　B. 内侧段
　　C. 下叶前基底段　D. 上叶后段
　　E. 下叶后基底段

22. 血源性肺脓肿的好发部位是 （ ）
　　A. 右上叶后段　　B. 左下叶背段
　　C. 右下叶背段　　D. 下叶基底段
　　E. 两肺外周部

23. 军团菌肺炎抗菌治疗首选 （ ）
　　A. 红霉素　　　　B. 氯霉素
　　C. 青霉素　　　　D. 头孢菌素
　　E. 氧氟沙星

24. 患者，男，20 岁。咽痛、低热、干咳 2 周。血白细胞正常。胸部 X 线示:两下肺间质性肺炎。为进一步明确诊断,应首选的检查是 （ ）
　　A. 痰细菌培养
　　B. 痰真菌培养
　　C. 痰涂片作抗酸染色
　　D. 血清抗体测定
　　E. 冷凝集试验

25. 患者，男，50 岁。吸烟史 30 年，咳嗽 3 个月，曾有血痰。1 周前发热，咳大量脓痰。胸部 X 线示:左下肺阴影伴空洞,有液平面。除考虑肺脓肿外,应重点鉴别的疾病是 （ ）
　　A. 肺结核　　　　B. 细菌性肺炎
　　C. 支气管肺癌　　C. 支气管囊肿
　　E. 支气管扩张症

【B/型/题】

(26~29 题共用备选答案)
　　A. 右肺上叶背段厚壁空洞,内无液平面,壁有钙化,周围有卫星灶
　　B. 右肺下叶背段厚壁空洞,内壁不规整,外壁下缘模糊,含液平面
　　C. 左上肺前段空洞,内壁不规整,有附壁结节,外壁轮廓清
　　D. 双肺多发囊腔,壁似线状
　　E. 右下肺透亮度增高,内无肺纹理,可见胸膜返折线

26. 肺结核空洞可见 （ ）
27. 癌性空洞可见 （ ）
28. 肺脓肿可见 （ ）
29. 局限性气胸可见 （ ）

【X/型/题】

30. 下列属于肺炎链球菌肺炎病理改变分期的是 （ ）
　　A. 充血期　　　　B. 红肝变期
　　C. 灰肝变期　　　D. 机化期
　　E. 消散期

31. 肺炎链球菌肺炎的并发症包括 （ ）
　　A. 胸膜炎　　　　B. 休克
　　C. 心包炎　　　　D. 肺梗死
　　E. 脓胸

32. 下列易患肺炎链球菌肺炎的是 （ ）
　　A. 上呼吸道病毒感染
　　B. 受寒
　　C. 疲劳
　　D. 醉酒
　　E. 有害气体吸入

二、名词解释
社区获得性肺炎

三、填空题
1. 肺炎按解剖分类为_____、_____、_____、_____。
2. 肺炎链球菌肺炎咳_____痰,金黄色葡萄球菌肺炎咳_____痰或_____痰,肺炎克雷伯杆菌肺炎咳_____痰。
3. 根据感染途径,肺脓肿可分为_____、_____、_____。

四、简答题
简述医院内肺炎的诊断标准。

【参/考/答/案】

一、选择题

【A型题】

1. C	2. A	3. A	4. B	5. E
6. A	7. D	8. C	9. E	10. D
11. B	12. E	13. A	14. E	15. E
16. B	17. B	18. D	19. C	20. D
21. E	22. E	23. A	24. E	25. C

【B型题】

26. A	27. C	28. B	29. E

【X型题】

30. ABCE	31. ABCE	32. ABCD

1. C【解析】肺炎链球菌肺炎消散后肺组织结构常恢复正常。

2. A【解析】常见的社区获得性肺炎的病原体是肺炎链球菌、流感嗜血杆菌、支原体、衣原体和呼吸道病毒等。

3. A【解析】肺炎支原体肺炎潜伏期2～3周，起病缓慢，表现为阵发性刺激性呛咳，体温恢复正常后咳嗽可能继续存在，胸部体格检查与肺部病变程度常不相称，可无明显体征。

4. B【解析】社区获得性肺炎的诊断标准包括：①社区发病。②肺炎相关临床表现。新出现的咳嗽、咳痰或原有的呼吸道症状加重并出现脓性痰，伴或不伴有胸痛/呼吸困难/咯血等；发热；闻及湿性啰音和（或）肺部实变体征；外周血白细胞数 $>10 \times 10^9/L$ 或 $<4 \times 10^9/L$，伴或不伴有细胞核的左移。③影像学表现。新出现的片状、斑片状浸润影或间质性改变，伴或者不伴胸腔积液。

5. E【解析】红肝变期肺泡内有红细胞渗出，红细胞破坏后释放含铁血红素，使得痰液呈现铁锈色。

6. A【解析】肺炎链球菌不产生毒素，其荚膜能抵抗人体内吞噬细胞的吞噬作用而大量繁殖，引起疾病。

7. D【解析】葡萄球菌肺炎胸部X线显示肺段或肺叶实变，或呈小叶状浸润，其中有单个或多发的液气囊腔。另一特征是X线影像阴影的易变性，表现为一处的炎性浸润消失而在另一处出现新的病灶，或很小的单一病灶发展为大片阴影。

8. C【解析】肺炎链球菌肺炎消散后肺组织结构常恢复正常。

10. D【解析】重症肺炎诊断的主要标准：①需要有创机械通气；②感染性休克需要血管活性药物治疗。

11. B【解析】肺炎使用抗生素治疗后72小时应对病情进行评价，治疗有效的表现为体温下降、症状改善、白细胞逐渐降低或恢复正常，而胸部X线示病灶吸收较迟。

12. E【解析】金黄色葡萄球菌肺炎常起病急骤，病情进展快，易发生并发症（如肺大疱、肺脓肿、脓气胸等）。

14. E【解析】肺炎的抗感染治疗中，若72小时后症状无改善，其原因可能是：①药物未能覆盖致病菌，或细菌耐药；②特殊病原体感染；③非感染性疾病误诊为肺炎；④药物热；⑤出现并发症或存在影响疗效的宿主因素（如免疫抑制）。

15. E【解析】铜绿假单胞菌肺炎起病急，全身中毒症状明显，寒战、高热、咳嗽、咳大量黄色、翠绿色脓痰，气急、发绀、胸痛等。

17. B【解析】葡萄球菌的致病物质主要是毒素与酶，如葡萄球菌溶血素、杀白细胞素、肠毒素等。

19. C【解析】吸入性肺脓肿最常见的病原菌是厌氧菌(90%)。

20～21. DE【解析】吸入性肺脓肿右侧卧位者的好发部位为右上叶前段或后段,仰卧位时为上叶后段或下叶背段,坐位时为下叶后基底段。

22. E【解析】血源性肺脓肿好发部位为两肺外周部。

24. E【解析】肺炎支原体感染引起的原发性非典型性肺炎患者的血清中常含有较高的冷凝集素,凝集价达 1:32 或更高,可有辅助诊断价值。

25. C【解析】50 岁以上男性出现肺空洞病变时,肺癌(通常为鳞癌)和肺脓肿的鉴别需考虑。

26～29. ACBE【解析】肺结核空洞表现为厚壁空洞,内无液平面,壁有钙化,周围有卫星灶。癌性空洞内壁不规整,有附壁结节,外壁轮廓清。肺脓肿表现为厚壁空洞,内壁不规整,外壁下缘模糊,含液平面。局限性气胸表现为局部肺透亮度增高,内无肺纹理,可见胸膜返折线。

30. ABCE【解析】肺炎链球菌肺炎病理改变分期为充血期、红肝变期、灰肝变期、消散期。

二、名词解释

社区获得性肺炎:是指在医院外罹患的感染性肺实质炎症,包括具有明确潜伏期的病原体感染而在入院后于平均潜伏期内发病的肺炎。

三、填空题

1. 大叶性(肺泡性)肺炎 小叶性(支气管性)肺炎 间质性肺炎
2. 铁锈色 带血丝 脓血 红色胶冻样
3. 吸入性 继发性 血源性

四、简答题

简述医院内肺炎的诊断标准。

答 ①临床表现:发热,T >38℃;脓性气道分泌物;外周血白细胞数 > 10×10^9/L 或 <4×10^9/L。②影像学表现:胸部 X 线或 CT 显示新出现或进展性的浸润影、磨玻璃影、实变影。

符合影像学表现和临床表现中的任何两项可予诊断。

（鲁菲菲）

第7章 肺结核

【学/习/要/点】

一、掌握

1. 肺结核的诊断（方法、程序、分类标准、诊断要点及记录方式）。
2. 结核病化学治疗的原则及主要作用。

二、熟悉

1. 结核病在人群中的传播、病理学及临床表现。
2. 结核病化学治疗常用的抗结核药物及对症治疗。

【应/试/考/题】

一、选择题

【A/型/题】

1. 诊断肺结核的常规首选方法是（　　）
   A. PPD 试验　　　　B. 结核抗体检测
   C. 胸部 X 线检查　　D. 询问接触史
   E. 红细胞沉降率

2. 结核病的主要免疫保护机制是（　　）
   A. 体液免疫　　　　B. 机体反应
   C. 细胞免疫　　　　D. 巨噬细胞
   E. 炎症介质

3. 肺结核的化疗原则是　　　　（　　）
   A. 早期、规律、短程、联合、足量
   B. 早期、规律、全程、联合、适量
   C. 早期、规律、全程、联合、足量
   D. 早期、按需、全程、联合、适量
   E. 早期、按需、全程、联合、适量

4. 易患肺结核的患者多具有的疾病是（　　）
   A. 糖尿病
   B. 甲状腺功能亢进症
   C. 高血压
   D. 类风湿关节炎
   E. 肾小球肾炎

5. 痰结核分枝杆菌检查的意义是（　　）
   A. 痰菌阳性不是确诊肺结核的依据
   B. 痰菌阳性说明病灶是开放性的
   C. 痰菌阴性可否定肺结核
   D. 痰菌阴性肯定已无传染性
   E. 痰菌阴性可放弃抗结核治疗

6. 利福平引起的不良反应是　　　（　　）
   A. 末梢神经炎，肝功能异常
   B. 过敏反应，肝功能异常
   C. 皮疹，肝功能异常，粒细胞减少
   D. 听力障碍
   E. 视神经炎

7. 下列关于急性粟粒型肺结核的叙述，正确的是　　　　　　　　　（　　）
   A. 由少量结核分枝杆菌一次入血而引起
   B. 病初胸部 X 线可无明显粟粒影
   C. 全身中毒症状轻
   D. 多见于成人
   E. 胸部 X 线见两肺满布大小不均匀的粟粒状阴影

8. 乙胺丁醇常见的不良反应是 （ ）
　　A. 视神经炎　　　B. 外周神经炎
　　C. 肝损伤　　　　D. 肾损伤
　　E. 青光眼

9. 结核病的主要传播途径是 （ ）
　　A. 消化道　　　　B. 呼吸道
　　C. 泌尿生殖道　　D. 血液
　　E. 皮肤

10. 结核病传染的主要途径与方式是( )
　　A. 饮用未经消毒的病牛的奶
　　B. 皮肤外伤
　　C. 泌尿生殖道外伤
　　D. 吸入带菌的干燥痰液飞沫
　　E. 吸入患者咳嗽、喷嚏时排出的带菌飞沫

11. 成人肺结核最可靠的诊断依据是( )
　　A. 低热、咳嗽、盗汗、乏力
　　B. 红细胞沉降率增快
　　C. 胸部 X 线检查见渗出性阴影
　　D. 痰培养结核分枝杆菌阳性
　　E. 结核菌素试验阳性

12. 下列关于肺结核患者咯血的叙述,正确的是 （ ）
　　A. 大量咯血多伴有胸痛
　　B. 约 1/2 的患者有不同程度的咯血
　　C. 大量咯血主要由于肺小动脉破裂
　　D. 痰中带血主要为病灶毛细血管扩张所致
　　E. 咯血后常伴有低热的原因主要是并发感染

13. 患者,男,60 岁。反复咳嗽 2 年,伴低热、消瘦。查体:气管左移,左上肺可闻及湿性啰音。胸部 X 线示:左上肺多个厚壁空洞,左肺门上移。首先考虑 （ ）
　　A. 肺脓肿
　　B. 癌性空洞
　　C. 真菌性脓肿
　　D. 慢性纤维空洞型肺结核
　　E. 阿米巴肺脓肿

14. 下列关于结核菌分类的叙述,正确的是 （ ）
　　A. 属于分枝杆菌,涂片染色具有抗碱性

　　B. 属于棒状杆菌
　　C. 属于分枝杆菌,涂片染色具有抗酸性
　　D. 属于革兰阳性杆菌
　　E. 属于肠道杆菌

15. 下列一般不出现结核菌素试验阴性的是 （ ）
　　A. 结核病极严重的患者
　　B. 结核感染未满 4 周
　　C. 长期用肾上腺皮质激素
　　D. 肺结核病灶已纤维钙化
　　E. 细胞免疫功能低下

16. 下列不属于杀菌剂的抗结核药是 （ ）
　　A. 利福平　　　　B. 异烟肼
　　C. 链霉素　　　　D. 吡嗪酰胺
　　E. 乙胺丁醇

17. 患者,女,50 岁。有糖尿病病史,低热、咳嗽 3 周。胸部 X 线示:右下叶背段 3cm 大小空洞,内壁光整,周围有斑点状阴影。最可能的诊断是 （ ）
　　A. 肺不张
　　B. 肺癌
　　C. 金黄色葡萄球菌肺炎
　　D. 继发型肺结核
　　E. 肺囊肿

18. 下列关于结核菌素试验阴性临床意义的叙述,错误的是 （ ）
　　A. 表示身体未受过结核感染
　　B. 已感染结核未产生变态反应(初次感染后 4~8 周内)
　　C. 受过结核菌感染,但无活动病灶
　　D. 粟粒型肺结核
　　E. 肾病综合征泼尼松治疗中

19. 间歇化学疗法治疗肺结核的理论基础,是结核分枝杆菌具有下列何种特点 （ ）
　　A. 快速生长　　　B. 处于半静止状态
　　C. 延缓生长期　　D. 处于休眠期
　　E. 生长缓慢

20. 吡嗪酰胺主要作用于 （ ）
　　A. 巨噬细胞内、外的结核分枝杆菌
　　B. 巨噬细胞内的结核分枝杆菌

C. 巨噬细胞外的结核分枝杆菌

D. 巨噬细胞内酸性环境中的 B 菌群

E. 巨噬细胞内碱性环境中的 B 菌群

21. 患者，女，35 岁。患肺结核已 3 年，治疗不规则，2 天前受凉后发热，T 38℃。查体无明显异常。胸部 X 线示：两上肺片状阴影，伴不规则透亮区。为判断肺结核是否有活动，下列最有意义的表现是　　　　　（　　）

A. 胸部 X 线示斑片状阴影

B. 胸部 X 线示空洞性病变

C. 胸部 X 线示浸润性病灶

D. 发热等结核中毒症状

E. 红细胞沉降率增高

22. 患者，女，38 岁。咳嗽伴低热、盗汗2个月。胸部 CT 示：右肺上叶 2cm×2cm 大小结节状高密度影，四周见散在多发高密度病灶。最好的治疗方案是　（　　）

A. 手术

B. 抗感染治疗

C. 观察，定期复诊

D. 抗结核治疗

E. 化疗

(23～26 题共用备选答案)

A. 单个薄壁圆形阴影

B. 大片状阴影内有多个液平面空洞

C. 偏心空洞，内壁凸凹不平

D. 上部有小片状阴影伴空洞

E. 大片状阴影，在肺叶或肺段分布

23. 细菌性肺炎的胸部 X 线表现为（　　）

24. 肺癌的胸部 X 线表现为（　　）

25. 肺结核的胸部 X 线表现为（　　）

26. 肺脓肿的胸部 X 线表现为（　　）

(27～29 题共用备选答案)

A. 抑制菌体的 RNA 聚合酶

B. 抑制结核菌 DNA 的合成

C. 干扰结核菌的酶活性，阻碍蛋白质的合成

D. 影响结核菌的叶酸合成过程

E. 杀灭被吞噬在巨噬细胞内的酸性环境中被抑制的结核菌

27. 异烟肼的机制是　　　　　（　　）

28. 利福平的机制是　　　　　（　　）

29. 链霉素的机制是　　　　　（　　）

30. 1/2000 结核菌素试验阴性，可见于　　　　　　　　　　（　　）

A. 严重结核患者

B. 结核菌感染在 4 周以内者

C. 应用肾上腺皮质激素及免疫抑制剂者

D. 结节病和淋巴瘤

E. 无结核病

31. 菌阴肺结核的诊断标准包括　（　　）

A. 典型肺结核临床症状和胸部 X 线表现

B. PPD 强阳性，血清抗结核抗体阳性

C. 有结核病接触史

D. 痰结核 PCR 和探针检查呈阳性

E. 无痰

二、名词解释

Koch 现象

三、填空题

1. 肺结核的基本病变有＿＿＿＿＿＿、＿＿＿＿＿＿＿和＿＿＿＿＿＿。

2. ＿＿＿＿＿＿、＿＿＿＿＿和＿＿＿＿＿＿形成典型的肺结核原发综合征。

3. 属于全杀菌剂的抗结核药是＿＿＿＿＿和＿＿＿＿＿＿。

四、简答题

简述结核病的分类标准。

【参/考/答/案】

一、选择题

【A 型题】

1. C　　2. C　　3. B　　4. A　　5. B
6. B　　7. B　　8. A　　9. B　　10. E
11. D　　12. D　　13. D　　14. C　　15. D
16. E　　17. D　　18. C　　19. C　　20. D
21. A　　22. D

【B 型题】

23. E　　24. C　　25. D　　26. B　　27. B
28. A　　29. C

【X 型题】

30. ABCDE　　31. ABD

1. C【解析】胸部 X 线检查是诊断肺结核的常规首选方法；痰结核分枝杆菌检查是确诊的主要方法。

2. C【解析】结核病的主要免疫保护机制是细胞免疫，参与此过程的细胞主要为巨噬细胞和 T 淋巴细胞。

4. A【解析】某些疾病如糖尿病或使用免疫抑制剂可使人体免疫力降低，容易发生结核病。

5. B【解析】痰结核分枝杆菌检查是确诊肺结核最特异性的方法，痰中找到结核分枝杆菌是确诊肺结核的主要依据。痰菌阳性说明病灶是开放性的，有传染性。

7. B【解析】急性粟粒型肺结核由于大量的结核分枝杆菌一次侵入机体，沿血循环进入肺内而形成。临床表现为发病急、高热、寒战、头痛、食欲缺乏、嗜睡、盗汗等明显的症状，以在渗出后出现干酪样变或部分空洞形成时的表现更重。X 线

改变一般在发病后 3~4 周才能显示。最典型的粟粒型肺结核呈现三均匀征象，即粟粒状阴影大小均匀、肺野分布均匀、阴影密度均匀。

9. B【解析】飞沫传播是肺结核最重要的传播途径。

10. E【解析】结核病在人群中的传染源主要是结核病患者，即痰直接涂片阳性者，主要通过咳嗽、喷嚏、大笑、大声谈话等方式把含有结核分枝杆菌的微滴排到空气中而传播。

12. D【解析】肺结核咯血：①大量咯血时多不伴有胸痛；②约 1/3 的患者有不同程度的咯血；③中等量咯血主要是小血管损伤或者空洞血管瘤破裂；④痰中带血主要为病灶毛细血管扩张所致；⑤咯血后常伴有低热的原因主要是残留血块吸收或者阻塞支气管引起的感染。

15. D【解析】结核菌素试验阴性见于：未曾感染过结核菌或还处于结核感染早期（4~8 周）或血行播散型肺结核等重症结核患者、使用免疫抑制剂或糖皮质激素者、HIV（+）或恶性肿瘤及结节病者、老年人或营养不良者等。

16. E【解析】常用抗结核药物：全杀菌剂，如异烟肼、利福平；半杀菌剂，如链霉素、吡嗪酰胺；抑菌剂，如乙胺丁醇。

17. D【解析】肺结核空洞表现为厚壁空洞，内无液平面，壁有钙化，周围有卫星灶。

20. D【解析】吡嗪酰胺主要作用于巨噬细胞内酸性环境中的 B 菌群。

23. E【解析】细菌性肺炎胸部 X 线见大片状阴影，在肺叶或肺段分布。

24. C【解析】肺癌胸部 X 线见偏心空洞，内壁凸凹不平。

25. D【解析】肺结核胸部 X 线可见上部有小片状阴影伴空洞,结核空洞表现为厚壁空洞,内无液平面,壁有钙化,周围有卫星灶。

26. B【解析】肺脓肿胸部 X 线见大片状阴影内有多个液平面空洞。

27. B【解析】异烟肼抑制结核菌 DNA 的合成。

28. A【解析】利福平抑制菌体的 RNA 聚合酶。

29. C【解析】链霉素干扰结核菌的酶活性,阻碍蛋白质的合成。

31. ABD【解析】菌阴肺结核指 3 次痰涂片(－)及 1 次培养(－)的肺结核。诊断标准包括:①典型结核症状及胸部 X 线表现;②抗结核治疗有效;③临床排除其他非结核性肺部疾病;④PPD 强(＋)、血清抗结核抗体(＋);⑤痰结核菌 PCR 和探针检测(＋);⑥肺外组织病理证实结核病变;⑦支气管肺泡灌洗(BAL)液中检出抗酸分枝杆菌;⑧支气管或肺组织病理证实结核病变。具备①~⑥中 3 项或⑦~⑧中 1 项可确诊。

二、名词解释

Koch 现象:机体对结核分枝杆菌再感染与初感染所表现出不同反应的现象。

三、填空题

1. 炎性渗出　增生　干酪样坏死
2. 原发病灶　引流淋巴管炎　肿大的肺门淋巴结
3. 利福平　异烟肼

四、简答题

简述结核病的分类标准。

答　(1)原发型肺结核:含原发综合征及胸内淋巴结结核。

(2)血行播散型肺结核:含急性血行播散型肺结核(急性粟粒型肺结核)及亚急性、慢性血行播散型肺结核。

(3)继发型肺结核:①浸润性肺结核;②空洞性肺结核;③结核球;④干酪性肺炎;⑤纤维空洞性肺结核。

(4)结核性胸膜炎:含结核性干性胸膜炎、结核性渗出性胸膜炎、结核性脓胸。

(5)其他肺外结核:如肠结核、骨关节结核等。

(6)菌阴肺结核。

（鲁菲菲）

第8章　肺　癌

【学/习/要/点】

一、掌握

肺癌的临床表现、诊断及治疗原则。

二、熟悉

肺癌的分类、病因、鉴别诊断、临床分期及预后。

【应/试/考/题】

一、选择题

【A/型/题】

1. 周围型肺癌最常见的病理组织类型是 （　　）
   A. 鳞状上皮细胞癌
   B. 鳞腺癌
   C. 小细胞未分化癌
   D. 腺癌
   E. 大细胞癌

2. 肺癌中恶性程度最高的是 （　　）
   A. 大细胞癌　　　B. 鳞癌
   C. 腺癌　　　　　D. 类癌
   E. 小细胞癌

3. 肺癌常见的转移部位是 （　　）
   A. 锁骨上淋巴结　B. 骨
   C. 肾上腺　　　　D. 脑
   E. 肝

4. 引起肺癌最常见的原因是 （　　）
   A. 吸烟　　　　　B. 致癌因子
   C. 电离辐射　　　D. 空气污染
   E. 遗传和基因改变

5. 诊断肺癌最可靠的手段是 （　　）
   A. 病史、体征
   B. 胸部 X 线检查
   C. 胸部 CT 检查
   D. 放射性核素肺扫描
   E. 痰细胞学或纤维支气管镜检查

6. 周围型肺癌的 X 线征象,具体表现为 （　　）
   A. 可出现段或叶的局限性肺气肿
   B. 圆形或类圆形肿块,常呈分叶状,有脐样切迹或有毛刺样表现
   C. 可有阻塞性肺炎
   D. 可有囊性空洞或斑片状浸润
   E. 可有"S"形肺不张密度较高的片状阴影

7. 患者,男,60 岁。刺激性咳嗽伴胸闷。胸部 X 线示:右侧肺门影增大。为确定诊断,最适宜的检查是 （　　）
   A. 纤维支气管镜检查
   B. 胸部 CT 检查
   C. 肺穿刺活检检查
   D. 支气管造影检查
   E. 痰脱落细胞检查

8. 肺癌最常见的早期症状是 （　　）
　　A. 咳嗽　　　　　　B. 咯血
　　C. 胸痛　　　　　　D. 呼吸困难
　　E. 发热

9. 患者，女，55 岁。无吸烟史，刺激性咳嗽伴右眼睑下垂、额部汗少 1 个月，发热、咳黏液脓痰 1 周。胸部 X 线示：右上肺阴影。抗生素治疗无效。最可能的诊断是 （　　）
　　A. 肺结核　　　　　B. 肺脓肿
　　C. 肺部真菌感染　　D. 支气管扩张症
　　E. Pancoast 瘤

10. 患者，男，50 岁。刺激性咳嗽、咳血丝痰 2 周，伴双肘关节、膝关节疼痛。吸烟 30 年，每天 20 支。查体：双肘关节、膝关节肿胀、压痛，无畸形或活动障碍。最可能的原因是 （　　）
　　A. 肺癌骨转移　　B. 类风湿关节炎
　　C. 肥大性骨关节炎　D. 骨肿瘤
　　E. 多发性骨髓瘤

11. 患者，男，68 岁。有吸烟史。声音嘶哑、咳嗽、咳白色黏液痰 2 个月。纤维喉镜检查示：左侧声带活动欠佳，未见新生物。胸部 X 线示：左肺上叶中、内带片状阴影，边缘模糊。最可能的诊断是 （　　）
　　A. 肺炎
　　B. 声带息肉
　　C. 声带癌伴肺转移
　　D. 肺癌伴声带转移
　　E. 肺癌伴喉返神经受压迫

12. 某支气管肺癌患者，近来出现头面部、颈部和上肢水肿，颈静脉怒张。其发生是由于 （　　）
　　A. 上腔静脉梗阻
　　B. 下腔静脉梗阻
　　C. 癌转移致心包积液
　　D. 癌转移致胸腔大量积液
　　E. 以上均有可能

13. 肺癌空洞的 X 线表现是 （　　）
　　A. 薄壁空洞，内壁光滑
　　B. 薄壁空洞，内壁凹凸不平

　　C. 厚壁空洞，内有液平
　　D. 厚壁空洞，内壁凹凸不平
　　E. 以上均不是

14. 肺癌合并下列哪项时，仍可考虑手术治疗 （　　）
　　A. 声带麻痹
　　B. 血性胸腔积液
　　C. 上腔静脉阻塞
　　D. 肥大性肺性骨关节病
　　E. 锁骨上淋巴结活检找到肿瘤细胞

15. 痰中找到癌细胞，但胸部 X 线、CT 未见异常，考虑癌细胞来自肺外。最可能的部位是 （　　）
　　A. 食管　　　　　　B. 鼻咽部
　　C. 口腔黏膜　　　　D. 舌
　　E. 胃

16. 下列关于肺癌患者出现杵状指或 Cushing 综合征时的叙述，错误的是 （　　）
　　A. 症状可出现在胸部 X 线发现阴影之前
　　B. 肿瘤切除后这些症状可消失
　　C. 肿瘤复发时这些症状可再出现
　　D. 并不说明其预后比没有这些症状者差
　　E. 为手术治疗的禁忌证

17. 患者，男，60 岁。咳嗽、胸痛、消瘦伴四肢无力。胸部 CT 示：左肺厚壁空洞，洞壁凹凸不平。肌电图示：肌源性损害。最可能的诊断是 （　　）
　　A. 肺脓肿
　　B. 肺结核
　　C. 肺癌
　　D. 肌炎伴肺脓肿病变
　　E. 肺棘球蚴病

18. 下列不属于肺癌副癌综合征表现的是 （　　）
　　A. 杵状指
　　B. 高钙血症
　　C. 臂丛神经压迫症
　　D. 肥大性骨关节病
　　E. 周围神经性病变

19. 易引起 Horner 综合征的肺癌是（　　）
　　A. 中央型肺癌　　B. 周围型肺癌

C. 小细胞癌　　　D. 肺上沟瘤

E. 细支气管肺泡癌

20. 容易变性坏死形成空洞的肺癌是( )

A. 鳞状上皮细胞癌

B. 未分化癌

C. 腺癌

D. 肺泡细胞癌

E. 小细胞癌

【X 型题】

21. 下列属于可疑肺癌表现的是 ( )

A. 反复发作的同一部位的肺炎

B. 原因不明的肺脓肿

C. 原因不明的四肢关节疼痛及杵状指

D. 慢性咳嗽性质改变

E. 反复发作呼气性呼吸困难

22. 肺癌的副癌综合征可表现为 ( )

A. 重症肌无力

B. 肥大性骨关节病

C. 小脑皮质变性

D. 高钙血症

E. 高钠血症

23. 支气管肺癌主要转移的部位是 ( )

A. 肝脏　　　　B. 脑部

C. 肾上腺　　　D. 性腺

E. 骨骼

二、名词解释

1. 上腔静脉阻塞综合征

2. Horner 综合征

3. 肺上沟瘤

三、填空题

1. 中央型肺癌的间接征象是_____、_____、_____和_____。

2. 癌性空洞的特点是_____、_____、_____。

四、简答题

肺癌的胸外表现有哪些?

【参/考/答/案】

一、选择题

【A 型题】

1. D	2. E	3. A	4. A	5. E
6. B	7. A	8. A	9. E	10. C
11. E	12. A	13. D	14. D	15. B
16. E	17. C	18. C	19. D	20. A

【X 型题】

21. ABCD　　22. ABCD　　23. ABCE

1. D【解析】周围型肺癌最常见的病理组织类型为腺癌,中央型肺癌最常见的病理组织类型为小细胞未分化癌和鳞癌。

2. E【解析】肺癌中恶性程度最高的为小细胞癌,恶性程度最低的为类癌。

3. A【解析】肺癌常见的转移部位为右锁骨上淋巴结。

5. E【解析】肺癌诊断的金标准为组织病理学。

6. B【解析】周围型肺癌的 X 线征象为圆形或类圆形肿块,常呈分叶状,有脐凹征或细毛刺。中央型肺癌的 X 线征象多为一侧肺门类圆形阴影,边缘毛糙,可有分叶或切迹等表现,肿块与肺不张、阻塞性肺炎并存时,可呈现倒 S 状影像。

7. A【解析】肺癌诊断的金标准为组织病理学。右侧肺门影增大提示为中央型肺癌,适宜纤维支气管镜检查。

8. A【解析】肺癌最常见的早期症状是刺激性咳嗽(干咳)。

9. E【解析】位于肺尖部的肺癌称肺上沟瘤(Pancoast 瘤),可压迫颈部交感神经,引起病侧眼睑下垂、瞳孔缩小、眼球内陷,同侧额部与胸壁无汗或少汗,称为 Horner 综合征。

10. C【解析】20%~40% 肥大性骨关节炎患者出现关节疼痛、肿胀、关节积液，以膝、踝、腕关节受累多见，尚可累及肘、掌指关节和跖趾关节，一般呈不对称性，疼痛以夜间为主，表现为关节轻度酸痛乃至剧烈疼痛。

11. E【解析】喉返神经一侧损伤多表现为声音嘶哑。

12. A【解析】上腔静脉阻塞综合征：肿瘤侵犯纵隔，或转移的肿大淋巴结压迫上腔静脉，或腔静脉内癌栓阻塞，均可引起静脉回流受阻，产生头面部、颈部、上肢水肿及胸前部静脉曲张，严重者皮肤呈暗紫色，眼结膜充血，视物模糊，头痛、头昏。

14. D【解析】声带麻痹、血性胸腔积液、上腔静脉阻塞、锁骨上淋巴结活检找到肿瘤细胞均提示肿瘤已发生转移，无手术指征。肥大性肺性骨关节病为肺癌的肺外表现，经手术及化疗可好转，肿瘤复发时症状又可出现。

15. B【解析】痰中找到癌细胞，但胸部 X 线、CT 未见异常，需考虑上呼吸道来源的癌细胞。

16. E【解析】肺癌患者出现杵状指或 Cushing 综合征等肺外表现，经手术及化疗可好转，肿瘤复发时症状又可出现。

20. A【解析】鳞状上皮细胞癌癌组织易变性、坏死，形成空洞或癌性肺脓肿。

21. ABCD【解析】反复发作的同一部位的肺炎、原因不明的肺脓肿、原因不明的四肢关节疼痛及杵状指、慢性咳嗽性质改变需考虑肺癌，反复发作呼气性呼吸困难考虑为支气管哮喘。

22. ABCD【解析】肺癌的副癌综合征可表现为：①内分泌综合征，如低钠血症、Cushing 综合征、高钙血症等。②肥大性肺性骨关节病，多侵犯上、下肢长骨远端，发生杵状指（趾）和肥大性骨关节病，前者具有发生快、指端疼痛、甲床周围红晕的特点。③神经－肌病综合征，为非癌肿转移引起的神经－肌

肉病变，但多见于小细胞未分化癌。④其他，如皮肌炎、黑棘皮病、血小板减少性紫癜等。

23. ABCE【解析】支气管肺癌主要转移部位包括：肝脏、胰腺、胃肠道、脑部、肾上腺、骨骼、淋巴结。

二、名词解释

1. 上腔静脉阻塞综合征：肿瘤侵犯纵隔，或转移的肿大淋巴结压迫上腔静脉，或腔静脉内癌栓阻塞，均可引起静脉回流受阻，产生颈面部、上肢水肿及胸壁静脉曲张，严重者皮肤呈暗紫色，眼结膜充血，视物模糊，头晕、头痛。

2. Horner 综合征：常由于肺尖部肿瘤引起。位于肺尖部的肺癌称肺上沟瘤（Pancoast 瘤），可压迫颈部交感神经，引起病侧上睑下垂、瞳孔缩小、眼球内陷，同侧额部与胸壁无汗或少汗，称为 Horner 综合征。

3. 肺上沟瘤：指位于肺尖部的肺癌，又称 Pancoast 瘤。

三、填空题

1. 肺不张　阻塞性肺炎　局限性肺气肿　继发性肺脓肿

2. 壁厚　偏心　内缘凹凸不平

四、简答题

肺癌的胸外表现有哪些？

答 ①内分泌综合征，如低钠血症、Cushing 综合征、高钙血症等。②肥大性肺性骨关节病，多侵犯上、下肢长骨远端，发生杵状指（趾）和肥大性骨关节病，前者具有发生快、指端疼痛、甲床周围红晕的特点。③神经－肌病综合征，为非癌肿转移引起的神经－肌肉病变，但多见于小细胞未分化癌。④其他，如皮肌炎、黑棘皮病、血小板减少性紫癜等。

（鲁菲菲）

第9章　间质性肺疾病

【学/习/要/点】

一、掌握

特发性肺纤维化(IPF)的临床表现及治疗。

二、熟悉

结节病的临床表现及治疗。

【应/试/考/题】

一、选择题

【A/型/题】

1. 临床诊断为特发性肺纤维化的患者,体格检查最可能出现的异常体征为 (　　)

A. 肺底部 Velcro 音
B. 肺下部湿性啰音
C. 叩诊过清音
D. 两下肺支气管呼吸音
E. 语音传递增强

2. 下列不符合弥漫性肺间质疾病肺功能表现的是 (　　)

A. 肺活量减少　　B. 肺总量减少
C. 残气量增加　　D. 弥散功能降低
E. $P_{(A-a)}O_2$ 增加

3. 下列检查结果不符合结节病表现的是 (　　)

A. 血钙增高
B. 双侧肺门淋巴结肿大
C. sACE 增高
D. OT 试验强阳性
E. sIL - 2R 增高

4. 患者,女,31 岁。低热、干咳 1 个月。胸部 X 线示:双肺门淋巴结肿大。结核菌素试验阴性。血管紧张素转化酶增高。应首先考虑的疾病是 (　　)

A. 肺门淋巴结结核　B. 恶性淋巴瘤
C. 结节病　　　　　D. 小细胞肺癌
E. 硅沉着病

5. 患者,女,39 岁。胸闷、气急半年。胸部 X 线示:两肺弥漫性阴影。怀疑肺泡蛋白沉着症。为明确诊断,下列检查最有意义的是 (　　)

A. 高分辨 CT
B. B 超
C. MRI
D. 支气管肺泡灌洗和经支气管肺活检
E. 核素肺扫描

6. 对特发性肺纤维化急性期患者,最有效的治疗是 (　　)

A. 抗感染治疗
B. 支气管肺泡灌注
C. 持续低流量吸氧
D. 应用糖皮质激素治疗
E. 支气管扩张剂治疗

7. 患者,男,58 岁。咳嗽伴呼吸困难2年。查体:两下肺少量湿性啰音。胸部 X 线示:两肺中下肺野结节网状阴影。肺功能示:限制性通气功能障碍。支气管肺泡灌洗液中性粒细胞 25%。最可能的诊断是 ( )
   A. 肺结节病
   B. 过敏性肺炎
   C. 特发性肺纤维化
   D. 嗜酸性粒细胞肺炎
   E. 慢性支气管炎

【X/型/题】

8. 下列提示有间质性肺疾病的是 ( )
   A. 阻塞性通气功能障碍
   B. 限制性通气功能障碍
   C. 低氧血症
   D. 高碳酸血症
   E. 杵状指
9. 患者,男,55 岁。进行性气短伴干咳半

年,偶有发热,无盗汗,偶关节疼痛。查体:心音低钝,律齐,双肺背部闻及广泛 Velcro 啰音,杵状指(+)。为明确诊断,应进行的检查是 ( )
   A. 胸部正、侧位 X 线
   B. 肝、肾功能
   C. 胸部 HRCT
   D. 血气分析
   E. 肺功能

二、名词解释
特发性肺纤维化

三、填空题
1. 间质性肺疾病肺功能表现以 _____ 为主。
2. 确诊特发性肺间质纤维化需要 _____ _____。

四、简答题
简述特发性肺纤维化的诊断。

【参/考/答/案】

一、选择题

【A 型题】
1. A　　2. C　　3. D　　4. C　　5. D
6. D　　7. C

【X 型题】
8. BCE　　　　9. ACDE

1. A【解析】特发性肺纤维化的患者体格检查常见体征:①呼吸困难和发绀;②肺底部 Velcro 音;③杵状指(趾);④可合并肺动脉高压、终末期呼吸衰竭和右心衰竭的征象。
2. C【解析】间质性肺疾病的肺功能表现:

以限制性通气障碍和气体交换障碍为特征。限制性通气障碍表现为肺容量包括肺总量、肺活量、残气量均减少,肺顺应性降低。第一秒用力呼气容积/用力肺活量正常或增加。气体交换障碍表现为一氧化碳弥散量减少,(静息时或运动时)肺泡 - 动脉氧分压差 $[P_{(A-a)}O_2]$ 增加和低氧血症。

3. D【解析】结节病的表现:①胸部影像学检查显示双侧肺门淋巴结肿大,伴或不伴右侧气管旁淋巴结肿大,是最常见的征象;②组织学活检证实有非干酪性坏死性肉芽肿,且抗酸染色阴性;③sACE 活性、sIL - 2R、血钙增高;④结核菌素(OT、PPD)试验阴性或弱阳性;⑤BALF

示淋巴细胞增高，CD4/CD8 比值 >3.5。

5. D【解析】肺泡蛋白沉着症是指蛋白在肺内沉积，此种蛋白过碘酸雪夫（PAS）染色呈阳性反应，BALF 和肺活检具有决定性诊断意义。

6. D【解析】特发性肺纤维化目前除肺移植外尚无有效治疗药物，急性期患者目前多采用大剂量糖皮质激素治疗，但无循证医学依据。

8. BCE【解析】间质性肺病患者肺功能表现为限制性通气功能障碍、弥散量减低或Ⅰ型呼吸衰竭，早期静息肺功能可以正常或接近正常，杵状指是比较常见的晚期征象。

二、名词解释

特发性肺纤维化：是一种慢性、进行性、纤维化性间质性肺炎，组织学和（或）胸部

HRCT 特征性表现为普通型间质性肺炎，病因不清，好发于老年人。

三、填空题
1. 弥散障碍
2. 肺活检

四、简答题
简述特发性肺纤维化的诊断。

答 早期肺泡炎阶段，诊断不易。晚期出现进行性呼吸困难、干咳、活动后呼吸困难及发绀加重。查体时肺底可闻及吸气相 Velcro 啰音。可有杵状指（趾）。胸部 X 线检查：两肺中、下肺叶出现弥漫性网状、结节状及条索状阴影。肺功能检查呈限制性通气障碍和弥散量减少。肺活检可确诊。

（鲁菲菲）

第 10 章　肺血栓栓塞症

【学/习/要/点】

一、掌握

肺血栓栓塞症(PTE)的临床表现、分型、诊断、鉴别诊断及治疗原则。

二、熟悉

肺血栓栓塞症的危险因素、病理生理、预后及预防。

【应/试/考/题】

一、选择题

【A/型/题】

1. 肺栓塞最常见的类型是 （　　）
   A. 肺血栓栓塞症　　B. 脂肪栓塞综合征
   C. 羊水栓塞　　　　D. 空气栓塞
   E. 癌栓栓塞

2. 有排除急性肺血栓栓塞症诊断价值的
   检查是 （　　）
   A. 心电图
   B. 血浆 D-二聚体
   C. 胸部 X 线
   D. 超声心动图
   E. 下肢深静脉超声

3. 肺血栓栓塞症(PTE)时心电图最常见的
   改变是 （　　）
   A. 窦性心动过速
   B. $S_I Q_{III} T_{III}$ 征
   C. 完全或不完全左束支传导阻滞
   D. 肺型 P 波
   E. 电轴左偏

4. PTE 最常用的确诊手段是 （　　）
   A. 肺动脉造影
   B. MRI 肺动脉造影
   C. 放射性核素肺通气/血流灌注显像
   D. 血浆 D-二聚体
   E. CT 肺动脉造影

5. 急性肺血栓栓塞症溶栓的时间窗是（　　）
   A. 6 天以内　　　　B. 7 天以内
   C. 10 天以内　　　D. 12 天以内
   E. 14 天以内

6. 溶栓的主要并发症是 （　　）
   A. 出血
   B. 血小板减少
   C. 肝、肾功能损害
   D. 凝血功能障碍
   E. 严重的心律失常

7. 使用前应使用地塞米松以防止过敏反
   应的药物是 （　　）
   A. 尿激酶　　　　　B. 链激酶
   C. rt-PA　　　　　D. 低分子肝素
   E. 华法林

8. rt-PA 的正确使用方法是 （　　）
   A. rt-PA 50mg 持续静脉滴注 2 小时,
   结束后继续使用肝素

　　B. rt – PA 50mg 持续静脉滴注 1 小时，结束后不需使用肝素

　　C. rt – PA 100mg 持续静脉滴注 1 小时，结束后不需使用肝素

　　D. rt – PA 100mg 持续静脉滴注 1 小时，结束后继续使用肝素

　　E. rt – PA 50mg 持续静脉滴注 1 小时，结束后继续使用肝素

9. PTE 长期使用华法林，需要检测 INR 值，一般维持 INR 在 （　　）
　　A. 1　　　　　　　B. 2 ~ 3
　　C. 2　　　　　　　D. 3
　　E. 1. 5

【B/型/题】

（10 ~ 13 题共用备选答案）
　　A. 肺动脉造影
　　B. 血浆 D – 二聚体
　　C. X 线静脉造影
　　D. 超声检查
　　E. 磁共振肺动脉造影

10. 诊断 DVT 最简单的方法是 （　　）
11. 诊断肺血栓栓塞症的有创检查是（　　）
12. 碘造影剂过敏患者诊断 PTE 应选择的检查是 （　　）
13. 有排除急性 PTE 诊断价值的检查是 （　　）

【X/型/题】

14. 发生肺血栓栓塞症的原发性危险因素包括 （　　）
　　A. 中心静脉置管
　　B. 纤溶酶原缺乏
　　C. 高龄
　　D. 蛋白 S 缺乏
　　E. 巨球蛋白血症

15. PTE 溶栓治疗的绝对禁忌证是（　　）
　　A. 妊娠
　　B. 严重的肝、肾功能不全
　　C. 活动性内出血
　　D. 近期曾行心肺复苏
　　E. 近期自发性颅内出血

二、名词解释
肺血栓栓塞症（PTE）

三、填空题
1. 引起肺血栓栓塞症（PTE）的血栓可以来源于_____、_____或_____，其中大部分来源于_____。
2. 同时出现_____、_____及_____，临床上被称为"肺梗死三联征"。

四、简答题
简述肺血栓栓塞症的症状。

【参/考/答/案】

一、选择题

【A 型题】
1. A　　2. B　　3. A　　4. E　　5. E
6. A　　7. B　　8. A　　9. B

【B 型题】
10. D　　11. A　　12. E　　13. B

【X 型题】
14. BD　　15. CE

2. B【解析】D – 二聚体在急性肺血栓栓塞症时升高，但特异性差，无诊断价值；若含量低于 500μg/L，则有重要的排除诊断价值。

3. A【解析】PTE 大多数病例呈非特异性的心电图异常，窦性心动过速为最常见的

改变。当有肺动脉及右心压力升高时,可出现 $V_1 \sim V_2$ 甚至 V_4 的 T 波倒置及 ST 段异常、$S_1Q_{III}T_{III}$ 征、完全或不完全性右束支传导阻滞、肺型 P 波、电轴右偏及顺钟向转位等。

4. E【解析】PTE 的确诊检查符合以下任 1 项阳性即可诊断:CT 肺动脉造影、放射性核素肺通气/血流灌注(V/Q)显像、磁共振成像和磁共振肺动脉造影、肺动脉造影。其中 CT 肺动脉造影为一线确诊手段。肺动脉造影是诊断 PTE 的"金标准",因属有创性检查,一般不作为常用方法。

5. E【解析】PTE 溶栓的时间窗一般为 14 天以内,但如果近期有新发 PTE 征象可适当延长。

6. A【解析】溶栓的主要并发症是出血,最严重的是颅内出血,发生者近半数死亡。

7. B【解析】链激酶具有抗原性,用药前需肌内注射苯海拉明或地塞米松,防止过敏反应。6 个月内不宜再次使用。

8. A【解析】rt-PA 50mg 持续静脉滴注 2 小时,溶栓治疗后,APTT 测定降至正常值的 2 倍时,可规范使用肝素。

10. D【解析】超声检查为诊断 DVT 的最简单的方法。

11. A【解析】肺动脉造影是一种有创性检查,发生致命性或严重并发症的可能性分别为 0.1% 和 1.5%。

12. E【解析】磁共振肺动脉造影可用于肾功能严重受损、对碘造影剂过敏或妊娠患者。

14. BD【解析】肺血栓栓塞症的原发性危险因素多与遗传变异相关,包括抗凝血酶缺乏、蛋白 S 缺乏、蛋白 C 缺乏、纤溶酶原缺乏等,中心静脉置管、高龄、巨球蛋白血症为继发性危险因素。

15. CE【解析】肺栓塞时溶栓治疗的绝对禁忌证:活动性内出血和近期自发性颅内出血。其他选项为相对禁忌证。

二、名词解释

肺血栓栓塞症(PTE):是肺栓塞最常见的类型。为来自静脉系统或右心的血栓阻塞肺动脉或其分支所致的疾病,以肺循环和呼吸功能障碍为其主要临床和病理生理特征。

三、填空题

1. 下腔静脉径路　上腔静脉径路　右心腔　下肢深静脉
2. 呼吸困难　胸痛　咯血

四、简答题

简述肺血栓栓塞症的症状。

答 肺血栓栓塞症(PTE)的症状缺乏特异性。常见症状:①原因不明的呼吸困难及气促;②胸痛;③晕厥;④烦躁不安、惊恐甚至濒死感;⑤咯血;⑥咳嗽、心悸等。同时出现呼吸困难、胸痛及咯血,称为肺梗死"三联征"。

体征:①呼吸系统体征。呼吸急促最常见;发绀;肺部有时可闻及哮鸣音和(或)细湿性啰音,肺野偶可闻及血管杂音;合并肺不张和胸腔积液时出现相应的体征。②循环系统体征。心动过速;血压变化,严重时可出现血压下降甚至休克;颈静脉充盈或异常搏动;肺动脉瓣区第二心音亢进或分裂,三尖瓣区收缩期杂音。③其他。可伴发热,多为低热,少数患者有 38℃ 以上的发热。

(鲁菲菲)

第11章　肺动脉高压与肺源性心脏病

【学/习/要/点】

一、掌握

1. 特发性肺动脉高压(IPAH)的临床表现、辅助检查及治疗。
2. 慢性肺源性心脏病(简称肺心病)代偿期、失代偿期的临床表现,辅助检查,诊断与鉴别诊断,治疗原则及失代偿期治疗的主要措施。

二、熟悉

1. 特发性肺动脉高压的病因及发病机制。
2. 慢性肺源性心脏病的病因、发病机制及并发症。

【应/试/考/题】

一、选择题

【A/型/题】

1. 慢性肺源性心脏病形成肺动脉高压的主要因素是　　　　　　　　(　　)
   A. 支气管感染
   B. 毛细血管床减少
   C. 缺O_2肺小动脉收缩痉挛
   D. 肺静脉压增高
   E. 肺小血管炎

2. 特发性肺动脉高压最常见的症状是(　　)
   A. 声音嘶哑　　　B. 胸痛
   C. 晕厥　　　　　D. 咯血
   E. 呼吸困难

3. 慢性肺心病最常见的心律失常是(　　)
   A. 房性期前收缩和室上性心动过速

B. 心房颤动
C. 心房扑动
D. 室性心动过速
E. 室性期前收缩

4. 下列不能作为肺心病主要诊断依据的是　　　　　　　　　　(　　)
   A. 重度顺钟向转位
   B. $R_{V_1} + S_{V_5} \geq 1.05mV$
   C. 肺型P波
   D. 右束支传导阻滞
   E. V_1呈$R/S \geq 1$

5. 下列关于慢性肺心病超声心动图检查的叙述,错误的是　　　　　(　　)
   A. 右心室内径≥20mm
   B. 左、右心室内径比值>2
   C. 右心室流出道内径≥30mm
   D. 右心室前壁厚度≥5mm
   E. 右肺动脉内径≥18mm

6. 慢性肺心病失代偿期的临床表现不包括　　　　　　　　（　　）
   A. 心率减慢
   B. 下肢水肿
   C. 明显发绀
   D. 肝大且有压痛
   E. 肝颈静脉回流征阳性

7. 下列不符合特发性肺动脉高压 X 线征象的是　　　　　　（　　）
   A. 中心肺动脉扩张和外周分支纤细,形成"残根"征
   B. 右心室扩大
   C. 肺动脉段突出,其高度≥5mm
   D. 右下肺动脉干横径≥15mm
   E. 右下肺动脉横径与气管横径比≥1.07

8. 下列关于慢性肺心病心力衰竭应用洋地黄治疗的叙述,错误的是　（　　）
   A. 应用前需纠正缺氧
   B. 应先抗感染治疗
   C. 心力衰竭纠正即停用
   D. 用小剂量快作用制剂
   E. 心率 70～80 次/分为治疗指征

9. 治疗慢性肺心病失代偿期的首要措施是　　　　　　　　（　　）
   A. 卧床休息、低盐饮食
   B. 使用小剂量强心剂
   C. 使用小剂量作用缓和的利尿剂
   D. 应用血管扩张剂减轻心脏负荷
   E. 积极控制感染和改善呼吸功能

10. 下列关于慢性肺心病心力衰竭时强心剂应用的叙述,正确的是　（　　）
    A. 以心率快慢作为衡量强心剂的疗效
    B. 用强心剂的同时,兼用普萘洛尔
    C. 属禁忌证,易发生中毒
    D. 选用作用快、排泄快的强心剂缓慢静脉注射
    E. 应口服并迅速达到洋地黄化

11. COPD 并发肺心病急性加重时,最重要的治疗措施是　　　　（　　）
    A. 应用利尿剂
    B. 应用呼吸兴奋剂
    C. 应用抗菌药物
    D. 应用血管扩张剂
    E. 应用强心剂

12. 下列关于慢性肺心病利尿剂使用的叙述,正确的是　　　　（　　）
    A. 宜选用作用较快的利尿剂
    B. 宜选用作用温和的利尿剂
    C. 联合保钠排钾利尿药
    D. 足疗程
    E. 足剂量

13. 肺心病出现心力衰竭时,应用强心剂的指征是　　　　　（　　）
    A. 感染控制,利尿剂无效
    B. 双肺底湿性啰音
    C. 心率 >120 次/分
    D. 发绀明显
    E. 下肢明显水肿

14. 患者,男,76 岁。反复咳嗽、喘息 25 年,加重伴少尿、双下肢水肿 2 天,失眠、间断烦躁不安 1 天。查体:呼吸困难,烦躁不安,口唇发绀,心率 130 次/分,律不齐,双肺散在湿性啰音及哮鸣音,肝颈静脉反流征阳性,双下肢压迹(+)。不当的治疗是　（　　）
    A. 抗生素控制感染
    B. 静脉滴注氨茶碱
    C. 静脉推注常规剂量 1/2 的毛花苷 C
    D. 给予镇静剂
    E. 静脉滴注糖皮质激素

15. 患者,女,68 岁。反复咳嗽、喘息 20 年,加重 1 周入院。查体:神清,发绀,颈静脉怒张,双肺散在中小水泡音,心率 120 次/分,律齐,肝肋下 3cm,双下肢压迹(+)。WBC 12×10^9/L,N 0.80。胸部 X 线示:右下肺动脉干 17mm,双肺纹理增粗。最重要的治疗措施是　（　　）
    A. 立即静脉滴注氨茶碱和地塞米松
    B. 立即静脉注射呋塞米,消除水肿
    C. 给予毛花苷 C 纠正心律失常

D. 立即吸氧,静脉滴注呼吸兴奋剂

E. 积极抗感染,保持呼吸道通畅

16. 患者,男,50岁。因咳嗽、憋喘加重4天入院,有慢性肺心病病史。查体:口唇发绀,颈静脉怒张,双肺闻及干、湿性啰音,心率110次/分,双下肢重度水肿。经抗生素、吸氧、利尿治疗3天,水肿消失,但患者出现神志不清,躁动,四肢肌肉小抽动。下列最有意义的检查是 ( )

A. 动脉血气分析

B. 肝功能检查

C. BUN + Cr

D. 心电图

E. 血钾、钠、氯及二氧化碳结合力

17. 患者,男,45岁。慢性支气管炎15年,呼吸困难突然加重1天,伴右侧胸痛。查体:发绀,桶状胸,右肺呼吸音减低,左肺散在干性啰音,心浊音界缩小,剑突下可触及收缩期搏动。首选考虑的诊断是 ( )

A. 慢性支气管炎,肺气肿,肺部感染

B. 慢性支气管炎,肺气肿,早期肺心病,右侧气胸

C. 慢性支气管炎,肺气肿,右侧气胸

D. 慢性支气管炎,肺气肿,早期肺心病,右侧胸腔积液

E. 慢性支气管炎,肺气肿,右侧胸腔积液

18. 某肺心病患者因受凉后病情加重,神志不清入院。动脉血气分析:pH 7.20,$PaCO_2$ 90mmHg,PaO_2 35mmHg,血钾5.0mmol/L,血钠137mmol/L,AB 38mmol/L。人工通气后10小时,血钠140mmol/L,血钾2.7mmol/L,AB 43mmol/L,$PaCO_2$ 40mmHg,患者抽搐死亡。死亡的主要原因是 ( )

A. 低氧血症

B. 肺性脑病加重

C. $PaCO_2$ 下降过快出现急性碱中毒

D. 急性脑血管疾病

E. 电解质紊乱

19. 某慢性肺心病呼吸衰竭患者,动脉血气分析结果:pH 7.12,$PaCO_2$ 75mmHg,PaO_2 50mmHg,HCO_3^- 27.6mmol/L,BE 5mmol/L。其酸碱失衡类型是 ( )

A. 代谢性酸中毒

B. 呼吸性酸中毒

C. 呼吸性酸中毒合并代谢性酸中毒

D. 代谢性碱中毒

E. 呼吸性酸中毒合并代谢性碱中毒

20. 患者,男,60岁。有肺心病病史。发热、咳脓痰1周,神志恍惚1天。查体:发绀,颈静脉充盈,两肺湿性啰音,心率120次/分,律齐,BP 90/60mmHg,下肢水肿。尿蛋白(+)。粪便隐血(-)。患者最可能出现的并发症是 ( )

A. 肺性脑病

B. 消化道出血

C. 肾衰竭

D. 脑梗死

E. 弥散性血管内凝血

21. 患者,男,55岁。咳嗽、咳痰、憋喘8年,加重伴双下肢水肿10天。查体:肺部干、湿性啰音,心率120次/分,肝肋下3cm,轻触痛,肝颈静脉反流征(+)。首选的治疗是 ( )

A. 强心剂

B. 利尿剂

C. 兴奋剂

D. 控制感染

E. 化痰、止咳、平喘

【X型题】

22. 肺性脑病的主要诱因有 ( )

A. 痰液阻塞支气管

B. 使用镇静剂

C. 高浓度吸氧

D. 使用呼吸机通气,潮气量设置过大

E. 使用抗凝药物

23. 下列关于慢性肺心病患者心力衰竭时，对洋地黄使用的叙述，错误的是（　　　）
　　A. 用药时不需要氧疗
　　B. 宜选用快速制剂
　　C. 应用慢作用洋地黄药物
　　D. 心率是判断疗效的重要指标
　　E. 使用洋地黄类药物无需关注患者感染情况

二、名词解释
1. 慢性肺源性心脏病
2. 肺性脑病

三、填空题
1. _____是肺心病最常见的病因，约占_____。
2. 肺血管阻力增加的功能性因素，如_____、_____和_____使肺血管收缩、痉挛。
3. 肺心病肺动脉高压形成的主要有关因素为_____。
4. 肺心病的病因主要包括_____，_____和_____。
5. 肺源性心脏病的临床表现分为_____和_____。
6. 肺心病死亡的首要原因是肺心病并发症中的_____。
7. 肺心病并发休克时，发生的原因有_____、_____和_____。

四、简答题
1. 简述慢性肺心病的诊断。
2. 简述慢性肺心病失代偿期的治疗原则。

五、病例分析题
患者，男，65 岁。以"咳痰 30 年，气短 8 年，下肢水肿 2 年，加重 6 天"为主诉入院。30 年前开始每到冬季咳嗽、咳白痰，晨起明显，8 年前出现气短，2 年前感心悸，间断下肢水肿，6 天前加重，并发热。吸烟30 年，每日 30 支。查体：T 38.5℃，P 120 次/分，R 28 次/分，BP 110/68mmHg，口唇发绀，球结膜充血，颈静脉怒张，桶状胸，语颤减弱，叩诊呈过清音，听诊两肺呼吸音低，呼气延长，可闻及干、湿性啰音，心界向左扩大，心率120 次/分，期前收缩2～4 次/分，心音遥远、低钝，P_2 亢进，肝肋下 3cm，肝颈静脉回流征阳性，双下肢指凹性水肿。血气分析示：pH 7.38，$PaCO_2$ 66mmHg，PaO_2 49mmHg，BE 5.0mmol/L。胸部 X 线示：右下肺动脉横径20mm，肺动脉段高度 6mm，肺动脉圆锥高度 10mm，右心室扩大。心电图示：肺型 P 波，电轴＋110°，$R_{V_1}＋S_{V_5}＝1.23mV$，重度顺钟向转位。
问题：
1. 初步诊断及诊断依据。
2. 治疗原则。

【参/考/答/案】

一、选择题

【A 型题】
1. C　　2. E　　3. A　　4. D　　5. B
6. A　　7. C　　8. E　　9. E　　10. D
11. C　　12. B　　13. A　　14. D　　15. E

16. A　　17. B　　18. C　　19. C　　20. A
21. D

【X 型题】
22. ABC　　23. ACDE

1. C【解析】缺氧、高碳酸血症和呼吸性酸中毒使肺血管收缩、痉挛,其中缺氧是肺动脉高压形成最重要的因素。

3. A【解析】肺心病心律失常多表现为房性期间收缩、阵发性室上性心动过速。

4. D【解析】慢性肺心病的心电图诊断标准:①额面平均电轴≥+90°;②重度顺钟向转位;③R_{V1}+S_{V5}≥1.05mV;④肺型P波;⑤aVR导联R/S或R/Q≥1;⑥$V_{1\sim3}$呈QS、Qr、qr(需除外心肌梗死);⑦V_1导联R/S≥1。具有其中一条即可。

7. C【解析】特发性肺动脉高压的X线征象:①右下肺动脉干扩张,其横径≥15mm或右下肺动脉横径与气管横径比值≥1.07,或动态观察右下肺动脉干增宽>2mm;②肺动脉段明显突出或其高度≥3mm;③中心肺动脉扩张和外周分支纤细,形成"残根"征;④圆锥部显著凸出(右前斜位45°)或其高度≥7mm;⑤右心室增大。

8. E【解析】洋地黄类的药物应用指征:①感染已控制,呼吸功能已改善,利尿剂不能取得良好的疗效而反复水肿的心力衰竭者;②合并室上性快速心律失常;③无明显感染的右心衰竭者;④出现急性左心衰竭者。用药原则为剂量小、作用快、排泄快。不宜以心率作为衡量洋地黄类药物的应用和疗效考核指征。

12. B【解析】慢性肺心病利尿剂使用原则上宜选用作用温和的利尿剂,联合保钾利尿剂,小剂量、短疗程使用。

14. D【解析】该患者考虑慢性肺心病合并肺性脑病,使用镇静剂可加重。

15. E【解析】该患者考虑慢性阻塞性肺疾病合并肺心病,治疗原则为积极控制感染,通畅呼吸道,改善呼吸功能,纠正缺氧和二氧化碳潴留,控制呼吸衰竭和心力衰竭,防止并发症。

16. A【解析】结合患者病史,首先考虑肺性脑病所致神志不清,可完善血气分析鉴别。

22. ABC【解析】肺性脑病主要由于肺泡有效通气量减少所致,肺泡有效通气量与潮气量及呼吸频率相关。痰液阻塞支气管可导致肺泡有效通气量减少;镇静剂可抑制呼吸;高浓度吸氧可解除低氧对呼吸中枢的驱动作用,抑制呼吸。

二、名词解释

1. 慢性肺源性心脏病:是由肺组织、肺动脉血管或胸廓的慢性病变引起肺组织结构和功能的异常,产生肺血管阻力增加,肺动脉压力增高,使右心扩张、肥大,伴或不伴右心衰竭的疾病。

2. 肺性脑病:是一种因呼吸功能衰竭所致缺氧、二氧化碳潴留而引起的精神障碍、神经系统症状的综合征。但需排除脑动脉硬化、严重电解质紊乱、单纯性碱中毒、感染中毒性脑病。

三、填空题

1. COPD 80%~90%
2. 缺氧 高碳酸血症 呼吸性酸中毒
3. 肺血管阻力增加的功能性因素
4. 支气管、肺疾病 胸廓运动障碍性疾病 肺血管疾病
5. 代偿期 失代偿期
6. 肺性脑病
7. 严重感染 失血 严重心力衰竭或心律失常

四、简答题

1. 简述慢性肺心病的诊断。

答 根据慢性胸、肺疾患或肺血管病史,结合临床表现、体征及相关辅助检查如

X 线检查、心电图、心电向量图及超声心动图等可诊断。临床表现包括咳嗽、咳痰、胸闷、气促、活动耐量下降等代偿期表现及发绀、头晕、头痛、食欲缺乏甚至谵妄等失代偿表现;查体可见肺动脉压增高、右心室增大或右心功能不全的征象,如颈静脉怒张、剑突下心脏搏动增强、$P_2 > A_2$、肝大压痛、下肢水肿、肝颈静脉回流征阳性等;相关辅助检查提示肺动脉增宽和右心室肥大、肥厚表现,排除其他心脏病后即可做出诊断。

2. 简述慢性肺心病失代偿期的治疗原则。

答 积极控制感染,通畅呼吸道,改善呼吸功能,纠正缺氧和二氧化碳潴留,控制呼吸衰竭和心力衰竭,防治并发症。

五、病例分析题

1. 初步诊断及诊断依据。

答 初步诊断:①慢性单纯性支气管炎(急性发作期);②阻塞性肺气肿;③慢性肺源性心脏病;④心功能Ⅲ级;⑤心律失常;⑥呼吸衰竭(Ⅱ型)。

诊断依据。①基础病史:老年男性患者,长期吸烟史;②症状:慢性咳嗽多年,气短 8 年,下肢水肿 2 年,此次上述症状加重入院,同时合并发热等感染症状;③体征:口唇发绀,球结膜充血,颈静脉怒张,桶状胸,语颤减弱,叩诊呈过清音,听诊两肺呼吸音低,呼气延长,可闻及干、湿性啰音,心界向左扩大,心音遥远、低钝,P_2亢进,肝大、肋下 3cm,肝颈静脉回流征阳性,双下肢指凹性水肿;④ECG;⑤血气分析:$PaCO_2$ 66mmHg,PaO_2 49mmHg,达到呼吸衰竭诊断标准。

2. 治疗原则。

答 保持呼吸道通畅,改善缺氧和二氧化碳潴留及代谢功能紊乱,从而为基础疾病和诱发因素的治疗争取时间和创造条件。氧疗,抗感染,止咳,祛痰,解痉,必要时用小剂量强心剂、利尿剂、血管扩张药,纠正酸碱平衡紊乱等并发症。

(杜　强)

第 12 章　胸膜疾病

【学/习/要/点】

一、掌握

1. 胸腔积液(简称胸水)的临床表现、影像学、实验室检查及诊断。
2. 良、恶性胸腔积液的鉴别诊断。
3. 结核性胸膜炎的治疗。
4. 气胸的临床表现、诊断要点及治疗。

二、熟悉

1. 胸腔积液的病因。
2. 气胸的病因、分型及各型的特点。

【应/试/考/题】

一、选择题

【A/型/题】

1. 结核性胸腔积液的治疗过程中,进行胸腔穿刺抽液,每次抽液量不宜超过1000ml,是为了避免发生 　　( )
   A. 复张后肺水肿　　B. 胸膜反应
   C. 胸痛　　D. 脱水
   E. 感染

2. 下列疾病中不会引起漏出液的是 　　　　　　　　　　( )
   A. 右心衰竭　　B. 低蛋白血症
   C. 肝硬化　　D. 系统性红斑狼疮
   E. 肾病综合征

3. 下列疾病中较少出现渗出液的是 ( )
   A. 类风湿关节炎　　B. 恶性肿瘤
   C. 肺炎　　D. 结核性胸膜炎
   E. 肝硬化

4. 下列不符合渗出液特点的是 　( )
   A. 胸腔积液蛋白 >30g/L
   B. 胸腔积液蛋白/血清蛋白 >0.5
   C. 胸腔积液白细胞数 >500 × 10^6/L
   D. 胸腔积液 LDH >200IU/L
   E. 胸腔积液 LDH/血清 LDH <0.5

5. 某胸腔积液患者,抽取的胸腔积液为脓性并有臭味。为确定病因,应注意完善的检查是 　　　　　　　　( )
   A. 胸腔积液找癌细胞
   B. 结核菌培养
   C. 化脓菌培养
   D. 真菌培养
   E. 厌氧菌培养

6. 某血性胸腔积液高度怀疑恶性肿瘤的患者,下列最有意义的检查是 ( )
   A. 痰脱落细胞检查
   B. 胸腔积液脱落细胞检查
   C. 胸腔积液 CEA 测定
   D. 胸部 CT 检查
   E. 胸腔积液 LDH 测定

7. 结核性胸膜炎和癌性胸膜炎最主要的鉴别点是　　　（　）
   A. 年龄和临床表现
   B. 血性胸腔积液
   C. 草黄色胸腔积液
   D. 胸腔积液脱落细胞和细菌检查
   E. 胸部 CT

8. 结核性胸膜炎治疗时应用乙胺丁醇，最易出现的不良反应是　　　（　）
   A. 皮疹　　　　　B. 药物热
   C. 胃肠道刺激　　D. 肾功能损害
   E. 球后视神经炎

9. 治疗气胸的主要方法是　　　（　）
   A. 镇咳
   B. 向患侧卧位，减轻疼痛
   C. 吸氧、止痛剂
   D. 治疗并发症
   E. 排气、减压

10. 患儿，男，14 岁。晨跑后突感左胸闷、胀痛，气促，出冷汗。查体：神志清楚，面色苍白，口唇发绀，R 26 次/分，左上肺叩诊呈鼓音，呼吸音消失，心率 110 次/分，律齐。最可能的诊断是　　　（　）
   A. 心绞痛　　　　B. 胸膜炎
   C. 带状疱疹　　　D. 自发性气胸
   E. 肋间神经炎

11. 患者，男，23 岁。5 天前受凉后出现咳嗽、低热及右侧胸部刺痛，后感活动后气促。查体：右下肺语颤减弱，叩诊呈浊音，浊音上方可及支气管呼吸音，其下方呼吸音减弱以至消失。最可能的诊断是　　　（　）
   A. 右下肺大叶性肺炎
   B. 支原体肺炎
   C. 右下肺干酪样肺炎
   D. 自发性气胸
   E. 渗出性胸膜炎

12. 患者，男，20 岁。突发右侧胸痛伴气短 1 天入院。查体：右肺叩诊呈鼓音。该患者最可能出现的胸部 X 线表现是（　）
   A. 气胸　　　　　B. 少量胸腔积液
   C. 膈疝　　　　　D. 肺气肿
   E. 巨大肺大疱

13. 患者，女，25 岁。近 1 周出现右侧胸痛、呼吸困难伴发热。查体：T 38.5℃，右下肺叩诊浊音，呼吸音减低。予以胸腔穿刺抽液治疗，患者感到呼吸困难有减轻，但抽液 1200ml 时患者出现气促加重，伴剧烈咳嗽，咳大量泡沫样痰。最可能的原因是　　　（　）
   A. 胸膜反应　　　B. 并发气胸
   C. 并发肺水肿　　D. 纵隔摆动
   E. 胸腔积液

【B 型题】

（14 ～ 16 题共用备选答）
   A. 胸腔积液乳白色，加入乙醚变清
   B. 胸腔积液蛋白 38g/L、ADA 100U/L
   C. 胸腔积液蛋白 40g/L、糖 1.08mmol/L
   D. 胸腔积液蛋白 40g/L、淀粉酶 600U/L
   E. 胸腔积液蛋白 20g/L、LDH 180U/L

14. 肺结核伴胸腔积液可见　　　（　）

15. 金黄色葡萄球菌肺炎伴胸膜炎可见　　　（　）

16. 肾病综合征伴胸腔积液可见　　　（　）

【X 型题】

17. 下列关于胸腔积液 X 线表现的叙述，正确的是　　　（　）
   A. 积液量小时见肋膈角变钝
   B. 积液量多时见积液影
   C. 液气胸时有气液平面
   D. 积液量多时气管和纵隔推向健侧
   E. 平卧时肺野透亮度增加

18. 下列提示渗出液的是　　　（　）
   A. 胸腔积液蛋白/血清蛋白 >0.5
   B. 胸腔积液 LDH/血清 LDH >0.6
   C. 胸腔积液 LDH >血清正常值高限 2/3
   D. 胸腔积液胆固醇浓度 >1.56mmol/L
   E. 胸腔积液胆红素/血清胆红素 >0.6

二、名词解释

1. 胸膜反应
2. 自发性气胸
3. 特发性气胸
4. Hamman 征

三、填空题

1. 漏出液外观 _____，比重 _____，白细胞 _____，蛋白含量_____。
2. _____常提示恶性肿瘤或并发细菌感染。
3. 胸腔积液根据病因分为_____、_____、_____、_____。
4. 结核性胸腔积液中 ADA 可_____，而癌性胸腔积液常_____。
5. 胸腔积液 CEA/血清 CEA _____，常提示恶性胸腔积液。
6. 当胸腔积液 pH 值低于 7.0 时，应高度怀疑胸腔积液是由_____所致。

7. 气胸分为 _____、_____ 和_____。
8. 自发性气胸分为_____、_____ 和_____ 3 种临床类型。
9. 气胸并发症有 _____、_____ 和_____。
10. 自发性气胸以继发于 _____ 和_____ 为最常见。
11. _____ 是确诊气胸的重要方法。
12. 胸腔穿刺抽气的穿刺点为_____；胸腔闭式引流的插管位置为_____ 或_____。

四、简答题

1. 简述良、恶性胸腔积液的鉴别要点。
2. 为什么张力性气胸需紧急排气治疗？
3. 简述不同临床类型的自发性气胸如需排气，其排气疗法有何不同？

【参/考/答/案】

一、选择题

【A 型题】

1. A   2. D   3. E   4. E   5. E
6. B   7. D   8. E   9. E   10. D
11. E   12. A   13. C

【B 型题】

14. B   15. C   16. E

【X 型题】

17. ABCD   18. ABCDE

1. A【解析】胸腔积液首次抽液不超过 700ml，以后每次不超过 1000ml，过快、过多抽液可使胸腔压力骤减，发生复张后肺水肿或循环衰竭。

2~3. DE【解析】漏出液产生的原因主要由于胸膜毛细血管内静水压增加、毛细血管内胶体渗透压降低等所致，如充血性心力衰竭、心包疾病、肝硬化、肾病综合征、低蛋白血症等。渗出液主要由于胸膜渗透性增加、壁层胸膜淋巴引流障碍、损伤、医源性所致，如胸膜炎症（肺结核、肺炎）、风湿性疾病（系统性红斑狼疮、类风湿关节炎）、胸膜肿瘤（恶性肿瘤转移、间皮瘤）、肺梗死、膈下炎症等。

4. E【解析】胸腔积液渗出液的特点：①胸腔积液蛋白/血清蛋白 >0.5；②胸腔积液 LDH/血清 LDH >0.6；③胸腔积液 LDH >血清正常值高限 2/3；④胸腔积液胆固醇浓度 >1.56mmol/L；⑤胸腔积液胆红素/血清胆红素 >0.6；⑥血清 - 胸腔积液清蛋白梯度 <12g/L；⑦胸腔

积液比重 >1.018,蛋白 >30g/L,白细胞数 >500×10^6/L;⑧外观颜色深,呈透明或混浊的草黄或棕黄色,或血性,可自行凝固。

5.E【解析】胸腔积液为脓性应注意感染性,同时合并臭味,应警惕厌氧菌感染。

6.B【解析】细胞学检查或病理是鉴别结核性胸腔积液或恶性胸腔积液的金标准。

10.D【解析】年轻男性患者,运动后出现突发胸闷、胸痛,查体见鼓音,首先考虑气胸。

11.E【解析】年轻男性患者,有感染诱发因素,病初表现为胸痛,逐渐感活动后气促,查体语颤减弱,叩诊呈浊音,提示右下肺积液,综上考虑为渗出性胸膜炎,但胸膜炎病因可能考虑肺炎性或结核性,需进一步鉴别。

13.C【解析】患者基础疾病为胸腔积液,初次抽液超过 700ml,或单次超过1000ml,容易发生复张后肺水肿或循环衰竭。

二、名词解释

1.**胸膜反应**:指胸膜炎患者在胸腔穿刺抽液过程中出现头晕、出汗、面色苍白、心悸、脉细、四肢发凉等症状。

2.**自发性气胸**:因肺部疾病使肺组织及脏层胸膜破裂,或因靠近肺表面的肺大疱、细小气肿泡自发破裂,肺及支气管内空气进入胸膜腔,称为自发性气胸。

3.**特发性气胸**:常规胸部 X 线检查肺部无明显病变,由胸膜下肺大疱破裂所形成的气胸。

4.**Hamman 征**:纵隔气肿时,心尖部可听到与心跳同步的气泡破裂音。

三、填空题

1.清澈透明　<1.018　<500×10^6/L
<30g/L

2.LDH >500U/L

3.结核性胸膜炎　类肺炎性胸腔积液和脓胸　恶性胸腔积液

4.>100U/L　<25U/L

5.>1

6.脓胸及食管破裂

7.医源性气胸　外伤性气胸　自发性气胸

8.闭合性(单纯性)气胸　张力性(高压性)气胸　交通性(开放性)气胸

9.脓气胸　血气胸　纵隔气肿与皮下气肿

10.慢性阻塞性肺疾病　肺结核

11.胸部 X 线或 CT

12.患侧胸部锁骨中线第 2 肋间　锁骨中线外侧第 2 肋间　腋前线第 3~4 肋间

四、简答题

1.简述良、恶性胸腔积液的鉴别要点。

答　见下表。

良、恶性胸腔积液的鉴别要点

	良性	恶性
年龄	青年多见	中、老年人多见
发热	常有	多无
胸腔积液生长速度	较慢(抽液后 5~7 天上涨)	迅速(抽液后 24~48h 上涨)
外观	多为淡黄色	多为血性
胸腔积液 pH 值	<7.3	>7.4
LDH	>200U/L	>500U/L
CEA	<5μg/L	>10μg/L(胸腔积液/血清)>1
Ferritin	—	↑
ADA	>45U/L	<20U/L
溶菌酶	↑	—
ACE	↑	—

（续表）

	良性	恶性
癌细胞	（－）	（＋）
结核菌	（＋）	（－）
结核菌 DNA 检测	（＋）	（－）
OT 实验	（＋～＋＋＋＋）	（－）
胸膜活检	结核肉芽肿	癌组织或癌细胞
抗结核治疗	有效	无效

2. 为什么张力性气胸需紧急排气治疗?

答 破裂口呈单向活瓣,吸气时空气进入胸腔,呼气时活瓣关闭,胸膜腔内压力升高,肺受压,纵隔移位,影响心脏血液回流,必须紧急抢救。

3. 简述不同临床类型的自发性气胸如需排气,其排气疗法有何不同?

答 （1）闭合性气胸:积气量少于该侧胸腔容积的 20% 时,不需抽气,但应动态观察积气量改变。积气量较多,肺压缩 >20% 时,呼吸困难较轻、心肺功能尚好者,为加速肺复张,迅速缓解症状,可选用胸腔穿刺排气。积气量较多时,可每日或隔日抽气 1 次,每次抽气量不宜超过 1000ml,直至肺大部分复张,余下积气常可自行吸收。

（2）高压性气胸:病情严重可危及生命,必须尽快排气。若情况十分危急,可将消毒针经患侧肋间插入胸膜腔,使高度正压的胸内积气得以排出,缓解呼吸困难。张力性、交通性气胸,或心肺功能较差、自觉症状重（静息状态亦感明显呼吸困难）的闭合性气胸,以及反复发生的气胸,无论其肺压缩多少,均应尽早行胸腔闭式引流。为确保有效持续排气,通常应用胸腔闭式水封瓶引流。

（3）交通性气胸:积气量小且无明显呼吸困难者,卧床休息并限制活动,或水瓶封闭式引流后,胸膜破口可自行封闭转化为闭合式气胸。呼吸困难明显者,或既往肺功能不全者,可使用负压吸引。破口较大者应尽早行胸腔闭式引流。

（杜　强）

第 13 章　睡眠呼吸暂停低通气综合征

【学/习/要/点】

一、掌握

睡眠呼吸暂停低通气综合征(SAHS)的定义、分类、临床表现及诊断。

二、熟悉

睡眠呼吸暂停低通气综合征的病因及发病机制。

【应/试/考/题】

一、选择题

【A/型/题】

1. 睡眠呼吸暂停低通气综合征的白天最常见的表现是　　　　　　（　　）
   A. 头痛　　　　　　B. 乏力
   C. 嗜睡　　　　　　D. 头晕
   E. 个性变化

2. 下列关于睡眠呼吸暂停低通气综合征病情分级的叙述,正确的是　（　　）
   A. 轻度:AHI 5 次/小时,夜间最低 SaO_2 80%
   B. 轻度:AHI 10 次/小时,夜间最低 SaO_2 90%
   C. 中度:AHI 10 次/小时,夜间最低 SaO_2 85%
   D. 中度:AHI 35 次/小时,夜间最低 SaO_2 80%
   E. 重度:AHI 25 次/小时,夜间最低 SaO_2 70%

二、名词解释
阻塞性睡眠呼吸暂停低通气综合征

三、填空题
1. 根据睡眠过程中呼吸暂停时胸腹运动的情况,睡眠呼吸暂停低通气综合征分为_____、_____和_____ 3 型,其中以_____最常见。
2. _____是确诊睡眠呼吸暂停低通气综合征的金标准。

四、简答题
简述睡眠呼吸暂停低通气综合征的诊断。

【参/考/答/案】

一、选择题

【A型题】

1. C　　2. B

1. C【解析】嗜睡是睡眠呼吸暂停低通气综合征白天临床表现的主要症状,也是患者就诊最常见的主诉。夜间临床表现的主要症状是呼吸暂停。

2. B【解析】SAHS 的病情程度分级如下:①轻度:AHI 5～15 次/小时,夜间最低 SaO_2 85%～90%;②中度:AHI 15～30 次/小时,夜间最低 SaO_2 80%～<85%;③重度:AHI >30 次/小时,夜间最低 SaO_2 <80%。

二、名词解释

阻塞性睡眠呼吸暂停低通气综合征:是指各种原因导致睡眠状态下反复出现呼吸暂停和(或)低通气,引起低氧血症、高碳酸血症及睡眠结构紊乱,从而使机体发生一系列病理生理改变的临床综合征。

三、填空题

1. 中枢性　阻塞性　复杂性　阻塞性
2. 多导睡眠监测

四、简答题

简述睡眠呼吸暂停低通气综合征的诊断。

答 根据典型临床症状和体征,诊断 SAHS 并不困难,确诊并了解病情的严重程度和类型,则需进行相应的检查。根据患者睡眠时打鼾、呼吸暂停、白天嗜睡、肥胖、颈围粗、上气道狭窄及其他临床症状可作出 OSAHS 临床初步诊断。PSG 监测 AHI ≥5 次/小时,伴有日间嗜睡者等症状者,或每夜至少7 小时的睡眠过程中呼吸暂停和(或)低通气反复发作 >30 次,可确定诊断。AASM 界定的诊断标准:AHI ≥15 次/小时,伴或不伴临床表现;或 AHI ≥5 次/小时,伴临床表现,可确诊。

(杜　强)

第14章　急性呼吸窘迫综合征

【应/试/考/题】

一、选择题

【A/型/题】

1. 下列不属于 ARDS 初期临床表现的是
（　　）
A. 呼吸加快
B. 双肺可闻及水泡音
C. X 线一般无明显异常
D. 体征无明显异常
E. 仅在双肺闻及少量细湿性啰音

2. 下列关于 ARDS 的定义,错误的是（　　）
A. 各种原因导致的急性弥漫性肺损伤和进而发展的急性呼吸衰竭
B. 肺部影像学表现为双肺弥漫渗出性改变
C. 肺微血管通透性降低
D. 呼吸困难为显著特点
E. 主要病理改变是双肺内皮和肺泡上皮损伤

3. 治疗 ARDS 临床需要首先处理的是
（　　）
A. 积极治疗原发病,如休克、创伤

B. 积极支持、改善患者的呼吸功能
C. 肺外重要脏器并发的功能不全
D. 控制感染
E. 改善心功能

二、名词解释
1. 氧合指数
2. 急性呼吸窘迫综合征

三、填空题
1. 急性呼吸窘迫综合征表现为进行性呼吸窘迫,其呼吸困难的特点是_____、_____、_____。
2. 氧合指数正常值为_____,ARDS 时_____。
3. ARDS 时一般需吸入高浓度氧,使 PaO_2 _____或 SaO_2 _____。

四、简答题
简述 ARDS 的诊断。

【参/考/答/案】

一、选择题

【A型题】

1. B　　2. C　　3. A

1. B【解析】ARDS 最早出现的症状是呼吸加快,并呈进行性加重的呼吸困难和发绀,早期体征可无异常,或仅在双肺闻及少量细湿性啰音;后期可闻及水泡音、管状呼吸音。胸部 X 线示早期一般无明显异常。

2. C【解析】ARDS 是因肺实质发生急性弥漫性损伤而导致的急性缺氧性呼吸衰竭。临床表现以进行性呼吸困难和顽固性低氧为特征;呼吸衰竭为显著特点;病理改变以血管内皮和肺泡上皮损伤、肺微血管通透性增高、肺间质弥漫性水肿、肺顺应性降低为特点。

3. A【解析】ARDS 治疗原则与一般急性呼吸衰竭相同,主要包括:积极治疗原发病,氧疗,机械通气及调整液体平衡。原发病的治疗是 ARDS 治疗的首要原则和基础。

二、名词解释

1. 氧合指数:动脉血氧分压与吸入氧浓度的比值(PaO_2/FiO_2)。

2. 急性呼吸窘迫综合征:是指由心源性以外的各种肺内、外致病因素导致的急性、进行性呼吸衰竭。ALI 和 ARDS 具有性质相同的病理生理改变,ARDS 是严重的 ALI。

三、填空题

1. 呼吸深快　费力

2. 400～500mmHg　≤300mmHg

3. ≥60mmHg　≥90%

四、简答题

简述 ARDS 的诊断。

答 根据 ARDS 柏林定义,满足以下 4 项条件方诊断 ARDS:①明确诱因下 1 周内出现的急性或进展性呼吸困难。②胸部 X 线片或胸部 CT 显示双肺浸润影,不能完全用胸腔积液、肺叶/全肺不张和结节影解释。③呼吸衰竭不能完全用心力衰竭和液体负荷过重解释。④低氧血症。轻度,200mmHg < PaO_2/FiO_2 ≤300mmHg;中度,100mmHg < PaO_2/FiO_2 ≤200mmHg;重度,PaO_2/FiO_2 ≤100mmHg。

（杜　强）

第 15 章　呼吸衰竭与呼吸支持技术

【学/习/要/点】

一、掌握

1. 呼吸衰竭的分型、发病机制及病理生理。
2. 急、慢性呼吸衰竭的临床表现及氧疗。

二、熟悉

呼吸支持技术。

【应/试/考/题】

一、选择题

【A/型/题】

1. 伴二氧化碳潴留的呼吸衰竭者,适宜的吸氧浓度及目标氧分压为　(　　)
   A. 吸氧浓度小于 35%,氧分压提高到 60mmHg
   B. 吸氧浓度小于 35%,氧分压提高到 90mmHg
   C. 吸氧浓度 35%～40%,氧分压提高到 60mmHg
   D. 吸氧浓度 35%～40%,氧分压提高到 90mmHg
   E. 吸氧浓度 45%～50%,氧分压提高到 60mmHg

2. 下列不是慢性呼吸衰竭常见基础疾病的是　(　　)
   A. 慢性阻塞性肺疾病
   B. 严重肺结核
   C. 肺间质纤维化
   D. 胸廓畸形
   E. 左心衰竭

3. 下列关于无创正压通气患者应该具备条件的叙述,错误的是　(　　)
   A. 清醒能够配合
   B. 血液不稳定,需要升压药维持
   C. 不需要气管插管保护
   D. 无影响使用鼻/面罩的面部创伤
   E. 能够耐受鼻/面罩

4. 患者,男,63 岁。慢性呼吸衰竭患者,病情加重,咳大量黄脓痰 1 周,入院时已有气道阻塞。此时不恰当的治疗是　(　　)
   A. 积极排痰　　　　B. 有效氧疗
   C. 呼吸兴奋剂　　　D. 抗感染
   E. 雾化吸入

5. 呼吸衰竭患者,血气分析示:PaO_2 45mmHg,$PaCO_2$ 80mmHg,吸氧浓度较合适的是　(　　)
   A. 21%～28%

B. <35%

C. 28% ~40%

D. 40% ~50%

E. 40% ~60%

6. 建立人工气道的目的不包括　（　　）

A. 解除气道梗阻

B. 及时清除呼吸道内分泌物

C. 控制感染

D. 防止误吸

E. 严重低氧血症和高碳酸血症时实行正压通气治疗

【X/型/题】

7. 正压机械通气的适应证包括　（　　）

A. COPD 急性加重

B. 哮喘急性发作

C. 胸廓畸形

D. 间质性肺疾病

E. 重症肺炎

8. 下列关于慢性呼吸衰竭的叙述,正确的是　（　　）

A. 出现神经系统表现可应用镇静或催眠药

B. 伴 CO_2 潴留者,可出现先抑制后兴奋的神经系统症状

C. 可见心率增快

D. 可见血压降低

E. 可见心排血量增加而致脉搏洪大

二、填空题

1. Ⅰ型呼吸衰竭的血气分析特点是＿＿＿＿＿＿＿;Ⅱ型呼吸衰竭的血气分析特点是＿＿＿＿＿＿。

2. 低氧血症和高碳酸血症的发生机制包括＿＿＿＿＿＿、＿＿＿＿＿＿、＿＿＿＿＿＿、＿＿＿＿＿＿和＿＿＿＿＿＿。

三、简答题

1. 简述低氧血症和高碳酸血症对机体的影响。

2. 简述急、慢性呼吸衰竭的临床表现。

【参/考/答/案】

一、选择题

【A 型题】

1. A　　2. E　　3. B　　4. E　　5. B

6. C

【X 型题】

7. ABCDE　　8. CE

1. A【解析】二氧化碳潴留患者应低浓度吸氧,吸氧浓度 <35%,氧分压提高到 60mmHg 或氧饱和度 >90%。

2. E【解析】慢性阻塞性肺疾病、严重肺结核、肺间质纤维化、胸廓畸形可影响肺通气功能。左心衰竭主要导致Ⅰ型呼吸衰竭。

3. B【解析】使用无创正压通气的患者,应具备的条件包括:①清醒能够配合;②血流动力学稳定;③能够耐受鼻/面罩;④不需要气管插管保护;⑤无影响使用鼻/面罩的面部创伤。

5. B【解析】结合患者血气结果,患者为Ⅱ型呼吸衰竭,应采用低浓度吸氧,吸氧浓度 <35%,氧分压提高到 60mmHg 或氧饱和度 >90%。

6. C【解析】人工气道的目的包括:解除气道梗阻、及时清除呼吸道内分泌物、防止误吸,严重低氧血症和高碳酸血症时实行正压通气治疗。

二、填空题

1. $PaO_2 < 60mmHg$，$PaCO_2$ 降低或正常
   $PaO_2 < 60mmHg$，同时伴有 $PaCO_2 > 50mmHg$

2. 肺通气不足　弥散障碍　通气/血流比例失调　肺内动-静脉解剖分流增加　氧耗量增加

三、简答题

1. 简述低氧血症和高碳酸血症对机体的影响。

答　见下表。

低氧血症和高碳酸血症对机体的影响

	低氧血症	高碳酸血症
CNS	对缺氧最敏感。脑细胞功能障碍,毛细血管通透性增高,脑水肿、损伤,脑细胞死亡	脑脊液 H^+ 浓度增高,降低细胞兴奋性,抑制脑皮质,中枢神经系统麻醉(先兴奋后抑制)
肝、肾功能	肝、肾功能受损	肾血管痉挛,尿量减少
呼吸系统	颈动脉体、主动脉体兴奋,肺通气量增加。缺氧对呼吸的影响远较 CO_2 潴留的影响为小	CO_2 潴留是强有力的呼吸兴奋剂,通气增加
酸碱平衡	细胞内酸毒和高钾血症	呼吸性酸中毒、代谢性碱中毒、肾减少 HCO_3^- 排出、Cl^- 减少导致低氯血症
心血管系统	心率加快和心排血量增加,血压上升,冠脉血流量增加。肺动脉血管收缩,肺动脉高压	心率加快和心血量增加,脑血管、冠状动脉舒张;肾、脾、肌肉血管收缩
造血系统	EPO 产生增多,继发性红细胞增多	—

2. 简述急、慢性呼吸衰竭的临床表现。

答　见下表。

急、慢性呼吸衰竭的临床表现

	慢性呼吸衰竭	急性呼吸衰竭
发绀	—	缺氧的典型表现
呼吸困难	COPD 所致者,病轻时呼吸费力伴呼气延长,重者浅快呼吸;CO_2 潴留时可表现为 CO_2 麻醉	最早出现的症状(呼吸频率、节律和幅度改变)

（续表）

	慢性呼吸衰竭	急性呼吸衰竭
精神神经症状	不如急性者明显。先兴奋后抑制；肺性脑病	明显，可见精神错乱、躁狂、昏迷、抽搐等；合并 CO_2 潴留时，可见扑翼样震颤，甚至呼吸衰竭
消化、泌尿系统表现	—	肝、肾功能障碍，上消化道出血
循环系统表现	皮肤充血、温暖多汗、血压升高、心排血量增多而致脉搏洪大；心率加快；搏动性头痛	心率增加、周围循环衰竭、血压下降、心律失常

（杜　强）

第2篇
循环系统疾病

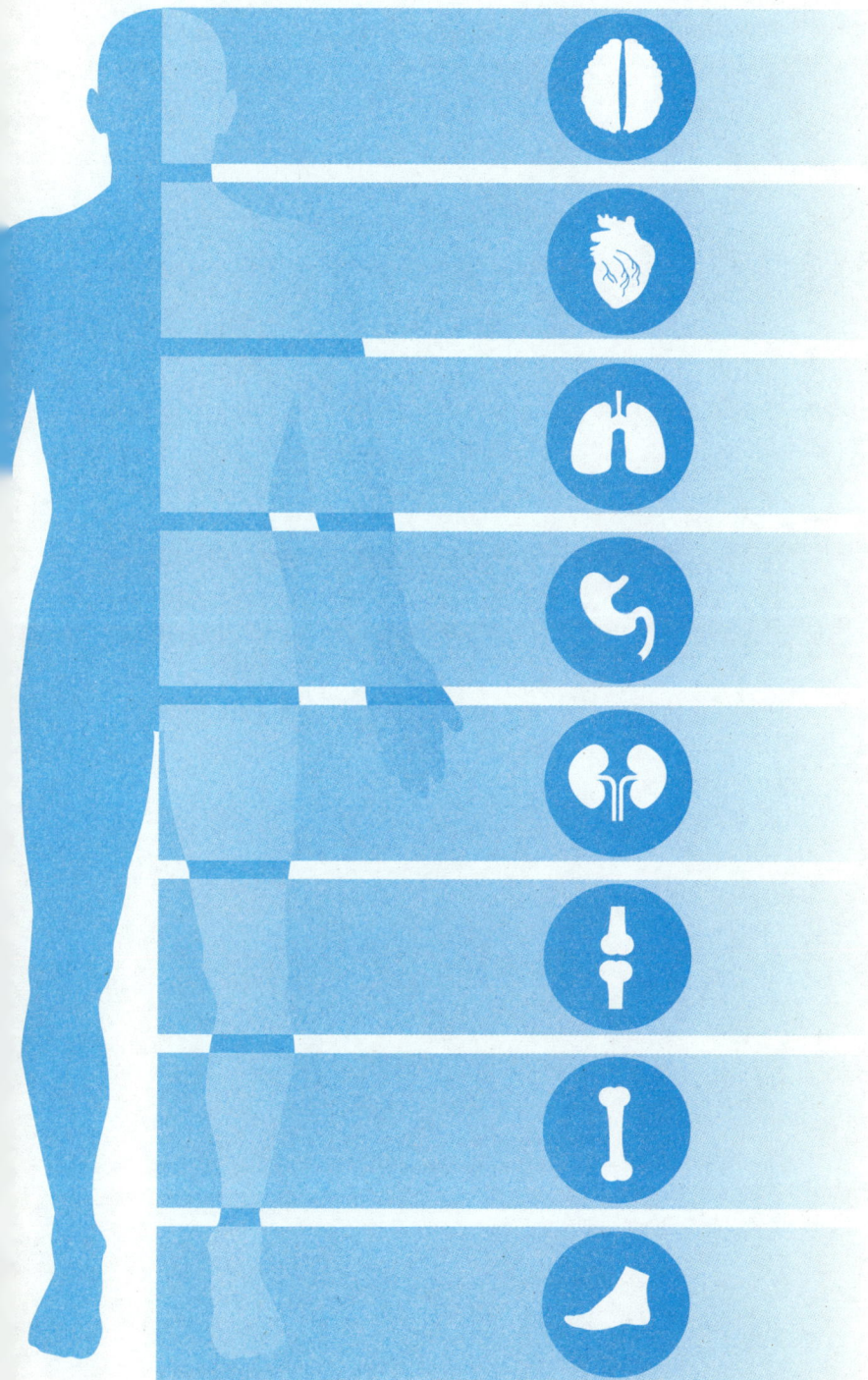

第1章　心力衰竭

【学/习/要/点】

一、掌握

心力衰竭(HF)的定义、分类及治疗。

二、熟悉

心力衰竭的病因、诱因及诊断。

【应/试/考/题】

一、选择题

【A/型/题】

1. 下列不是左心衰竭症状、体征的是 （　）
   - A. 夜间阵发性呼吸困难
   - B. 咯血
   - C. 劳力性呼吸困难
   - D. 心源性哮喘
   - E. 肝颈静脉回流征阳性

2. 下列可引起右心室压力负荷过重的是 （　）
   - A. 三尖瓣关闭不全
   - B. 肺动脉瓣关闭不全
   - C. 静脉回流量增高
   - D. 肺动脉高压
   - E. 严重贫血

3. 下列属于贫血和甲状腺功能亢进症对心脏产生的影响是 （　）
   - A. 左心室压力负荷加重
   - B. 左心室容量负荷加重
   - C. 右心室压力负荷加重
   - D. 右心室容量负荷加重
   - E. 左、右心室容量负荷加重

4. 左心衰竭最早出现的症状是 （　）
   - A. 劳力性呼吸困难
   - B. 心源性哮喘
   - C. 端坐呼吸
   - D. 咳粉红色泡沫样痰
   - E. 夜间阵发性呼吸困难

5. 右心衰竭时,产生水肿的主要始动因素是 （　）
   - A. 毛细血管滤过压增高
   - B. 毛细血管通透性增高
   - C. 水钠潴留
   - D. 淋巴回流受阻
   - E. 血浆胶体渗透压降低

6. 心力衰竭代偿期,交感神经系统兴奋性增强,但不引起的病理生理改变是 （　）
   - A. 心肌应激性增强
   - B. 心肌收缩力增强,心率增快
   - C. 外周血管阻力升高
   - D. 血液重新分布,使皮肤、肾的血流量增多
   - E. 心肌耗氧量增加

7. 血管扩张剂治疗心力衰竭的主要机制是 （　）
   - A. 增强心肌收缩力
   - B. 降低心脏前、后负荷

C. 减慢心率

D. 改善心肌供血

E. 降低心肌耗氧量

8. 诊断右心衰竭时,最可靠的体征是(　　)

A. 肝颈静脉回流征阳性

B. 肝大

C. 下肢水肿

D. 腹腔积液

E. 胸腔积液

9. 多发生于舒张性心力衰竭的疾病是

(　　)

A. 急性心肌梗死

B. 扩张型心肌病

C. 肥厚型心肌病

D. 急性肺栓塞

E. 成人呼吸窘迫综合征

【B/型/题】

(10～11题共用备选答案)

A. 夜间阵发性呼吸困难

B. 腹腔积液

C. 劳力性呼吸困难

D. 咳粉红色泡沫样痰

E. 肝颈静脉回流征阳性

10. 右心衰竭的主要表现是　　(　　)

11. 急性左心衰竭最主要的临床表现是

(　　)

【X/型/题】

12. 右心衰竭的体征包括　　　(　　)

A. 肺部啰音

B. 三尖瓣区反流性杂音

C. 肝大

D. 双下肢水肿

E. 左侧胸腔积液

13. 左心衰竭时可见　　　　(　　)

A. 射血分数降低

B. 射血分数升高

C. 心脏指数降低

D. 心脏指数升高

E. 肺动脉楔压升高

二、名词解释

心力衰竭

三、填空题

1. 心脏负荷有2种,包括＿＿＿＿＿＿和＿＿＿＿＿＿。

2. 当心脏排血量不足,机体启动神经体液机制进行代偿,包括＿＿＿＿＿＿和＿＿＿＿＿＿。

四、简答题

心力衰竭的分类主要有哪些?

五、论述题

1. 试述 NYHA 的心功能分级及标准。

2. 试述急性心力衰竭的具体治疗方法。

六、病例分析题

患者,男,58 岁。因"反复呼吸困难 2 年,加重 3 个月"入院。入院前 2 年,患者上一层楼后出现呼吸困难,有端坐呼吸,踝部水肿。此后症状逐渐加重,间断服用氢氯噻嗪治疗效果不佳。因阵发性夜间呼吸困难于半年前住院治疗 3 周。近 3 个月患者呼吸困难加重,夜间只能端坐入睡。夜尿(2～3 次/夜),有重度水肿,体重增加 8kg。

既往史与家族史:高血压病史 10 年,服用"降压 0 号"治疗效果欠佳。有糖尿病家族史,患者未控制饮食。

查体:BP 160/110mmHg,P 110 次/分,R 29 次/分,体重79kg。颈静脉怒张,肺部可闻及吸气相湿性啰音和双侧干性啰音。心律齐,心音有力,可闻及舒张早期奔马律;最强搏动点位于第 6 肋间,距锁骨正中线 2cm。肝大,可触及;肝颈静脉回流征阳性。四肢凹陷性水肿。

实验室检查:血常规正常;Na^+ 131mmol/L,K^+ 3.1mmol/L,Cl^- 98mmol/L,二氧化碳结合力 31mmol/L;空腹血糖 6.5mmol/L,尿酸 420μmol/L,BUN 23mmol/L,血肌酐 115μmol/L,谷丙转氨酶 102U/L,BNP 5700pg/ml。

胸部 X 线:双侧少量胸腔积液,心脏扩大。

心电图:窦性心律,左心室高电压,未见 ST-T 缺血样改变。

超声心动图:测量左心室舒张末期容积 60ml/m²,射血分数为 35%。

问题:

1. 初步诊断及诊断依据。
2. 鉴别诊断。
3. 进一步检查。
4. 治疗原则。

【参 / 考 / 答 / 案】

一、选择题

【A 型题】

1. E 　　2. D 　　3. E 　　4. A 　　5. A
6. D 　　7. B 　　8. A 　　9. C

【B 型题】

10. E 　　11. D

【X 型题】

12. BCD 　　13. ACE

1. E【解析】左心衰竭的临床表现:①呼吸困难。劳力性、夜间阵发性呼吸困难,端坐呼吸,急性肺水肿。②咳嗽、咳痰、咯血等。③乏力、疲倦、心慌、头昏、运动耐量降低等灌注不足及代偿性心率加快等。④少尿及肾功能损害。⑤肺部湿性啰音,心脏扩大、P_2亢进、奔马律、反流性杂音等。肝颈静脉回流征阳性为右心衰竭表现。

2. D【解析】后负荷(压力负荷)过重常见于主动脉、肺动脉高压、瓣膜狭窄。

4. A【解析】左心衰竭时,心室肌收缩-舒张功能失代偿,左心房内压升高,使肺静脉及肺毛细血管淤血,表现为不同程度的呼吸困难。其中劳力性呼吸困难是左心衰竭最早出现的症状,因运动使回心血量增加,左心房压力升高,加重肺淤血。引起呼吸困难的运动量随心力衰竭程度加重而减少。

5. A【解析】毛细血管有效滤过压=(毛细血管血压+组织液胶体渗透压)-(组织液静水压+血浆胶体渗透压),右心衰竭时,血液淤积于右心,使右心室舒张末期压力升高,静脉回流受阻,使全身毛细血管后阻力增大,引起全身水肿。毛细血管通透性增加常见于感染、烧伤、过敏等情况。水钠潴留常见于肾性水肿。血浆胶体渗透压降低常见于营养不良及某些肝、肾疾病。淋巴回流受阻常见于丝虫病。

6. D【解析】心力衰竭代偿期交感神经兴奋性增强时,血液重新分布,使皮肤、肾的血流量减少,以保证心、脑等重要脏器血供。

7. B【解析】血管扩张剂主要用于治疗急性心衰,包括硝普钠、硝酸酯类等,其作用均为扩张动脉和(或)静脉,降低外周阻力,以降低心脏前、后负荷。

8. A【解析】肝颈静脉反流征阳性是指当右心室引起肝淤血肿大时,用手压迫肿大肝脏可使颈静脉怒张更明显。其发生机制是因压迫淤血肿大的肝脏使回心血量增加,已充血的右心房不能接受回心的血液而使颈静脉被迫上升所致。

9. C【解析】心室肌顺应性减退及充盈障碍,主要见于心室肥厚如高血压及肥厚型心肌病,心室充盈压明显升高,当左心室舒张末压过高时,肺循环出现高压和淤血,即舒张性心功能不全。

13. ACE【解析】左心衰竭时,心室肌收缩-舒张功能失代偿,左心室射血分数降低,心搏出量减少,心脏指数降低,左心房内压升高,使肺静脉及肺毛细血管淤血,肺循环压力升高。

二、名词解释

心力衰竭:是各种心脏结构或功能性疾病

导致心室充盈和（或）射血功能受损，心排血量不能满足机体组织代谢需要，以肺循环和（或）体循环淤血，器官、组织血流灌注不足为临床表现的一组综合征，主要表现为呼吸困难、体力活动受限和体液潴留。

三、填空题

1. 前负荷（或容量负荷） 后负荷（或压力负荷）
2. 肾素－血管紧张素系统 交感神经系统

四、简答题

心力衰竭的分类主要有哪些？

答 根据心力衰竭发生的缓急，临床可分为急性心力衰竭和慢性心力衰竭。根据心力衰竭发生的部位可分为左心衰竭、右心衰竭和全心衰竭。按性质分类有收缩性或舒张性心力衰竭之分。

五、论述题

1. 试述 NYHA 的心功能分级及标准。

答 （1）Ⅰ级。体力活动不受限，日常活动不引起过度的乏力、心悸、呼吸困难及心绞痛等。

（2）Ⅱ级。体力活动轻度受限，休息时无症状，日常活动即可引起上述症状。

（3）Ⅲ级。体力活动明显受限，低于日常的活动即可引起上述症状。

（4）Ⅳ级。不能从事任何体力活动，休息时亦有充血性心力衰竭或心绞痛症状，体力活动后加重。

2. 试述急性心力衰竭的具体治疗方法。

答 （1）减轻心脏负荷。①利尿剂。作用：降低心脏前负荷，缓解体循环和肺循环充血，同时纠正由代偿机制造成的水、钠潴留。首选药物：呋塞米（速尿）。用药指征：体循环或肺循环充血，同时伴有外周低灌注的心力衰竭患者。②血管扩张药。机制：扩张小动脉→降

低心脏后负荷→增加心排血量；扩张小静脉→降低心脏前负荷→减少回心血量；心排血量增加和回心血量减少→肺毛细血管压下降。常用药物：硝酸甘油、硝普钠、肼肽嗪、血管紧张素转化酶抑制剂。

（2）增加心肌收缩力。临床上主要应用具有正性肌力作用的药物，这类药物可以增强心肌的收缩力、增加心排血量，并降低肺毛细血管压。因此，可以应用于肺淤血及（或）外周低灌流的心力衰竭患者。临床主要药物：①多巴胺、多巴酚丁胺及肾上腺素类，这类的作用与药物剂量有关，因此要根据需要选择不同剂量。②磷酸二酯酶抑制剂，如氨力农、米力农。③洋地黄，如地高辛和毛花苷 C。

（3）其他治疗措施。①吗啡：周围血管扩张，轻微的正性肌力作用，中枢镇静作用。②氧治疗：短期内高流量、高浓度氧疗，但长期应维持 $FiO_2 < 60\%$。

六、病例分析题

1. 初步诊断及诊断依据。

答 初步诊断：①慢性心力衰竭（全心衰竭）；②高血压性心脏病；③心律失常（窦性心动过速）；④心功能Ⅲ级（NYHA 分级）；⑤高血压病（极高危）；⑥低钠血症；⑦低钾血症；⑧肝、肾功能衰竭。

诊断依据：①老年男性，慢性病程。②劳力性呼吸困难，端坐呼吸，下肢水肿 2 年，夜间阵发性呼吸困难半年，加重 3 个月。③高血压病史 10 年，控制欠佳。④查体：BP 160/110mmHg，P 110 次/分，颈静脉怒张。肺部可闻及吸气相湿性啰音和双侧干性啰音。心脏可闻及舒张早期奔马律；最强搏动点位于第 6 肋间，距锁骨正中线 2cm。肝大，可触及；肝颈静脉回

流征阳性。四肢凹陷性水肿。⑤辅助检查：Na^+ 131mmol/L，K^+ 3.1mmol/L；LVEDV 60ml/m², LVEF 35%, BNP 5700pg/ml，BUN 23mmol/L，谷丙转氨酶 102U/L。

2. 鉴别诊断。

答 （1）冠状动脉性心脏病：患者老年男性，长期高血压病史，糖尿病家族史，全心衰竭应考虑本病可能。但患者无心绞痛、心肌梗死病史，UCG 未见室壁节段性运动异常，建议完善相关检查，必要时行冠脉造影以除外。

（2）慢性肾源性水肿：可有慢性水肿、高血压、肾功能不全表现，但一般多首先表现为颜面、眼睑水肿，尿蛋白阳性，尿潜血常阳性，早期不出现呼吸困难，左心室肥大多在病程较晚出现，晚期可出现心功能明显异常。可查肾脏 B 超，必要时穿刺活检以除外。

（3）慢性阻塞性肺疾病：多有慢性支气管炎病史多年，有咳痰喘息症状，秋、冬季加重。临床主要表现为肺心病、右心衰竭，ECG 可见肺型 P 波，UCG 可见右心肥厚或增大表现。肺功能检查可以进一步确诊。

（4）心包积液：也可以有呼吸困难、端坐呼吸及体循环淤血表现，但查体心尖搏动减弱甚至消失，心音遥远，UCG 未见积液，可除外。

3. 进一步检查。

答 （1）血气分析。
（2）冠状动脉造影。
（3）OGTT。
（4）腹部 B 超。

4. 治疗原则。

答 （1）限水限盐，监测体重。
（2）利尿药。
（3）扩血管药。
（4）强心药：洋地黄。
（5）ACEI（或 ARB）、醛固酮拮抗剂。
（6）β 受体阻滞剂（可暂不使用，病情稳定后尽早使用）。

（宋学璟）

第2章　心律失常

【学/习/要/点】

一、掌握

1. 常见心律失常的心电图特点。
2. 心律失常的临床意义及处理原则。

二、熟悉

1. 心律失常的分类。
2. 常见心律失常的病因、临床表现。

【应/试/考/题】

一、选择题

【A/型/题】

1. 初次发作的房颤在多少小时内称为急性房颤　　　　　　　　（　　）
   A. 24　　　　　　　B. 48
   C. 24～48　　　　　D. 48～72
   E. 12

2. 房颤口服华法林抗凝使凝血酶原时间国际标准化比值（INR）维持在（　　）能安全有效地预防脑卒中发生
   A. 1～1.5　　　　　B. 1.5～2.0
   C. 2.0～3.0　　　　D. 3.0～4.0
   E. >3.0

3. 窦性心动过缓,心率不低于50次/分,常采用的措施是　　　　　　（　　）
   A. 无需特殊治疗
   B. 口服麻黄碱
   C. 静脉滴注去甲肾上腺素
   D. 皮下注射麻黄碱
   E. 含服异丙肾上腺素

4. 阵发性室上性心动过速急性发作期首选的治疗方法是　　　　　（　　）
   A. 腺苷快速静脉注射
   B. 毛花苷C静脉推注
   C. 直流电复律
   D. 射频导管消融
   E. 刺激迷走神经

5. 洋地黄中毒导致的心律失常中,最具有特异性表现的是　　　　（　　）
   A. 频发房性期前收缩
   B. 心房颤动
   C. 心房扑动
   D. 心房颤动伴三度房室传导阻滞
   E. 左束支传导阻滞

6. 房颤时f波的频率为　　　　　（　　）
   A. 300～600次/分
   B. 250～350次/分
   C. 350～600次/分
   D. 100～160次/分
   E. 250～600次/分

7. 合并急性左心衰竭的阵发性室上性心动过速最佳的治疗是　　　（　　）
   A. 静脉注射维拉帕米

B. Valsalva 动作
C. 直流电复律
D. 置入心脏起搏器
E. 射频导管消融

8. 急性下壁心肌梗死最易发生　（　）
  A. 急性左心衰竭
  B. 室性心动过速
  C. 心脏破裂
  D. 房室传导阻滞
  E. 室壁瘤

9. 患者，男，58 岁。突发心悸，晕厥。ECG:宽大畸形 QRS 波群心动过速，QRS 波振幅和波峰方向呈周期性改变，围绕等电位线扭转。诊断为　（　）
  A. 室上性心动过速伴室内差异性传导
  B. 窦性心动过速
  C. 阵发性室性心动过速
  D. 尖端扭转型室性心动过速
  E. 加速性室性自主心律

10. 患者，男，19 岁。腹泻 2 周后出现心悸。ECG:频发室性期前收缩。下列不符合其心电图改变的是　（　）
  A. 提前出现宽大畸形的 QRS 波
  B. T 波方向与 QRS 主波方向相反
  C. QRS 波群前出现倒置 P 波
  D. 代偿间歇完全
  E. QRS 波前无 P 波

11. 患者，男，49 岁。患急性前壁心肌梗死，溶栓后 1 小时突然心悸、晕厥伴抽搐。ECG:宽大畸形 QRS 波，频率 166 次/分，可见心室夺获。治疗应首选　（　）
  A. 利多卡因静脉注射
  B. 体外同步直流电复律
  C. 毛花苷 C 静脉注射
  D. 维拉帕米静脉注射
  E. 硝酸甘油静脉滴注

12. 患者，女，35 岁。诊断风湿性心脏病，重度二尖瓣狭窄，突发心悸，呼吸困难，咳粉红色泡沫样痰。查体:BP 90/70mmHg，端坐呼吸，双肺满布湿性啰音，心率 155 次/分，第一心音强弱不等，节律不齐。给予毛花苷 C 0.4mg 静脉注射，目的是　（　）
  A. 减慢窦率

B. 增加心肌收缩力
C. 纠正房颤
D. 降低心室自律性
E. 减慢心室率

13. 患者，男，54 岁。头晕、黑矇 5 年，阵发性心悸 3 个月。查体:BP 130/90mmHg,双肺无啰音，心率 45 次/分,节律不齐。Holter 示:窦性心动过缓(38~60 次/分)，窦性停搏，频发房性期前收缩，阵发房颤。最适宜的治疗措施为　（　）
  A. 静脉滴注阿托品
  B. 静脉推注毛花苷 C
  C. 安置按需型人工心脏起搏器
  D. 静脉滴注异丙肾上腺素
  E. 口服普罗帕酮

14. 患者，男，78 岁。反复晕厥伴抽搐 2 天。既往无胸痛、发绀、水肿及气短。BP 180/80mmHg，心率 45 次/分，律齐，心尖部第一心音强弱有变化，心底部有 2 级喷射性杂音。其反复晕厥伴抽搐的原因最可能是　（　）
  A. 高血压脑病
  B. 窦性心动过缓伴室性期前收缩
  C. 完全性房室传导阻滞
  D. 二度 I 型房室传导阻滞
  E. 阵发性房颤伴部分房室传导阻滞

【B 型题】

(15~18 题共用备选答案)
  A. 电复律
  B. 毛花苷 C 静脉注射
  C. 普罗帕酮静脉注射
  D. 普萘洛尔口服
  E. 奎尼丁口服

15. 快速房颤合并甲状腺功能亢进,治疗首选　（　）
16. 快速房颤合并二尖瓣狭窄,治疗首选　（　）
17. 预激综合征合并房颤伴发晕厥或低血压,治疗首选　（　）
18. 房颤后心力衰竭或心绞痛恶化和不易控制者,治疗首选　（　）

【X 型题】

19. 下列关于室性期前收缩心电图表现的叙述,正确的是   (   )
    A. 提前出现的 QRS 波前无相关的 P 波
    B. 提前出现的 QRS 波宽大畸形
    C. QRS 时限 >0.12s
    D. T 波方向多与 QRS 的主波方向相反
    E. 代偿间歇多不完全

20. 下列支持三度房室传导阻滞的是(   )
    A. P 波与 QRS 波群各自成节律,互不相关
    B. 心房率快于心室率
    C. 心室起搏点通常在阻滞部位稍下方
    D. 如心室率显著缓慢,伴明显症状应给予起搏治疗
    E. 阿托品适用于阻滞位于房室结的患者

21. 下列属于胺碘酮不良反应的是(   )
    A. 角膜色素沉着
    B. 甲状腺功能亢进
    C. 甲状腺功能减退
    D. 尖端扭转型室速
    E. 光过敏

二、名词解释
1. 窦性心律
2. 病态窦房结综合征

三、填空题
1. 房颤超过 2 天者,且打算复律,则应在复律前接受_____周华法林治疗,待心律转复后继续华法林治疗_____周。
2. 心电图上,_____和_____的

存在对确立室性心动过速的诊断提供重要依据。

3. 典型预激综合征的心电图表现为____ _____、_____、_____、____ _____。

四、简答题
简述病态窦房结综合征的定义、临床表现、心电图表现及治疗原则。

五、病例分析题
患者,女,55 岁。以"阵发性心悸 30 年,加重伴呼吸困难 1 天"为主诉入院。患者 30 年前无明显诱因下出现开始心悸,略有乏力,伴有胸闷、胸痛,曾诊断为"心房颤动、冠心病"。近年多次因"心房颤动"住院治疗,治疗平稳后出院。平素为持续性房颤,口服"美托洛尔、阿司匹林"等治疗。活动后心悸症状加重,偶伴有胸痛。昨日患者无明显诱因下出现呼吸困难,伴有咳嗽、咳痰,无发热、寒战,无恶心、呕吐。今为进一步诊治来我院。查体:T 36.5℃,P 96 次/分,R 20 次/分,BP 130/80mmHg。神志清楚,口唇无发绀,双肺听诊呼吸音粗,右肺可闻及水泡音,心率 120 次/分,心律绝对不齐,第一心音强弱不等。腹软,无压痛及反跳痛,肝、脾肋下未触及。双下肢无水肿,四肢肌力 5 级,病理反射未引出。心电图示:P 波消失,代之以 f 波,R－R 间期绝对不等,QRS 波群形态正常。
问题:
1. 初步诊断及诊断依据。
2. 需与哪些疾病鉴别?
3. 治疗原则。

【参 / 考 / 答 / 案】

一、选择题

【A 型题】
1. C	2. C	3. A	4. A	5. D
6. C	7. C	8. D	9. D	10. C

11. B   12. E   13. C   14. C

【B 型题】
15. D   16. B   17. A   18. A

【X 型题】

19. ABCD　　20. ABCDE　　21. ABCDE

1. C【解析】初次发作的房颤且在 24 ~ 48 小时以内，称为急性房颤。

2. C【解析】慢性房颤患者有较高的栓塞发生率。栓塞病史、瓣膜病、高血压、糖尿病、老年患者、左心房扩大、冠心病等可使发生栓塞的危险性更大。存在以上任何一种情况，均应接受长期抗凝治疗。口服华法林，使凝血酶原时间国际标准化比值（INR）维持在 2.0 ~ 3.0 之间，能安全有效地预防脑卒中发生。

3. A【解析】窦性心动过缓的患者当心率不低于 50 次/分时，一般不会出现心排血量不足等循环功能紊乱的情况，通常情况下不需要治疗。

4. A【解析】阵发性室上性心动过速首选治疗药物为腺苷。如腺苷无效可改静脉注射维拉帕米或地尔硫草。

6. C【解析】房颤的心电图特点为心电图 P 波消失，代之以频率为 350 ~ 600 次/分的 f 波。房扑 F 波频率为 250 ~ 350 次/分。

7. C【解析】患者发生阵发性室上性心动过速后，如无显著的血流动力学障碍，可首先给予药物治疗，但如果合并急性心肌梗死、心力衰竭等疾病时，应立即行直流电复律治疗。

8. D【解析】下壁心肌梗死累及房室结、房室束等心传导系统，易发生房室传导阻滞。

9. D【解析】尖端扭转型室性心动过速是多形性室速的一种特殊类型，因发作时 QRS 波群的振幅与波峰呈周期性改变，宛如围绕等电位线连续扭转而得名，频率 200 ~ 250 次/分。

10. C【解析】室性期前收缩的心电图特点：QRS 波提前，宽大畸形，时限多超过 0.12 秒，其前无 P 波，ST 段与 T 波的方向与 QRS 波方向相反，代偿间歇完全。

11. B【解析】室性心动过速心电图特点：3 个或以上室性期前收缩连续出现，心室率常为 100 ~ 250 次/分，房室分离，

心室夺获，室性融合波。该患者诊为急性心肌梗死合并室性心动过速，血流动力学不稳定，需首先考虑同步电复律。

13. C【解析】根据题干，患者有心、脑供血不足的症状及心电图表现（窦性心动过缓、窦性停搏、心动过缓 – 心动过速综合征），考虑病态窦房结综合征。对于药物治疗无效、有严重症状（如晕厥等）或伴有快速房性心律失常者，宜选择安装心脏起搏器治疗。

14. C【解析】第一心音强弱不等常见于心房颤动及房室传导阻滞，结合听诊心率 45 次/分，律齐，考虑完全性房室传导阻滞。一度房室传导阻滞通常无症状；二度房室传导阻滞因可引起心搏脱漏，患者可有心悸症状；三度房室传导阻滞其症状的严重程度取决于心室率的快慢，常见的症状有疲倦、乏力、头晕、晕厥、心绞痛、心力衰竭、阿 – 斯综合征等。

20. ABCDE【解析】三度房室传导阻滞又称完全性房室传导阻滞，心房冲动全部受阻而不能传导到心室。心电图表现为：①P 波与 QRS 波群相互各自独立、互不相关，即房室分离；②心房率快于心室率，心房冲动来自窦房结或异位心房节律如房速、房扑或房颤；③心室起搏点通常在阻滞部位稍下方。若心室起搏点位于希氏束及其近端，QRS 波群正常，心室率为 40 ~ 60 次/分，节律较稳定；若心室起搏点位于室内传导系统的远端，QRS 波群增宽，心室率多低于 40 次/分，节律常不稳定。三度房室传导阻滞心室率减慢时，伴有明显症状或血流动力学障碍，应给予心脏起搏治疗。无心脏起搏条件时，可临时使用药物提高心室率，如阿托品等。

二、名词解释

1. 窦性心律：P 波在 Ⅰ 、Ⅱ 、aVF 导联直立，aVR 导联倒置，PR 间期 0.12 ~ 0.20 秒。

2. 病态窦房结综合征：简称病窦综合征，

是由窦房结病变导致功能减退,而引起的严重窦性心动过缓、窦性停搏和(或)窦房传导阻滞,致使重要器官供血不足的临床综合征。

三、填空题

1. 3 3~4
2. 心室夺获 室性融合波
3. 预激波 PR 间期缩短 QRS 波增宽 继发性 ST－T 改变

四、简答题

简述病态窦房结综合征的定义、临床表现、心电图表现及治疗原则。

答 (1)定义:是由窦房结病变导致功能减退而引起的严重窦性心动过缓、窦性停搏和(或)窦房传导阻滞,致使重要器官供血不足的临床综合征。

(2)临床表现:心、脑等供血不足症状,晚期可出现心力衰竭、阿－斯综合征,甚至因心脏停搏或继发心室颤动而导致死亡。

(3)心电图表现:①持续窦性心动过缓, <50 次/分;②窦性停搏;③窦房传导阻滞;④窦房传导阻滞与房室传导阻滞并存;⑤心动过缓－心动过速综合征;⑥房室交界区逸搏心律。

(4)治疗原则:①无心动过缓相关症状者,定期观察,无需治疗。②心动过缓－心动过速综合征患者,应接受起搏治疗。治疗后仍有心动过速者,同时应用抗心律失常药物。③心动过缓－心动过速综合征患者合并房颤或房扑,可使血栓栓塞发生率增高,应考虑抗栓治疗。④心动过缓－心

动过速综合征患者在快速型心律失常得到矫正后,可无需安装永久起搏器。

五、病例分析题

1. 初步诊断及诊断依据。

答 初步诊断:①持续性心房颤动;②左心功能不全。

诊断依据:①患者 30 年前无明显诱因下出现开始心悸,曾诊断为心房颤动。平素为持续性房颤,活动后心悸症状加重。P 96 次/分,心率 120 次/分,心律绝对不齐,第一心音强弱不等。P 波消失,代之以 f 波,R－R 间期绝对不等,QRS 波群形态正常。②出现呼吸困难,伴有咳嗽、咳痰,右肺可闻及水泡音。

2. 需与哪些疾病鉴别?

答 ①室上性心动过速。发作终止突然,听诊心音强弱一致,心电图 R 波不易辨认,但 R－R 间期绝对均齐,静脉注射毛花苷 C 或刺激迷走神经可终止发作。②风湿性心脏瓣膜病。多发于年轻女性,常有咽痛史;有心房颤动发作,但无心脏杂音,且心电图结果不支持。③室性心动过速。多发于严重器质性心脏病,心电图为连续宽大畸形的 QRS 波,可见心室夺获与室性融合波。

3. 治疗原则。

答 减慢心室率(洋地黄、非二氢吡啶类钙通道阻滞剂、β 受体阻滞剂);药物复律(ⅠA、ⅠC、Ⅲ类抗心律失常药);电复律;预防栓塞并发症(阿司匹林、华法林等);射频消融治疗。

(李 平)

第3章　动脉粥样硬化和冠状动脉粥样硬化性心脏病

【学/习/要/点】

一、掌握

1. 冠状动脉粥样硬化性心脏病(简称冠心病,CHD)各临床类型的表现。
2. 心肌梗死的诊断及各种并发症处理。

二、熟悉

心绞痛各临床类型的特点及治疗。

【应/试/考/题】

一、选择题

【A/型/题】

1. 左冠状动脉回旋支阻塞引起的心肌梗死最可能是 （　）
   A. 前间壁　　　　B. 下侧壁
   C. 高侧壁　　　　D. 后间壁
   E. 前壁

2. 急性下壁心肌梗死最易合并 （　）
   A. 室性期前收缩　B. 房室传导阻滞
   C. 心房颤动　　　D. 房性心动过速
   E. 右束支传导阻滞

3. 下列不属于急性心肌梗死(AMI)并发症的是 （　）
   A. 心脏破裂
   B. 心肌梗死后综合征
   C. 二尖瓣脱垂
   D. 心室壁瘤
   E. 主动脉窦瘤破裂

4. 冠状动脉粥样硬化性心脏病病变最常累及的部位是 （　）
   A. 左冠状动脉回旋支
   B. 左冠状动脉主干
   C. 间隔支
   D. 左冠状动脉前降支
   E. 右冠状动脉

5. 患者,男,54岁。1年前出现劳累时胸骨后疼痛,每日2～3次,含服硝酸甘油1～2分钟后缓解。近2个月发作次数增多,5～6次/日,轻微活动也能诱发,疼痛程度加重,持续时间延长。发作时心电图示ST段水平型压低。诊断为 （　）
   A. 稳定型心绞痛
   B. 恶化型心绞痛
   C. 心内膜下心肌梗死
   D. 中间综合征
   E. 静息型心绞痛

6. 不稳定型心绞痛患者应争取在2小时内进行介入评价的临床情况是 （　）
   A. 发作时间延长

B. 发作时出现左心衰竭

C. ST段水平型压低

D. ST段下斜型压低

E. 静息型心绞痛发作

7. 患者，男，65岁。急性前壁心肌梗死3小时，既往有高血压、糖尿病病史，平时BP 140～150/70～80mmHg。查体：BP 90/70mmHg，双肺呼吸音清，心率85次/分，律齐。该患者血压降低的原因最可能是　　　　（　）

A. 主动脉壁硬化

B. 大动脉弹性降低

C. 心脏每搏输出量降低

D. 心率降低

E. 外周阻力降低

8. 患者，男，52岁。有高血压病史8年。近1个月来劳累时发生胸骨后疼痛，多次心电图检查正常。为进一步明确诊断，下列最有价值的检查是　（　）

A. 心电向量

B. 心脏多普勒

C. 心肌酶谱

D. 血脂、血糖

E. 冠状动脉造影

9. 运动负荷试验阳性的心电图标准是（　）

A. ST段水平型压低＞0.05mV（从J点后0.08秒）持续2分钟

B. ST段上斜型压低＞0.05mV（从J点后0.08秒）持续2分钟

C. ST段弓背向上抬高＞0.1mV（从J点后0.08秒）持续2分钟

D. ST段上斜型压低≥0.1mV（从J点后0.08秒）持续2分钟

E. ST段水平型压低≥0.1mV（从J点后0.08秒）持续2分钟

【B型题】

（10～12题共用备选答案）

A. 胸部和背部持续烧灼样疼痛

B. 突发胸部撕裂样疼痛，伴全身冷汗，

但血压常升高

C. 常有心前区针刺样疼痛

D. 活动时胸骨后或左胸部剧烈疼痛，休息后可缓解

E. 胸骨后剧烈压榨样疼痛，舌下含服硝酸甘油不能缓解

10. 主动脉夹层可见　　　　　　（　）

11. 劳力性心绞痛可见　　　　　（　）

12. 急性心肌梗死可见　　　　　（　）

（13～14题共用备选答案）

A. 急性前间壁心肌梗死

B. 急性前壁心肌梗死

C. 急性广泛前壁心肌梗死

D. 急性前侧壁心肌梗死

E. 急性下壁心肌梗死

13. Ⅱ、Ⅲ、aVF导联出现异常Q波，ST段抬高，为　　　　　　　　（　）

14. $V_{3～5}$导联出现异常Q波，ST段抬高，为　　　　　　　　　　（　）

（15～17题共用备选答案）

A. 左心室血栓脱落

B. 心室壁瘤

C. 心室间隔穿孔

D. 心肌梗死后综合征

E. 乳头肌功能失调

15. 急性心肌梗死后1天，心尖区出现收缩中晚期喀喇音和吹风样收缩期杂音，最可能出现的并发症是　　（　）

16. 心肌梗死后4周，发热、胸痛，超声心动图示心包腔内液性暗区，最可能出现的并发症是　　　　　　（　）

17. 急性广泛前壁心肌梗死4天，突发气喘2小时。查体：血压90/60mmHg，双肺未闻及啰音，心率105次/分，律齐，胸骨左缘第4肋间可闻及响亮的收缩期杂音伴震颤。该患者气喘最可能的原因是　　　　　　　　　　（　）

（18～19题共用备选答案）

A. 氯吡格雷　　　B. 呋塞米

C. 阿司匹林　　　D. 低分子肝素

E. 尿激酶

18. 急性右心室ST段抬高型心肌梗死患者慎用　　　　　　　　　（　）

19. 急性非ST段抬高型心肌梗死不宜使用　　　　　　　　　　（　）

【X/型/题】

20. 下列符合稳定型心绞痛特点的是（　　）
    A. 多见 ST 段抬高
    B. 心电图负荷试验为诊断的"金标准"
    C. 疼痛多位于胸骨后部
    D. 常发于休息时
    E. 常发于劳动负荷增加时

21. 下列关于急性 ST 段抬高型心肌梗死的叙述，正确的是（　　）
    A. 疼痛是最先出现的症状
    B. 疼痛多发生于安静时
    C. 红细胞沉降率增快
    D. 多见室性期前收缩
    E. 可见低血压、休克

二、名词解释
1. 急性冠状动脉综合征
2. 缺血性心肌病

三、填空题
1. 易损型斑块易于破裂是因为_____较薄，_____较大。
2. 冠心病根据发病特点和治疗原则不同分为 2 大类，即_____和_____。前者包括_____、_____和_____；后者包括_____、_____和_____。
3. 典型心绞痛的部位是_____，性质呈_____，持续时间多为_____。
4. 急性心肌梗死常见的并发症包括_____、_____、_____、_____、_____。

四、简答题
简述急性心肌梗死后常见的心律失常及抗心律失常治疗。

五、论述题
1. 试述稳定型心绞痛的定义、特点及诊断方式。
2. 试述心绞痛与急性心肌梗死的鉴别要点。

六、病例分析题
1. 患者，男，62 岁。以"发作性胸骨后疼痛 3 个月，加重 3 小时"为主诉入院。3 个月前常于劳累时发作胸骨后疼痛，有时向肩背部放射，持续数分钟，经休息后可缓解，未做特殊治疗，3 小时前再发作，伴大汗有濒死感，休息和含化硝酸甘油后不能缓解，急诊入院。查体：T 36.8℃，P 103 次/分，R 28 次/分，BP 130/85mmHg，急性痛苦面容，神志清楚，查体合作，口唇稍发绀，颈静脉无怒张，两肺呼吸音粗，未闻及干、湿性啰音，心界不大，心音低钝，心率103 次/分，节律齐，无杂音。腹部无异常，生理反射存在，无病理反射。心电图示：窦性心动过速，Ⅱ、Ⅲ、aVF 导联 ST 段抬高 0.2mV，T 波高大。
问题：
（1）初步诊断及诊断依据。
（2）鉴别诊断。
（3）治疗措施。

2. 患者，男，48 岁。因"发作性心前区疼痛半年，加重 5 天"为主诉入院。半年前常于劳累或情绪激动时突发心前区疼痛，呈绞痛性，数天发作 1 次，疼痛发作时常伴有咽喉部紧缩感，持续 3～5 分钟不等，休息或含化硝酸甘油后可缓解。5 天来发作次数频繁，每天发作 2～3 次，为进一步诊治入院。高血压病史 2 年。查体：T 36.6℃，P 83 次/分，R 23 次/分，BP 150/105mmHg。发育正常，颈静脉无怒张，两肺呼吸音清，心界稍大，心音低钝，心率83 次/分，节律齐，无杂音。腹部无异常。生理反射存在，无病理反射。实验室检查：血糖 8.3mmol/L，胆固醇 7.6mmol/L，三酰甘油 3.6mmol/L，高密度脂蛋白0.85mmol/L,低密度脂蛋白5.8mmol/L。心电图示:V_5R波2.8mV,心电轴左偏。超声心动图示:室间隔及左室后壁增厚。

问题:
(1)初步诊断及诊断依据。
(2)治疗措施。
(3)还需做哪些检查?

【参/考/答/案】

一、选择题

【A型题】

1. C   2. B   3. E   4. D   5. B
6. B   7. C   8. E   9. E

【B型题】

10. B   11. D   12. E   13. E   14. B
15. E   16. D   17. C   18. B   19. E

【X型题】

20. CE   21. ABCDE

1. C【解析】左冠状动脉前降支闭塞可引起左心室前壁、心尖部、下侧壁、前间隔、二尖瓣前乳头肌梗死;左回旋支闭塞可引起左心室高侧壁、膈面、左心房梗死,并可累及房室结;右冠状动脉闭塞可引起左室膈面、后间隔、右心室梗死,并可累及窦房结和房室结;左主干闭塞可引起左心室广泛梗死。

2. B【解析】下壁心肌梗死最容易发生房室传导阻滞。

3. E【解析】AMI并发症分为机械性、缺血性、栓塞性、炎症性,主要包括:乳头肌功能失调或断裂(造成二尖瓣脱垂或关闭不全)、心室游离壁破裂、心室间隔穿孔、心室壁瘤、栓塞、心肌梗死后综合征。

4. D【解析】急性ST段抬高型心肌梗死中,左冠状动脉前降支闭塞最多见,可引起左心室前壁、心尖部、下侧壁、前间隔、二尖瓣前乳头肌梗死。

5. B【解析】恶化型心绞痛是指同等程度劳累所诱发的胸痛次数、严重程度及持续时间突然加重。变异型心绞痛发作时常出现短暂的ST段抬高。稳定型心绞痛是指由运动引发的短暂胸痛发作,休息或舌下含服硝酸甘油后疼痛可迅速缓解。

6. B【解析】UA或NSTEMI高危患者,尤其是经积极药物治疗后仍有顽固性或反复发作性胸痛、致命性心律失常、急性心力衰竭、反复的ST-T波动态改变尤其是伴随间歇性ST段抬高、血流动力学不稳定或心源性休克等,应在2小时内行PCI完成血运重建。

7. C【解析】急性心肌梗死时若合并休克,即为心源性休克,为心肌广泛(>40%)坏死、心排血量急剧下降所致。

8. E【解析】患者劳累后发生胸骨后疼痛,多次做心电图正常,应进一步完善冠脉造影检查明确冠脉病变情况。

9. E【解析】ECG负荷试验阳性标准:运动中ST段水平型或下斜型压低≥0.1mV(J点后60~80毫秒),持续超过2分钟。

10. B【解析】主动脉夹层通常表现为突发胸部撕裂样疼痛,伴全身冷汗,但血压常升高,双上肢血压有差异。

11. D【解析】劳力性心绞痛活动时胸骨后或左胸部剧烈疼痛,休息或含服硝酸甘油后可缓解。

12. E【解析】急性心肌梗死胸骨后压榨样疼痛,剧烈而持久,舌下含服硝酸甘油不能缓解。

13～14. **EB【解析】**急性心肌梗死心电图定位。前间壁：$V_{1\sim3}$；前壁：$V_{3\sim5}$；广泛前壁：$V_{1\sim5}$；前侧壁：$V_{5\sim7}$、aVL、Ⅰ；下壁：Ⅱ、Ⅲ、aVF；高侧壁：Ⅰ、aVL；后壁：$V_{7\sim8}$。

15～17. **EDC【解析】**AMI 并发症：①乳头肌功能失调或断裂，二尖瓣乳头肌缺血坏死造成二尖瓣脱垂或关闭不全，表现为心尖区出现收缩中晚期喀喇音和吹风样收缩期杂音，第一心音可不减弱，可致心力衰竭；乳头肌整体断裂极少见，多发生在二尖瓣后乳头肌，多见于下壁心肌梗死。②心肌梗死后综合征，发生率 1%～5%，于 MI 后数周至数月出现，可反复发生，表现为胸膜炎、肺炎、心包炎，有发热、胸痛等症状。③心室间隔穿孔，常发生于 AMI 后 3～7 天，胸骨左缘第 3～4 肋间突然出现全收缩期杂音或可触及收缩期震颤。④栓塞见于起病后 1～2 周，可为左心室附壁血栓脱落所致，引起脑、肾、脾或四肢等动脉栓塞。

18～19. **BE【解析】**右心室梗死时多伴有右心衰竭、低血压，无左心衰竭时可补充血容量，禁用利尿剂。NSTEMI 多为非 Q 波性，不宜溶栓治疗，低危组以阿司匹林、肝素治疗为主，中或高危组以介入治疗为主。

二、名词解释

1. **急性冠状动脉综合征**：是一组由急性心肌缺血引起的临床综合征，主要包括不稳定型心绞痛、非 ST 段抬高型心肌梗死及 ST 段抬高型心肌梗死。其主要病理基础是动脉粥样硬化不稳定斑块破裂或糜烂导致冠状动脉内急性血栓形成。

2. **缺血性心肌病**：为冠心病的一种特殊类型或晚期阶段，是指由冠状动脉粥样硬化引起长期心肌缺血，导致心肌弥漫性纤维化，产生与原发性扩张型心肌病类似的临床表现。其病理生理基础是冠状动脉粥样硬化病变使心肌缺血、缺氧以致心肌细胞减少、坏死、心肌纤维化、心肌瘢痕形成的疾病。

三、填空题

1. 纤维帽　脂质池
2. 慢性冠脉疾病（或慢性心肌缺血综合征）　急性冠状动脉综合征　稳定型心绞痛　缺血性心肌病　隐匿型冠心病　不稳定型心绞痛　非 ST 段抬高型心肌梗死　ST 段抬高型心肌梗死
3. 胸骨体上中段之后　压榨样　3～5 分钟
4. 乳头肌功能失调或断裂　心脏破裂　栓塞　心室壁瘤　心肌梗死后综合征

四、简答题

简述急性心肌梗死后常见的心律失常及抗心律失常治疗。

答 （1）室性期前收缩、室速，首选利多卡因，反复发作室性心律失常者可选用胺碘酮。
（2）单形性室速，药物治疗无效时，也可采用同步直流电复律。
（3）室颤、持续多形性室速，可采用非同步直流电除颤或同步直流电复律。
（4）缓慢型心律失常，可用阿托品肌内注射或静脉注射。
（5）二、三度房室传导阻滞，伴血流动力学障碍者，宜用人工起搏器临时起搏，待传导阻滞消失后再撤除。
（6）室上性快速型心律失常，选用维拉帕米、美托洛尔、洋地黄、胺碘酮等，药物治疗无效时，可采用同步直流电复律。

五、论述题

1. 试述稳定型心绞痛的定义、特点及诊断方式。

答 (1) 定义:稳定型心绞痛也称劳力性心绞痛,是在冠状动脉固定性严重狭窄的基础上,由于心肌负荷增加引起心肌急剧的、暂时的缺血缺氧的综合征。

(2) 特点:心前区或胸骨后部(主要部位)出现阵发性压迫感、束带感、紧缩感、窒息感,属钝痛性质,常于体力活动或情绪激动时发生,持续数分钟至十余分钟,多为3~5分钟,休息或用硝酸酯类药物后缓解。有时可放射至左肩、左上肢尺侧,或至颈部、咽部、下颌部。

(3) 诊断方式:根据典型的心绞痛发作特点,结合年龄等冠心病危险因素,除外其他原因导致的心绞痛,一般可建立诊断。①发作时心电图反映心内膜下心肌缺血的 ST 段压低($\geq 0.1mV$),T 波倒置有时出现。平时 T 波持续倒置的患者,发作时可变为直立。症状消失后心电图 ST-T 变化也逐渐消失。②未捕捉到发作时心电图者可行心电图负荷试验。③动态心电图。④冠状动脉造影,有创操作,为诊断的"金标准"。⑤血脂、血糖、血清心肌损伤标志物等。

2. 试述心绞痛与急性心肌梗死的鉴别要点。

答 见下表。

心绞痛与急性心肌梗死的鉴别要点

	心绞痛	急性心肌梗死
疼痛部位	胸骨上中段之后	相同,但可在较低位置或上腹部
疼痛性质	压榨性或窒息性	相似,但程度更剧烈
疼痛诱因	劳力、情绪激动、受寒、饱食等	不常有
疼痛时限	短,1~5分钟或15分钟以内	长,数小时或1~2天
疼痛频率	频繁发作	不频繁
硝酸甘油疗效	显著缓解	作用较差
气喘或肺水肿	极少	可有
血压	升高或无显著改变	可降低,甚至发生休克
心包摩擦音	无	可有
发热	无	常有
血白细胞增加(嗜酸性粒细胞减少)	无	常有
血红细胞沉降率增快	无	常有
血清心肌坏死标志物	无	有
心电图变化	无变化或暂时性 ST 段和 T 波改变	有特征性和动态性变化
听诊	可有暂时性心尖部收缩期杂音;可有第二心音逆分裂或出现交替脉;可出现第三或第四心音奔马律	心尖区粗糙收缩期杂音,或伴收缩中晚期喀喇音;第一心音减弱;可出现第三或第四心音奔马律
心律失常	发生率较心肌梗死低	可有各种心律失常,以室早最多见

六、病例分析题

1. (1) *初步诊断及诊断依据。*

答　初步诊断:冠心病,急性下壁心肌梗死。

诊断依据:①有典型的劳力性心绞痛发作病史,3 小时前心绞痛加重,持续不能缓解,休息和含化硝酸甘油后仍不能缓解;②心电图Ⅱ、Ⅲ、aVF 导联 ST 段抬高,T 波高大,为心肌梗死的超急期改变。

(2) *鉴别诊断。*

答　①心绞痛:发作持续时间一般不超过 30 分钟。②急性心包炎:可出现持续疼痛,常同时伴有发热,呼吸或咳嗽时疼痛加重,心电图改变有助鉴别。③急性肺动脉栓塞:胸痛、呼吸困难、咯血是典型的临床表现。④主动脉夹层:可表现为持续疼痛,常有高血压病史,超声或核磁共振可鉴别。⑤急腹症:体格检查、心电图检查、血清心肌酶和肌钙蛋白测定可鉴别。

(3) *治疗措施。*

答　①休息,吸氧;②镇静止痛(吗啡、哌替啶、硝酸酯类、β 受体阻滞剂等);③抗血小板、抗凝、心肌再灌注治疗、溶栓治疗;④防治并发症。

2. (1) *初步诊断及诊断依据。*

答　初步诊断:①冠心病,不稳定型心绞痛。②高血压 2 级,高血压性心脏病。

诊断依据:①有发作性心前区及胸骨后疼痛,于劳累或情绪激动时发作,疼痛发作时常伴有咽喉部紧缩感,持续3 ~ 5 分钟,休息或含化硝酸甘油后可缓解。5 天来发作次数频繁,每天发作 2 ~ 3 次。有高血压、高血糖、高血脂等危险因素。②高血压病史 2 年,BP 150/105mmHg。③心电图示:V_5 导联 R 波增高 2.8mV,心电轴左偏。超声心动图示:室间隔及左室后壁增厚。

(2) *治疗措施。*

答　①控制心绞痛发作,可用硝酸酯类药物;②抗凝、抗血小板治疗,可用阿司匹林、低分子肝素;③降低心肌耗氧量,可用 β 受体阻滞剂;④应用降脂药物稳定或逆转粥样斑块;⑤控制血压,可用硝苯地平、阿替洛尔、卡托普利等。

(3) *还需做哪些检查?*

答　应用上述方法治疗后心绞痛仍不能控制应作冠状动脉造影,必要时行介入治疗。

(智　凤)

第4章　高血压

【学/习/要/点】

一、掌握

1. 高血压的诊断标准。
2. 高血压危险度分层及临床类型。
3. 鉴别继发性高血压、高血压急症。

二、熟悉

1. 各类降压药物的作用机制。
2. 合理选择降压药物。

【应/试/考/题】

一、选择题

【A/型/题】

1. 高血压伴支气管哮喘患者禁用的药物是 （　　）
   A. 氢氯噻嗪　　　B. 硝苯地平
   C. 卡托普利　　　D. 酚妥拉明
   E. 美托洛尔

2. 患者，女，66岁。BP 180/100mmHg，有糖尿病病史。血清总胆固醇5.8mmol/L。对该患者的诊断应为 （　　）
   A. 高血压1级，高危
   B. 高血压2级，高危
   C. 高血压2级，很高危
   D. 高血压3级，高危
   E. 高血压3级，很高危

3. 诊断高血压依据的血压值的正确测量方法为 （　　）

A. 休息5分钟后测定的血压值
B. 未使用降压药的情况下，非同日测定的3次血压值
C. 未使用降压药的情况下，同日测定的3次血压值的均值
D. 使用降压药的情况下，非同日测定的3次血压值
E. 使用降压药的情况下，同日测定的3次血压值

4. 患者，女，66岁。高血压病史2年，未治疗。查体：BP 150/80mmHg。该患者的血压属于 （　　）
   A. 单纯收缩期高血压
   B. 理想血压
   C. 正常血压
   D. 正常高值
   E. 高血压2级

5. 患者，男，65岁。高血压病史10余年。查体：BP 175/110mmHg，心率65次/分。

尿蛋白(+),血肌酐 220μmol/L。降压治疗首选　　　　(　　)

A. 氨氯地平　　　　B. 维拉帕米

C. 卡托普利　　　　D. 美托洛尔

E. 利血平

6. 长期高血压容易引起损害的器官是
　　　　　　　　　　　　　(　　)

A. 心、脑、肾　　　　B. 心、脑、肺

C. 心、肝、肾　　　　D. 肝、肾、肺

E. 脑、肝、肾

7. 高血压合并糖尿病患者,血压控制目标值应小于　　　　(　　)

A. 150/90mmHg　　B. 130/80mmHg

C. 140/90mmHg　　D. 130/90mmHg

E. 140/80mmHg

8. 老年收缩期高血压的降压目标为(　　)

A. 收缩压 < 140 ~ 150mmHg,舒张压 <90mmHg

B. 收缩压 < 140 ~ 150mmHg,舒张压 <80mmHg

C. <130/90mmHg

D. <140/80mmHg

E. <130/80mmHg

9. 患者,女,25 岁。高血压病史 2 年。查体:BP 180/100mmHg(双上肢),BP 130/80mmHg(双下肢),心尖区可闻及 2/6 级收缩期杂音,肩胛间区可闻及血管杂音,余瓣膜区未闻及杂音。该患者最可能的诊断是　　　　(　　)

A. 原发性醛固酮增多症

B. 嗜铬细胞瘤

C. 主动脉缩窄

D. 肾动脉狭窄

E. 皮质醇增多症

10. 患者,女,40 岁。高血压病史 3 年,服用降压药物治疗血压控制不佳,常自觉双下肢乏力。实验室检查示血钾 2.6mmol/L。肾上腺 CT 检查见右侧肾

上腺腺瘤。该患者最可能的诊断是
　　　　　　　　　　　　　(　　)

A. 原发性醛固酮增多症

B. 肾动脉狭窄

C. 皮质醇增多症

D. 嗜铬细胞瘤

E. 主动脉缩窄

11. 患者,男,60 岁。高血压病史 10 年,情绪激动后突感头痛,伴恶心、呕吐和视物模糊来诊。查体:BP 220/130mmHg,心率 100 次/分,律不齐,期前收缩 2 ~ 4 次/分,无言语不利及肢体活动障碍。最适宜的治疗措施是　　(　　)

A. 静脉推注地西泮

B. 静脉推注毛花苷 C

C. 静脉滴注硝普钠

D. 静脉推注利多卡因

E. 静脉推注普罗帕酮

12. 合并双侧肾动脉狭窄的高血压患者降压不宜首选　　　　(　　)

A. 利尿剂

B. β 受体阻滞剂

C. ACEI

D. α 受体阻滞剂

E. 钙通道阻滞剂

13. 患者,女,70 岁。高血压病史 15 年,活动后胸闷、气喘。查体:BP 180/120mmHg,心浊音界扩大。心电图示:左心室肥厚劳损。最可能的诊断是
　　　　　　　　　　　　　(　　)

A. 高血压 3 级,合并高血压性心脏病

B. 高血压 2 级,合并高血压性心脏病

C. 高血压 3 级,合并心肌梗死

D. 高血压 3 级,合并肾动脉狭窄

E. 高血压 3 级,合并扩张型心肌病

14. 下列关于高血压所致靶器官并发症的叙述,错误的是　　　(　　)

A. 血压急剧升高可形成脑部小动脉的微动脉瘤

B. 高血压脑病的临床表现在血压降低后可逆转

C. 高血压是促使冠状动脉粥样硬化的病因之一

D. 长期持久性高血压可致进行性肾硬化

E. 严重高血压可并发主动脉夹层

15. 患者,男,40 岁。高血压病史 10 年。5 小时前搬重物时突发胸痛,呈撕裂样,逐渐向腹部延伸。查体:T 36.5℃,BP 180/100mmHg(左上肢),BP 140/80mmHg(右上肢),心率 100 次/分,心律齐,腹部平软,Murphy 征阴性。CK-MB、心电图均正常。胸部 X 线示:主动脉明显增宽。该患者最可能的诊断是 (　　)

A. 急性心肌梗死　B. 主动脉夹层

C. 急性心包炎　　D. 急性胆囊炎

E. 肺栓塞

16. 患者,女,35 岁。发现血压升高 5 年,近 1 年血压持续为 180~200/130~140mmHg。近 1 周头痛、视力模糊,眼底检查发现视盘水肿。该患者最可能的诊断是 (　　)

A. 脑出血　　　　B. 脑梗死

C. 嗜铬细胞瘤　　D. 急性视盘病变

E. 高血压脑病

17. 恶性高血压与缓进型高血压的区别要点是 (　　)

A. 舒张压高低程度

B. 脑出血

C. 高血压脑病

D. 有无肾功能不全

E. 眼底有无视盘水肿

【B/型/题】

(18~20 题共用备选答案)

A. 肾动脉狭窄

B. 原发性醛固酮增多症

C. 嗜铬细胞瘤

D. 库欣综合征

E. 主动脉缩窄

18. 伴有低血钾的高血压,首先考虑 (　　)

19. 上肢血压增高,且明显高于下肢血压,胸骨旁可闻及杂音,最可能的诊断是 (　　)

20. 血压增高,向心性肥胖,满月脸,皮肤紫纹,最可能的诊断是 (　　)

【X/型/题】

21. 高血压脑病可出现的临床表现是(　　)

A. 头痛　　　　　B. 呕吐

C. 精神错乱　　　D. 偏身感觉障碍

E. 肢体偏瘫

22. 下列关于血压测量注意事项的叙述,正确的是 (　　)

A. 安静放松,取坐位,脚放平

B. 测前安静休息至少 5 分钟

C. 测前半小时排空膀胱,不吸烟,不喝咖啡或茶等

D. 测量时可与医生交谈,以缓解紧张情绪

E. 测量前站立 5 分钟

23. 下列关于高血压患者降压治疗的叙述,正确的是 (　　)

A. 发生高血压危象时要紧急降压

B. 绝大多数患者需要长期用药

C. 血压降至正常时,即可停药

D. 根据个体化原则选用降压药物

E. 危重症患者,降压从小剂量联合用药开始

24. 下列情况不宜选用 ACEI 的是 (　　)

A. 高血压合并糖尿病

B. 高血压合并肾动脉狭窄

C. 高血压合并心绞痛

D. 高血压合并妊娠

E. 高血压合并哮喘

25. 高血压合并痛风、哮喘时不宜选用

（　　　）

A. 利尿剂

B. β受体阻滞剂

C. ACEI

D. 钙通道阻滞剂

E. α受体阻滞剂

26. 高血压急症的紧急处理措施包括（　　）

A. 镇静

B. 减少钠盐摄入

C. 迅速降血压

D. 迅速降颅压

E. 立即将血压降到正常水平

27. 高血压治疗中，正确的是　　（　　　）

A. 血压降至正常后停止治疗

B. 妊娠期高血压不宜选用 ACEI

C. 合并肾动脉狭窄宜选用 ACEI

D. 一种药物无效时可联合用药

E. 合并痛风可选用利尿剂

28. 某患者，阵发性血压增高，发作时心悸、头痛、面色苍白，常规降压疗效不佳。为明确诊断，应进一步做的检查是　　　　　　　（　　　）

A. 主动脉造影

B. 动态心电图

C. 肾上腺 CT

D. 血或尿中的儿茶酚胺

E. 动态血压

29. 老年人高血压的表现特点包括（　　）

A. 多为收缩期高血压

B. 易发生心、脑、肾等靶器官损害

C. 易发生体位性低血压

D. 血压波动范围较大

E. 易出现高血压脑病

30. 高血压患者长期应用噻嗪类药物可引起　　　　　　　　（　　　）

A. 血胆固醇增加　B. 血尿酸增加

C. 血钾增加　　　D. 血糖增高

E. 血钠增高

31. 继发性高血压常见的病因有　（　　　）

A. 肾小球肾炎

B. 甲状腺功能减退

C. 主动脉缩窄

D. 肾动脉狭窄

E. 睡眠呼吸暂停综合征

二、名词解释

1. 高血压急症

2. 顽固性高血压

三、填空题

1. 高血压最严重的并发症是_____。

2. 高血压的治疗药物是利尿剂、_____、_____、_____、_____。

3. 冠心病稳定型心绞痛合并高血压患者首选降压药物为_____。

4. 高血压病理生理主要的靶器官是_____与_____。

5. 噻嗪类利尿剂长期使用可引起_____降低，血糖及血尿酸增高，因此有_____的患者禁用。

四、简答题

1. 简述高血压患者的心血管危险分层标准。

2. 简述高血压并发症的处理。

五、病例分析题

1. 患者，女，66 岁。以"间断头痛、头晕 5 年，再发伴视力模糊 2 天"为主诉入院。5 年来间断头痛、头晕，伴耳鸣，发作时测血压高于 140/90mmHg，之后多次测血压示高于正常，血压最高达 200/120mmHg，曾在外院诊断为"高血压 3 级"，但一直未经正规诊断和治疗，平素未服药治疗，血压控制差，波动大，时感头昏不适。近

2 日无明显诱因出现头昏,伴视力模糊,在家多次测量血压,波动在 200/120mmHg 左右,伴恶心、呕吐 2 次,量少,为胃内容物。无肢体麻木,无肢体活动障碍。查体:T 37℃,P 87 次/分,R 20 次/分,BP 240/120mmHg。眼底检查示视盘水肿,心前区无隆起及凹陷,心尖搏动位于左第 5 肋间锁骨中线处,搏动范围 1cm,剑突下未见心脏搏动,心浊音界无扩大,心律齐,心音正常,各瓣膜听诊区未闻及杂音,无心包摩擦音,无附加心音,无水冲脉,毛细血管搏动征阴性,无枪击音,无脉搏短绌,无交替脉。心电图:窦性心律。头颅 CT 平扫:双侧基底节区点状低密度影,腔隙性脑梗死可能;双侧侧脑室旁小片状白质密度减低影,多考虑白质脱髓鞘表现。实验室检查:尿蛋白(PRO)(±);总胆固醇6.34mmol/L,三酰甘油6.2mmol/L,白细胞 7.57×10^9/L,中性粒细胞百分比70.7%,红细胞 4.62×10^{12}/L,血红蛋白155g/L,血小板 232×10^9/L。

问题:

(1)初步诊断及诊断依据。

(2)鉴别诊断。

2. 患者,男,62 岁。以"活动后呼吸困难 5 年,加重伴下肢水肿 1 个月"为主诉入院。5 年前因跑步时突感心悸、气短、胸闷,休息约 1 小时稍有缓解。以后自觉体力日渐下降,稍微活动即感气短、胸闷,夜间时有憋醒,无心前区痛。1 个月前感冒后咳嗽,咳白色黏痰,气短明显,不能平卧,尿少,颜面及双下肢水肿,腹胀加重。20 年前发现血压升高(180/100mmHg),未经任何治疗;有吸烟史40 年,不饮酒。查体:T 37.8℃,P 92 次/分,R 20 次/分,BP 185/96mmHg,半卧位,口唇轻度发绀,巩膜无黄染,颈静脉充盈,气管居中,甲状腺不大;两肺叩诊呈清音,可闻及干、湿性啰音,心界向左下扩大,心律不齐,心率92 次/分,频发期前收缩,主动脉瓣区 S$_2$亢进,心尖部可闻及吹风样收缩期杂音 3/6 级;腹软,肝肋下2.5cm,有压痛,肝颈静脉反流征(+),脾肋下未触及,移动性浊音(-),肠鸣音减弱;双下肢明显可凹性水肿。心电图示:心电轴左偏,V$_5$R 波 2.8mV,ST 段压低,T 波倒置。超声心动图示:室间隔及左室后壁增厚。胸部 X 线示:主动脉突出,左心室段延长,肺门阴影增浓。

实验室检查示:Hb 129g/L,WBC 6.7×10^9/L,BUN 7.0mmol/L,Cr 113μmol/L,ALT 56U/L,TBil 19.6μmol/L;尿蛋白(++),比重 1.016,镜检(-)。

问题:

(1)初步诊断及诊断依据。

(2)鉴别诊断。

(3)还应进一步做哪些检查?

(4)治疗原则。

【参|考|答|案】

一、选择题

【A 型题】

1. E　　2. E　　3. B　　4. A　　5. C

6. A　　7. B　　8. A　　9. C　　10. A

11. C　　12. C　　13. A　　14. A　　15. B

16. E　　17. D

【B 型题】

18. B　　19. E　　20. D

【X 型题】

21. ABC	22. ABC	23. ABDE
24. BD	25. AB	26. ACD
27. BD	28. CD	29. ABCD
30. ABD	31. ABCDE	

1. E【解析】急性心力衰竭、病窦综合征、房室传导阻滞、变异型心绞痛及支气管哮喘患者禁用 β 受体阻滞剂。β 受体阻滞剂可能会诱发哮喘，因此需要谨慎选择。

2. E【解析】血压为 180/100mmHg，为 3 级高血压；合并糖尿病，为很高危。

5. C【解析】ACEI 具有改善胰岛素抵抗和减少尿蛋白的作用，对肥胖、糖尿病及心脏、肾脏靶器官受损的高血压患者具有较好的疗效，特别适用于伴有蛋白尿、糖耐量减退、糖尿病肾病的高血压患者。血肌酐超过 265μmol/L 者慎用。

6. A【解析】长期高血压容易引起损害的器官是心、脑、肾。

7. B【解析】高血压患者目前主张血压控制目标值 < 140/90mmHg，高血压合并糖尿病或慢性肾脏病，血压控制目标值应小于 130/80mmHg。

8. A【解析】老年高血压患者的血压应降至 < 150/90mmHg，如能耐受可降至 < 140/90mmHg。

9. C【解析】主动脉缩窄多数为先天性，少数是大动脉炎所致，临床表现为上臂血压增高，下肢血压正常或降低。在肩胛间区、胸骨旁、腋部有动脉搏动和杂音，胸部听诊可闻及血管杂音。主动脉造影可确诊。

10. A【解析】原发性醛固酮增多症临床常表现为高血压和低血钾，高血压为最常出现的症状，对常用降血压药效果不佳，部分患者可呈难治性高血压。低血钾可表现为肌无力、周期性瘫痪

及肢端麻木等。血钾一般在 2 ~ 3mmol/L，严重者更低。

11. C【解析】患者情绪激动后突然出现血压升高（超过 180/120mmHg），并伴有重要器官组织如心、脑、肾等严重功能障碍或不可逆损害，常提示出现高血压急症。少数患者病情进展迅速，舒张压持续 ≥130mmHg，并出现头痛、视力障碍、眼底出血和视盘水肿，伴有肾脏损害，持续蛋白尿、血尿和管型尿，为恶性高血压。通常需要静脉使用降压药物，如硝普钠、硝酸甘油、尼卡地平等。

12. C【解析】高钾血症、妊娠妇女和双侧肾动脉狭窄患者禁用 ACEI。

13. A【解析】高血压长期控制不佳可引起心脏结构、功能的改变，称为高血压性心脏病，包括早期左心室舒张功能减退、左心室肥厚，可逐步发展致心肌收缩功能减退，最终发生心力衰竭。

15. B【解析】主动脉夹层患者多数突发胸背部疼痛，疼痛剧烈难以忍受，起病后即达高峰，呈刀割或撕裂样，少数起病缓慢者疼痛可不显著。夹层累及内脏动脉、肢体动脉及脊髓供血时可出现相应脏器组织缺血表现。患者可伴有高血压，突发主动脉瓣关闭不全、两上肢或上下肢血压相差较大等，心电图可正常，胸部 X 线检查见主动脉增宽。

25. AB【解析】利尿剂的副作用是引起高尿酸血症，故不宜用于痛风患者。β 受体阻滞剂可诱发哮喘，因此慎用。

29. ABCD【解析】老年人高血压多为收缩期高血压，血压波动范围较大，易发生心、脑、肾等靶器官损害，易发生体位性低血压及餐后低血压。

30. ABD【解析】噻嗪类利尿剂常见不良反应：①电解质紊乱，如低血钾、低血钠、低血镁、低氯血症、代谢性碱血症等；

②高尿酸血症,痛风者慎用;③代谢变化,可见高血糖、高脂血症;④过敏反应,与磺胺类药物有交叉过敏反应。

二、名词解释

1. **高血压急症**:是指原发性或继发性高血压患者,在某些诱因作用下,血压突然和明显升高(>180/120mmHg),伴有进行性心、脑、肾等重要靶器官功能不全的表现。

2. **顽固性高血压**:是指使用了3种以上合适剂量降压药联合治疗,血压仍未达到目标水平。

三、填空题

1. 脑出血
2. 钙通道阻滞剂　β受体阻滞剂　ACEI　ARB
3. 钙通道阻滞剂
4. 心脏　血管
5. 血钾　痛风

四、简答题

1. 简述高血压患者的心血管危险分层标准。

答 见下表。

高血压患者心血管危险分层标准

其他危险因素和病史	高血压1级	高血压2级	高血压3级
无	低危	中危	高危
1~2个危险因素	中危	中危	很高危
≥3个危险因素	高危	高危	很高危
临床并发症或合并糖尿病	很高危	很高危	很高危

2. 简述高血压并发症的处理。

答 高血压可以合并脑血管病、冠心病、心力衰竭、慢性肾功能不全、糖尿病等。

(1)合并脑血管病:①对于稳定期患者,主要是降压治疗,以减少脑卒中的再发。②对于老年患者、双侧或颅内动脉严重狭窄患者、严重直立性低血压患者,降压应慎重,应缓慢、平稳的降压,尽量以不减少脑血流量为佳。

(2)合并心肌梗死、心力衰竭:首选ACEI、ARB、β受体阻滞剂,降压目标值为 <130/80mmHg。

(3)合并慢性肾功能不全:早、中期可选择 ACEI 或 ARB,血肌酐 >265μmol/L或肌酐清除率 <30ml/min 时慎用或禁用。

(4)合并糖尿病:改善生活方式,降压药联合用药,可选用 ACEI 或 ARB,降压目标值 <130/80mmHg。

五、病例分析题

1.(1)初步诊断及诊断依据。

答 初步诊断:高血压3级,极高危组;高血压危象。

诊断依据:①BP 240/120mmHg,66 岁女性,5 年来间断头痛、头晕伴耳鸣、视力模糊等表现,总胆固醇 6.34mmol/L,三酰甘油 6.2mmol/L;②眼底检查示视盘水肿。

(2)鉴别诊断。

答 ①主动脉缩窄:上肢血压增高,下肢血压不高或降低,行主动脉 CTA 有助于鉴别;②嗜铬细胞瘤:阵发性高血压,血、尿儿茶酚胺或其代谢产物含量增加,超声、放射性核素、MRI 或 CT 检查有助于鉴别;③脑血管意外:患者有肢体麻木、活动障碍、偏瘫、失语、偏盲、头痛、恶心、呕吐等表现,CT 或 MRI 检查可明确诊断。

2. (1) 初步诊断及诊断依据。

答　初步诊断:①高血压性心脏病,急性左心功能不全;②高血压 3 级,很高危;③肺部感染。

诊断依据:①半卧位,口唇发绀,两肺满布干、湿性啰音,心界向左下扩大,心率 92 次/分,节律不齐,频发期前收缩,主动脉瓣区 S_2 亢进,心尖部可闻及吹风样收缩期杂音 3/6 级。心电轴左偏,$V_5 R$ 波 2.8mV,ST 段压低,T 波倒置;室间隔及左室后壁增厚。②62 岁男性,20 年血压高 (180/100mmHg),现血压 185/96mmHg;心功能 Ⅳ 级。③受凉后出现咳嗽咳痰,听诊肺部可闻及湿性啰音。

(2) 鉴别诊断。

答　①冠心病;②扩张性心肌病;③风湿性心脏病二尖瓣关闭不全。

(3) 还应进一步做哪些检查?

答　①心电图、超声心动图;②胸部 X 线平片,必要时胸部 CT;③腹部 B 超;④血 A/G,血 K^+、Na^+、Cl^-。

(4) 治疗原则。

答　①病因治疗:合理应用降血压药。②心力衰竭治疗:吸氧、利尿、扩血管、强心药。③对症治疗:控制感染等。

(李　琪)

第5章　心肌疾病

【学/习/要/点】

一、掌握

心肌病的诊断和治疗。

二、熟悉

心肌病的病理、临床表现。

【应/试/考/题】

一、选择题

【A/型/题】

1. 扩张型心肌病终末期的临床表现是（　　）
   A. 肺栓塞　　　　B. 心包炎
   C. 持续顽固低血压 D. 心肌缺血
   E. 肺部感染

2. 心肌炎最常见的病因是　　　　（　　）
   A. 病毒感染
   B. 细菌感染
   C. 真菌感染
   D. 螺旋体感染
   E. 蠕虫感染

3. 下列临床表现和缩窄性心包炎最相似的是　　　　　　　　　　（　　）
   A. 肥厚型心肌病
   B. 风湿性心脏病
   C. 冠心病
   D. 限制型心肌病
   E. 扩张型心肌病

4. 治疗心肌炎时需避免使用　　（　　）
   A. 拟交感神经药

   B. 血管扩张药
   C. 利尿剂
   D. 非甾体抗炎药
   E. β受体阻滞剂

5. 下列对诊断肥厚型心肌病最可靠的是
   　　　　　　　　　　　　　（　　）
   A. 主动脉瓣区听到粗糙的收缩期杂音
   B. 有心肌病家族史
   C. 超声心动图示室间隔非对称性肥厚
   D. 胸痛，运动时可出现晕厥
   E. 心电图示右心室肥大病理性Q波

6. 下列关于梗阻性肥厚型心肌病影响胸骨左缘收缩期杂音程度的叙述，正确的是　　　　　　　　　　　　（　　）
   A. 服用毛花苷C减轻
   B. 含服硝酸甘油后减轻
   C. 含服硝酸甘油后加重
   D. 服用异丙肾上腺素后减轻
   E. 服用β受体阻滞剂后加重

7. 肥厚型心肌病最常见的症状是（　　）
   A. 劳力性胸痛
   B. 晕厥
   C. 夜间阵发性呼吸困难

D. 心律失常

E. 劳力性呼吸困难

8. 下列超声心动图的检查结果,对诊断肥厚型心肌病有重要意义的是 （ ）

A. 舒张期室间隔的厚度与左心室后壁之比≥1/1.3

B. 舒张期室间隔的厚度与右心室后壁之比≥1.3

C. 室间隔非对称性肥厚,室间隔厚度>15mm

D. 室间隔对称性肥厚,室间隔厚度>15mm

E. 室间隔肥厚并左心室腔肥大

9. 硝酸甘油使梗阻性肥厚型心肌病患者症状加重的原因是 （ ）

A. 扩张大动脉降低了周围血压

B. 扩张静脉,左心室射血分数增加

C. 扩张静脉,使回心血量减少

D. 冠状动脉收缩

E. 心肌耗氧量增加

10. 患者,女,45岁。气促,水肿。发现"室性期前收缩"半年。心尖区2/6级收缩期吹风样杂音及舒张期奔马律。胸部X线检查见全心增大。最可能的诊断是 （ ）

A. 心绞痛

B. 梗阻性肥厚型心肌病

C. 二尖瓣关闭不全

D. 扩张型心肌病

E. 渗出性心包炎

11. 患者,女,42岁。间歇性胸痛及活动后气促6年,入院前发生昏厥。胸骨左缘第3~4肋间可闻及较粗糙的收缩期喷射性杂音。心电图示:Ⅱ、Ⅲ、aVF导联有病理Q波。最可能的诊断是 （ ）

A. 陈旧性心肌梗死伴乳头肌功能不全

B. 主动脉瓣狭窄

C. 梗阻性肥厚型心肌病

D. 室间隔缺损

E. 二尖瓣病变伴脑梗死

【B/型/题】

(12~13题共用备选答案)

A. 心功能不全控制后,心脏杂音减弱

B. 心功能不全控制后,心脏杂音增强

C. 应用硝酸甘油后心脏杂音增强

D. 奇脉

E. 交替脉

12. 高血压性心脏病可见 （ ）

13. 梗阻性肥厚型心肌病可见 （ ）

【X/型/题】

14. 下列符合肥厚型心肌病特征的是（ ）

A. 心室非对称性肥厚

B. 最常见房颤

C. 室间隔增厚

D. 心室腔不增大

E. 心室对称性肥厚

15. 肥厚型心肌病的病理组织学特征包括 （ ）

A. 心肌细胞的充血水肿

B. 小血管病变

C. 心肌细胞排列紊乱

D. 瘢痕形成

E. 心肌细胞增多

16. 下列可以使梗阻性肥厚型心肌病的收缩期杂音增强的是 （ ）

A. 含服硝酸甘油

B. 做Valsalva动作

C. 站立位

D. 应用毛花苷C

E. 下蹲

17. 使用β受体阻滞剂可以使梗阻性肥厚型心肌病的收缩期杂音减弱的主要机制是 （ ）

A. 左心室前负荷降低

B. 左心室后负荷降低

C. 心肌收缩力降低

　　D. 左心室后负荷增加

　　E. 冠脉扩张

18. 梗阻性肥厚型心肌病的治疗可选择的
　　药物是　　　　　　　　（　　）

　　A. 洋地黄　　　　　B. 维拉帕米

　　C. 硝酸甘油　　　　D. 阿替洛尔

　　E. 异丙肾上腺素

19. 下列可在扩张型心肌病出现的是（　　）

　　A. 猝死

　　B. 动脉栓塞

　　C. 第四心音奔马律

　　D. 心力衰竭

　　E. 乳头肌断裂

20. 下列属于病毒性心肌炎病原体的是
　　　　　　　　　　　　　　（　　）

　　A. 柯萨奇 B 组病毒

　　B. EB 病毒

　　C. 脊髓灰质炎病毒

　　D. 流感病毒

　　E. 轮状病毒

二、名词解释

1. 肥厚型心肌病（HCM）

2. 限制型心肌病（RCM）

3. 扩张型心肌病（DCM）

三、填空题

1. 常见的 3 种心肌病分类是_____、_____、_____。

2. 扩张型心肌病是以_____或_____扩张伴收缩功能受损为特征。

3. 肥厚型心肌病常在_____部位闻及_____性_____杂音。

4. 肥厚型心肌病最常见的症状是_____和_____；最常见的持续性心律失常是_____；是_____和_____猝死的主要原因。

5. 限制型心肌病主要表现为_____、_____、_____。后逐渐出现_____、_____、_____。_____为本病临床特点。

四、简答题

1. 简述扩张型心肌病的治疗原则。

2. 简述常见 3 种心肌病的鉴别要点。

3. 简述病毒性心肌炎的临床表现及诊断。

五、病例分析题

患者，男，40 岁。胸闷、气短伴偶发胸痛 3 年。3 年前无明显诱因感觉间断胸闷、胸痛，多于活动过程中出现。曾诊断为"心绞痛"，服用"硝酸异山梨酯"后症状不减轻，卧床休息后症状可缓解。高血压病史 10 年，未规律用药（具体不详）。有高血压家族史。查体：BP 145/87mmHg。神志清楚，精神可。全身皮肤未见水肿，浅表淋巴结未触及肿大。双肺呼吸音清，未闻及明显干、湿性啰音。心界不大，心尖区可闻及 3/6 级收缩期杂音，胸骨左缘第 3~4 肋间可闻及喷射性收缩期杂音，性质粗糙，该杂音于屏气时增强，卧位时减弱，S_2 分裂，于呼气时明显。腹部无异常，腹平软，无包块，无压痛、反跳痛、肌紧张，肝、脾肋下未触及。双下肢无水肿。ECG 示：左心室肥厚劳损，偶发室性期前收缩，$V_3 \sim V_6$ 巨大倒置 T 波。胸部 X 线示：心后间隙变窄（侧位片）。

问题：

1. 初步诊断及诊断依据。

2. 鉴别诊断。

3. 需做何种检查确诊？

4. 治疗原则。

【参│考│答│案】

一、选择题

【A 型题】

1. C　　2. A　　3. D　　4. A　　5. C
6. C　　7. E　　8. C　　9. C　　10. D
11. C

【B 型题】

12. E　　13. C

【X 型题】

14. ABCD　　15. BCD　　16. ABCD
17. CD　　18. BD　　19. ABCD
20. ABCD

1. C【解析】扩张型心肌病（DCM）临床主要表现为活动时呼吸困难和活动耐量下降。随着病情加重可出现夜间阵发性呼吸困难和端坐呼吸等慢性心力衰竭表现，并逐渐出现食欲缺乏、腹胀及下肢水肿等右心衰竭表现。合并心律失常时常出现心悸、头晕、黑矇甚至猝死。持续顽固低血压是终末期表现。发生栓塞时常见相应脏器受累表现。

3. D【解析】限制型心肌病以心室充盈受限制为特点。典型病变为心室内膜和内膜下心肌进行性纤维化，导致心室壁顺应性降低，心腔狭窄。临床表现与缩窄性心包炎类似。

4. A【解析】由于拟交感神经药可增加心肌坏死程度及患者死亡风险，因此治疗时应避免此类用药，同时需在疾病的急性代谢失调阶段避免使用 β 受体阻滞剂。

5. C【解析】超声心动图是肥厚型心肌病（HCM）临床最主要的诊断手段。心室不对称肥厚而无心室腔增大为其特征。

6. C【解析】HCM 流出道梗阻的患者可于胸骨左缘第 3~4 肋间闻及较粗糙的喷射性收缩期杂音，是因为二尖瓣前叶移向室间隔导致二尖瓣关闭不全。增加心肌收缩力、减轻心脏后负荷的药物和动作，如应用正性肌力药、作 Valsalva 动作、取站立位、含服硝酸甘油等均可使杂音增强；而减弱心肌收缩力或增加心脏后负荷，如使用 β 受体阻滞剂、取蹲位等可使杂音减弱。

9. C【解析】硝酸酯类药物主要是扩张外周静脉，使静脉回心血量减少，使梗阻加重。

12. E【解析】交替脉指节律正常而强弱交替出现的脉搏，一般认为是左室收缩力强弱交替所致，是左室衰竭的重要体征，常见于高血压性心脏病、急性心肌梗死及主动脉瓣关闭不全导致的心力衰竭等。

18. BD【解析】β 受体阻滞剂是梗阻性 HCM 的一线治疗用药，可改善心室松弛，增加心室舒张期充盈时间，减少室性及室上性心动过速。非二氢吡啶类钙通道阻滞剂也具有负性变时和减弱心肌收缩力作用，改善心室舒张功能，减轻左心室流出道梗阻。

二、名词解释

1. 肥厚型心肌病（HCM）：常表现为心室非对称性肥厚，以室间隔肥厚为特征，造成左室流出道梗阻者，称为梗阻性肥厚型心肌病，猝死发生率高。

2. 限制型心肌病（RCM）：是以心室壁僵硬度增加，舒张功能降低、充盈受限而产生右心衰竭症状为特征的心肌病。患者心房明显扩张，但早期左心室不扩张，收缩功能多正常，室壁不增厚或轻度增厚。

3. 扩张型心肌病（DCM）：是以左心室或双心室扩大伴收缩功能障碍为特征的心肌病。临床表现为心脏扩大、心力衰竭、心律失常、血栓栓塞及猝死。

三、填空题

1. 扩张型心肌病　肥厚型心肌病　限制型心肌病
2. 左心室　双心室
3. 胸骨左缘第3~4肋间　粗糙的喷射收缩期
4. 劳力性呼吸困难　乏力　房颤　青少年运动员
5. 活动耐量下降　乏力　呼吸困难　肝大　腹腔积液　全身水肿　右心衰竭较重

四、简答题

1. 简述扩张型心肌病的治疗原则。

答 限制体力活动,低盐饮食;可长期服用扩血管药物、ACEI类药物,心力衰竭时可长期服用β受体阻滞剂,晚期患者可植入心脏起搏器;内科治疗无效的长期心力衰竭患者可考虑心脏移植。

2. 简述常见3种心肌病的鉴别要点。

答 见下表。

常见3种心肌病的鉴别要点

	肥厚型心肌病(HCM)	扩张型心肌病(DCM)	限制型心肌病(RCM)
病理生理	非对称性室间隔肥厚;心肌细胞排列紊乱、小血管病变、瘢痕形成	心腔扩大、心室扩张,室壁变薄,纤维瘢痕形成;瓣膜、冠状动脉多正常;心肌细胞非特异性肥大、变性	心脏间质纤维化增生;心内膜纤维增生肥厚;心室内膜硬化,扩张受限
LVEF	>60%	<30%	25%~50%
LVEDd	缩小	≥60mm	<60mm
心室壁厚度	明显增厚,>15mm	变薄	正常或增加
左心房	增大	增大	增大,甚至巨大
特征	心室非对称性肥厚	左心室或双心室扩张,心肌收缩功能障碍	心室壁僵硬度增加、舒张功能降低、充盈受限
症状	劳力性呼吸困难、乏力(最常见),胸痛,运动时晕厥	充血性心力衰竭,部分可见栓塞或猝死	与缩窄型心包炎相似;呼吸困难、乏力、心力衰竭
体征	心脏轻度增大,可闻及第四心音,胸骨左缘第3~4肋间可闻及粗糙的喷射性收缩期杂音	心脏扩大,可闻及第三或第四心音,奔马律	颈静脉怒张、奔马律、肝大、移动性浊音阳性、下肢凹陷性水肿
常见首发症状	耐力下降,胸痛	耐力下降	耐力下降,水肿
心力衰竭症状	晚期见左心衰竭	左心衰竭先于右心衰竭	右心衰竭显著
常见心律失常	室性心动过速、房颤	室性心动过速、传导阻滞、房颤	传导阻滞、房颤
心电图	倒置T波,ST-T改变,病理性Q波	ST段压低、T波倒置	低电压

（续表）

	肥厚型心肌病（HCM）	扩张型心肌病（DCM）	限制型心肌病（RCM）
超声心动图	室间隔非对称性肥厚,无心室腔增大	心腔扩大,以左心室扩大显著;室壁运动普遍减弱,房室瓣反流	双心房扩大和心室肥厚
治疗	β受体阻滞剂、钙通道阻滞剂;介入治疗;手术治疗	无特效治疗;β受体阻滞剂、洋地黄、利尿剂、ACEI或ARB;心脏移植;心脏起搏器	无特殊治疗手段,易发展为难治性心力衰竭

3. 简述病毒性心肌炎的临床表现及诊断。

答　（1）临床表现。①病史:约半数于发病前1～3周有病毒感染等前驱症状,如发热、全身倦怠等"感冒"症状。②症状:心悸、胸痛、呼吸困难、水肿,甚至阿-斯综合征。③体征:有与发热程度不平行的心动过速,可见颈静脉怒张、肺部湿性啰音、肝大、心律失常,听诊可闻及第三、第四心音或奔马律,重症者可出现心源性休克。

（2）诊断。①胸部X线检查:可见心影增大,有心包积液时呈烧瓶心。②心电图:可见各种心律失常,尤其是室性心律失常和房室传导阻滞等,如合并心包炎可见ST段上升,严重心肌损害时出现病理性Q波。③超声心动图:可正常,也可见左心室舒张功能减退、节段性或弥漫性室壁运动减弱,左心室增大或附壁血栓。④血液检查:各种心肌酶学（TnT、TnI、PK、AST、LDH）升高,ESR增快,CRP升高。⑤心内膜心肌活检:有助于诊断,以及病情、预后的判断。

五、病例分析题

1. 初步诊断及诊断依据。

答　初步诊断:肥厚型心肌病。

诊断依据:①胸闷、气短伴偶发胸痛3年。曾诊断"心绞痛",服用"硝酸异山梨酯"后症状不减轻。②胸骨左缘第3～4肋间粗糙的收缩期杂音,该杂音于屏气时增强,卧位时减弱。③S_2分裂,呼气时明显。④ECG示左心室肥厚劳损,V_3～V_6巨大倒置T波。⑤X线心脏三位片示左心室增大。

2. 鉴别诊断。

答　①风湿性心脏病主动脉瓣狭窄,可出现类似症状,但杂音常在胸骨右缘第2肋间明显,常向颈部传导,常合并二尖瓣病变。②室间隔缺损,杂音部位的性质与肥厚型心肌病相似,常有肺动脉高压表现,P_2亢进分裂,胸部X线显示肺血流增多及肺门舞蹈征。③冠心病心绞痛,发作时含化硝酸酯类药物可缓解,常有高血压病史及高脂血症。

3. 需做何种检查确诊?

答　需做超声心动图检查,显示室间隔增厚,与左心室后壁之比常大于1.3:1,可伴有左心室流出道梗阻。

4. 治疗原则。

答　①服用β受体阻滞剂,以减轻心肌收缩力,减轻流出道梗阻,增加心室舒张期充盈时间,也可用钙通道阻滞剂,如维拉帕米、地尔硫䓬。②外科手术治疗,切除肥厚心肌。③化学消融。④试用起搏器治疗。

（马　琼）

第6章 先天性心血管病

【学/习/要/点】

一、掌握

1. 房间隔缺损(ASD)的病理生理。
2. 室间隔缺损(VSD)的病理生理。
3. 动脉导管未闭(PDA)的病理生理。

二、熟悉

1. 房间隔缺损与室间隔缺损的病理解剖、临床表现及诊断治疗方法。
2. 主动脉瓣狭窄、肺动脉瓣狭窄、法洛四联症、艾森门格综合征的病理生理变化。
3. 先天性心血管病(简称先心病)的介入治疗方法。

【应/试/考/题】

一、选择题

【A/型/题】

1. 最常见的成人先天性心脏病是 （　　）
   A. 室间隔缺损　　B. 房间隔缺损
   C. 法洛四联症　　D. 动脉导管未闭
   E. 主动脉缩窄

2. 先天性心血管病中右向左分型的是（　　）
   A. 室间隔缺损
   B. 房间隔缺损
   C. 法洛四联症
   D. 动脉导管未闭
   E. 主动脉缩窄

3. 首选用于先天性心血管病检查,具有确诊价值的检查是 （　　）
   A. 心电图　　　　B. X 线检查
   C. 超声心动图　　D. 心导管检查
   E. 心血管造影

4. 房间隔缺损最常见的死亡原因是 （　　）
   A. 肺部感染　　　B. 肺动脉血栓形成
   C. 肺动脉栓塞　　D. 心力衰竭
   E. 呼吸衰竭

5. 肺门舞蹈征见于 （　　）
   A. 室间隔缺损　　B. 房间隔缺损
   C. 法洛四联症　　D. 动脉导管未闭
   E. 主动脉缩窄

6. 可直接证实卵圆孔未闭的存在的检查是 （　　）
   A. 心电图　　　　B. X 线检查
   C. 超声心动图　　D. 心导管检查
   E. 心血管造影

【B/型/题】

(7～10题共用备选答案)
A. 肺动脉段凹陷,靴型心
B. 肺循环血流量正常

C. 肺门舞蹈征

D. P$_2$亢进,固定性分裂

E. Eisenmenger 综合征

7. 法洛四联症可见 （　　）

8. 房间隔缺损可见 （　　）

9. 动脉导管未闭可见 （　　）

10. 室间隔缺损可见 （　　）

【X/型/题】

11. 肺动脉瓣狭窄的病理变化分型是

（　　）

A. 瓣膜型　　　B. 瓣上型

C. 瓣下型　　　D. 心尖型

E. 二尖瓣型

12. 法洛四联症的几种异常是 （　　）

A. 房间隔缺损　　B. 室间隔缺损

C. 肺动脉狭窄　　D. 主动脉骑跨

E. 右心室肥大

13. 主动脉窦瘤可见 （　　）

A. 左心室增大　　B. 右心室增大

C. 左心房增大　　D. 右心房增大

E. 肺淤血

二、名词解释

艾森门格综合征

三、填空题

1. 房间隔缺损可分为_____缺损和_____缺损。

2. 房间隔缺损分流量的多少主要取决于_____。

3. 小型室间隔缺损面积为_____,中型缺损面积为_____。

4. 中型室间隔缺损在_____闻及_____杂音,并可在心尖区闻及_____杂音。

5. 动脉导管未闭突出的体征为_____杂音,常伴有_____。

6. 室间隔缺损和动脉导管未闭患儿出现声音嘶哑,最常见的病因是_____。

7. 法洛四联症最基本病变是_____。

8. 动脉导管形成解剖上关闭的年龄,约80%的婴儿是出生后_____。

9. 法洛四联症患儿病理生理改变及临床表现主要取决于_____。

【参/考/答/案】

一、选择题

【A 型题】

1. B　　2. C　　3. C　　4. D　　5. D

6. D

【B 型题】

7. A　　8. D　　9. C　　10. E

【X 型题】

11. ABC　　12. BCDE　　13. ABE

1. B【解析】房间隔缺损是最常见的成人先天性心脏病,女性发病率较高,有家族遗传倾向。

2. C【解析】A、B、D 项为左向右分流型先天性心脏病,E 项为无分流型先天性心脏病。

3. C【解析】超声心动图具有确诊价值,且为无创操作,故为首选。

4. D【解析】房间隔缺损最常见的死亡原因是心力衰竭,其次为肺部感染、肺动脉血栓形成或栓塞。

5. D【解析】动脉导管未闭 X 线检查下可

见肺门舞蹈征,是本病的特征性变化。

6. D【解析】可直接证实卵圆孔未闭的存在的检查是心导管检查。

7. A【解析】法洛四联症 X 线检查主要为右心室肥厚表现,肺动脉段凹陷,形成木靴状外形,肺血管纹理减少。

8. D【解析】房间隔缺损最典型的体征是肺动脉瓣区第二心音亢进,呈固定性分裂。

10. E【解析】室间隔缺损晚期可形成 Eisenmenger 综合征。

二、名词解释

艾森门格综合征:是一组先天性心脏病发展的后果,如先天性室间隔缺损持续存在,由于进行性肺动脉高压发展至器质性肺动脉阻塞性病变,可由原来的左向右分流,变成右向左分流,从无青紫发展至有青紫,即为艾森门格综合征。

三、填空题

1. 原发孔　继发孔

2. 缺口大小

3. $<0.5cm^2/m^2$ 体表面积　$0.5 \sim 1.5cm^2/m^2$ 体表面积

4. 胸骨左缘　全收缩期　舒张中期反流性

5. 连续性机械样　震颤

6. 肺动脉扩张压迫喉返神经

7. 右心室流出道梗阻

8. 3 个月

9. 肺动脉狭窄的程度

（刘　源）

第7章　心脏瓣膜病

【学/习/要/点】

一、掌握

1. 心脏瓣膜病的临床表现及诊断。
2. 心脏瓣膜病的并发症及处理原则。

二、熟悉

心脏瓣膜病的实验室检查。

【应/试/考/题】

一、选择题

【A/型/题】

1. 二尖瓣狭窄(MS)最常见的心律失常是
（　　）
   A. 房颤　　　　　B. 室颤
   C. 房扑　　　　　D. 室扑
   E. 室性心动过速

2. 最可能发生晕厥的心脏瓣膜病是（　　）
   A. 二尖瓣狭窄　　B. 主动脉瓣狭窄
   C. 肺动脉瓣狭窄　D. 二尖瓣关闭不全
   E. 主动脉瓣关闭不全

3. 成人心脏二尖瓣瓣口面积是　（　　）
   A. 0.5～1.0cm²　　B. 2.0～3.0cm²
   C. 4.0～6.0cm²　　D. 6.5～7.5cm²
   E. 8.0～9.0cm²

4. 下列关于慢性二尖瓣关闭不全患者早期病理生理改变的叙述,正确的是（　　）
   A. 左心房压力负荷增加
   B. 左心室压力负荷增加
   C. 左心室容量负荷增加
   D. 肺静脉压力负荷增加
   E. 肺静脉容量负荷增加

5. 二尖瓣狭窄患者的晚期并发症是（　　）
   A. 房颤　　　　　B. 急性肺水肿
   C. 肺部感染　　　D. 血栓栓塞
   E. 右心衰竭

6. 二尖瓣狭窄的特征性体征是　（　　）
   A. 颈静脉怒张
   B. 第一心音亢进
   C. Graham – Steel 杂音
   D. 心尖区舒张期隆隆样杂音
   E. 肺动脉瓣第二心音亢进伴分裂

7. 患者,男,15岁。查体发现水冲脉,主动脉瓣第二听诊区可闻及叹气样舒张期杂音。最可能的诊断是　（　　）
   A. 主动脉瓣狭窄
   B. 主动脉瓣关闭不全
   C. 肺动脉高压
   D. 二尖瓣狭窄
   E. 二尖瓣关闭不全

8. 主动脉瓣狭窄最常见的并发症是（　　）
   - A. 体循环栓塞
   - B. 右心衰竭
   - C. 心律失常
   - D. 心脏性猝死
   - E. 感染性心内膜炎

9. 二尖瓣关闭不全（MI）的特异性体征是（　　）
   - A. 胸骨左缘第2肋间连续性机器样杂音
   - B. 胸骨右缘第2肋间收缩期喷射样杂音
   - C. 心尖部全收缩期吹风样杂音
   - D. 胸骨左缘第3肋间舒张期叹气样杂音
   - E. 心尖部舒张中晚期隆隆样杂音

10. 下列易导致主动脉瓣狭窄患者晕厥的情况是（　　）
    - A. 服用地尔硫䓬
    - B. 静坐休息
    - C. 窦性心律,心率70次/分
    - D. 剧烈运动
    - E. 睡眠

11. 下列最有助于诊断主动脉瓣关闭不全（AI）的体征是（　　）
    - A. Graham – Steel 杂音
    - B. 心尖抬举样搏动
    - C. 心界呈靴形
    - D. 脉压增加
    - E. 胸骨左缘第3肋间舒张期杂音

12. 某患者做超声心动图检查时,M型图可见二尖瓣前叶呈"城墙样"图形,前后叶呈同向运动。最可能的诊断是（　　）
    - A. 主动脉瓣关闭不全
    - B. 主动脉瓣狭窄
    - C. 三尖瓣关闭不全
    - D. 二尖瓣关闭不全
    - E. 二尖瓣狭窄

13. 患者,男,64岁。头晕、心悸4~5年。查体:心尖搏动向左下移位,呈抬举样搏动,于胸骨左缘第3肋间闻及叹气样舒张期杂音,呈递减型,向心尖传导,

在心尖区闻及隆隆样舒张早期杂音,股动脉可闻及枪击音。首先考虑的诊断为（　　）
   - A. 二尖瓣狭窄
   - B. 主动脉瓣关闭不全
   - C. 二尖瓣关闭不全
   - D. 主动脉瓣狭窄
   - E. 室间隔缺损

14. 患者,男,65岁。近2年来活动时气喘。查体:BP 130/50mmHg,胸骨左缘第3肋间可闻及舒张早期叹气样杂音。与上述心脏病变相关的体征为（　　）
    - A. Ewart 征
    - B. 心尖部开瓣音
    - C. Austin – Flint 杂音
    - D. Graham – Steel 杂音
    - E. 奇脉

15. 患者,女,43岁。诊断风湿性心脏瓣膜病20余年。查体:心前区未触及震颤,胸骨左缘第3肋间可闻及舒张期叹气样杂音,心尖部可闻及舒张早中期杂音,S_1减弱。最可能的诊断是（　　）
    - A. 主动脉瓣相对性狭窄伴二尖瓣相对性狭窄
    - B. 主动脉瓣关闭不全伴二尖瓣相对性狭窄
    - C. 主动脉瓣关闭不全伴二尖瓣器质性狭窄
    - D. 主动脉瓣器质性狭窄伴二尖瓣器质性狭窄
    - E. 主动脉瓣相对性狭窄伴二尖瓣器质性狭窄

16. 患者,男,40岁。发现风湿性心脏病10年余。查体:双侧颈部皮肤呈紫色,心界向左扩大,心腰膨隆,心率96次/分,心尖部可闻及开瓣音及舒张期隆隆样杂音。该患者查体还可能发现的其他阳性体征是（　　）
    - A. 肺动脉瓣区舒张早期杂音

B. 胸骨左缘第 3 肋间收缩期杂音

C. 第二心音减弱

D. 第一心音减弱

E. 第二心音逆分裂

【B 型题】

(17~18 题共用备选答案)

A. 二尖瓣狭窄

B. 二尖瓣关闭不全

C. 主动脉瓣狭窄

D. 肺动脉瓣狭窄

E. 肺动脉瓣关闭不全

17. 最容易并发感染性心内膜炎的瓣膜损害是 （　　　）

18. 最容易并发心房颤动的瓣膜损害是 （　　　）

【X 型题】

19. 下列关于风湿性心脏病二尖瓣关闭不全的叙述,正确的是 （　　　）

A. 心房颤动发生较二尖瓣狭窄晚

B. 感染性心内膜炎较二尖瓣狭窄多见

C. 并发充血性心力衰竭,预后较二尖瓣狭窄好

D. 并发体循环栓塞,预后较二尖瓣狭窄好

E. 感染性心内膜炎较二尖瓣狭窄少见

20. 下列可在心尖部听到舒张期杂音的是 （　　　）

A. 主动脉瓣狭窄

B. 二尖瓣狭窄

C. 重度二尖瓣关闭不全

D. 主动脉瓣关闭不全

E. 心包积液

21. 风湿性心脏病可出现的并发症有 （　　　）

A. 心律失常

B. 亚急性感染性心内膜炎

C. 充血性心力衰竭

D. 急性肺水肿

E. 肺部感染

22. 二尖瓣狭窄的心脏形态改变有 （　　　）

A. 左心房扩大

B. 肺动脉扩张

C. 左心室增大

D. 右心室增大

E. 右心房增大

二、名词解释

1. Austin – Flint 杂音

2. Graham – Steel 杂音

三、填空题

1. 正常成人二尖瓣口面积为_____,当瓣口面积减少至_____为轻度狭窄,_____为中度狭窄,_____为重度狭窄。

2. 二尖瓣狭窄的主要症状为_____、_____、_____、_____。

3. 典型主动脉瓣狭窄三联征包括_____、_____、_____、_____。

4. 主动脉瓣关闭不全的特征性杂音是_____期_____、_____型杂音,_____位和_____容易闻及。

四、论述题

1. 试述二尖瓣关闭不全与二尖瓣狭窄的比较。

2. 试述主动脉瓣关闭不全与主动脉瓣狭窄的比较。

五、病例分析题

患者,女,52 岁。间断性心慌、胸闷 28 年,伴失语、右侧肢体活动失灵 2 小时,急诊入院。28 年前因分娩出现心慌、胸闷,诊断为"冠心病",经治疗好转,以后尚能参与一般

家务劳动,但每遇冬季受凉或过度劳累时心慌、胸闷加重,不能平卧,常服"地高辛、硝酸异山梨酯、利尿剂及抗菌药物"治疗。近10年来常有上腹饱胀、下肢水肿,胸闷较前减轻。平常有咽痛反复发作史。2小时前起床小便后突然失语,右侧肢体活动失灵,被家人搀扶,在家服用"硝酸异山梨酯"不能缓解,急诊入院。18岁时曾有关节炎病史。查体:T 36.8℃,P 64次/分,R 24次/分,BP 120/70mmHg。发育正常,营养中等,面颊、口唇发绀,呼吸较急促,高枕卧位,反应迟钝,语音不清,检查尚合作。全身皮肤黏膜无黄染、出血点、蜘蛛痣。右侧鼻唇沟变浅,口偏向左侧,伸舌右偏,双侧额纹尚对称,扁桃体Ⅱ度肿大;颈稍强,颈静脉怒张,气管居中,甲状腺不大。心前区饱满,心界向两侧明显增大,左侧达腋前线,右侧达右锁骨中线,心前区可见弥散性搏动,心率96次/分,律绝对不齐,心音强弱不等,心尖部可闻及舒张期隆隆样杂音,S₁亢进,可闻

及二尖瓣开放拍击音。胸骨右缘第2肋间闻及2/6级收缩期喷射性杂音,向颈部传导,主动脉瓣 S_2 减弱,P_2 亢进,主动脉瓣第二听诊区闻及叹气样舒张期杂音,向心尖传导。双肺底可闻及中等量湿性啰音。腹软,肝右肋下3cm,质较硬,轻度压痛,边缘稍钝。右侧上、下肢肌力2级,感觉迟钝,左侧肢体活动可,巴氏征(+),奥本海姆征(+),戈登氏征(+),右侧腹壁反射消失。实验室检查:RBC 4.0×10^{12}/L,Hb 150g/L,WBC 9.0×10^9/L,中性粒细胞0.70,淋巴细胞0.18,嗜酸性粒细胞0.02。ECG示:心房颤动,左、右心室肥大伴劳损。

问题:

1. 初步诊断及诊断依据。
2. 需与哪些主要疾病鉴别?
3. 还需做何种较大意义的检查?其结果可能是什么?
4. 治疗原则。

【参|考|答|案】

一、选择题

【A型题】

1. A	2. B	3. C	4. C	5. E
6. D	7. B	8. C	9. C	10. D
11. E	12. E	13. B	14. C	15. B
16. A				

【B型题】

17. B　18. A

【X型题】

19. ABD　　20. BCD　　21. ABCDE
22. ABD

3. C【解析】正常二尖瓣瓣口面积为 $4 \sim 6cm^2$。

4. C【解析】慢性二尖瓣关闭不全时左心室舒张期容量负荷增加。

6. D【解析】二尖瓣狭窄的特征性体征是心尖部闻及舒张期隆隆样杂音,系舒张期左心房血液流入左心室,经过二尖瓣引起涡流所致。

7. B【解析】主动脉瓣第二听诊区闻及叹气样舒张期杂音应考虑主动脉瓣关闭不全。主动脉瓣关闭不全患者动脉收缩压增高,舒张压降低,脉压增大,可出现周围血管征。

8. C【解析】主动脉瓣狭窄最常见的并发症

是心律失常，约 10% 患者可发生心房颤动。

9. C【解析】二尖瓣关闭不全的特异性体征是心尖部可闻及全收缩期吹风样杂音。

10. D【解析】主动脉狭窄易发生晕厥，多为脑缺血引起，常发生直立、剧烈运动时。其机制为：①剧烈运动时周围血管扩张，而狭窄的主动脉瓣口限制了心排出量的相应增加；②运动时心肌缺血加重，左心室收缩功能降低，心排血量下降；③运动时左心室收缩压急剧上升，过度激活室内压力感受器通过迷走神经传入纤维兴奋血管减压反应，导致外周血管阻力降低；④运动后即刻发生者，为突然体循环静脉回心血量下降，导致左心室心排血量下降；⑤休息时晕厥由于心律失常（房颤、室颤）导致心排血量骤降所致。

13. B【解析】胸骨左缘第 3 肋间闻及叹气样舒张期杂音，股动脉闻及枪击音，为主动脉瓣关闭不全的典型体征。心尖区闻及隆隆样舒张早期杂音，为主动脉瓣关闭不全明显反流形成的 Austin－Flint 杂音。二尖瓣狭窄为心尖部舒张期隆隆样杂音；二尖瓣关闭不全为心尖部收缩期吹风样杂音。主动脉瓣狭窄时为胸骨右缘第 2 肋间响亮而粗糙的收缩期杂音。室间隔缺损可于胸骨左缘 3、4 肋间闻及响亮而粗糙的收缩期杂音。

14. C【解析】患者胸骨左缘第 3 肋间可闻及舒张期叹气样杂音，应诊断为主动脉瓣关闭不全。严重的主动脉瓣反流使左心室舒张压快速升高，使二尖瓣处于半关闭状态，导致二尖瓣相对狭窄，于心尖部可闻及舒张中晚期隆隆样杂音，称为 Austin－Flint 杂音。

17. B【解析】亚急性感染性心内膜炎主要发生于器质性心脏瓣膜病，尤其是二尖瓣关闭不全、主动脉瓣关闭不全。

18. A【解析】心房颤动为二尖瓣狭窄最常见的心律失常，也是相对早期的常见并发症。

19. ABD【解析】当二尖瓣关闭不全时，左心房顺应性增加，左心房扩大，同时扩大的左心房和左心室能在较长时期内适应容量负荷的增加，使左心房和左心室的压力上升不明显，因此心房颤动的发生和心力衰竭的产生都较晚。由于左心房在很长的时期内功能可明显代偿，左心房内淤血发生亦晚，所以左心房内形成血栓的概率明显较二尖瓣狭窄少，故并发体循环栓塞亦较二尖瓣狭窄少。此外，感染性心内膜炎产生的赘生物常见部位为二尖瓣关闭不全的瓣叶心房面、主动脉瓣关闭不全的瓣叶心室面等，这是因为该处侧压下降和内膜灌注减少有利于微生物沉积、生长，所以二尖瓣关闭不全患者发生感染性心内膜炎的概率比二尖瓣狭窄者多。

二、名词解释

1. Austin－Flint 杂音：是由于重度主动脉瓣关闭不全，心脏舒张期主动脉血反流入左心室撞击左心室心内膜并妨碍二尖瓣前叶开放，造成相对性二尖瓣狭窄，心尖部听到的舒张中期或晚期隆隆样杂音。

2. Graham－Steel 杂音：严重肺动脉高压时，由于肺动脉及其瓣环扩大，造成相对性肺动脉瓣关闭不全，在胸骨左缘第 2 肋间可闻及舒张早期叹气样高调递减型杂音，吸气时增强，称为 Graham－Steel 杂音。

三、填空题

1. 4～6cm² 　1.5～2.0cm² 　1.0～1.5cm² 　<1.0cm²
2. 呼吸困难　咯血　咳嗽　血栓栓塞
3. 呼吸困难　晕厥　心绞痛
4. 舒张　叹气样　高调递减　坐位前倾呼气末

四、论述题

1. 试述二尖瓣关闭不全与二尖瓣狭窄的比较。

答 见下表。

二尖瓣关闭不全与二尖瓣狭窄的比较

	二尖瓣关闭不全(MI/MR)	二尖瓣狭窄(MS)
症状	急性:轻微劳力性呼吸困难,重者急性左心衰竭,甚至急性肺水肿、心源性休克慢性:轻者终身无症状;严重者疲乏无力、肺淤血、右心衰竭	呼吸困难(最常见、最早期)、咳嗽(夜间、劳动后)、咯血、血栓栓塞、声嘶等
体征	心尖搏动呈高动力型,抬举样搏动;肺动脉瓣区第二心音分裂;心尖区全收缩期吹风样杂音(特征)	心尖部舒张中晚期递减型隆隆样杂音,伴震颤;梨形心;心尖区第一心音亢进和开瓣音;肺动脉高压时可有 P₂ 亢进、分裂,严重者在胸骨左缘第2肋间可闻及递减型高调叹气样舒张早期杂音 (Graham - Steel 杂音)
并发症	房颤(最常见)、感染性心内膜炎、体循环栓塞、心力衰竭、二尖瓣脱垂	房颤(早期最常见)感染性心内膜炎、血栓栓塞、右心衰竭(晚期常见)、肺部感染、急性肺水肿
诊断	脉冲多普勒和彩色多普勒敏感性达100%(M 型和二维 UCG 不能确诊);心影不大,肺淤血明显;左心房、左心室扩大	超声心动图可确诊,二尖瓣前叶呈"城墙样"改变;心电图见左心房、右心室增大,窦性心律可见"二尖瓣型P 波"

2. 试述主动脉瓣关闭不全与主动脉瓣狭窄的比较。

答 见下表。

主动脉瓣关闭不全与主动脉瓣狭窄的比较

	主动脉瓣关闭不全(AI)	主动脉瓣狭窄
病因	风湿性心脏病(最常见)、感染性心内膜炎、先天性畸形、主动脉瓣黏液样变性,梅毒性主动脉炎、Marfan 综合征、强直性脊柱炎、特发性升主动脉扩张	风湿性心脏病、先天性畸形、退行性老年钙化
症状	舒张压低,脑供血不足(头晕、晕厥罕见),冠状动脉供血不足(心绞痛、左心衰竭、低血压等)	三联征:呼吸困难(最常见)、心绞痛、晕厥
体征	心尖搏动向左下移位,呈抬举性搏动;靴形心;主动脉瓣第二听诊区高调递减型叹息样舒张期杂音;反流明显者有心尖部舒张中晚期柔和、低调隆隆样杂音(Austin - Flint 杂音);周围血管征	心尖搏动局限,呈抬举性;收缩压降低、脉压减小、脉搏细弱;主动脉瓣区递增 - 递减型喷射性收缩期杂音,沿颈动脉传导
并发症	室性心律失常(最常见)、感染性心内膜炎(较常见)、心脏性猝死、心力衰竭	心律失常(房颤)、感染性心内膜、心脏性猝死、心力衰竭、体循环栓塞、胃肠道出血
诊断	超声心动图可确诊	超声心动图可确诊

五、病例分析题

1. 初步诊断及诊断依据。

答 初步诊断:慢性风湿性心脏瓣膜病(二尖瓣狭窄、主动脉瓣狭窄、主动脉瓣关闭不全）；心房颤动；心功能不全Ⅱ级；脑梗死；慢性扁桃体炎。

诊断依据：①18 岁时有关节炎病史。②28年前由于分娩诱发心功能不全，心慌、胸闷，以后受凉，过劳仍有发作，10 年来有腹胀、下肢水肿。③面颊、口唇发绀，呼吸急促，高枕卧位，心界大，心律绝对不齐，心尖区舒张期隆隆样杂音，可闻及开瓣音，主动脉瓣第二听诊区叹气样舒张期杂音，向心尖传导，第一听诊区收缩期喷射性杂音，均支持二尖瓣狭窄、主动脉瓣狭窄、主动脉瓣闭不全。④肺底可闻中等量湿性啰音，肝大，颈静脉怒张等支持全心衰竭。⑤突然失语偏瘫，右侧上、下肢肌力2 级，巴氏征（＋），奥本海姆征（＋），戈登氏征（＋），右侧鼻唇沟变浅，口左歪，额纹对称，有心脏瓣膜病、心房颤动病史，且在活动时突然发生，支持脑栓塞诊断。⑥平常有咽痛反复发作史，扁桃体Ⅱ度肿大，支持慢性扁桃体炎。

2. 需与哪些主要疾病鉴别？

答 ①左心房黏液瘤：本例有心悸、胸闷史，心尖区有舒张期杂音，有脑栓塞，但无因体位改变的晕厥史，杂音不随体位改变而改变，不支持左房黏液瘤。②脑血栓形成：本例突然发病，有心脏瓣膜病、心房颤动病史，不支持脑血栓形成，支持脑栓塞。

3. 还需做何种较大意义的检查？其结果可能是什么？

答 超声心动图可能显示二尖瓣前叶活动曲线呈"城墙样"改变，主动脉瓣开放受限，关闭线呈双线或多条状声影；彩色多普勒超声可见舒张期左心室流出道五彩血流。左心房、左心室、右心室扩大。超声心动图对诊断心脏瓣膜病变最特异。头颅CT可能出现左侧低密度缺血区。

4. 治疗原则。

答 ①抗凝治疗；②洋地黄控制心室率；③限盐、利尿、扩血管治疗；④抗生素，预防和治疗呼吸道感染；⑤择期行主动脉瓣置换术。

（吴彩凤）

第8章　心包疾病

【学/习/要/点】

一、掌握

心包炎、心包积液的临床表现及诊断。

二、熟悉

心包炎、心包积液的常见病因及病理生理。

【应/试/考/题】

一、选择题

【A/型/题】

1. 纤维蛋白性心包炎的典型体征是（　　）
   A. 心包叩击音　　　B. Ewart 征
   C. 心包摩擦音　　　D. 心浊音界扩大
   E. 奇脉

2. Ewart 征见于（　　）
   A. 病毒性心肌炎
   B. 渗出性心包炎
   C. 肥厚型心肌病
   D. 急性心肌梗死
   E. 纤维素性心包炎

3. 发现心包积液最简便准确的方法是（　　）
   A. 心电图　　　　　B. 超声心动图
   C. 冠状动脉造影　　D. 核素心肌显像
   E. 心包穿刺

4. 心包积液时最突出的症状是（　　）
   A. 心前区疼痛　　　B. 发热
   C. 呼吸困难　　　　D. 声嘶
   E. 吞咽困难

5. 急性心脏压塞的典型体征是（　　）
   A. 动脉压下降,颈静脉怒张和心音低弱

   B. 动脉压下降,奇脉和心音低弱
   C. 动脉压上升,颈静脉怒张和心音低弱
   D. 动脉压上升,奇脉和心音低弱
   E. 奇脉,颈静脉怒张和双下肢水肿

6. 第一次心包穿刺抽液的总量不宜超过（　　）
   A. 50ml　　　　　　B. 75ml
   C. 300ml　　　　　 D. 500ml
   E. 200ml

7. 患者,女,35 岁。左胸持续性闷痛 2 天,平卧位加重。心电图示:aVR 导联 ST 段压低,其余导联 ST 段凹面向上抬高。血清肌酸磷酸激酶正常。最可能的诊断是（　　）
   A. 病毒性心肌炎　　B. 急性心包炎
   C. 急性心肌梗死　　D. 扩张型心肌病
   E. 变异型心绞痛

8. 患者,女,62 岁。干咳、呼吸困难 2 周,逐渐加重,现不能平卧,无发热。查体:R 24 次/分,BP 85/70mmHg,端坐位,颈静脉怒张,双肺呼吸音减弱,心浊音界向两侧扩大,心率108 次/分,律齐,心音低而遥远,心脏各瓣膜区未闻及杂音,奇脉。心电图示:窦性心动过速,各导

联 QRS 波低电压。该患者最关键的治
疗措施是　　　　　　　　　(　　)
　　A.静脉滴注抗生素
　　B.静脉滴注硝酸甘油
　　C.口服美托洛尔
　　D.心包穿刺
　　E.静脉注射呋塞米

【B/型/题】

(9～10题共用备选答案)
　　A.心包积液
　　B.主动脉瓣关闭不全
　　C.主动脉瓣狭窄
　　D.二尖瓣狭窄
　　E.三尖瓣狭窄
9.胸部 X 线示心影呈"烧瓶样"提示
　　　　　　　　　　　　　　(　　)
10.胸部 X 线示心影呈"梨形"提示
　　　　　　　　　　　　　　(　　)

【X/型/题】

11.下列属于急性心包炎临床表现的是
　　　　　　　　　　　　　　(　　)
　　A.心电图 ST 段弓背向上抬高
　　B.第二心音逆分裂

C.心电图 ST 段弓背向下抬高
　　D.心包摩擦音
　　E. Austin - Flint 杂音
12.下列可出现 ST 抬高的是　(　　)
　　A.急性心包炎
　　B.心室壁瘤
　　C.过早复极综合征
　　D.急性心肌梗死
　　E.扩张型心肌病

二、填空题
1.急性心包炎的突出症状是_____、
_____,特异性体征是_____。
2.大量心包积液时肩胛下角区出现____
_____,听诊有_____,称____
____征。
3.急性心包炎心包摩擦音在_____
最明显;其疼痛部位在 _____、
_____,可放射至_____,在
_____加重。
4.缩窄性心包炎的原因以_____最
常见,有效的治疗方法是_____。

三、简答题
简述缩窄性心包炎与限制型心肌病的鉴
别要点。

【参/考/答/案】

一、选择题

【A 型题】
1.C　　2.B　　3.B　　4.C　　5.A
6.E　　7.B　　8.D

【B 型题】
9.A　　10.D

【X 型题】
11.CD　　　12.ABCD

1.C【解析】心包摩擦音是纤维蛋白性心包

炎的典型体征,是因炎症而变得粗糙的
壁层心包和脏层心包在心脏活动时相
互摩擦而产生的,呈抓刮样粗糙音。心
包叩击音见于缩窄性心包炎。大量心
包积液时可在左肩胛骨下出现浊音及
左肺受压引起的支气管呼吸音,称心包
积液征(Ewart 征)。心浊音界扩大见于
心包积液。奇脉见于大量心包积液、大
量胸腔积液、缩窄性心包炎。
2.B【解析】Ewart 征,即心包积液征,是指
渗出性心包炎有大量心包积液时,在左
肩胛骨下可出现浊音和支气管呼吸音。
纤维素性心包炎由于积液量较少,不会

3. B【解析】超声心动图诊断心包积液简单易行，准确可靠，若发现心前壁前和心后壁后有液性暗区，即可确诊为心包积液。心电图常用于诊断心律失常。冠状动脉造影常用于诊断冠心病。核素心肌显像常用于诊断心肌缺血范围。心包穿刺常用于心脏压塞的急救。

4. C【解析】呼吸困难是心包积液时最突出的症状，可能与支气管、肺、大血管受压引起肺淤血有关。心前区疼痛为纤维蛋白性心包炎的主要症状。发热为炎症的常见表现。心包积液时压迫气管、食管可产生声音嘶哑及吞咽困难。

5. A【解析】心脏压塞的临床特征为Beck三联征：低血压、心音低弱、颈静脉怒张。

7. B【解析】患者心电图示aVR导联ST段压低，其余导联ST段凹面向上抬高，肌酸磷酸激酶正常，诊断为急性心包炎。患者血清肌酸磷酸激酶正常，说明无心肌急性受损，故病毒性心肌炎、急性梗死可能性不大。扩张型心肌病常有心界扩大，心电图无特异性改变。变异型心绞痛发作性胸痛很少超过30分钟，但本例胸痛持续2天。

8. D【解析】患者呼吸困难2周，脉压小，心浊音界向两侧扩大，心音低而遥远，心电图示各导联低电压，应诊断急性心包炎。患者端坐位，颈静脉怒张，奇脉，说明出现心脏压塞，因此最关键的治疗措施为心包穿刺抽液，以解除心脏压塞。

9. A【解析】心包积液患者心影向两侧增大，呈"烧瓶样"。

10. D【解析】二尖瓣狭窄患者左心房增大，左心缘变直，主动脉弓缩小，肺动脉主干突出，右心室增大，心脏呈"梨形"。主动脉瓣关闭不全心影呈"靴形"。

二、填空题

1. 胸骨后、心前区疼痛　呼吸困难　心包摩擦音

2. 浊音增强　支气管呼吸音　Ewart

3. 胸骨左缘3~4肋间、胸骨下端、剑突区　心前区　胸骨后　颈部、左肩、左臂

深吸气、变换体位、吞咽或咳嗽时

4. 结核性　心包切除术

三、简答题

简述缩窄性心包炎与限制型心肌病的鉴别要点。

答 见下表。

缩窄性心包炎与限制型心肌病的鉴别要点

	缩窄性心包炎	限制型心肌病
症状	心悸、劳力性呼吸困难、活动耐力下降、疲乏；肝大、下肢水肿、腹腔积液、胸腔积液	活动耐力下降、乏力、呼吸困难；肝大、腹腔积液、全身水肿
体征	颈静脉压升高，脉压减小，奇脉不常见；部分患者可闻及心包叩击音	颈静脉怒张、奔马律
X线检查	心脏轻度增大，半数有心包钙化	心脏常明显增大，无心包钙化
心电图	心动过速、QRS低电压、T波低平，可见房颤	可见病理性Q波，除房颤外常见其他心律失常，如房室传导阻滞、室内阻滞，可见心室肥厚或劳损
超声心动图	心包增厚、粘连，室间隔抖动征（心脏变形，室壁活动减弱，室间隔舒张期矛盾运动）	双心房扩大，心室肥厚
心导管检查	肺毛细血管压力、肺动脉舒张压力、右心室舒张末期压力、右心房压力和腔静脉压均显著升高且趋于同一水平；右心房压力曲线呈M或W波形，右心室收缩压轻度升高，呈舒张早期下陷及高原形曲线	肺动脉（收缩期）压明显增高（>50mmHg）；舒张压变化较大；右心室舒张压相对较低

（吴彩凤）

第9章 感染性心内膜炎

【学/习/要/点】

一、掌握

感染性心内膜炎(IE)的定义、临床表现、辅助检查、诊断、并发症及治疗原则。

二、熟悉

感染性心内膜炎的病因及病理。

【应/试/考/题】

一、选择题

【A/型/题】

1. 急性感染性心内膜炎最常见的病原
菌是 （ ）
A. 金黄色葡萄球菌
B. 草绿色链球菌
C. 大肠埃希菌
D. 肠球菌
E. 真菌

2. 亚急性感染性心内膜炎具有决定诊断
意义的依据是 （ ）
A. 红细胞沉降率
B. 血培养
C. 尿常规
D. 血清免疫球蛋白测定
E. 血常规

3. 患者,女,26岁。发热2周,弛张热,伴
畏寒、寒战、关节痛。查体:皮肤瘀点,
Osler结节,心脏听诊杂音。考虑患者为
感染性心内膜炎。确诊该疾病的直接
证据是 （ ）
A. 血液学检查

B. 组织学和细菌学检查
C. 超声心动图检查
D. 免疫学检查
E. 心电图和X线检查

4. 下列与亚急性感染性心内膜炎无关的
病变是 （ ）
A. 肾梗死
B. 脾大
C. 皮肤环形红斑
D. 心瓣膜赘生物
E. 皮肤黏膜出血点

5. 下列关于感染性心内膜炎抗生素治疗
的叙述,错误的是 （ ）
A. 早期应用
B. 静脉用药为主
C. 小剂量,长疗程
D. 急性者应用针对金黄色葡萄球菌、链
球菌和革兰阴性杆菌的广谱抗菌
治疗
E. 亚急性者采用针对包括肠球菌在内
的链球菌的抗生素治疗

6. 亚急性感染性心内膜炎最常见的并发
症是 （ ）
A. 脑栓塞

B. 细菌性动脉瘤破裂

C. 心力衰竭

D. 肾功能不全

E. 脾破裂

7. 下列不属于亚急性感染性心内膜炎临床表现的是　　　　　（　　）

　　A. Roth 斑　　　　　B. Janeways 损害

　　C. Osler 结节　　　　D. 蝶形红斑

　　E. 指甲下出血

8. 患者，男，26 岁。风湿性心脏病患者。近半个月来发热。查体：T 38.3℃，右下睑结膜见一出血点，双肺未闻及干、湿性啰音，脾肋下可扪及边缘，双下肢皮肤少数紫癜。血红蛋白 100g/L，白细胞 12×10^9/L，中性粒白细胞 75%，血小板 150×10^9/L。诊断首选考虑　（　　）

　　A. 亚急性感染性心内膜炎

　　B. 过敏性紫癜

　　C. 再生障碍性贫血

　　D. 急性白血病

　　E. 脾功能亢进

9. 患者，女，29 岁。持续发热 2 周，有先天性心脏病病史。查体：贫血貌，胸骨左缘 3~4 肋间可闻及 4/6 级粗糙收缩期杂音伴震颤，脾肋下 2cm。血培养两次阳性。入院后 3 天突感呼吸困难、胸痛，咯血多次。可能性最大的诊断是

　　　　　　　　　　　　　（　　）

　　A. 室间隔缺损合并急性心力衰竭

　　B. 感染性心内膜炎合并急性肺栓塞

　　C. 感染性心内膜炎合并肺部感染

　　D. 室间隔缺损合并肺部感染

　　E. 室间隔缺损合并支气管扩张症

【B/型/题】

（10~11 题共用备选答案）

　　A. 真菌

　　B. 肠球菌

　　C. 草绿色链球菌

　　D. 金黄色葡萄球菌

　　E. 大肠埃希菌

10. 急性感染性心内膜炎最常见的致病菌是　　　　　　　　　（　　）

11. 亚急性感染性心内膜炎最常见的致病菌是　　　　　　　　（　　）

【X/型/题】

12. 亚感染性心内膜炎应用抗生素治疗的原则包括　　　　　　（　　）

　　A. 早期应用

　　B. 大剂量，长疗程（6~8 周）

　　C. 依据药敏选用抗生素

　　D. 静脉给药

　　E. 联合用药

13. 下列关于感染性心内膜炎临床表现的叙述，正确的是　　　（　　）

　　A. 脾大

　　B. 早期易出现严重贫血

　　C. 可出现发热

　　D. 皮肤黏膜出现瘀点

　　E. 心脏杂音性质可变

二、名词解释

1. Osler 结节

2. Roth 斑

三、填空题

1. 急性感染性心内膜炎常见的致病菌是_____，亚急性感染性心内膜炎的常见致病菌是_____。

2. 急性感染性心内膜炎的常见并发症有_____、_____、_____、_____、_____。

3. 诊断感染性心内膜炎最重要的辅助检查是_____、_____。

4. Osler 结见于_____。

四、简答题

1. 简述急性感染性心内膜炎的心脏并发症。

2. 简述感染性心内膜炎抗生素治疗的原则。

五、病例分析题

患者，男，23岁。学生。既往风湿性心脏病病史。近半个月来乏力，头昏，食欲缺乏，发热。查体：T 38.1℃，P 120次/分，BP 110/70mmHg。急性病容，贫血貌，全身皮肤有多处出血斑及出血点。两侧扁桃体肿大，两肺湿性啰音，心尖区可闻及杂音，肝下缘位于右锁骨中线肋下2.5cm处，脾肋下未触及，肾区叩压痛（＋），双下肢水肿。双侧病理征未引出。实验室检查：血红蛋白76g/L，WBC 10.8×10^9/L，中性粒细胞0.84，淋巴细胞0.16。

问题：

1. 初步诊断及诊断依据。
2. 进一步检查。
3. 治疗原则。

【参/考/答/案】

一、选择题

【A型题】

1. A　　2. B　　3. B　　4. C　　5. C
6. C　　7. D　　8. A　　9. B

【B型题】

10. D　　11. C

【X型题】

12. ABCDE　　13. ACDE

1. **A【解析】**链球菌和葡萄球菌是引起IE（感染性心内膜炎）的主要病原微生物。其中急性感染性心内膜炎主要由金黄色葡萄球菌引起，草绿色链球菌为亚急性感染性心内膜炎常见的致病菌。

2. **B【解析】**确诊亚急性感染性心内膜炎首选血培养，阳性率可高达95%以上。

3. **B【解析】**感染性心内膜炎确诊的直接证据来自组织学和细菌学检查，在近期未接受过抗生素治疗的患者血培养阳性率可达95%以上，而血液学检查、免疫学检查、心电图、超声心动图及X线检查均为间接证据，对感染性心内膜炎的诊断有一定意义。

4. **C【解析】**皮肤环形红斑为风湿热的特征性皮损。

5. **C【解析】**感染性心内膜炎的抗菌药物的治疗原则为：早期应用，连续3～5次血培养后即可开始治疗；抗生素的联合应用能起到快速的杀菌作用；大剂量，长疗程；急性者应用针对金黄色葡萄球菌、链球菌和革兰阴性杆菌的广谱抗菌治疗；亚急性者选用针对大多数链球菌（包括肠球菌）的抗生素治疗；静脉用药为主。

6. **C【解析】**心力衰竭为感染性心内膜炎最常见的并发症。

8. **A【解析】**该患者为青年男性，有风湿性心脏病基础病史，出现发热，体温＞38.0℃，睑结膜有出血点及双下肢皮肤紫癜的血管征象，血象高，脾大，符合感染性心内膜炎的表现。

9. **B【解析】**患者具有感染性心内膜炎基础病变，先天性心脏病，有贫血、心脏杂音、脾大、两次血培养阳性，应诊断为感染性心内膜炎。患者突发呼吸困难，咯血、胸痛，应考虑肺栓塞，考虑为感染性心内膜炎的右心赘生物脱落，顺血流运行栓塞肺动脉所致。故该患者应诊断为感染性心内膜炎合并肺栓塞。室间隔缺损可引起心脏杂音，但一般不会出现发热、贫血、脾大等体征，血培养阴性；若合并感染时一般不会有咯血、贫血及脾大等症状和体征；合并支气管扩张时，常有咳嗽、咳大量脓痰的症状，血培养阴性。

二、名词解释

1. Osler 结节：多位于手指和趾末端掌面，呈豌豆大小的红色或紫色，高出皮肤的痛性结节，较常见于亚急性者。
2. Roth 斑：为视网膜的卵圆形出血斑块，其中心呈白色，多见于亚急性感染。

三、填空题

1. 金黄色葡萄球菌　草绿色链球菌
2. 心力衰竭　细菌性动脉瘤　迁移性脓肿　神经系统损害　肾脏损害
3. 血培养　超声心动图
4. 亚急性感染性心内膜炎

四、简答题

1. 简述急性感染性心内膜炎的心脏并发症。

   答　心肌脓肿；化脓性心包炎；心肌炎；心力衰竭；急性心肌梗死。

2. 简述感染性心内膜炎抗生素治疗的原则。

   答　早期应用、足量用药、静脉用药为主、选用敏感抗生素、大剂量、长疗程，病因不明可针对常见致病微生物选药。

五、病例分析题

1. 初步诊断及诊断依据。

   答　初步诊断：亚急性感染性心内膜炎。

   诊断依据：①既往有风湿性心脏病病史，患者头昏，食欲缺乏，发热，持续时间半月。②扁桃体肿大，两肺湿性啰音，心脏杂音。③贫血貌，全身皮肤有多处出血斑及出血点，脾大，肾区叩压痛（＋），双下肢水肿。④血象增高。

2. 进一步检查。

   答　①血培养；②超声心动图；③尿常规；④血清免疫学检查；⑤心电图；⑥胸部 X 线。

3. 治疗原则。

   答　（1）抗菌药物治疗：选用杀菌抗生素，早期、足量、长疗程、联合用药，依据药敏试验及血培养结果合理选择敏感抗生素。

   （2）加强营养支持、纠正贫血、对症等治疗。

   （刘美英）

第 10 章　心脏骤停与心脏性猝死

【学/习/要/点】

掌握

心脏骤停的临床表现及处理。

【应/试/考/题】

选择题

【A/型/题】

1. 心脏骤停早期诊断的最佳指标是（　　）
   A. 血压测不到
   B. 呼吸停止
   C. 瞳孔突然散大
   D. 颈动脉和股动脉搏动消失
   E. 面色苍白和口唇发绀

2. 心脏骤停发生时最常见的心电图表现是（　　）
   A. 室性停搏　　　B. 窦性停搏
   C. 心室颤动　　　D. 心房颤动
   E. 无脉电活动

3. 心室颤动导致不可逆性脑损害,其发作至少持续（　　）
   A. 4～6 分钟　　　B. 7～9 分钟
   C. 1～3 分钟　　　D. 10 分钟
   E. 30 秒

4. 患者,男,76 岁。排便时突然跌倒,呼之不应,诊断为心脏骤停。有陈旧性心肌梗死和糖尿病病史。心电图示:心脏搏动停顿。首选的治疗药物是（　　）
   A. 利多卡因
   B. 肾上腺素
   C. 5% 葡萄糖酸钙
   D. 氯丙嗪
   E. 硫酸氢钠

【参/考/答/案】

选择题

【A 型题】
1. D　　2. C　　3. A　　4. B

1. D【解析】心脏骤停主要临床表现为:意识突然丧失,大动脉搏动消失,呼吸断续或停止,皮肤苍白或明显发绀,瞳孔散大,听诊心音消失,二便失禁。其中早期诊断最佳指标是意识突然丧失伴颈动脉和股动脉搏动消失。

2. C【解析】心脏骤停以快速型室性心律失常最常见,其次为缓慢型心律失常或心室停搏,无脉性电活动少见。

3. A【解析】心脏骤停后,大部分患者在 4～6 分钟内开始发生不可逆性脑损害。

（韩　笑）

第11章 主动脉疾病和周围血管病

【学/习/要/点】

掌握

主动脉夹层、周围血管病的分型、临床表现、诊断及治疗。

【应/试/考/题】

选择题

【A/型/题】

1. 主动脉夹层的 II 型是 （ ）
   - A. 累及升主动脉
   - B. 累及主动脉弓
   - C. 夹层起源并局限于升主动脉
   - D. 病变起源于左锁骨下动脉开口并延至远端
   - E. 病变起源于升主动脉并延至降主动脉

2. 下肢深静脉血栓脱落最常见的栓塞部位是 （ ）
   - A. 肝　　　　　　B. 肺
   - C. 脑　　　　　　D. 肾
   - E. 肠

3. 主动脉夹层最常见的临床表现是 （ ）
   - A. 突发剧烈胸痛
   - B. 休克
   - C. 心肌梗死
   - D. 无脉症
   - E. 昏迷

4. 患者，男，50 岁。高血压病史 20 年。6 小时前搬重物时突发上腹部疼痛呈撕裂样，并逐渐向下胸部和腹部延伸。查体：BP 175/100mmHg（左上肢），140/70mmHg（右上肢），心率 108 次/分，律齐，腹平软，Murphy 征阴性。CK-MB 正常。心电图正常。胸部 X 线示主动脉明显增宽。该患者胸痛最可能的病因是 （ ）
   - A. 急性心肌梗死
   - B. 主动脉夹层
   - C. 急性心包炎
   - D. 急性胆囊炎
   - E. 变异型心绞痛

5. 诊断深静脉血栓形成的首选方法是 （ ）
   - A. 深静脉造影
   - B. CT 静脉造影
   - C. 放射性核素检查
   - D. 静脉压测定
   - E. 超声

【参/考/答/案】

选择题

【A 型题】

1. C　　2. B　　3. A　　4. B　　5. E

1. C【解析】主动脉夹层分为 3 型。Ⅰ型：夹层起源于升主动脉，扩展超过主动脉弓到降主动脉，甚至腹主动脉。Ⅱ型：夹层起源并局限于升主动脉。Ⅲ型：病变起源于降主动脉左锁骨下动脉开口远端，并向远端扩展，可直至腹主动脉。

2. B【解析】栓子的运行途径与血液循环方向相同，来自下肢深静脉的血栓，最易栓塞肺动脉及其分支；来自左心和体循环动脉的栓子，最易栓塞脑、肾、脾、下肢动脉。

4. B【解析】突发剧烈的持续性胸背部疼痛是主动脉夹层的特征性表现，常合并高血压，两上肢或上下肢血压相差较大，胸部 X 线显示主动脉明显增宽。急性心肌梗死常有烦躁不安、胸闷或有濒死感，且有 CK－MB 升高及特异性的心电图异常。变异型心绞痛胸痛时间一般不超过 30 分钟，心电图表现为一过性的 ST 段动态改变。急性胆囊炎为右上腹痛，Murphy 征阳性。急性心包炎可于胸骨左缘第 3、4 肋间闻及特异性心包摩擦音。

（韩　笑）

第12章　心血管神经症

【学/习/要/点】

熟悉

心血管神经症的发病机制、临床表现、鉴别诊断及治疗原则。

【应/试/考/题】

一、选择题

【A/型/题】

1. 下列关于心血管神经症的叙述,正确的是（　　）
   A. 多发生于中老年
   B. 女性多于男性
   C. 多见于育龄期女性
   D. 临床常见器质性病变表现
   E. 含服硝酸甘油可缓解疼痛

2. 心血管神经症的常见症状不包括（　　）
   A. 心悸　　　　　B. 咳嗽
   C. 心前区疼痛　　D. 多汗
   E. 食欲缺乏

二、填空题

1. 心血管神经症需与＿＿＿＿、＿＿＿＿、＿＿＿＿、＿＿＿＿、＿＿＿＿相鉴别。
2. 心血管神经症的治疗以＿＿＿＿为主,＿＿＿＿为辅。

【参/考/答/案】

一、选择题

【A 型题】

1. B　　2. B

1. B【解析】心血管神经症多发生于中、青年,女性多于男性,尤其多见于更年期妇女。临床上无器质性心脏病的证据。含服硝酸甘油不能缓解疼痛。
2. B【解析】心血管神经症的常见症状有心悸、呼吸困难、心前区疼痛、自主神经功能紊乱症状等。

二、填空题

1. 心绞痛　甲状腺功能亢进症　心肌炎　二尖瓣脱垂综合征　嗜铬细胞瘤
2. 心理治疗　药物治疗

（艾可青）

第 3 篇

消化系统疾病

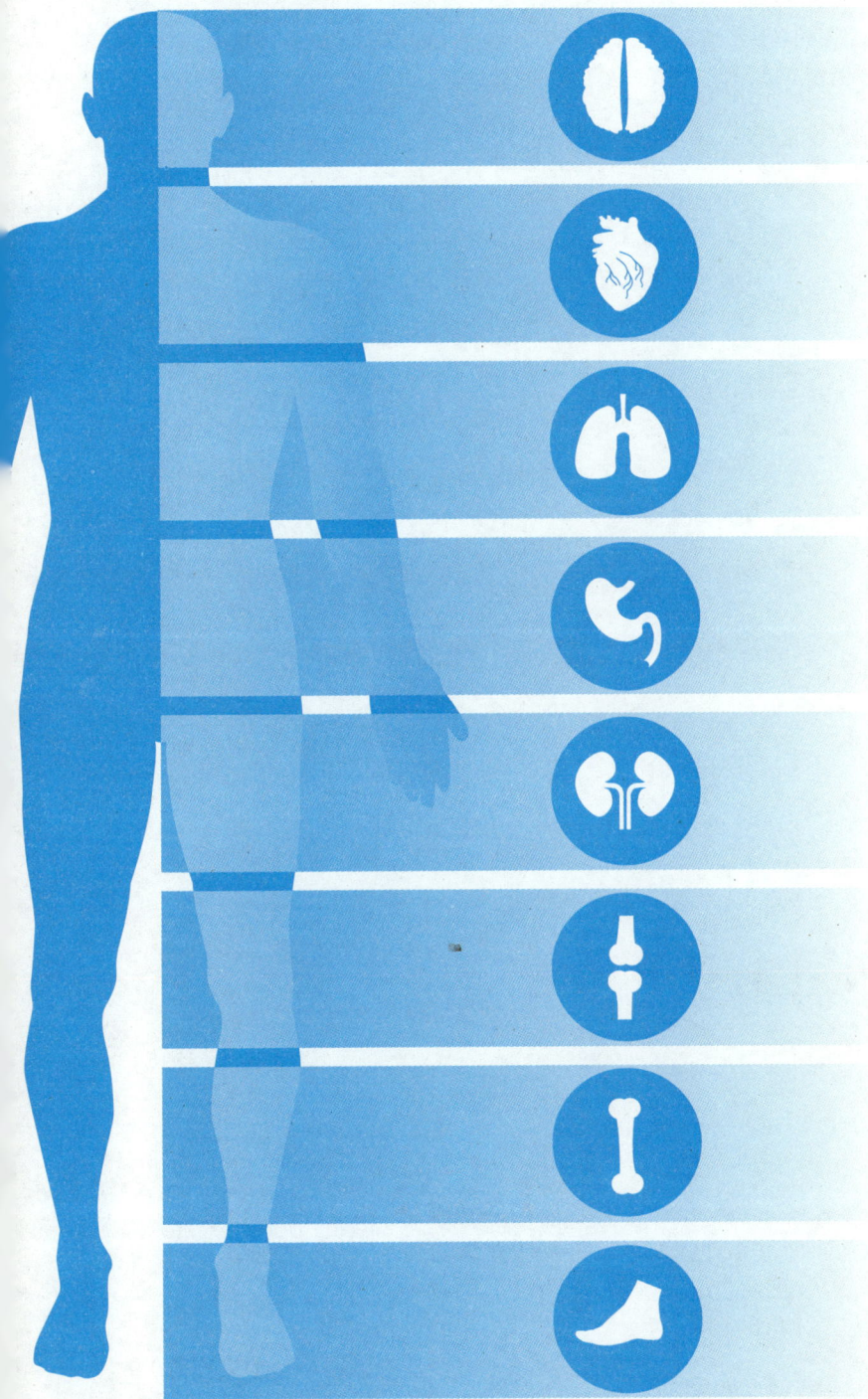

第1章 总 论

熟悉

消化系统疾病的常见症状、常见诊断技术及诊治进展。

【应/试/考/题】

填空题

1. 消化性溃疡是最常见的消化系统疾病之一,其主要病因是_____。

2. 在幽门螺杆菌的诊断中,最常见的非侵入性及侵入性检查分别是_____和_____。

【参/考/答/案】

填空题

1. 幽门螺杆菌感染

2. ^{13}C 或 ^{14}C 尿素呼气试验 快速尿素酶试验、胃黏膜组织切片染色镜检及细菌培养等

(叶玉兰 庞 智)

第2章　胃食管反流病

【学/习/要/点】

一、掌握

胃食管反流病(GERD)的临床表现、诊断及治疗原则。

二、熟悉

胃食管反流病的病因及发病机制。

【应/试/考/题】

一、选择题

【A/型/题】

1. 确诊反流性食管炎的依据是　（　　）
   - A. 食管测压异常
   - B. 胃镜发现食管下端黏膜破损
   - C. 食管酸监测异常
   - D. 反酸、烧心症状
   - E. ^{13}C 尿素呼气试验阳性

2. 诊断反流性食管炎最准确的方法是
   　　　　　　　　　　　（　　）
   - A. 食管吞钡 X 线检查
   - B. 食管滴酸试验
   - C. 食管测压
   - D. 食管 24 小时 pH 监测
   - E. 食管内镜检查

3. 下列抑制胃酸分泌作用最强的是（　　）
   - A. 西咪替丁
   - B. 雷尼替丁
   - C. 奥美拉唑
   - D. 碳酸钙
   - E. 胶体铝镁合剂

4. 反流性食管炎常采用　　　（　　）
   - A. 半卧位
   - B. 抬高床头
   - C. 服用钙通道阻滞剂药物
   - D. 餐后立即卧床
   - E. 多食甜食

5. 胃食管反流病最常见的症状是（　　）
   - A. 反流、烧心
   - B. 吞咽困难和吞咽痛
   - C. 饥饿痛
   - D. 胸骨后痛
   - E. 咳嗽

【X/型/题】

6. 食管疾病常引起的主要症状有（　　）
   - A. 咯血
   - B. 吞咽困难
   - C. 胸痛
   - D. 吞咽疼痛
   - E. 咳嗽

7. 下列关于胃食管反流病治疗的叙述，正确的是　　　　　　　　　（　　）
   - A. 抬高床头
   - B. 抑制胃酸分泌
   - C. 胃肠促动力剂
   - D. 中和胃酸及胆汁
   - E. 钙通道阻滞剂

二、名词解释

Barrett 食管

三、填空题

1. 诊断反流性食管炎最准确的方法是_____。

2. 正常人静息时的 LES 压为_____ mmHg，小于_____ mmHg 易导致反流。

【参/考/答/案】

一、选择题

【A 型题】

1. B　　2. E　　3. C　　4. B　　5. A

【X 型题】

6. BCDE　　　7. ABCD

1. B【解析】胃镜是诊断反流性食管炎最可靠的检查。

7. ABCD【解析】钙通道阻滞剂可加重胃食管反流性疾病。

二、名词解释

Barrett 食管：食管下段的贲门交界处的齿状线 2cm 以上的食管鳞状上皮被特殊的柱状上皮覆盖(粉红色变成橘红色)，是食管腺癌的主要癌前病变。

三、填空题

1. 胃镜

2. 10～30　6

（叶玉兰　庞　智）

第3章 食管癌

【学/习/要/点】

一、掌握

食管癌的临床表现、诊断、鉴别诊断及治疗。

二、熟悉

食管癌的临床病理分期、病理形态分型。

【应/试/考/题】

一、选择题

【A/型/题】

1. 食管癌较多的发生部位是 （   ）
   A. 颈部食管　　　B. 食管上段
   C. 食管中段　　　D. 食管下段
   E. 食管贲门部
2. 食管癌的主要转移途径是 （   ）
   A. 直接蔓延　　　B. 淋巴转移
   C. 血行转移　　　D. 腹腔内种植
   E. 跳跃转移
3. 早期食管癌的概念是 （   ）
   A. 癌组织局限于黏膜内
   B. 癌组织在2cm以内
   C. 癌组织未侵入肌层,且无食管旁淋巴
      结转移
   D. 癌组织直径在4cm以内
   E. 癌组织直径在1cm以内

【B/型/题】

(4~5题共用备选答)
   A. 充血型　　　　B. 斑块型

   C. 缩窄型　　　　D. 糜烂型
   E. 乳头型
4. 早期食管癌癌细胞分化较差的病理分
   型是 （   ）
5. 早期食管癌中最多见的病理分型是
   （   ）

【X/型/题】

6. 下列属于食管癌中晚期表现的是 （   ）
   A. 进行性吞咽困难 B. 食物反流
   C. 咽下疼痛　　　　D. 胸骨后不适
   E. 烧灼感
7. 下列需与食管癌相鉴别的是 （   ）
   A. 贲门失弛缓症
   B. 胃食管反流病
   C. 食管良性狭窄
   D. 癔球症
   E. 食管裂孔疝

二、名词解释
贲门失弛缓症

三、填空题
中晚期食管癌的常见病理形态分

为_____、_____、_____、
_____。

四、简答题

简述食管癌的病理分型。

【参 | 考 | 答 | 案】

一、选择题

【A 型题】

1. C　　2. B　　3. C

【B 型题】

4. D　　5. B

【X 型题】

6. ABC　　　7. ABCDE

1. C【解析】食管癌最常见的发生部位是食管中段,其次是下段,上段最少。

3. C【解析】早期食管癌指癌细胞局限于黏膜及黏膜下层,而无淋巴结转移。

5. B【解析】早期食管癌病理分型中,斑块型最常见,糜烂型次之。

二、名词解释

贲门失弛缓症:是由于食管神经肌间神经丛病变,引起食管下段括约肌松弛障碍所致的疾病。

三、填空题

髓质型　蕈伞型　溃疡型　缩窄型

四、简答题

简述食管癌的病理分型。

答　食管癌的病理学极其复杂,一般可分为早期、中晚期,常见的病理类型为鳞状上皮来源的鳞状细胞癌。

(1)早期分4 型:充血型、糜烂型、斑块型、乳头型。

(2)中晚期分4 型:缩窄型、蕈伞型、溃疡型、髓质型。

(叶玉兰　庞　智)

第4章 胃 炎

【学/习/要/点】

一、掌握

1. 急性糜烂出血性胃炎的病因、发病机制、临床表现及诊断。
2. 自身免疫性胃炎与多灶萎缩性胃炎的鉴别。

二、熟悉

胃炎的发病机制及临床表现。

【应/试/考/题】

一、选择题

【A/型/题】

1. 下列情况下不宜进行钡餐检查的是
　　　　　　　　　　　　（　　）
　　A. 急性胃炎
　　B. 胃、十二指肠溃疡
　　C. 胰腺炎
　　D. 胃肠穿孔
　　E. 急性胆囊炎

2. 下列不属于急性胃炎病因的是 （　　）
　　A. 酒精
　　B. 抗生素
　　C. 创伤
　　D. 应激
　　E. 大剂量放射线照射

3. 慢性胃炎出现恶性贫血时,治疗宜应用的维生素是 （　　）
　　A. 维生素 A
　　B. 维生素 B_1
　　C. 维生素 B_{12}

　　D. 维生素 E
　　E. 维生素 C

4. 慢性胃炎最常见的病因是 （　　）
　　A. 非甾体抗炎药
　　B. 自身免疫
　　C. 应激
　　D. Hp 感染
　　E. 创伤

5. 诊断慢性胃炎最可靠的方法是 （　　）
　　A. 胃液分析
　　B. 血清学检查
　　C. 胃镜检查
　　D. 幽门螺杆菌检测
　　E. X 线钡餐检查

6. 胃镜检查见胃窦部黏膜苍白,皱襞变细,可见黏膜下紫蓝色的血管纹,最可能的诊断是 （　　）
　　A. 急性单纯性胃炎
　　B. 急性糜烂性胃炎
　　C. 慢性浅表性胃炎
　　D. 慢性萎缩性胃炎
　　E. 功能性消化不良

7. 幽门螺杆菌能产生　　　　（　　）
　　A. 胃蛋白酶　　　B. 尿素酶
　　C. 碱性磷酸酶　　D. 乳酸脱氢酶
　　E. 单胺氧化酶
8. 胃壁细胞可分泌的物质有　（　　）
　　A. 胃蛋白酶原　　B. 内因子
　　C. 促胃液素　　　D. 生长抑素
　　E. 胃黏液
9. 血清壁细胞抗体阳性多见于　（　　）
　　A. 慢性浅表性胃炎
　　B. 慢性萎缩性胃窦胃炎
　　C. 慢性萎缩性胃体胃炎
　　D. 胃溃疡
　　E. 急性糜烂性胃炎

【B 型题】

（10～11 题共用备选答案）
　　A. 壁细胞　　　B. 主细胞
　　C. C 细胞　　　D. D 细胞
　　E. Mo 细胞
10. 内因子为　　　　　　　　（　　）
11. 胃蛋白酶原为　　　　　　（　　）
（12～14 题共用备选答案）
　　A. 血清促胃液素明显升高
　　B. 血清壁细胞抗体阳性
　　C. 血清 G 细胞抗体阳性
　　D. 血清 CEA 明显升高
　　E. 胃酸中度升高
12. 胃体萎缩性胃炎可见　　　（　　）
13. 卓 - 艾综合征可见　　　　（　　）
14. 胃癌可见　　　　　　　　（　　）

【X 型题】

15. 下列关于慢性胃炎的转归的叙述，正
　　确的是　　　　　　　　　（　　）
　　A. 慢性胃炎可持续存在
　　B. 多灶萎缩者易发生胃溃疡
　　C. 根除 Hp 后，Hp 相关性胃炎发生胃
　　　癌的危险性降低

　　D. 环境因素与慢性胃炎的转归无关
　　E. 慢性胃炎治愈后将不再复发
16. 下列与 Hp 感染关系密切的是（　　）
　　A. 慢性胃炎
　　B. 消化性溃疡
　　C. 反流性食管炎
　　D. 胃癌
　　E. MALT 淋巴瘤
17. 下列符合 A 型胃炎诊断的是　（　　）
　　A. 胃酸增多
　　B. 血清促胃液素降低
　　C. 抗壁细胞抗体阳性
　　D. 贫血
　　E. 抗内因子抗体阳性

二、填空题

1. 结合近年来的慢性胃炎 LOGA 分级诊断要求，胃黏膜活检是目前最可靠的诊断手段，为要达到极少误诊的目的，活检标本必须达＿＿＿块以上。
2. 慢性胃炎的组织学变化主要有＿＿＿＿＿、＿＿＿＿＿、＿＿＿＿＿、＿＿＿＿＿。

三、简答题

慢性胃炎按解剖部位可分为几类？鉴别要点是哪些？

四、病例分析题

患者，男，30 岁。突发呕血 500ml，黑便 1 次 100g，否认既往有肝炎及溃疡病史。近期口服布洛芬止痛药物半个月。查体：P 95 次/分，血压 110/65mmhg，轻度贫血貌，未见肝掌、蜘蛛痣，腹软，剑突下轻度压痛，肠鸣音 6～7 次/分。

问题：
1. 初步诊断及诊断依据。
2. 其病因是什么？
3. 为明确诊断，应该在什么时候做什么检查有确诊意义？

【参 / 考 / 答 / 案】

一、选择题

【A 型题】

1. D	2. B	3. C	4. D	5. C
6. D	7. B	8. B	9. C	

【B 型题】

10. A　11. B　12. B　13. A　14. D

【X 型题】

15. ABC　　16. ABDE　　17. CDE

1. D【解析】上消化道出血、消化道穿孔的情况下不宜做钡餐检查。
3. C【解析】慢性胃炎引起恶性贫血主要是壁细胞分泌内因子缺乏,导致维生素 B_{12} 吸收不良。
5. C【解析】诊断胃部疾病最可靠的检查是胃镜。
6. D【解析】内镜下慢性浅表性胃炎可见红斑,黏膜粗糙不平,出血点;慢性萎缩性胃炎可见黏膜呈颗粒状,黏膜血管显露,色泽灰暗,皱襞细小。
12. B【解析】胃体萎缩性胃炎相当于 A 型胃炎、自身免疫性胃炎,多见内因子抗体即壁细胞抗体。
13. A【解析】卓 - 艾综合征即促胃液素瘤,可见腹泻,高胃酸分泌,血促胃液素水平升高。
14. D【解析】胃癌导致肿瘤标志物升高。

二、填空题

1. 5
2. 炎症　萎缩　化生　异型增生

三、简答题

慢性胃炎按解剖部位可分为几类?鉴别要点是哪些?

答　分为慢性胃窦炎(B 型胃炎)、慢性胃体炎(A 型胃炎)。鉴别要点如下表。

慢性胃窦炎及慢性胃体炎鉴别要点

	A 型胃炎	B 型胃炎
别称	自身免疫性胃炎、慢性胃体炎	慢性多灶萎缩性胃炎、慢性胃窦炎
基本病理变化	胃体黏膜萎缩、腺体减少	胃窦黏膜萎缩、腺体减少
发病率	低	高
病因	多由自身免疫性反应引起	幽门螺杆菌感染(90%)
贫血	常伴有,甚至恶性贫血	无
血清维生素 B_{12}	↓↓	正常
抗内因子抗体(IFA)	+(占75%)	无
抗壁细胞抗体(PCA)	+(占90%)	+(占30%)
胃酸	↓↓	正常或偏低
血清促胃液素	↑↑(恶性贫血时更高)	正常或偏低

四、病例分析题

1. 初步诊断及诊断依据。

答　初步诊断:急性糜烂性胃炎伴出血。诊断依据:临床表现为呕血和黑便,肠鸣音 6 ~ 7 次/分,肠鸣音亢进,未见肝掌、蜘蛛痣,故考虑急性糜烂性胃炎伴出血。

2. 其病因是什么?

答　口服止痛药物。

3. 为明确诊断,应该在什么时候做什么检查有确诊意义?

答　出血后 24 ~ 48 小时行急诊胃镜检查。

(叶玉兰)

第5章　消化性溃疡

【学/习/要/点】

一、掌握

消化性溃疡（PU）的诊断、鉴别诊断及治疗原则。

二、熟悉

消化性溃疡的临床表现、内镜下特点及并发症。

【应/试/考/题】

一、选择题

【A 型题】

1. 消化性溃疡主要发生于　　（　　）
 A. 食管下段
 B. 胃－空肠吻合口附近
 C. 空肠
 D. 胃和十二指肠
 E. 回盲部

2. 下列关于消化性溃疡的叙述,正确的是
　　　　　　　　　　　　　（　　）
 A. 十二指肠溃疡（DU）以黏膜屏障防御功能降低为主要机制
 B. 直径 >2cm 的溃疡为巨大溃疡
 C. 长期服用甾体抗炎药者易复发
 D. 球后溃疡是指球后壁溃疡
 E. 女性多于男性

3. 胃酸多、餐后腹痛、呕宿食,提示（　　）
 A. 胃小弯溃疡
 B. 十二指肠微球部溃疡
 C. 幽门管溃疡

 D. 糜烂性胃炎
 E. Zollinger – Ellison 综合征

4. 消化性溃疡发生的决定因素是　（　　）
 A. 胃蛋白酶　　　　B. 胆盐
 C. 乙醇　　　　　　D. 胃酸
 E. 非甾体抗炎药

5. 引起上消化道大出血的最常见病因是
　　　　　　　　　　　　　（　　）
 A. 出血性胃炎
 B. 胃癌
 C. 门静脉高压症
 D. 胃、十二指肠溃疡
 E. 肝癌

6. 消化性溃疡用质子泵抑制剂治疗,其作用在壁细胞的　　　　　（　　）
 A. H_2 受体
 B. 促胃液素受体
 C. 腺苷环化酶
 D. $H^+ – K^+ – ATP$ 酶
 E. 胆碱能受体

7. 下列关于 PU 并发症的叙述,正确的是
　　　　　　　　　　　　　（　　）
 A. GU 一般不发生癌变

B. 发生幽门梗阻时,呕吐物无宿食

C. 发生幽门梗阻腹痛于呕吐物后加重

D. 1/3～1/2 的穿孔与服用 NSAIDs 有关

E. PU 患者的腹痛在出血后常加重

8. 十二指肠溃疡治疗的最佳措施是（　　）

   A. 少食多餐 + 抑酸

   B. 保护黏膜 + 抑酸

   C. 根除 Hp + 抑酸

   D. 休息 + 戒烟酒 + 中断 NSAIDs

   E. 根除 Hp + 手术

9. 幽门梗阻时患者的电解质紊乱特点是
   （　　）

   A. 低钾、高氯性酸中毒

   B. 高钾、低氯性酸中毒

   C. 低钾、低氯性碱中毒

   D. 高钾、高氯性酸中毒

   E. 高钾、高氯性碱中毒

10. 患者,女,35 岁。上腹胀、呕吐半年。胃镜示:胃体黏膜粗大、僵硬、蠕动差,胃腔小,扩张差。B 超示:右侧附件处包块。最可能的诊断是（　　）

   A. A 型胃炎

   B. Borrmann Ⅳ 型胃癌

   C. 幽门梗阻

   D. 促胃液素瘤

   E. Ménétrier 病

11. 患者,男,56 岁。反复上腹痛、腹泻 4 年。胃镜示:胃黏膜皱襞粗大、肥厚,十二指肠降部多发溃疡。PPI 治疗 3 个月内镜变化不明显。下列对患者诊断无帮助的是（　　）

   A. 腹部平片

   B. 腹部 CT

   C. 胃液分析

   D. 促胃液素测定

   E. 核素检查

12. 患者,男,40 岁。10 多年来,反酸、嗳气、上腹部饱胀,伴有规律性上腹痛,空腹发作,夜间加重,进食可缓解。胃镜检查示:十二指肠球部可见直径约 1cm 的圆形溃疡。下列不符合该患者疾病病因的叙述是（　　）

   A. 胃酸分泌过多

   B. 幽门螺杆菌感染

   C. 服用吲哚美辛

   D. 长期吸烟

   E. 慢性胃炎

13. 患者,男,28 岁。因"间断上腹痛 3 年,呕血、黑便 5 小时"入院。查体:贫血貌,BP 90/50mmHg,P 110 次/分。Hb 80g/L,BUN 10.5mmol/L。急诊医师接诊后,首先要进行的是（　　）

   A. 紧急输血

   B. 开放静脉通道,补液

   C. 急诊胃镜检查

   D. 腹部超声检查

   E. 粪常规 + 隐血

14. 某患者因"呕血 2 小时"入院,行胃镜检查。内镜示:十二指肠球前壁见一圆形溃疡,直径约 0.6cm,底平坦,被覆厚白苔,可见活动渗血,周围有充血水肿,可见少量再生上皮。该患者内镜下表现,Forrest 分级为（　　）

   A. Ⅰa   B. Ⅰb

   C. Ⅱa   D. Ⅱb

   E. Ⅱc

15. 患者,男,45 岁。因"间断上腹痛半年"就诊。胃镜检查示:角切迹见一不规则形溃疡,直径约 1.0cm,底略不平,被覆黄白苔,周围略充血水肿。于溃疡周边取活检示:轻度萎缩性胃炎,伴中度肠化,轻度异型增生。下列处理最合理的是（　　）

   A. 给予 PPI 治疗 4 周

   B. 给予 PPI 治疗 8 周

   C. 给予 H_2 受体阻滞剂治疗 4 周

   D. 给予 H_2 受体阻滞剂治疗 8 周

   E. 给予 PPI 治疗 8 周后复查胃镜

16. 患者,男,20 岁。因"全身大面积烧伤1 天,黑便 3 小时"入院。最可能的诊断是 （ ）
    A. Cushing 溃疡
    B. Curling 溃疡
    C. 贲门黏膜撕裂
    D. 食管静脉曲张破裂出血
    E. 胃癌

17. 消化性溃疡 X 线钡剂造影最具诊断意义的是 （ ）
    A. 辐射状黏膜   B. 痉挛性切迹
    C. 球部激惹   D. 局部压痛
    E. 龛影

18. 消化性溃疡最常见的并发症是（ ）
    A. 穿孔   B. 幽门梗阻
    C. 癌变   D. 上消化道出血
    E. 水、电解质紊乱

19. 下列最能提示消化性溃疡发生了并发症的是 （ ）
    A. 恶心、腹胀
    B. 常发生夜间痛
    C. 上腹部明显压痛
    D. 疼痛节律性改变
    E. 反酸、嗳气

20. 判断幽门梗阻时,下列最有意义的是 （ ）
    A. 可见胃蠕动波
    B. 上腹部胀满不适
    C. 失水及代谢性碱中毒
    D. 胃振水音
    E. 呕吐大量隔夜酸酵宿食

【B/型/题】

(21 ~ 24 题共用备选答案)
    A. 硫糖铝   B. 阿托品
    C. 枸橼酸铋钾   D. 法莫替丁
    E. 米索前列醇

引起下列不良反应最常见的药物分别是
21. 便秘   （ ）
22. 腹泻   （ ）
23. 大便发黑   （ ）
24. 口干   （ ）

【X/型/题】

25. 消化性溃疡的手术适应证是 （ ）
    A. 合并上消化道出血,内科治疗无效
    B. 反复发作的十二指肠球溃疡,多次根除 Hp 未成功
    C. 胃溃疡疑癌变
    D. 合并痉挛性幽门梗阻
    E. 复合性巨大溃疡

26. 引起急性非静脉曲张上消化道出血的常见原因包括 （ ）
    A. 消化性溃疡
    B. 急、慢性上消化道黏膜炎症
    C. 应激性溃疡
    D. 胃癌
    E. Dieulafoy 病

二、名词解释
1. 促胃液素瘤
2. 复合溃疡

三、填空题
1. 胃溃疡最易发生的部位是_____。
2. 消化性溃疡的并发症有_____、_____、_____、_____。
3. 溃疡的钡剂直接征象为_____、_____,间接征象为_____、_____、_____、_____等。

四、简答题

1. 简述根治幽门螺杆菌的四联方案中的任2种。
2. 简述消化性溃疡的临床特点。

五、病例分析题

1. 患者,男,35 岁。反复上腹部疼痛 6 年,多于每年秋季发生,疼痛多出现于餐前,进餐后可缓解。近 2 日疼痛再发,伴反酸。查体发现剑突下压痛。Hb 109g/L。粪便隐血(＋＋＋)。

问题:
(1)该患者首先应考虑的诊断是什么?
(2)进一步应先作哪项检查?

(3)应首先采取哪项治疗?
(4)[假设信息]如幽门螺杆菌阳性应采用哪种治疗?

2. 患者,女,33 岁。4 年前反复上腹痛,餐前出现,餐后缓解。今晨突然出现剧烈腹痛,来诊。查体:BP 80/40mmHg,T 38.9℃,上腹部压痛、反跳痛及肌紧张,肠鸣音减弱。RBC 4.2×10^9/L,WBC 22×10^9/L。

问题:
(1)该患者可能的诊断是什么?
(2)诊断依据有哪些?
(3)为进一步确诊,首先应作哪项检查?
(4)该患者首选的治疗措施是什么?

【参/考/答/案】

一、选择题

【A 型题】

1. D	2. B	3. C	4. D	5. D
6. D	7. D	8. C	9. C	10. B
11. A	12. E	13. B	14. B	15. E
16. B	17. E	18. D	19. D	20. E

【B 型题】

21. A	22. E	23. C	24. B

【X 型题】

25. AC　　　　26. ABCD

1. D【解析】上消化道溃疡多发于胃和十二指肠。

3. C【解析】幽门管溃疡易导致幽门梗阻,导致呕吐宿食。

5. D【解析】引起上消化道大出血的最常见病因是消化性溃疡。

9. C【解析】幽门梗阻时患者的电解质紊乱是低氯、低钾性碱中毒。

10. B【解析】诊断考虑胃癌引起的卵巢种植性转移。

13. B【解析】患者 BP 90/50mmHg,P 110 次/分,处于休克代偿期,需立即开通静脉通道,补充液体。

14. B【解析】

Forrest 分级	溃疡病变
Ⅰa	喷射样出血
Ⅰb	活动性渗血
Ⅱa	血管显露
Ⅱb	附着血凝块
Ⅱc	黑色基底
Ⅲ	基底洁净

16. B【解析】Cushing 溃疡为颅脑损伤、脑病变或颅内手术后发生的应激性溃疡。Curling 溃疡为烧伤引起的溃疡。

17. E【解析】消化性溃疡 X 线钡剂造影最具诊断意义是龛影。

18. D【解析】出血是消化性溃疡最常见的并发症；消化性溃疡是上消化道出血最常见的病因。

19. D【解析】疼痛节律性改变考虑可能发生了癌变。

20. E【解析】幽门梗阻最常见的症状是呕吐隔夜宿食，并导致低氯、低钾性碱中毒。

25. AC【解析】消化性溃疡的手术指针：①大量出血内科治疗无效；②急性穿孔；③瘢痕性幽门梗阻；④癌变；⑤正规治疗无效的顽固性溃疡。

26. ABCD【解析】Dieulafoy 病非常见的上消化道出血疾病。

二、名词解释

1. 促胃液素瘤：是一种胃肠胰神经内分泌肿瘤，可见腹泻，高胃酸分泌，血促胃液素水平升高表现。也称卓－艾综合征。

2. 复合溃疡：指胃和十二指肠均有活动性溃疡，多见于男性，幽门梗阻、狭窄发生率较高。

三、填空题

1. 胃窦

2. 出血　穿孔　幽门梗阻　癌变

3. 龛影　黏膜聚集　局部压痛　胃大弯侧痉挛性切迹　狭窄　十二指肠球部激惹及球部畸形

四、简答题

1. 简述根治幽门螺杆菌的四联方案中的任 2 种。

答　四联疗法：1 种 PPI＋1 种胶体铋制剂＋2 种抗生素，疗效 10～14 天。

具有杀灭和抑制 Hp 作用的药物

分类	具体药物
抗生素	克拉霉素、阿莫西林、甲硝唑、替硝唑、喹诺酮类抗生素、呋喃唑酮、四环素等
PPI	埃索美拉唑、奥美拉唑、兰索拉唑、泮托拉唑、雷贝拉唑、艾普拉唑
铋剂	枸橼酸铋钾、果胶铋等

根除 Hp 的常用四联治疗方案

质子泵抑制剂加胶体铋	抗菌药物（选择 2 种）
PPI（如奥美拉唑 40mg/d）	克拉霉素 1000mg/d
枸橼酸铋钾（胶体次枸橼酸铋）480mg/d	阿莫西林 2000mg/d
	甲硝唑 800mg/d
上述剂量分 2 次服	

2. 简述消化性溃疡的临床特点。

答　（1）慢性病程，反复发作。

（2）周期性发作与缓解期互相交替，秋冬、冬春季节交替时易发病。

（3）节律性疼痛：GU 表现为进食后疼痛明显。DU 表现为空腹痛、夜间痛，进食后疼痛缓解。

五、病例分析题

1.（1）该患者首先应考虑的诊断是什么？

答　消化性溃疡（十二指肠溃疡）。

（2）进一步应先作哪项检查？

答　首先考虑做的检查是胃镜。

（3）应首先采取哪项治疗？

答　结合患者现有黑便，考虑合并上消化道出血，首先考虑静脉滴注质子泵抑制剂治疗。

（4）［假设信息］如幽门螺杆菌阳性应采用哪种治疗？

答　若 Hp 检测阳性，可考虑使用 PPI、铋剂和克拉霉素＋阿莫西林四联疗法或其他方案。

2.(1)该患者可能的诊断是什么?

答 消化性溃疡伴穿孔。

(2)诊断依据有哪些?

答 患者反复上腹痛,餐前出现,餐后缓解,考虑消化性溃疡;今晨突然出现剧烈腹痛,T 38.9℃,WBC 22×10^9/L,上腹部压痛、反跳痛及肌紧张,肠鸣音减弱,考虑穿孔引起的急性腹腔感染、腹膜炎可能。

(3)为进一步确诊,首先应作哪项检查?

答 首先考虑的检查是腹部立位 X 线平片。

(4)该患者首选的治疗措施是什么?

答 首选治疗方案是手术治疗。

(叶玉兰)

第6章 胃 癌

【学/习/要/点】

一、掌握

胃癌的诊断。

二、熟悉

胃癌的病理学分类、内镜下表现及治疗方式。

【应/试/考/题】

一、选择题

【A/型/题】

1. 下列不属于胃癌前病变的是 （　　）
   A. 萎缩性胃炎　　　B. 胃溃疡
   C. 肠化生　　　　　D. 残胃炎
   E. 肠结核

2. 下列关于早期胃癌肉眼分型的叙述,错误的是 （　　）
   A. Ⅰ型和Ⅱa型的区别在于隆起高度是否超过1cm
   B. Ⅰ型为隆起型
   C. Ⅱ型为浅表型,又分为3个亚型
   D. Ⅲ型为凹陷型
   E. 基本分为3大型:隆起型、浅表型和凹陷型

3. 胃癌最好发的部位是 （　　）
   A. 胃体部　　　　　B. 胃贲门部
   C. 胃窦部　　　　　D. 胃底部
   E. 胃大弯部

4. 胃癌主要的转移途径及部位是 （　　）
   A. 种植于膀胱直肠窝
   B. 直接侵及横结肠

   C. 血行扩散至肝
   D. 转移至壁腹膜
   E. 淋巴结转移至左锁骨上

5. 鉴别良、恶性溃疡的最重要方法是（　　）
   A. 溃疡大小
   B. 粪便隐血
   C. 胃液分析
   D. 胃黏膜组织病理学检查
   E. 幽门螺杆菌(Hp)检查

6. 治疗胃癌最主要且最有效的方法是 （　　）
   A. 手术根治性切除
   B. 抗癌药物化疗
   C. 激光治疗
   D. 微波治疗
   E. 中医中药治疗

7. 进展期胃癌Borrmann分型中,最常见的是 （　　）
   A. 息肉型
   B. 溃疡型
   C. 溃疡浸润型
   D. 弥漫浸润型
   E. 浅表扩散型

【B/型/题】

(8~10题共用备选答案)
A. 为一级预防
B. 可用于早期胃癌治疗,但如有局部淋巴结转移,可靠程度差
C. 辅助手术治疗,以抑制癌细胞的扩散和杀伤残存的癌细胞,提高手术效果
D. 目前唯一有可能根治胃癌的手段
E. 可提高患者的免疫力

8. 手术治疗　　　　　　　　(　　)
9. 内镜下治疗　　　　　　　(　　)
10. 化学治疗　　　　　　　　(　　)

【X/型/题】

11. 胃病胃镜下可表现为胃黏膜皱襞粗大的是　　　　　　　　　(　　)
　　A. 巨大肥厚性胃炎
　　B. 嗜酸细胞性胃炎
　　C. 胃癌

D. 胃淋巴瘤
E. 胃淀粉样变性

12. 胃癌与胃溃疡的鉴别可通过　(　　)
　　A. 胃镜下所见
　　B. 腹部可扪及包块
　　C. 粪便 OB 长期为(+)
　　D. 胃黏膜活检找到癌细胞
　　E. 体重减轻

二、填空题

1. 胃癌的扩散方式有_____、_____、_____、_____。
2. 胃癌的好发部位依次为_____、_____、_____。

三、名词解释
早期胃癌

四、简答题
1. 简述胃癌的临床表现。
2. 简述胃癌的侵袭和转移。

【参/考/答/案】

一、选择题

【A 型题】
1. E　　2. A　　3. C　　4. E　　5. D
6. A　　7. C

【B 型题】
8. D　　9. B　　10. C

【X 型题】
11. ABDE　　12. ABCDE

2. A【解析】早期胃癌Ⅰ型是指病灶呈小息肉状,基底宽无蒂,常 >2cm;Ⅱa 型,浅表隆起型,高度不超过 0.5cm。
3. C【解析】胃癌和胃溃疡最好发的部位均为胃窦。

4. E【解析】胃癌的主要转移途径是淋巴结转移。
7. C【解析】进展期胃癌 Borrmann 分型中,最常见是Ⅲ型,溃疡浸润型。
11. ABDE【解析】胃癌的胃镜下表现为胃壁僵硬,深大溃疡,表面凹凸不平,无聚合皱襞等。
12. ABCDE【解析】胃癌与胃溃疡的鉴别可通过临床表现、查体、实验室检查、胃镜检查等多方面体现。胃镜下的病理检查是区别两者的金标准。

二、填空题
1. 直接蔓延　淋巴结转移　血行播散　种植转移
2. 胃窦　贲门　胃体

三、名词解释

早期胃癌：不论其浸润的范围大小和有无淋巴结转移，癌组织浸润深度仅限于胃黏膜下层；病理呈高级别上皮内瘤变或腺癌。

四、简答题

1. 简述胃癌的临床表现。

答 （1）早期胃癌：多无症状，或有非特异性消化不良症状。

（2）进展期胃癌：上腹痛，伴食欲缺乏、腹胀、上腹部不适，体重下降。

（3）并发症或转移症状：咽下困难、幽门梗阻，上消化道出血，转移受累器官症状（肝、肺）。

（4）体征：上腹部包块，上腹压痛，淋巴结肿大，腹腔积液。

2. 简述胃癌的侵袭和转移。

答 ①直接蔓延：直接侵入邻近器官。②淋巴转移：最常见，转移到左锁骨上淋巴结时，称为 Virchow 淋巴结。③血行播散：以累及肝脏多见。④腹腔内种植：癌细胞脱落入腹腔种植于肠壁和盆腔，如种植于卵巢称 Krukenberg 瘤。

（叶玉兰）

第7章　肠结核和结核性腹膜炎

【学/习/要/点】

一、掌握

肠结核、结核性腹膜炎的临床表现及实验室检查。

二、熟悉

肠结核、结核性腹膜炎的病因、诊断及鉴别诊断。

【应/试/考/题】

一、选择题

【A/型/题】

1. 结核性腹膜炎最常见的直接原发病灶是 （　　）
   A. 肺结核　　　　　B. 肠结核
   C. 肝结核　　　　　D. 肾结核
   E. 脾结核

2. 肠结核的好发部位是 （　　）
   A. 十二指肠　　　　B. 升结肠
   C. 回盲部　　　　　D. 空肠
   E. 直肠

3. 治疗结核性腹膜炎最重要的方法是（　　）
   A. 大量抽腹腔积液
   B. 手术清除病灶
   C. 卧床休息，加强营养
   D. 足疗程抗结核治疗
   E. 腹腔内注入糖皮质激素

4. 肠结核最多见的并发症是 （　　）
   A. 慢性肠穿孔
   B. 不完全性、慢性肠梗阻
   C. 急性肠穿孔
   D. 瘘管形成
   E. 便血

5. 早期肠结核诊断常有困难，X线钡剂检查阴性，下列方法中有助于诊断的是 （　　）
   A. 红细胞沉降率
   B. 给予足量抗结核药物做试验治疗
   C. 腹腔镜检查
   D. 结核菌素试验
   E. 乙状结肠镜检查

6. 结核性腹膜炎患者有腹膜广泛粘连时，禁用的检查是 （　　）
   A. 腹腔积液浓缩涂片找结核分枝杆菌
   B. 腹腔积液培养结核分枝杆菌
   C. 腹腔积液动物接种
   D. 腹腔积液常规检查
   E. 腹腔镜检查

7. 某结核性腹膜炎患者，突然全腹剧痛，腹壁极硬，肝浊音界消失，最可能的是 （　　）
   A. 并发急性肠穿孔
   B. 并发完全性肠梗阻
   C. 并发不完全性肠梗阻
   D. 并发消化道出血
   E. 腹腔脓肿形成

8. 下列关于结核性腹膜炎腹腔积液的叙述，正确的是 （　　）
   A. 结核性腹膜炎腹腔积液以血性为主

B. 绝大多数结核性腹膜炎患者有大量腹腔积液

C. 腹腔积液性质符合漏出液

D. 腹腔积液培养结核分枝杆菌阳性率很低

E. 腹腔积液明显者可以大量放液治疗

9. 下列关于结核性腹膜炎诊断的叙述,错误的是　　　　　　　(　　)

A. 结核菌素试验阴性亦不能排除本病

B. 不能以腹壁柔韧感等典型表现为诊断条件

C. 诊断困难者可行抗结核诊断性治疗

D. 腹腔积液动物接种较细菌培养阳性率高

E. 首选诊断手段是腹腔镜检查

10. 某结核性腹膜炎患者,中等量腹腔积液,已用异烟肼、链霉素、利福平抗结核治疗,并加用氢氯噻嗪利尿,腹腔积液消退不明显。下列治疗合适的是　　　　　　　(　　)

A. 加用泼尼松 10mg/d,每日 3 次

B. 加用输血 300ml

C. 加用复合氨基酸注射液 250ml,静脉滴注,每日 1 次

D. 加用呋塞米 20mg/d

E. 加用腹腔穿刺放液

11. 某患者发热、消瘦、腹胀、腹痛,腹部有移动性浊音,疑为渗出型结核性腹膜炎。首选的检查是　　　　(　　)

A. 腹腔积液常规检查

B. 腹腔积液培养结核分枝杆菌

C. 腹腔积液动物接种

D. 腹腔镜检查

E. 腹膜活检

12. 某结核性腹膜炎的患者,ALT 200U/L,不宜使用的抗结核药物是　　(　　)

A. 链霉素　　　　B. 乙胺丁醇

C. 卡那霉素　　　D. 异烟肼

E. 以上均不是

13. 下列检查对结核性腹膜炎有确诊价值的是　　　　　　　　　(　　)

A. 血常规检查

B. 红细胞沉降率检查

C. 粪便检查

D. 腹部 X 线钡剂检查

E. 腹腔镜检查 + 腹膜活检

14. 渗出型结核性腹膜炎临床上的主要特点是　　　　　　　(　　)

A. 发热、盗汗　　　B. 腹痛

C. 苍白、无力　　　D. 腹部肿块

E. 腹腔积液

15. 下列关于结核性腹膜炎腹腔积液特征的叙述,错误的是　　　(　　)

A. 腹腔积液多为草黄色

B. 比重一般超过 1.018

C. 蛋白含量在 30g/L 以上

D. 白细胞计数在 5×10^9/L 以上

E. 腹腔积液浓缩直接涂片查结核分枝杆菌阳性率在 50% 以上

16. 下列关于结核性腹膜炎好发人群的叙述,正确的是

A. 儿童多见

B. 男性多于女性

C. 老年多见

D. 婴儿多见

E. 女性多于男性

17. 下列关于结核性腹膜炎病理分型的叙述,错误的是　　　　　(　　)

A. 闭塞型　　　　B. 粘连型

C. 干酪型　　　　D. 混合型

E. 渗出型

18. 结核分枝杆菌侵入肠道的主要途径是　　　　　　　　　(　　)

A. 与开放性肺结核患者密切接触

B. 慢性血行感染

C. 腹腔内结核病灶直接蔓延

D. 饮用污染了牛型结核分枝杆菌的牛奶

E. 开放性肺结核患者,经常吞下含结核分枝杆菌的痰液

【B 型题】

(19 ~ 20 题共用备选答案)

A. 十二指肠球部溃疡

B. 肠结核

C. Crohn 病

D. 溃疡性结肠炎

E. 结肠癌

19. X线钡灌肠示肠袋消失,肠管缩短,呈铅管状,提示 （　　）
20. X线钡餐检查钡影呈跳跃征象者,提示 （　　）

【X/型/题】

21. 支持结核性腹膜炎诊断的有 （　　）
   A. 青壮年患者,有肾结核
   B. 腹胀、腹痛伴低热2周,腹部触诊柔韧感,有压痛,移动性浊音(+)
   C. 腹腔积液为渗出液,淋巴细胞占有核细胞总数的80%,细菌培养阴性,癌细胞(-)
   D. X线胃肠钡餐检查发现肠粘连等征象
   E. 结核菌素试验呈强阳性反应
22. 肠结核腹痛的特点是 （　　）
   A. 多为隐痛或钝痛
   B. 多位于上腹或脐周
   C. 进餐后疼痛明显,有便意
   D. 排便后腹痛有不同程度缓解
   E. 有时可出现腹绞痛
23. 肠结核腹泻的特点是 （　　）
   A. 常每天排便10余次
   B. 不伴里急后重
   C. 以水样便为主
   D. 便血少
   E. 一般不含黏液或脓血

二、名词解释
肠结核

三、填空题
1. 腹泻多见于_____型肠结核患者,便秘则多见于_____型肠结核患者。
2. 结核性腹膜炎以_____型和_____型多见。

四、简答题
1. 简述结核性腹膜炎的诊断依据。
2. 简述肠结核与克罗恩病的鉴别诊断。

五、病例分析题
患者,女,26岁。主诉:腹胀1月余,加重2周。患者1个月前无明显诱因出现腹胀,以下腹部明显,伴轻度腹痛不适,自感乏力,以午后明显,伴颜面及手足烧灼感,夜间出汗较多,无四肢关节疼痛及皮疹,无胸闷、心慌及气短;食欲缺乏,无恶心、呕吐及厌油腻。在当地医院给予口服中药治疗1周,症状无明显改善,且间断出现发热,体温在37.0~38.0℃之间波动,多发生在午后,无寒战及高热,也无咳嗽、咳痰。2周前腹胀明显加重,B超检查提示腹腔包裹性积液,肝、胆、脾、胰正常。自发病以来,精神欠佳,睡眠可,二便正常,体重减轻约3kg。既往体健。体格检查:T 37.6℃,P 96次/分,R 20次/分,BP 100/70mmHg。睑结膜轻度苍白,右下肺呼吸音稍低,未闻及干、湿性啰音;心率96次/分,律齐;腹膨隆,未见腹壁静脉曲张,腹部触诊有柔韧感,左下腹部有压痛,无反跳痛,未触及包块,肝、脾肋下未触及,腹水征(+),肠鸣音正常;双下肢无水肿。心电图:窦性心律。实验室检查:血WBC 8.0×10^9/L,N 0.63,L 0.37,Hb 100g/L,红细胞沉降率40mm/h;尿常规正常;粪便常规正常;PPD试验(++);乙肝五项及丙肝抗体均(-);自身抗体系列(-);腹腔积液为草黄色混浊液体,蛋白定性试验(+),WBC 360×10^9/L,N 0.84,L 0.16;抗酸染色阴性,抗结核抗体阴性,未找到肿瘤细胞和狼疮细胞;肿瘤标志物CA125 265mg/L;肝功能、凝血功能、血脂、血糖均正常。胸部X线:右侧胸膜肥厚并少量积液。腹部B超:肝、胆、脾、胰无异常发现,肝血流正常,无血管畸形。子宫及双侧附件无异常发现。腹腔积液中量,为包裹性积液,有分隔及纤维条索。
问题:
1. 患者最可能的诊断是什么?
2. 诊断依据是什么?
3. 需与哪些疾病相鉴别?
4. 治疗原则是什么?

【参/考/答/案】

一、选择题

【A 型题】

1. A	2. C	3. D	4. B	5. D
6. E	7. A	8. D	9. E	10. A
11. A	12. D	13. E	14. E	15. E
16. E	17. A	18. E		

【B 型题】

19. D　20. B

【X 型题】

21. ABCDE　22. ACDE　23. BDE

3. D【解析】结核性腹膜炎治疗的关键是尽早抗结核化学药物治疗,合理足够疗程。

4. B【解析】肠结核的并发症多见于晚期患者,以肠梗阻多见。

5. D【解析】早期肠结核诊断常有困难时,我们可进行诊断性治疗。

6. E【解析】腹腔镜检查在腹膜有广泛粘连者属于禁忌证。

8. D【解析】结核性腹膜炎腹腔积液为草黄色渗出液,少数为淡血性,偶见乳糜性,腹腔积液结核分枝杆菌的培养阳性率很低,如有大量腹腔积液,需适当放液。

9. E【解析】对结核性腹膜炎腹腔积液较多,诊断有困难者可考虑行腹腔镜检查,有确诊价值。

11. A【解析】腹腔积液细胞学检查是排除癌性腹腔积液,建议做常规检查。

12. D【解析】抗结核药物异烟肼最常见的副反应是肝功能损害。

13. E【解析】对结核性腹膜炎有确诊价值是腹腔镜检查下的腹膜活检。

18. E【解析】肠结核主要由人型结核分枝杆菌引起。结核分枝杆菌侵入肠道的主要途径是经口感染。患者多有开放性肺结核或喉结核,因经常吞下含有结核分枝杆菌的痰液而引起发病。

21. ABCDE【解析】结核性腹膜炎的诊断依据是:青壮年患者,有结核病史,伴有其他器官结核病证据;发热原因不明2周以上,伴有腹痛、腹胀、腹腔积液或腹部包块、腹部压痛或(和)腹壁柔韧感;腹腔积液为渗出液,以淋巴细胞为主,一般细菌培养阴性,腹腔积液细胞学检查未找到癌细胞;X线胃肠钡餐检查发现肠粘连等征象;结核菌素试验呈强阳性。

22. ACDE【解析】肠结核腹痛的特点:常有右下腹或脐周疼痛,多为隐痛或钝痛,进餐后诱发腹痛,排便后缓解,并发肠梗阻时常位于右下腹或脐周,呈绞痛。

23. BDE【解析】肠结核腹泻的特点:一般每日2~4次,重者可达10余次,不伴有里急后重,呈糊状,一般不含黏液或脓血,便血少见。有时会出现便秘与腹泻交替。

二、名词解释

肠结核:是由结核分枝杆菌侵犯肠道引起的慢性特异性感染。常继发于肺结核,多发生于中青年,女性多于男性。

三、填空题

1. 溃疡　增生
2. 渗出型　粘连型

四、简答题

1. 简述结核性腹膜炎的诊断依据。

答 (1)中青年多发,有结核病史,伴有其他器官结核病证据。
(2)长期发热,原因不明,伴有腹胀、腹痛、腹泻、腹腔积液、腹壁柔韧感或腹部肿块。
(3)腹腔穿刺:腹腔积液呈渗出液,一般细菌培养阴性。
(4)X线钡餐检查:有肠粘连征象。
(5)结核菌素试验:呈强阳性。
典型病例可作出临床诊断,抗结核治疗2~4周后有效。

2. 简述肠结核与克罗恩病的鉴别诊断。

答　Crohn 病酷似肠结核，必须仔细鉴别。

	肠结核	克罗恩病
肠外结核	多见	一般无
病程	缓解与复发倾向不明显	缓解与复发倾向较明显
瘘管、腹腔脓肿、肛周病变	少见	可见
病变节段性分布	常无	有
溃疡形状	常呈横行、浅表而不规则状	多呈纵行、裂隙状
活检	抗酸杆菌染色阳性有助诊断；见干酪性肉芽肿可确诊	抗酸杆菌染色阴性；无干酪性肉芽肿
结核菌素试验	强阳性	阴性或阳性
抗结核治疗	症状明显改善，内镜所见改善或好转	症状多无明显改善，内镜所见无改善

五、病例分析题

1. 患者最可能的诊断是什么？

答　结核性腹膜炎。

2. 诊断依据是什么？

答　(1)青年女性，不明原因的低热，伴有夜间盗汗、乏力及消瘦，抗生素治疗效果不明显。

(2)结膜轻度苍白，右下肺呼吸音稍低；腹部膨隆，腹部触诊有柔韧感，左下腹部压痛(＋)，腹水征(＋)。

(3)血 Hb 100g/L，红细胞沉降率40mm/h，PPD 试验(＋＋)，肿瘤标志物 CA125 265mg/L。

(4)腹腔积液为草黄色混浊液体，蛋白定性试验阳性，WBC 360×10^9/L，N 0.84，L 0.16。

(5)右侧胸膜肥厚并少量积液。

(6)腹部 B 超提示肝、胆、脾、胰无异常发现，肝血流正常，无血管畸形；子宫及双侧附件无异常发现；腹腔积液中量，为包裹性积液，有分隔及纤维条索。

3. 需与哪些疾病相鉴别？

答　(1)肝硬化腹腔积液：多为漏出液，且伴失代偿期肝硬化典型表现。

(2)结缔组织病：尽管该患者为年轻女性，有发热、贫血、腹腔积液，但无面部蝶形红斑及皮疹，无四肢关节疼痛，无胸闷、心慌及气短，自身抗体系列(－)，腹腔积液未找到狼疮细胞，可排除。

(3)癌性腹腔积液：尽管该患者有腹胀并逐渐加重，且 CA125 增高，有肿瘤(特别是妇科肿瘤)腹腔转移可能，但一般情况好，腹腔积液未找到癌细胞，B 超示肝、胆、胰、脾及子宫附件均正常，可排除。

(4)缩窄性心包炎：该患者无胸闷不适等症状，腹腔积液为渗出液，查体心界不大，心音正常，心律整齐，B 超示肝、胆、胰、脾无异常，可排除。

4. 治疗原则是什么？

答　(1)抗结核治疗：坚持早期、联合、适量、规律及全程的原则。

(2)放腹腔积液并腹腔内给药。

(3)对症治疗。

(4)并发症治疗：对内科治疗无效的急性完全性肠梗阻、肠穿孔、化脓性腹膜炎者行手术治疗，但广泛粘连、干酪型及广泛腹腔活动性结核者为手术禁忌。

(叶玉兰)

第8章　炎症性肠病

【学/习/要/点】

一、掌握

克罗恩病（Crohn 病，CD）、溃疡性结肠炎（UC）的定义、临床表现及鉴别要点。

二、熟悉

克罗恩病、溃疡性结肠炎的病因、诊断及治疗原则。

【应/试/考/题】

一、选择题

【A/型/题】

1. 溃疡性结肠炎腹痛的规律是　（　）
   - A. 腹痛—进食—缓解
   - B. 进食—腹痛加剧
   - C. 腹痛—便意—便后缓解
   - D. 进食—腹痛—便后缓解
   - E. 腹痛—便意—便后加剧

2. 克罗恩病最常见的并发症是　（　）
   - A. 肠梗阻　　B. 肠穿孔
   - C. 结肠癌变　　D. 腹腔脓肿
   - E. 吸收不良综合征

3. 患者，女，55 岁。腹痛、腹泻、消瘦 2 个月，大便呈糊状，每天 3 ~ 4 次，无发热、午后潮热。腹部 B 超及 CT 均提示中量腹腔积液，肝、胆、胰、脾及双肾正常。胃镜及肠镜均无异常发现。腹腔积液检查为渗出性，以淋巴细胞为主，普通细菌培养阴性，未找到肿瘤细胞。为明确诊断，该患者进一步的检查是（　）
   - A. MRI 检查　　B. 粪便细菌培养
   - C. PPD 试验　　D. 结肠镜检查
   - E. X 线钡餐检查

4. 对溃疡性结肠炎最有价值的诊断方法是　（　）
   - A. 临床表现
   - B. 粪便常规、培养、孵化检查
   - C. X 线钡剂灌肠
   - D. 纤维结肠镜检查
   - E. 血清免疫球蛋白检查

5. 下列不属于溃疡性结肠炎病理表现的是　（　）
   - A. 节段性全壁炎
   - B. 病变主要在黏膜层
   - C. 浅表小溃疡
   - D. 隐窝脓肿
   - E. 杯状细胞减少

6. 溃疡性结肠炎最严重的并发症是（　）
   - A. 结肠假息肉形成
   - B. 结肠狭窄
   - C. 慢性活动性肝炎
   - D. 中毒性巨结肠
   - E. 肛门直肠周围脓肿

7. 在溃疡性结肠炎引起急性结肠扩张的诱因中，无关的是　（　）
   - A. 低血糖
   - B. 低血钾

C. 应用吗啡等药物

D. 钡剂灌肠

E. 应用抗胆碱能药物

8. 下列关于溃疡性结肠炎的叙述, 错误的是　　　　　　　　　（　　）

A. 本病常见于 20～40 岁

B. 病变以直肠及乙状结肠最多见

C. 病变常深达肌层

D. 随病程延长, 结肠癌发病率增加

E. 可并有关节炎、结节性红斑

9. 溃疡性结肠炎的病变多位于　（　　）

A. 回肠末段及升结肠

B. 直肠及乙状结肠

C. 全结肠

D. 升结肠

E. 降结肠

10. 溃疡性结肠炎时, 不宜使用的糖皮质激素是　　　　　　　（　　）

A. 暴发型病型

B. 磺胺类药物治疗无效

C. 病情较重、病变范围较广

D. 并发结肠周围脓肿或瘘管形成

E. 急性发作期

11. 患者, 男, 25 岁。右下腹痛、腹泻 3 个月, 糊样便, 无黏液及脓血。查体可及右下腹肿物。X 线示回肠末端和近端结肠铺路石样改变, 纵行溃疡。最可能的诊断是　　　　　　　（　　）

A. Crohn 病　　　B. 溃疡性结肠炎

C. 肠结核　　　　D. 肠穿孔

E. 中毒性巨结肠

12. 患者, 女, 30 岁。有 Crohn 病病史 5 年。近日突然出现剧烈腹痛, 伴恶心、呕吐胃内容物, 发热, 3 天未排大便。其原因可能是　　　　　　　（　　）

A. Crohn 病复发　B. 并发肠梗阻

C. 并发癌变　　　D. 瘘管形成

E. 急性阑尾炎

13. 患者, 男, 48 岁。有溃疡性结肠炎病史 16 年, 伴多发性息肉。近 2 个月腹痛、腹泻加重, 6～8 次/日, 稀烂, 伴有黏液、脓血, 食欲缺乏, 体重减轻约 2.5kg。查体: 腹平软, 左下腹压痛, 无反跳痛,

左下腹未及明显包块。最可能的诊断是　　　　　　　　　（　　）

A. 溃疡性结肠炎活动期

B. 细菌性痢疾

C. Crohn 病

D. 结肠息肉癌变

E. 肠易激综合征

14. 标志溃疡性结肠炎活动期最重要的临床表现是　　　　　　　（　　）

A. 腹泻　　　　　B. 腹痛

C. 腹胀　　　　　D. 呕吐

E. 黏液脓血便

15. Crohn 病是　　　　　　　（　　）

A. 病因未明的胃肠道慢性炎性肉芽肿性疾病

B. 病因未明的胃肠道慢性炎症性疾病

C. 病因未明的末段回肠慢性炎症性疾病

D. 病因未明的末段回肠和邻近结肠慢性炎症疾病

E. 末段回肠和结肠慢性炎症性疾病

16. Crohn 病痉挛性腹痛最常见的部位是　　　　　　　　　　（　　）

A. 左下腹　　　　B. 左上腹

C. 右下腹或脐周　D. 右上腹或脐周

E. 下腹或脐周

17. 如果 Crohn 病患者出现持续性腹痛和明显腹部压痛, 不应首先考虑　（　　）

A. 炎症加重有窦道

B. 回肠末端肠穿孔

C. 炎症波及腹膜或腹腔内脓肿形成

D. 不完全性肠梗阻

E. 肠痉挛

18. 轻、中度溃疡性结肠炎治疗的首选是　　　　　　　　　　　（　　）

A. 肾上腺皮质激素

B. 水杨酸柳氮磺胺吡啶

C. 免疫抑制剂

D. 抗生素

E. 双歧杆菌制剂

19. 对急性暴发型溃疡性结肠炎患者, 经治医师首先应做的是　　　　（　　）

A. 仔细地做钡剂灌肠检查

B. 立刻做粪便细菌检查

C. 立刻做结肠镜检查

D. 经静脉给予肾上腺皮质激素

E. 在 24 小时内作肠系膜动脉造影

20. 下列不属于重度溃疡性结肠炎诊断标准的是　　　　（　　）

A. 腹泻 >6 次／日

B. 脉率 >90 次／分

C. 血红蛋白 <75g/L

D. 红细胞沉降率 >30mm/h

E. 血清球蛋白 <30g/L

【B/型/题】

（21 ~ 22 题共用备选答案）

A. Crohn 病

B. 轻度溃疡性结肠炎

C. 中度溃疡性结肠炎

D. 重度溃疡性结肠炎

E. 溃疡性结肠炎癌变

21. 腹泻每日 6 次以上，体重短期内明显下降，有明显黏液脓血便，提示　（　　）

22. 腹泻，腹痛，糊状便伴里急后重，脐周似有包块，提示　　　　（　　）

（23 ~ 24 题共用备选答案）

A. 腹腔脓肿　　　　B. 腹泻

C. 瘘管形成　　　　D. 杵状指（趾）

E. 腹痛

23. 属于 Crohn 病肠外表现的是　（　　）

24. 属于 Crohn 病并发症的是　　（　　）

【X/型/题】

25. 炎症性肠病的病因包括　　（　　）

A. 环境因素

B. 遗传因素

C. 结核分枝杆菌感染

D. 免疫因素

E. 麻疹病毒感染

26. 溃疡性结肠炎腹泻的特点包括（　　）

A. 重者每天排便 10 余次

B. 不伴里急后重

C. 以水样便为主

D. 黏液脓血便

E. 重者呈血水样便

27. 下列属于炎症性肠病肠外表现的是　　　　　　　　　　（　　）

A. 外周关节炎　　B. 虹膜睫状体炎

C. 口腔黏膜病变　D. 结节性红斑

E. 肛瘘

二、填空题

1. 炎症性肠病包括 _____ 和 _____。

2. 炎症性肠病目前认为是多因素所致，主要包括 _____、_____、_____ 和 _____。

3. 溃疡性结肠炎活动期最重要的临床表现是 _____。

4. 克罗恩病最常见的症状是 _____，最常见的并发症是 _____。

三、名词解释

1. 溃疡性结肠炎

2. 克罗恩病

四、简答题

1. 简述溃疡性结肠炎与结肠克罗恩病的鉴别要点。

2. 简述 UC 的常见并发症。

五、病例分析题

患者，女，26 岁。反复排黏液血便、腹痛 6 年，加重 1 个月。每天排便 8 ~ 10 次不等，为鲜红色血便，便后腹痛可部分缓解，无里急后重感，无发热。食欲较好；体重下降 1kg。查体：T 37.2℃，心、肺无异常，全腹软，左侧腹部有轻度压痛，无反跳痛，肝、脾不大，肠鸣音 8 ~ 10 次／分。

问题：

1. 该患者的诊断应首先考虑为什么病？

2. 需与哪些疾病鉴别？请举出疾病名称。

3. 需作何种检查？其中有确诊意义的是什么？

4. 治疗应首选什么药物？

【参 | 考 | 答 | 案】

一、选择题

【A 型题】

1. C	2. A	3. C	4. D	5. A
6. D	7. A	8. C	9. B	10. D
11. A	12. B	13. D	14. E	15. A
16. C	17. E	18. B	19. D	20. E

【B 型题】

21. D	22. A	23. D	24. A

【X 型题】

25. ABD	26. ADE	27. ABCD

1. C【解析】溃疡性结肠炎腹痛特点：疼痛—便意—便后缓解，常有里急后重。

2. A【解析】克罗恩病最常见的并发症是肠梗阻，其次是腹腔脓肿。

3. C【解析】据该患者症状及检查，考虑结核性腹膜炎可能，故行 PPD 试验。

4. D【解析】诊断和鉴别 UC 最有价值的检查是结肠镜检查。

5. A【解析】节段性肠壁全层炎症为克罗恩病的病理表现。

6. D【解析】溃疡性结肠炎最严重的并发症是中毒性巨结肠，一般以横结肠最严重，本病预后差，易引起肠穿孔。

7. A【解析】中毒性巨结肠的诱因包括低血钾、钡剂灌肠、应用吗啡等阿片类药物、应用抗胆碱能药物等。

8. C【解析】溃疡性结肠炎的病理表现为连续性弥漫性病变，一般局限于黏膜及黏膜下层，很少深入肌层。

10. D【解析】炎症性肠病合并结肠周围脓肿或瘘管形成时不宜使用糖皮质激素，激素会导致感染的进一步扩散。

11. A【解析】X 线示回肠末端和近端结肠铺路石样改变，纵行溃疡，考虑克罗恩病。

12. B【解析】腹痛、呕吐、停止排便，考虑肠梗阻可能。

16. C【解析】克罗恩病腹痛的特点是以右下腹或脐周为主，进餐后加重，排便或排气后缓解。

17. E【解析】肠痉挛不会出现持续性腹痛。

19. D【解析】急性暴发型溃疡性结肠炎患者首选糖皮质激素，它是控制疾病活动最有效的药物，适用于 IBD 活动期，重症患者可予大剂量静脉滴注。

20. E【解析】溃疡性结肠炎根据病情程度分为轻、中、重度。轻度：大便每天 4 次以下，便血轻或无，无发热、脉速，无贫血，红细胞沉降率正常。重度：腹泻每天 6 次以上，有明显黏液血便，体重短期内明显下降，伴发热，脉速，红细胞沉降率加快，血红蛋白下降。中度：介于轻度与重度之间。

23. D【解析】克罗恩病的肠外表现有杵状指、关节炎、结节性红斑、口腔黏膜溃疡、硬化性胆管炎、慢性活动性肝炎、虹膜睫状体炎等。

24. A【解析】克罗恩病的并发症包括肠梗阻、腹腔脓肿、胆石症等。

27. ABCD【解析】肛瘘是克罗恩病的消化系统表现，非肠外表现。

二、填空题

1. 溃疡性结肠炎　克罗恩病
2. 免疫因素　遗传因素　环境因素　肠道微生态
3. 黏液脓血便
4. 腹痛　肠梗阻

三、名词解释

1. 溃疡性结肠炎：是一种病因不明的直肠和结肠慢性非特异性炎症性疾病。病变主要位于大肠的黏膜与黏膜下层。主要症状有腹泻、黏液脓血便和腹痛，病程漫长，病情轻重不一，常反复发作。

2. 克罗恩病：是一种病因未明的胃肠道慢性炎性肉芽肿性疾病。病变多见于末段回肠和邻近结肠，呈节段性或跳跃式分布。临床表现以腹痛、腹泻、腹部包块、瘘管形成和肛门直肠周围病变为特点。

四、简答题

1. 简述溃疡性结肠炎与结肠克罗恩病的鉴别要点。

答　见下表。

溃疡性结肠炎与结肠克罗恩病的鉴别要点

	溃疡性结肠炎	结肠克罗恩病
症状	脓血便多见	脓血便少见
病变分布	连续性	节段性或跳跃性
直肠受累	多见	少见
末段回肠受累	罕见	多见
肠腔狭窄	少见,中心性	多见,偏心性
瘘管形成	罕见	多见
内镜表现	溃疡浅,黏膜弥漫性充血水肿,颗粒状,脆性增加	纵行溃疡,周围黏膜呈鹅卵石样
活检特征	固有膜全层弥漫性炎症,隐窝脓肿,杯状细胞减少	裂隙状溃疡、非干酪性肉芽肿、黏膜下层淋巴细胞聚集

2. 简述 UC 的常见并发症。

答　(1)中毒性巨结肠。多发生于暴发型或重症 UC 患者。可见病情急剧恶化,毒血症明显,有脱水与电解质平衡紊乱,鼓肠、腹部压痛,肠鸣音消失;血白细胞计数升高;腹部 X 线平片见结肠扩张,结肠袋形消失;易引发肠穿孔。

(2)直肠结肠癌变。多见于广泛性结肠炎、幼年起病、病程漫长者。

(3)可见肠道大出血、肠穿孔,肠梗阻少见。

五、病例分析题

1. 该患者的诊断应首先考虑为什么病?

答　首先考虑溃疡性结肠炎。

2. 需与哪些疾病鉴别? 请举出疾病名称。

答　需与 Crohn 病、感染性肠炎、阿米巴肠炎、血吸虫病、大肠癌、肠易激综合征等鉴别。

3. 需作何种检查? 其中有确诊意义的是什么?

答　需要做粪便培养等检查,其中结肠镜检查可确诊。

4. 治疗应首选什么药物?

答　首选糖皮质激素。

（叶玉兰）

第9章　结直肠癌

【学/习/要/点】

一、掌握

结直肠癌(即大肠癌)的临床表现、诊断及治疗原则。

二、熟悉

结直肠癌的病理。

【应/试/考/题】

一、选择题

【A/型/题】

1. 结直肠癌最早的临床表现是　　　　(　　)
   A. 持续性腹胀,腹痛
   B. 贫血、体重减轻
   C. 粪便带黏液脓血
   D. 腹部扪及包块
   E. 以上均不是

2. 门诊对便血伴腹泻或便秘的患者,首先应做的检查是　　　　(　　)
   A. 直肠镜检
   B. 纤维结肠镜检查
   C. 直肠指诊
   D. X线钡剂灌肠检查
   E. X线钡餐检查

3. 下列属于结直肠癌高危疾病的是　(　　)
   A. 大肠息肉
   B. 细菌性痢疾
   C. 大肠结核
   D. 阿米巴痢疾
   E. 肠易激综合征

4. 下列关于早期结直肠癌病理组织学的叙述,正确的是　　　　(　　)
   A. 肿瘤已侵及黏膜固有层
   B. 肿瘤已侵及浆膜层
   C. 肿瘤已侵及固有肌层伴淋巴结转移
   D. 肿瘤局限于黏膜下层
   E. 肿瘤局限于黏膜层,无淋巴结转移

5. 下列关于进展期结直肠癌病理组织学的叙述,正确的是　　　　(　　)
   A. 肿瘤局限于黏膜层,无淋巴结转移
   B. 肿瘤局限于黏膜下层,无淋巴结转移
   C. 肿瘤侵入固有肌层
   D. 肿瘤未达固有肌层
   E. 肿瘤局限于黏膜层及黏膜下层

6. 患者,男,72岁。反复腹泻2个月,大便每天3~4次,为稀烂便,有少许黏液,偶有血便,无明显里急后重,体重减轻不明显。该病例最可能的诊断是　(　　)
   A. 溃疡性结肠炎
   B. Crohn病
   C. 结直肠癌
   D. 肠结核
   E. 慢性细菌性痢疾

【B/型/题】

(7～8题共用备选答案)

A. 腹痛,腹泻,排便后腹痛缓解
B. 腹痛,腹泻,便中有脓血
C. 腹痛,腹胀,脓血便
D. 腹泻,发热,伴里急后重
E. 腹泻,粪便隐血阳性

7. 肠易激综合征可见　　　　(　　)
8. 结肠癌可见　　　　　　　(　　)

(9～10题共用备选答案)

A. 癌肿穿透浆膜
B. 癌肿限于黏膜及黏膜下层
C. 癌肿限于肠壁
D. 癌肿有局部淋巴结转移
E. 癌肿有远处转移

9. 结直肠癌 Dukes 分期 A 期应是　(　　)
10. 结直肠癌 Dukes 分期 C 期应是(　　)

【X/型/题】

11. 患者,男,42 岁。因长期便秘来诊(排粪 1 次/日),症状自成年后一直存在。家族史:父亲于 57 岁时诊断为结直肠腺瘤;堂兄于 54 岁时死于结直肠癌;其他亲属患结直肠息肉、结直肠癌或其他恶性疾病。按目前关于结直肠癌的筛查标准,下列检查中暂不必要进行的是　　　　　　　　　　(　　)

A. 粪便隐血试验
B. 可曲式乙状结肠镜
C. 粪便隐血试验和乙状结肠镜
D. 气钡双重对比造影
E. 结肠镜检查

12. 下列属于结肠癌癌前病变的是(　　)

A. 炎性息肉　　　　B. 增生性息肉
C. 管状腺瘤　　　　D. 绒毛状腺瘤
E. 错构瘤性息肉

二、填空题

1. 结直肠癌最早的临床表现一般为＿＿＿＿＿＿＿＿＿＿。

2. 结直肠癌的转移途径一般为＿＿＿＿＿、＿＿＿＿＿、＿＿＿＿＿、＿＿＿＿＿。

三、病例分析题

患者,女,49 岁。大便次数增加、带血 3 个月。3 个月前无明显诱因,排便次数增多,3～6 次/日,不成形,间断带暗红色血迹。有中、下腹痛,无明显腹胀及恶心、呕吐。无发热,进食可。近来明显乏力,体重下降约 4kg。为进一步诊治收入院。既往体健,家族中无类似疾病患者。查体:T 37.2℃,P 78 次/分,R 18 次/分,BP 120/80mmHg,一般状况稍差,皮肤无黄染,结膜苍白,浅表淋巴结未触及肿大。心、肺无明确病变。腹平坦,未见胃肠型及蠕动波,腹软,无压痛,无肌紧张,肝、脾肋下未触及。右下腹似可触及约 4cm×8cm 质韧包块,可推动,边界不清,移动性浊音(－),肠鸣音大致正常,直肠指诊未及异常。辅助检查:粪便隐血(＋);WBC $4.6×10^9$/L,Hb 86g/L,入院后查血 CEA 42ng/ml。

问题:
1. 初步诊断及诊断依据。
2. 需与哪些疾病相鉴别?
3. 下一步检查考虑什么?
4. 治疗原则是什么?

【参/考/答/案】

一、选择题

【A 型题】

1. E　　2. C　　3. A　　4. E　　5. C
6. C

【B 型题】

7. A　　8. E　　9. C　　10. D

【X型题】

11. BD　　　　12. CD

1. E【解析】结直肠癌最早的临床表现是排便习惯或粪便性状的改变。

2. C【解析】门诊对便血伴腹泻或便秘的患者,首选是直肠指诊,但诊断价值最高的检查是结肠镜检查。

3. A【解析】结直肠癌的高危疾病包括大肠息肉(腺瘤性息肉)、炎症性肠病。

4. E【解析】早期结直肠癌病理组织学是肿瘤局限于黏膜层及黏膜下层,未超过肌层,并且无淋巴结转移。

7. A【解析】肠易激综合征为功能性肠道疾病。临床表现:腹痛,下腹部和左下腹部多见,排便或排气后好转;腹泻,每日3~5次,多为稀糊状或稀水样;便秘,粪便干结;排便困难,可附黏液;腹胀、消化不良等。由于肠道无器质性病变,不会出现脓血便、粪便隐血、发热等表现。与排便相关腹痛为最主要表现。

9. C【解析】Dukes分期:A期为癌肿局限于肠壁;B期为癌细胞穿透浆膜;C期为有局部淋巴结转移;D期为有远处转移。

12. CD【解析】结肠癌的癌前病变有:家族性息肉病、绒毛状腺瘤、结肠血吸虫病肉芽肿、溃疡性结肠炎、结肠腺瘤、管状腺瘤。

二、填空题

1. 排便习惯或粪便性状改变

2. 直接浸润　淋巴转移　血行转移　腹腔种植

三、病例分析题

1. 初步诊断及诊断依据。

答　初步诊断:结直肠癌。

诊断依据:①排便习惯改变,便次增加;②暗红色血便,粪便隐血(+);③右下腹肿块;④伴消瘦、乏力。

2. 需与哪些疾病相鉴别?

答　肠阿米巴病、肠结核、血吸虫病、阑尾病变、克罗恩病等。

3. 下一步检查考虑什么。

答　钡剂灌肠造影、结肠镜检查、腹部B超。

4. 治疗原则是什么?

答　病理证实后行根治性手术、辅助化疗。

(叶玉兰)

第10章　功能性胃肠病

【学/习/要/点】

一、掌握

功能性胃肠病的诊断、鉴别诊断及治疗。

二、熟悉

功能性胃肠病的概念、病因、发病机制及临床表现。

【应/试/考/题】

一、选择题

【A/型/题】

1. 下列关于功能性消化不良临床表现的叙述,错误的是　　　　　（　　）
   A. 中上腹痛为常见症状
   B. 常与进食有关
   C. 可见餐后饱胀、早饱感
   D. 可见餐后腹痛
   E. 多不伴失眠、焦虑等精神表现

2. 肠易激综合征(IBS)最主要的症状是　　　　　　　　　（　　）
   A. 腹泻　　　　　B. 便秘
   C. 消化不良　　　D. 腹痛
   E. 排便不尽感

【X/型/题】

3. 下列关于肠易激综合征临床体征的叙述,正确的是　　　　（　　）
   A. 一般无明显体征
   B. 直肠指检可感肛门痉挛、张力较高
   C. 可在相应部位有轻压痛
   D. 部分患者可及腹部包块
   E. 可触及腊肠样肠管

4. 诊断肠易激综合征应具备　　　（　　）
   A. 腹痛或腹部不适
   B. 排便习惯改变
   C. 排除器质性疾病
   D. 中青年患者
   E. 胃肠胀气

二、名词解释
功能性消化不良

三、填空题
1. 功能性胃肠病以_____、_____多见。
2. 肠易激综合征可分为_____、_____、_____ 3 型。

四、简答题
简述功能性消化不良的诊断标准。

五、论述题
试述功能性胃肠病的概念及其主要临床表现。

【参/考/答/案】

一、选择题

【A型题】

1. E　　2. D

【X型题】

3. ABCE　　4. ABC

1. E【解析】功能性消化不良是多种因素综合作用结果,其中主要因素有:遗传因素、胃肠运动障碍、胃酸分泌异常、内脏感觉过敏、胃底对食物的容受性舒张功能下降等。

2. D【解析】肠易激综合征(IBS)最主要的临床表现是腹痛、排便习惯和粪便性状的改变。

4. ABC【解析】肠易激综合征患者以中青年人为主,并非其诊断具备条件。

二、名词解释

功能性消化不良:是指由胃和十二指肠功能紊乱引起的餐后饱胀感、早饱、中上腹痛及中上腹烧灼感等症状,而无器质性疾病的一组临床综合征。功能性消化不良是临床上最常见的种功能性胃肠病。

三、填空题

1. 功能性消化不良　肠易激综合征
2. 腹泻型　便秘型　腹泻便秘交替型

四、简答题

简述功能性消化不良的诊断标准。

答　根据罗马Ⅳ标准,符合以下标准可诊断为功能性消化不良。①存在以下1项或多项:餐后饱胀不适、早饱、中上腹烧灼感症状;②呈持续或反复发作的慢性过程(症状出现≥6个月,近3个月症状符合以上诊断标准);③排除可解释症状的器质性疾病(包括胃镜检查)。

五、论述题

试述功能性胃肠病的概念及其主要临床表现。

答　功能性胃肠病又称胃肠道功能紊乱,是一组胃肠综合征的总称,多伴有精神因素多背景,以胃肠运动紊乱症状为主,而在病理解剖方面无器质性病变的胃肠综合征。

主要临床表现:

(1)功能性消化不良,中上腹痛、腹胀、早饱、嗳气、食欲缺乏等。

(2)肠易激综合征,包括腹痛、腹泻、便秘及其他消化道症状,分为腹泻型、便秘型及腹泻便秘交替型。

(3)其他,癔球症、神经性呕吐、神经性嗳气及厌食等。

(徐丽娟　庞　智)

第 11 章　病毒性肝炎

【学/习/要/点】

一、掌握

病毒性肝炎的临床分型、诊断及治疗。

二、熟悉

病毒性肝炎的病因及发病机制。

【应/试/考/题】

一、选择题

【A/型/题】

1. 下列肝炎病毒基因组归类于 DNA 病毒的是　　　　　（　　）
   A. 甲型肝炎　　　　B. 乙型肝炎
   C. 丙型肝炎　　　　D. 丁型肝炎
   E. 戊型肝炎
2. 下列不属于丙型肝炎传播途径的是
   　　　　　　　　　　　　（　　）
   A. 输血或血制品传播
   B. 粪 – 口传播
   C. 注射传播
   D. 母婴传播
   E. 日常生活密切接触传播

【X/型/题】

3. 经血液传播的病毒性肝炎包括　（　　）
   A. 甲型肝炎　　　　B. 乙型肝炎
   C. 丙型肝炎　　　　D. 丁型肝炎
   E. 戊型肝炎
4. 慢性乙型肝炎抗病毒治疗的目的是
   　　　　　　　　　　　　（　　）
   A. 抑制病毒复制直至病毒被清除
   B. 恢复肝功能
   C. 减缓甚至阻止病情进展
   D. 提高患者生存率
   E. 改善患者生活质量

二、填空题

1. 在甲型肝炎和戊型肝炎的病原学诊断中，甲肝应在血清中检出＿＿＿＿＿＿，戊肝应在血清中同时检出＿＿＿＿＿、＿＿＿＿＿。
2. HBeAg(+)的意义表示＿＿＿＿＿。
3. 甲型肝炎主要通过＿＿＿＿＿传播。

三、简答题

简述病毒性肝炎的临床分型。

【参 / 考 / 答 / 案】

一、选择题

【A 型题】

1. B　　2. B

【X 型题】

3. BCD　　　4. ABCDE

1. B【解析】甲型肝炎病毒、丙型肝炎病毒、丁型肝炎病毒、戊型肝炎病毒为 RNA 病毒，而乙型肝炎病毒为分子量较小的 DNA 病毒。

2. B【解析】丙型肝炎病毒主要经血液、性接触、母婴等途径传播。

3. BCD【解析】甲型肝炎、戊型肝炎主要通过粪－口途径传播。

4. ABCDE【解析】慢性乙型肝炎抗病毒治疗的根本目的在于持久抑制乙型肝炎病毒复制，延缓疾病进展，减少甚至避免肝硬化、肝癌及其并发症的发生，让乙型肝炎患者有较好的生活和生存质量。

二、填空题

1. 抗 – HAV IgM　　抗 – HEV IgM
抗 – HEV IgG

2. 病毒复制活跃和有较高的传染性

3. 粪 – 口

三、简答题

简述病毒性肝炎的临床分型。

答（1）急性期：急性黄疸型、急性无黄疸型。

（2）重症肝炎：①急性肝衰竭，起病 2 周内发生肝衰竭；②亚急性肝衰竭，发病 15 天至 26 周内出现肝衰竭症状；③慢加急性肝衰竭，在慢性肝病基础上出现的急性肝衰竭；④慢性肝衰竭，在肝硬化基础上逐渐发生肝衰竭。

（3）慢性期：主要见于部分 HBV、HCV 感染者，可见慢性肝炎、合并肝硬化。

（徐丽娟）

第 12 章　脂肪性肝病

【学/习/要/点】

掌握

脂肪性肝病的诊断、治疗。

【应/试/考/题】

一、选择题

【A/型/题】

1. 下列关于非酒精性脂肪性肝病的叙述，错误的是 （　　）
   A. 已成为我国最常见的肝脏疾病
   B. 可因高能量饮食发病
   C. 胰岛素抵抗是第二次打击
   D. 以大泡性为主的肝细胞脂肪变性为特征
   E. 起病隐匿，发病缓慢

2. 酒精性肝病的治疗方法不包括 （　　）
   A. 戒酒或尽可能减少饮酒量
   B. 运动疗法
   C. 营养支持
   D. 应用多烯磷脂酰胆碱、糖皮质激素等
   E. 肝移植

【X/型/题】

3. 下列关于酒精性肝病的叙述，正确的是 （　　）
   A. 应进高蛋白、高热量、低脂饮食并补充多种维生素
   B. 肝移植是治疗终末期酒精性肝病的唯一方法
   C. 戒酒是治疗酒精性肝病的根本
   D. 是因长期大量饮酒所导致的肝损害
   E. 对重症酒精性肝炎患者，甲泼尼松龙可暂时缓解症状及改善生化指标

4. 酒精性肝病的主要表现为 （　　）
   A. 酒精性肝炎　　　B. 酒精性胃炎
   C. 酒精性脂肪肝　　D. 酒精性肝癌
   E. 酒精性肝硬化

二、名词解释
酒精性肝病

三、填空题

1. 酒精性肝病依据病变肝组织是否伴有炎症反应和纤维化可分为_____、_____、_____、_____。

2. 饮酒后乙醇主要在_____吸收，其中绝大部分在_____内代谢。

3. 酒精性肝炎具有特征性的酶学改变，即 AST 升高比 ALT 升高明显，AST/ALT 常大于_____，但 AST 和 ALT 值很少大于_____。

4. 非酒精性脂肪性肝病病理分型为____、____、____。

四、简答题
简述酒精性肝病的治疗。

【参/考/答/案】

一、选择题

【A型题】

1. C　　2. B

【X型题】

3. ABCDE　　4. ACE

1. C【解析】胰岛素抵抗为第一次打击。
2. B【解析】酒精性肝病的治疗包括患者教育、营养支持、药物治疗、肝移植。
3. ABCDE【解析】酒精性肝病的治疗原则：患者教育、戒酒及营养支持、药物治疗、肝移植。酒精性肝病依据病变肝组织是否伴有炎症反应和纤维化可分为酒精性脂肪肝、酒精性肝炎、酒精性肝硬化、酒精性肝纤维化

二、名词解释

酒精性肝病：是因长期大量饮酒所导致的慢性肝损害。

三、填空题

1. 酒精性脂肪肝　酒精性肝炎　酒精性肝硬化　酒精性肝纤维化

2. 小肠　肝
3. 2　500U/L
4. 单纯性脂肪性肝病　脂肪性肝炎

四、简答题

简述酒精性肝病的治疗。

答 （1）患者教育。戒酒是治疗酒精性肝病患者最重要的措施。

（2）营养支持。酒精性肝病患者需要良好的营养支持，在戒酒的基础上应给予高热量、高蛋白、低脂饮食，并补充多种维生素（如B族维生素、维生素C、维生素K及叶酸）。

（3）药物治疗。如多烯磷脂酰胆碱、美他多辛、糖皮质激素、S-腺苷蛋氨酸、甘草酸制剂等。酒精戒断症状严重者，可考虑应用纳洛酮、苯二氮䓬类镇静剂等。

（4）肝移植。适用于肝移植前戒酒3～6个月，并且无严重的其他脏器酒精性损害的严重患者。

（徐丽娟）

第13章　自身免疫性肝病

【学/习/要/点】

一、掌握

1. 自身免疫性肝炎（AIH）、原发性胆汁性胆管炎（PBC）的诊断及治疗。
2. 原发性硬化性胆管炎、IgG4 相关肝胆疾病的概念、临床表现、诊断及治疗。

二、熟悉

1. 自身免疫性肝病的定义及分型。
2. 自身免疫性肝炎、原发性胆汁性胆管炎的概念及临床表现。

【应/试/考/题】

一、选择题

【A/型/题】

1. 血清线粒体抗体阳性,最常见于 （　　）
   A. 酒精性肝硬化
   B. 原发性胆汁性胆管炎
   C. 血吸虫病性肝硬化
   D. 心源性肝硬化
   E. 原发性肝癌

2. 早期原发性胆汁性胆管炎典型、常见的生化指标异常为 （　　）
   A. 血清碱性磷酸酶升高
   B. 血清清蛋白明显降低
   C. 血清胆红素明显升高,以间接胆红素升高为主
   D. 血氨明显升高
   E. 血清丙氨酸氨基转移酶明显升高

3. 某中年女性患者,皮肤瘙痒3年,巩膜黄染2个月。肝功能检查:ALT 67U/L, AST 98U/L,ALP 456U/L,GGT 359U/L, TBil 56μmol/L,DB 34μmol/L,AMA 阳性,ANA 1:100。B 超示:慢性肝病。该患者首选的治疗方案是 （　　）
   A. 小剂量激素
   B. 免疫抑制剂
   C. 熊去氧胆酸
   D. 激素联合免疫抑制剂
   E. 大剂量激素

4. 原发性胆汁性胆管炎常发生在女性,其发病高峰年龄为 （　　）
   A. 20~40岁　　　B. 30~50岁
   C. 40~60岁　　　D. 50~70岁
   E. 60~80岁

5. 下列肝病中浸润的浆细胞为 IgM 阳性的是 （　　）
   A. 自身免疫性肝炎
   B. 原发性硬化性胆管炎
   C. 原发性胆汁性胆管炎
   D. 自身免疫性胆管炎
   E. 慢性病毒性肝炎

【B/型/题】

（6~8题共用备选答案）
A.慢性病毒性肝炎
B.原发性胆汁性胆管炎
C.自身免疫性肝炎
D.原发性硬化性胆管炎
E.自身免疫性胆管炎

6.与溃疡性结肠炎关系密切的慢性肝
病是　　　　　　　　　（　　）
7.可出现汇管区肉芽肿病变的慢性肝
病是　　　　　　　　　（　　）
8.以阶段性胆管狭窄为特点的慢性肝
病是　　　　　　　　　（　　）

【X/型/题】

9.自身免疫性肝炎组织学检查可见（　　）
A.界面型肝炎
B.淋巴浆细胞浸润
C.肝细胞玫瑰样花环
D.穿透现象
E.小叶中央坏死

10.下列符合IgG4相关肝胆疾病诊断标准
的是　　　　　　　　（　　）
A.单个或多个器官特征性弥漫性/局
灶性器官肿大
B.血清IgG4水平升高
C.组织IgG4阳性浆细胞浸润
D.肝炎病毒DNA阳性
E.主要累及肝胆系统

二、名词解释
1.自身免疫性肝炎
2.原发性胆汁性胆管炎

三、填空题
1.自身免疫性肝病主要包括　　　　　、
　　　　　、　　　　　、　　　　　
和　　　　　。
2.自身免疫性肝炎治疗首选　　　　　，
原发性胆汁性胆管炎治疗首选　　　
　　。
3.IgG4相关肝胆疾病主要包括　　　　
和　　　　　。

【参/考/答/案】

一、选择题

【A型题】

1.B　　2.A　　3.C　　4.C　　5.C

【B型题】

6.D　　7.B　　8.D

【X型题】

9.ABCD　　10.ABCE

1.**B【解析】**血清线粒体抗体（AMA）为免
疫学抗体，在许多自身免疫性疾病呈阳

性表现，在95%以上的原发性胆汁性胆
管炎呈阳性，并且滴度很高，对原发性
胆汁性胆管炎的诊断具有重要意义。

2.**A【解析】**原发性胆汁性胆管炎是一种病
因、发病机制尚不清楚的慢性肝内胆汁
淤积性疾病，好发于中老年女性，40~
60岁。男女之比为1:9，其生化特征为
血清碱性磷酸酶（ALP）和谷氨酰转肽酶
（GGT）升高，免疫学特征为IgM升高和
线粒体抗体（AMA）阳性，病理学特征为
小叶间胆管非化脓性炎症、汇管区炎
症、慢性胆汁淤积、肝纤维化。

3.**C【解析】**血清AMA在95%以上的原发
性胆汁性胆管炎呈阳性，本病首先考虑

为原发性胆汁性胆管炎,其治疗首选熊去氧胆酸。

6. D【解析】原发性硬化性胆管炎以特发性肝内外胆管炎症和纤维化为特征,导致多灶性胆管狭窄,临床以慢性胆汁淤积病变为主要表现,多以中年男性为主,男女之比为2:1,50% ~ 70%的患者伴发溃疡性结肠炎。

10. ABCE【解析】由于部分器官组织活检较难,且纤维化期的组织学表现不典型,因此临床多采用结合临床特点、血清学、影像学、病理学及各器官特征的综合诊断标准。为此,2011年日本研究组U3提出IgG4相关疾病的三项临床综合诊断基本要素:①单个或多个器官特征性弥漫性/局灶性器官肿大;②血清IgG4水平升高;③组织IgG4阳性浆细胞浸润。IgG4相关肝胆疾病主要累及肝胆系统,包括IgG4相关硬化性胆管炎、IgG4相关自身免疫性肝炎。肝炎病毒DNA阳性是病毒性肝炎的表现。

二、名词解释

1. 自身免疫性肝炎:是一种病因未明、以自身免疫反应为基础的慢性进行性肝脏炎症性疾病。其临床特点为不同程度的血清转氨酶升高、γ球蛋白升高、自身抗体阳性,其组织学特征为汇管区大量浆细胞浸润和界面性肝炎。多见于女性,免疫制剂治疗有效。

2. 原发性胆汁性胆管炎:是一种病因尚不清楚的慢性肝内胆汁淤积性疾病。好发于中老年女性,生化特征为血清碱性磷酸酶和谷氨酰转肽酶升高,免疫学特征为IgM升高和线粒体抗体阳性,病理学特征为小叶间胆管非化脓性炎症、汇管区炎症、慢性胆汁淤积、肝纤维化。

三、填空题

1. 自身免疫性肝炎　原发性胆汁性胆管炎　原发性硬化性胆管炎　IgG4相关性肝胆疾病　重叠综合征

2. 免疫抑制剂　熊去氧胆酸

3. IgG4相关硬化性胆管炎　IgG4相关自身免疫性肝炎

(周雨晴　庞　智)

第14章　药物性肝病

【学/习/要/点】

一、掌握

药物性肝病（DILI）的定义、临床表现及治疗。

二、熟悉

药物性肝病的临床分型及诊断。

【应/试/考/题】

一、选择题

【A/型/题】

1. 下列关于 DILI 肝细胞损伤型的叙述，错误的是　　　　　　（　　）
   A. 临床表现类似病毒性肝炎
   B. 血清 ALT≥3ULN
   C. R 值≥5
   D. 常于停药后3个月恢复正常
   E. 组织学特征为肝细胞坏死伴汇管区浸润

2. 下列关于 DILI 混合型的叙述，正确的是　　　　　　　　（　　）
   A. 临床仅可见淤胆损伤表现
   B. 病理仅可见肝细胞表现
   C. ALT≥5ULN
   D. ALP≥2ULN
   E. R 值≥5

3. 治疗 DILI 最重要的治疗原则是（　　）
   A. 预防肝衰竭
   B. 使用保肝药物
   C. 停用导致或可疑致 DILI 的药物
   D. 特效解毒药物
   E. 监测和防治急性肝衰竭

4. 我国对急性药物性肝病的时间界限是肝功能异常持续时间不超过（　　）
   A. 1 周　　　　　　B. 1 个月
   C. 3 个月　　　　　D. 6 个月
   E. 1 年

5. DILI 胆汁瘀积型的主要症状是（　　）
   A. 黄疸和皮肤瘙痒
   B. 黄疸和肝酶升高
   C. 皮肤瘙痒和肝酶升高
   D. 消化道症状和黄疸
   E. 消化道症状和肝酶升高

【X/型/题】

6. 药物性肝病的分型包括　　　　　（　　）
   A. 固有型和特异质型
   B. 急性和慢性
   C. 肝细胞损伤型、胆汁淤积型、混合型
   D. 亚临床肝损伤
   E. 肝血管损伤型

7. 药物性肝病治疗可选用　　　　　（　　）
   A. 还原型谷胱甘肽
   B. 甘草类药物
   C. N－乙酰半胱氨酸

D. 多烯磷脂酰胆碱
E. 糖皮质激素

二、名词解释

药物性肝病

三、填空题

药物性肝病的发生取决于两方面的因素，一方面为_____，另一方面为_____。

【参/考/答/案】

一、选择题

【A 型题】

1. D 　2. D 　3. C 　4. D 　5. A

【X 型题】

6. ABCE 　7. ABCDE

1. **D【解析】**DILI 肝细胞损伤型：临床表现类似病毒性肝炎，血清 ALT 水平显著升高，其诊断标准为 ALT≥3ULN，且 R 值≥5。常于停药后 1~2 个月恢复正常。组织学特征为肝细胞坏死伴汇管区嗜酸粒细胞、淋巴细胞浸润。

2. **D【解析】**DILI 混合型：临床和病理兼有肝细胞损伤和淤胆的表现，ALT≥3ULN 和 ALP≥2ULN，且 R 值介于 2~5。

3. **C【解析】**治疗 DILI 最重要的是首先停用导致或可疑致 DILI 的药物。

4. **D【解析】**急性药物性肝病是肝功能异常持续时间不超过 6 个月。慢性 DILI 为 DILI 发生超过 6 个月后，血清 ALT、AST、ALP 及 TBil 仍持续异常，或存在门静脉高压或慢性肝损伤的影像学和组织学证据。

5. **A【解析】**DILI 胆汁淤积型主要表现为黄疸和皮肤瘙痒，ALP≥2ULN 且 R 值≤2；组织学特征为毛细胆管型胆汁淤积。

6. **ABCE【解析】**药物性肝病的分型包括固有型和特异质型，急性和慢性，肝细胞损伤型、胆汁淤积型、混合型、肝血管损伤型。

二、名词解释

药物性肝病：是指由各类处方或非处方的化学药物、生物制剂、传统中药、天然药、保健品、膳食补充剂及其代谢产物乃至辅料等所诱发的肝损伤。临床可表现为急性或慢性肝损伤，可进展为肝硬化，严重可致急性肝衰竭甚至死亡。

三、填空题

药物的直接肝毒性　特异质性肝毒性

（周雨晴）

第15章　肝硬化

【学/习/要/点】

📖 一、掌握

肝硬化的定义、临床表现、并发症及治疗原则。

📖 二、熟悉

肝硬化的病因、发病机制及诊断。

【应/试/考/题】

一、选择题

【A/型/题】

1. 肝硬化特征性的病理表现是 　（　　）
   A. 肝细胞坏死　　　B. 假小叶形成
   C. 炎细胞浸润　　　D. 肝细胞浊肿变性
   E. 肝细胞脂肪变性
2. 下列最能说明肝硬化患者已存在门静脉高压表现的是 　（　　）
   A. 腹腔积液　　　　B. 门静脉增宽
   C. 脾大　　　　　　D. 痔核形成
   E. 食管胃底静脉曲张
3. 肝肾综合征的主要发病机制是 （　　）
   A. 肾小管坏死
   B. 肾小球坏死
   C. 肾皮质血流量减少
   D. 肾单位纤维化
   E. 胆红素在肾脏中沉积
4. 肝硬化患者突然出现剧烈腹痛，腹腔积液迅速增加，脾大，最可能的并发症是 （　　）
   A. 自发性腹膜炎　　B. 肝破裂
   C. 肝肾综合征　　　D. 胃肠穿孔
   E. 门静脉血栓形成

5. 肝硬化患者出现低热、肝区疼痛、肝大、血性腹腔积液，应首先考虑可能合并 （　　）
   A. 结核性腹膜炎
   B. 原发性腹膜炎
   C. 肝肾综合征
   D. 门静脉血栓形成
   E. 肝硬化癌变
6. 患者，男，40岁。腹部持续性隐痛，发热2周，腹胀4天。12年前有"肝炎"病史。近4年来乏力，食欲缺乏，面色晦暗，间有齿龈出血。查体：腹部膨隆，下腹部轻度压痛，肝肋下未触及，脾左肋下3cm，移动性浊音阳性。腹腔积液检查：黄色、稍混浊，比重1.017，蛋白2.8g/dl，白细胞960×10^6/L，中性粒细胞54%，淋巴细胞40%，间皮细胞6%。最可能的诊断是 （　　）
   A. 肝硬化伴腹腔积液
   B. 肝硬化伴自发性腹膜炎
   C. 肝肾综合征
   D. 缩窄性心包炎
   E. 结核性腹膜炎
7. 肝硬化腹腔积液患者，应用大量呋塞米后出现乏力，食欲缺乏，少尿，意识朦胧。血

非蛋白氮82mg/dl,血清肌酐4mg/dl,血钾
3.0mmol/L,血钠126mmol/L。脑电图正
常。最可能的诊断是 （　　）
　A. 尿毒症
　B. 肝性脑病
　C. 原发性醛固酮增多症
　D. 肝肾综合征
　E. 门静脉血栓形成

8. 患者,男,65岁。酒精性肝硬化病史
　5年。因感染服用红霉素后肝功能恶
　化,并出现肝肾综合征。下列检查结果
　与患者临床情况不符合的是 （　　）
　A. 血尿素氮、肌酐升高
　B. 尿肌酐浓度 > 血肌酐浓度
　C. 尿渗透压 > 血渗透压
　D. 尿钠 < 10mmol/L
　E. 尿沉渣 RBC > 50/HP

9. 肝肾综合征患者的血流动力学特征是
　 （　　）
　A. 有效循环血容量减少,动脉血压下
　　　降,肾小球滤过率减少,体循环血管
　　　阻力下降
　B. 有效循环血容量增加,动脉血压下
　　　降,肾小球滤过率增加,体循环血管
　　　阻力下降
　C. 有效循环血容量增加,动脉血压升
　　　高,肾小球滤过率增加,体循环血管
　　　阻力下降
　D. 有效循环血容量增加,动脉血压升
　　　高,肾小球滤过率增加,体循环血管
　　　阻力升高
　E. 有效循环血容量减少,动脉血压升
　　　高,肾小球滤过率增加,体循环血管
　　　阻力升高

10. 肝硬化患者全血细胞减少最主要的原
　　因是 （　　）
　A. 营养吸收障碍
　B. 脾功能亢进
　C. 骨髓造血功能低下
　D. 上消化道出血
　E. 肝肾综合征

11. 下列不属于肝硬化腹腔积液形成原因
　　的是 （　　）
　A. 门静脉压力增高

B. 钠水过量潴留
C. 低蛋白血症
D. 球蛋白降低
E. 肝淋巴液生成过多

12. 肝硬化患者出现肝掌、蜘蛛痣的机
　　制是 （　　）
　A. 体内雌激素增多
　B. 体内醛固酮增多
　C. 侧支循环建立
　D. 门静脉高压
　E. 肝脏合成能力减弱

13. 肝硬化失代偿期最突出的临床表现是
　 （　　）
　A. 食欲缺乏　　　B. 肝区疼痛
　C. 腹腔积液　　　D. 黄疸
　E. 出血

14. 肝硬化患者最常见的并发症是（　　）
　A. 上消化道出血　B. 肝性脑病
　C. 原发性肝癌　　D. 电解质紊乱
　E. 肝肾综合征

15. 肝肺综合征的主要表现是 （　　）
　A. 肺部反复感染　B. 持续干咳
　C. 低氧血症　　　D. 胸腔积液
　E. 咯血

16. 肝硬化患者应用利尿剂时,常先选用
　 （　　）
　A. 呋塞米　　　　B. 氢氯噻嗪
　C. 依他尼酸钠　　D. 甘露醇
　E. 螺内酯

17. 肝硬化腹腔积液最基本的治疗措施是
　 （　　）
　A. 使用利尿剂
　B. 大量输注血清清蛋白
　C. 腹腔积液浓缩回输
　D. 积极放腹腔积液
　E. 定期输血浆

18. 下列关于肝硬化并发症的叙述,错误
　　的是 （　　）
　A. 自发性细菌性腹膜炎的致病菌多为
　　　革兰阴性杆菌
　B. 腹腔积液常联合使用保钾及排钾利
　　　尿剂
　C. 肝硬化腹腔积液患者,如果血肌酐
　　　增加至133μmol/L并排除其他已知

的肾衰竭原因,可诊断为肝肾综合征

D.肝移植是1型和2型肝肾综合征的最有效的治疗方法

E.TIPS对EGVB的止血率达98%

19.肝硬化最常见的死因是　　（　　）
A.上消化道出血　B.自发性腹膜炎
C.肝性脑病　　　D.原发性肝炎
E.肝肾综合征

20.肝硬化合并上消化道大出血经止血后常可并发　　　　　　　（　　）
A.癌变　　　　　B.窒息
C.肝性脑病　　　D.感染
E.黄疸

21.下列关于肝性脑病的叙述,错误的是
　　　　　　　　　　　　　　（　　）
A.乙酰胆碱是兴奋性神经递质
B.γ-氨基丁酸是抑制性神经递质
C.5-羟色胺为假神经递质
D.硫醇与肝臭有关
E.氨可干扰脑的能量代谢

22.下列不属于肝性脑病治疗方法的是
　　　　　　　　　　　　　　（　　）
A.预防、控制感染
B.乳果糖防治便秘
C.应用氟马西尼等
D.阻断门-体分流
E.可用镇静、催眠、镇痛药

23.下列关于肝性脑病治疗方法的叙述,错误的是　　　　　　　（　　）
A.生理盐水灌肠　B.弱酸溶液灌肠
C.肥皂水灌肠　　D.乳果糖灌肠
E.硫酸镁导泻

24.下列关于肝性脑病临床分期的叙述,错误的是　　　　　　　（　　）
A.前驱期:轻度性格改变,可有扑翼样震颤,脑电图多数正常
B.昏迷前期:嗜睡、行为异常,扑翼样震颤存在,脑电图异常
C.昏睡期:昏睡和精神错乱,扑翼样震颤存在,脑电图异常
D.昏迷期(浅昏迷):神志完全丧失,扑翼样震颤仍可引出,脑电图明显异常
E.昏迷期(深昏迷):神志完全丧失,扑翼样震颤无法引出,脑电图明显异常

25.肝性脑病时应用乳果糖口服的主要作用机理是　　　　　　　（　　）
A.乳果糖呈酸性,增加氨的排除
B.促进胃肠蠕动,使有毒物排出
C.分解成乳糖和果糖使氨生成减少
D.使肠腔呈酸性,从而减少氨的吸收
E.乳果糖与氨结合,促进氨的排除

26.肝性脑病患者治疗后神智恢复可给予蛋白质饮食,最适宜的选择是　（　　）
A.动物蛋白
B.蔬菜,水果
C.碳水化合物
D.植物蛋白
E.蛋白质>40g/d

27.患者,男,62岁。乙型肝炎病史10年。神志恍惚5天来诊。查体:巩膜黄染,言语不清,定向力丧失,计算能力下降,幻觉出现,睡眠时间倒错,有扑翼震颤,肌张力增高。脑电图异常。属肝性脑病临床分期的　　　（　　）
A.0期　　　　　B.1期
C.2期　　　　　D.3期
E.4期

28.患者,男,68岁。患肝硬化3年,呕血、黑便3天。在急诊输血、补液治疗,无意识障碍。患者既往有多次肝性脑病。为预防肝性脑病的发生,首先应采取的措施是　　　　　（　　）
A.输血、补液治疗
B.预防应用精氨酸
C.预防应用抗生素
D.灌肠导泻,清除积血
E.给予保肝药

【X/型/题】

29.下列可以导致肝硬化的病毒性肝炎类型是　　　　　　　　　（　　）
A.甲型　　　　　B.乙型
C.丙型　　　　　D.丁型
E.戊型

30.由于肝硬化肝功能减退引起的是（　　）
A.腹腔积液　　　B.脾大
C.蜘蛛痣　　　　D.皮下出血
E.血小板减少

31. 下列属于肝性脑病常见诱因的是
（　　）
　　A. 上消化道出血　B. 感染
　　C. 外科手术　　　D. 高血钾
　　E. 便秘

二、名词解释

1. 肝肾综合征
2. 肝硬化
3. 自发性细菌性腹膜炎
4. 肝性脑病

三、填空题

1. 肝硬化的病因在我国以_____为主,在欧美以_____为主。
2. 肝硬化主要的侧支循环有_____、_____、_____、_____和_____。
3. 肝硬化失代偿期的患者因为雌激素增多可在皮肤上出现_____和_____。
4. 门静脉高压的临床表现是_____、_____和_____。
5. 肝硬化患者出现全血细胞减少最常见的原因是_____。
6. 肝性脑病的临床分期是_____、____

____、_____、_____和_____。
7. 肝硬化最严重的并发症是_____,最常见的死亡原因是_____。
8. 肝性脑病应用弱酸性溶液灌肠,可使肠腔内_____降低,有利于血中_____进入肠腔合成_____随粪便排出。

四、简答题

1. 简述肝硬化失代偿期的临床表现。
2. 简述肝硬化的并发症。
3. 简述肝性脑病的治疗措施。

五、病例分析题

患者,男,49 岁。乙型肝炎病史 10 年。近 1 周发热,腹痛,腹胀。查体:T 38.6℃,P 96 次/分,R 22 次/分,BP 105/70mmHg,慢性病容,颈侧见两处蜘蛛痣,巩膜清,有肝掌,腹膨软,肝肋下未触及,脾肋下 3cm,腹部移动性浊音阳性。腹腔积液检查:淡黄色,比重 1.018,蛋白质 25g/L,细胞总数 0.5×10^9/L,中性粒细胞 80% 。

问题:

1. 首先考虑的诊断是什么?
2. 腹腔积液的形成机制是什么?
3. 治疗原则是什么?

【参/考/答/案】

一、选择题

【A 型题】

1. B	2. E	3. C	4. E	5. E
6. B	7. D	8. E	9. A	10. B
11. D	12. A	13. C	14. A	15. C
16. E	17. A	18. E	19. C	20. C
21. C	22. E	23. C	24. D	25. A
26. D	27. C	28. D		

【X 型题】

29. BCD　　　30. CD　　　31. ABCE

1. B【解析】肝硬化特征性病理表现是假小叶形成,是诊断肝硬化的金标准。

2. E【解析】肝硬化门静脉高压是由于门静脉系统阻力增加和门静脉血流量增多导致,可表现为充血性脾大、腹腔积液、侧支循环建立、食管胃底静脉曲张等。一般食管胃底曲张形成较为特异,其他选项均可是其他因素所致。

3. C【解析】肝肾综合征为失代偿期肝硬化出现大量腹腔积液时,由于有效循环血量不足及肾内血液重新分布等因素导致的功能性肾衰竭。引起肝肾综合征的关键环节是肾血管收缩,导致肾皮质血流量和肾小球滤过率持续降低。

4. E【解析】急性血栓形成致门静脉完全阻

塞，可出现剧烈腹痛、腹胀、消化道出血、脾脏迅速增大、顽固性腹腔积液、肝性脑病等，腹腔穿刺可抽出血性腹腔积液。

5. E【解析】当肝硬化患者出现肝区疼痛、肝大、血性腹腔积液和无法解释的发热时，考虑并发原发性肝癌。

6. B【解析】首先该患者肝硬化诊断明确。近期有腹腔积液、腹痛、腹胀、发热，腹腔积液检查提示：黄色、稍混浊，比重1.017，蛋白2.8g/dl，白细胞960×10^6/L，中性粒细胞54%、淋巴细胞40%，间皮细胞6%，考虑为自发性细菌性腹膜炎。

9. A【解析】肝肾综合征的发病机制主要是全身血流动力学改变，表现为内脏血管床扩张，心输出量相对不足和有效血容量不足，动脉血压下降，体循环血管阻力下降，肾素-血管紧张素-醛固酮系统和交感神经系统被进一步激活，最终导致肾皮质血管强烈收缩、肾小球滤过率下降。

13. C【解析】腹腔积液是肝功能减退和门静脉高压的共同结果，是肝硬化失代偿期最突出的临床表现。

14. A【解析】肝硬化患者最常见的并发症是食管胃底静脉曲张破裂出血。

16. E【解析】继发性醛固酮增多是肝硬化腹腔积液形成的主要机制之一，螺内酯是醛固酮的竞争性抑制剂，故肝硬化患者应用利尿剂时，常先选用螺内酯。

19. C【解析】肝性脑病是肝硬化最严重的并发症，也是最常见的死亡原因。

29. BCD【解析】病毒性肝炎引起的肝硬化主要为乙型、丙型、丁型病毒性肝炎。

30. CD【解析】肝硬化时肝功能减退的主要表现：消化吸收不良、营养不良、黄疸、出血和贫血、肝掌、蜘蛛痣、肝病面容、不规则低热、低清蛋白血症等。

二、名词解释

1. 肝肾综合征：是因肝硬化大量腹腔积液使机体有效循环血容量不足，导致肾皮质血流量和肾小球滤过率持续降低，肾脏本身

无重要病理改变的功能性肾衰竭。临床特征性表现为"三低一高"，即自发性少尿或无尿、低尿钠、稀释性低血钠和氮质血症。

2. 肝硬化：是一种由不同病因引起的慢性、进行性、弥漫性肝病，是各种慢性肝病发展的晚期阶段。病理上以肝脏弥漫性纤维化、再生结节和假小叶形成、肝脏慢性炎症、肝内外血管增殖为特征。临床上，起病隐匿，发展缓慢，早期可无明显症状，后期则以肝功能损害和门静脉高压为主要表现，并有多系统受累，晚期出现多种并发症。

3. 自发性细菌性腹膜炎：是指患者在无任何腹腔内邻近组织器官感染灶和腹腔内脏器破坏的情况下，肠道菌群经肠道、血液或淋巴系统易位至腹腔，机体防御能力低下时引起的腹膜感染和炎症。致病菌多为革兰阴性杆菌，是肝硬化腹腔积液常见的严重并发症。

4. 肝性脑病：是严重肝病引起的、以代谢紊乱为基础、中枢神经系统功能失调的综合征，主要临床表现是意识障碍、行为失常和昏迷。

三、填空题

1. 乙型病毒性肝炎　酒精及丙型病毒性肝炎

2. 食管胃底静脉曲张　腹壁静脉曲张　痔静脉曲张　Retzius静脉曲张（或腹膜后吻合支曲张）　脾肾分流

3. 蜘蛛痣　肝掌

4. 脾大　侧支循环的建立和开放　腹腔积液

5. 脾功能亢进

6. 潜伏期　前驱期　昏迷前期　昏睡期　昏迷期

7. 肝性脑病　肝性脑病

8. pH值　NH_3　NH_4^+

四、简答题

1. 简述肝硬化失代偿期的临床表现。

答　（1）肝功能减退的表现。①全身症

状:肝病面容、营养不良、重度乏力、不规则低热;②消化道症状:黄疸、腹部饱胀不适、恶心、呕吐等;③出血及贫血:牙龈、鼻出血,瘀斑、瘀点等,并有贫血;④内分泌失调:肝掌、蜘蛛痣、男性乳房发育、女性闭经、月经不调等。

(2)门静脉高压表现。①侧支循环开放:为特征性表现,主要有食管下段和胃底静脉曲张、腹壁和脐周静脉曲张、痔静脉扩张、腹膜后吻合支曲张、脾肾分流;②腹腔积液:失代偿期最主要的表现;③脾大:早期表现,淤血导致。

2. 简述肝硬化的并发症。

答　①上消化道出血:食管胃底静脉曲张出血、消化性溃疡、门静脉高压性胃肠病;②肝性脑病;③感染:自发性细菌性腹膜炎,胆道感染,肺、肠道及尿路感染;④电解质和酸碱平衡紊乱;⑤原发性肝癌;⑥肝肾综合征;⑦肝肺综合征;⑧门静脉血栓形成;⑨胆石症。

3. 简述肝性脑病的治疗措施。

答　(1)消除诱因。

(2)减少肠内容物的生长和吸收,如控制蛋白质饮食、灌肠、导泻、口服抗生素等。

(3)抑制肠道细菌生长,减少氨的产生。

(4)促进体内氨的代谢:L - 鸟氨酸 - L - 门冬氨酸。

(5)调节神经递质:氟马西尼、支链氨基酸制剂等。

(6)纠正电解质和酸碱平衡紊乱。

(7)阻断门 - 体分流。

五、病例分析题

1. 首先考虑的诊断是什么?

答　乙肝肝硬化,原发性腹膜炎。

2. 腹腔积液的形成机制是什么?

答　①门静脉高压;②低清蛋白血症;③继发性醛固酮、抗利尿激素增多使水钠潴留;④有效血容量不足;⑤肝淋巴液生成过多。

3. 治疗原则是什么?

答　①限制水钠摄入;②利尿剂:常用呋塞米联合螺内酯;③排放腹腔积液、输清蛋白;④治疗自发性细菌性腹膜炎:头孢哌酮等;⑤经颈静脉肝内门 - 体分流术(TIPS)。

(周雨晴)

第16章　原发性肝癌

【学/习/要/点】

一、掌握

原发性肝癌的病理分型及诊断。

二、熟悉

原发性肝癌的病因。

【应/试/考/题】

一、选择题

【A/型/题】

1. 临床上肝癌大体病理分型最多见的是
（　　）
　A. 块状型　　　　　B. 结节型
　C. 弥漫型　　　　　D. 小癌型
　E. 片状型
2. 原发性肝癌肝区疼痛呈现　（　　）
　A. 阵发性疼痛　　　B. 持续性疼痛
　C. 绞痛　　　　　　D. 刺痛
　E. 灼痛
3. 下列关于肝癌临床表现的叙述,错误的是
（　　）
　A. 黄疸多为阻塞性
　B. 不会出现急腹症表现
　C. 肝脏进行性增大
　D. 可见自发性低血糖症
　E. 黄疸一般于肝癌晚期出现
4. 下列不属于肝癌病因病机的是　（　　）
　A. 病毒性肝炎
　B. 黄曲霉毒素
　C. 上消化道出血

　D. 肝纤维化
　E. 长期饮用污染水
5. 诊断原发性肝癌最灵敏的检查手段是
（　　）
　A. B超
　B. CT
　C. 数字减影血管造影
　D. 核磁共振
　E. 放射性核素肝显像
6. 目前治疗原发性肝癌的首选方法是
（　　）
　A. 化学治疗　　　　B. 放疗
　C. 免疫治疗　　　　D. 手术治疗
　E. 中医治疗
7. 肝癌实验室检查项目中,诊断意义最大的是
（　　）
　A. 癌胚抗原
　B. γ-谷氨酰转肽酶
　C. 甲胎蛋白
　D. 碱性磷酸酶
　E. 乳酸脱氢酶同工酶
8. 肝性脑病患者,其最早出现的症状为
（　　）
　A. 意识模糊　　　　B. 行为异常

C. 扑翼样震颤　　D. 简单计数错误

E. 肝臭

9. 下列不属于原发性肝癌伴癌综合征表现的是　　　　　　　(　　)

A. 低血糖　　　　B. 高脂血症

C. 低钙血症　　　D. 红细胞增多症

E. 类癌综合征

10. 原发性肝癌最常见的特殊体征是(　　)

A. 腹部、脐周压痛

B. 恶病质

C. 腹腔积液

D. 肝脏进行性增大

E. 肝区摩擦音

11. 肝癌终末期最严重的并发症是 (　　)

A. 伴癌综合征

B. 上消化道出血

C. 肝性脑病

D. 继发感染

E. 肝癌结节破裂出血

12. 下列关于原发性肝癌组织病理分型的叙述,正确的是　　　　　(　　)

A. 肝细胞癌最少见

B. HCC 癌细胞来自胆管内上皮细胞

C. HCC 癌细胞形态单一

D. ICC 癌细胞来自胆管上皮细胞

E. ICC 癌细胞呈多边形

13. 原发性肝癌最早的转移途径是 (　　)

A. 肝内转移　　　B. 血行转移

C. 淋巴转移　　　D. 种植转移

E. 直接蔓延

14. AFP 定量检查,并能排除妊娠、活动性肝病、生殖腺胚胎源性肿瘤及转移肝癌时,下列可诊断为肝癌的是　(　　)

A. AFP >40ng/ml

B. AFP >140ng/ml

C. AFP >400ng/ml

D. AFP >500ng/ml

E. AFP >600ng/ml

15. 需与原发性肝癌进行鉴别的疾病不包括　　　　　　　　(　　)

A. 继发性肝癌　　B. 急性肝衰竭

C. 肝硬化结节　　D. 肝脓肿

E. 活动性病毒性肝炎

16. 肝区疼痛、肝大、AFP 持续上升与转氨酶下降呈二曲线分离现象,应考虑为
　　　　　　　　　　　　(　　)

A. 慢性肝炎活动期

B. 急性肝炎恢复期

C. 肝脓肿

D. 原发性肝癌

E. 肝硬化

17. 原发性肝癌小于 2cm 时,下列可获得定位诊断的是　　　　　(　　)

A. B 超检查

B. 肝动脉造影

C. 放射性核素肝扫描

D. 肝穿刺活检

E. 血清 γ - GT

18. 下列与原发性肝癌的发生有关的是
　　　　　　　　　　　　(　　)

A. 乙型肝炎　　　B. 肝结核

C. 肝血管瘤　　　D. 肝囊肿

E. 肝脓肿

19. 突发右上腹剧痛伴血性腹腔积液、休克,最可能的诊断是　　　　(　　)

A. 肝包膜下大出血

B. 肝癌结节破裂入腹腔

C. 消化性溃疡穿孔

D. 急性化脓性胆囊炎

E. 腹膜转移癌

20. 疑有肝硬化癌变时,下列有诊断意义的是　　　　　　　　(　　)

A. 肝表面有小结节

B. 短期内出现腹腔积液

C. 进行性脾大

D. AFP >400ng/ml

E. γ - 谷氨酰转肽酶增高

21. 下列关于原发性肝癌的叙述,错误的是　　　　　　　　(　　)

A. 自肝细胞发生的癌肿

B. 自肝内胆管细胞发生的癌肿

C. 乙型肝炎病毒为肝癌的直接病因

D. 胆汁性肝硬化与肝癌的发生无关

E. 黄曲霉毒素可能与肝癌发病有关

22. 下列关于肝癌分型的叙述,错误的是

（　　）

A. 块状型指直径 5cm 以上的单发癌肿

B. 结节型常伴肝硬化

C. 弥漫型最少见

D. 结节型直径小于 5cm

E. 肝细胞癌约占原发性肝癌的 90%

23. 诊断肝癌特异性最强的标记物是（　　）

A. γ-谷氨酰转移同工酶Ⅱ

B. 异常凝血酶原

C. α-L-岩藻糖苷酶

D. 甲胎蛋白

E. 酸性同工铁蛋白

24. 原发性肝癌的淋巴转移,最常见于（　　）

A. 胰腺附近淋巴结

B. 肝门淋巴结

C. 主动脉旁淋巴结

D. 锁骨上淋巴结

E. 腹膜后淋巴结

25. 对高危人群开展普查,是为了提高小肝癌的检出率,其主要手段是　（　　）

A. 超声　　　　　B. 查体

C. 肝动脉造影　　D. CT 检查

E. 详细询问病史

26. 下列关于原发性肝癌预后的叙述,错误的是　　　　　　　　　　（　　）

A. 肝癌小于 5cm,早期手术者,预后较好

B. 合并肝硬化者,预后较差

C. 癌肿分化程度高无癌栓者,预后较差

D. 合并消化道出血者,预后较差

E. 机体免疫状态良好者,预后较好

27. 原发性肝癌的临床表现,最常见的是

（　　）

A. 食欲缺乏、消瘦

B. 黄疸进行性加重

C. 肝区持续性疼痛

D. 肝硬化表现

E. 低热、消瘦

28. 在排除其他疾病后,AFP 诊断原发性肝癌的标准是　　　　　　　（　　）

A. >600ng/ml 持续 2 周

B. >600ng/ml 持续 8 周

C. >200ng/ml 持续 4 周

D. >200ng/ml 持续 8 周

E. >100ng/ml 持续 4 周

29. 血清 AFP 升高不见于　　　　　（　　）

A. 病毒性肝炎

B. 原发性肝癌

C. 原发性胆汁性肝硬化

D. 睾丸癌

E. 妊娠

30. 对鉴别肝癌和良性活动性肝病,下列检查最有帮助的是　　　　　（　　）

A. AFP 阳性

B. AFP 阴性

C. 肝功能严重损害

D. HBV-DNA 阳性

E. AFP 和 ALT 动态曲线

31. 患者,男,64 岁。有乙型病毒性肝炎病史 30 年,15 年前诊断为肝硬化。近年来明显乏力、消瘦,昨天突然剧烈腹痛、腹胀,P 120 次/分,BP 90/40mmHg。腹腔穿刺抽出血性腹腔积液。该患者最可能的诊断是　　　　　　　　　　　（　　）

A. 结核性腹膜炎

B. 门静脉血栓形成

C. 并发肝癌结节破裂

D. 腹腔转移癌

E. 原发性腹膜炎

32. 患者,男,40 岁。健康体检时血甲胎蛋白 >500ng/ml,血 ALT 35U/L。查体未见异常。初步诊断最可能的是（　　）

A. 肝硬化代偿期

B. 肝硬化失代偿期

C. 慢性迁移性肝炎

D. 慢性活动性肝炎

E. 亚临床肝癌

33. 患者,男,48 岁。乙肝病史 18 年。近 1 个月来,疲乏、无力、低热、消瘦,肝区疼痛,

并放射至肩背部,腹部逐渐增大。查体:巩膜及皮肤黄染,肝大,有压痛,移动性浊音阳性。实验室检查:AFP 500ng/ml。应考虑的诊断是　　　　　（　　）
A. 胆结石
B. 胰腺炎
C. 胰头癌
D. 肝硬化原发性腹膜炎
E. 原发性肝癌

34. 患者,男,46 岁。不规则发热 3 个月,右季肋部胀痛。颈部可见 3 个蜘蛛痣,肝肋下 2cm,质硬,轻压痛,肝区可闻及吹风样杂音,脾肋下 1cm。血白细胞 $6.0 \times 10^9/L$,中性粒细胞 65%,血清 ALT 24U/L,AFP 500ng/ml。该患者最可能的诊断是　　　　　（　　）
A. 慢性肝炎　　　　B. 肝硬化
C. 原发性肝癌　　　D. 肝脓肿
E. 慢性胆囊炎

【B/型/题】

(35 ~ 36 题共用备选答案)
A. AFP 升高
B. CEA 明显升高
C. US 检查见液性暗区
D. CA125 增高
E. CA19 – 9 增高

35. 原发性肝细胞癌可见　　　　　（　　）
36. 肝脓肿可见　　　　　（　　）
(37 ~ 38 题共用备选答案)
A. 肝脓肿
B. 肝血管瘤
C. 肝囊肿
D. 肝癌
E. 活动性肝炎

37. AFP 和 ALT 同步上升,提示　　（　　）
38. AFP 上升而 ALT 下降,提示　　（　　）

【X/型/题】

39. 下列与肝癌的发生关系密切的是　　　　　　　　　　　（　　）
A. 黄曲霉毒素污染的食物
B. 坏死后的肝硬变
C. 华支睾吸虫胆道感染
D. 酒精性肝病
E. 肝囊肿

40. 原发性肝癌的主要临床表现为（　　）
A. 肝区疼痛　　　　B. 肝大
C. 出血倾向　　　　D. 肝性脑病
E. 黄疸

41. 下列关于原发性肝癌的叙述,正确的是　　　　　　　　　（　　）
A. 分为结节型、块状型和弥漫型
B. 极易侵犯门静脉分支
C. 最易发生血行转移
D. 以手术治疗为主,化疗为辅
E. 肝动脉栓塞术是晚期肝癌常用的非手术治疗方式

二、名词解释
原发性肝癌

三、填空题
1. 原发性肝癌组织学分型以_____最为常见。
2. 原发性肝癌在肝外转移中,最常见的是转移至_____。
3. 就肝癌而言,_____仍是特异性最强的标记物和诊断肝癌的主要指标。
4. AFP 诊断原发性肝癌的标准是排除其他肿瘤,_____,或_____,或_____。
5. 原发性肝癌按大体病理分型可分为_____、_____、_____。

四、简答题
简述肝癌的主要并发症。

【参 / 考 / 答 / 案】

一、选择题

【A 型题】

1. A　　2. B　　3. B　　4. C　　5. C
6. D　　7. C　　8. B　　9. C　　10. D
11. C　　12. D　　13. A　　14. C　　15. B
16. D　　17. C　　18. A　　19. B　　20. D
21. C　　22. A　　23. D　　24. B　　25. A
26. C　　27. C　　28. B　　29. C　　30. E
31. C　　32. E　　33. E　　34. C

【B 型题】

35. A　　36. C　　37. E　　38. D

【X 型题】

39. ABCD　　40. ABE　　41. ABDE

1. A【解析】肝癌的大体病理分型包括块状型、结节型、弥漫型,最多见的是块状型,最少见的是弥漫型。

3. B【解析】肝癌结节破裂入腹腔时出现剧烈腹痛,从肝区开始迅速延至全腹,产生急腹症的表现。

5. C【解析】对直径 1～2cm 的小肝癌,肝动脉造影可以更精确地作出诊断,正确率＞90%。

8. B【解析】肝性脑病最早出现的症状是行为异常。

9. C【解析】原发性肝癌伴癌综合征的表现有自发性低血糖症、高脂血症、高钙血症、红细胞增多症、类癌综合征。

10. D【解析】原发性肝癌最常见的特殊体征是肝脏进行性增大。

13. A【解析】原发性肝癌最早、最易的转移途径是肝内转移。

14. C【解析】AFP 诊断原发性肝癌的标准是＞400ng/ml 或＞200ng/ml 持续 8 周,并排除妊娠、活动性肝病、生殖腺

胚胎源性肿瘤及转移肝癌。

16. D【解析】肝区疼痛、肝大、AFP 持续上升与转氨酶下降呈二曲线分离现象,应高度怀疑原发性肝癌。

18. A【解析】我国原发性肝癌的发生与病毒性肝炎,尤其乙型病毒性肝炎密切相关。

19. B【解析】突发右上腹剧痛伴血性腹腔积液、休克提示肝癌结节破裂入腹腔。

23. D【解析】AFP 是诊断肝癌特异性的标志物。

25. A【解析】超声是目前肝癌筛查的首选方法。

29. C【解析】AFP 升高见于妊娠、原发性肝病、生殖腺胚胎肿瘤(睾丸癌、卵巢癌等)、胃癌、胰腺癌、病毒性肝炎、肝硬化等。

30. E【解析】AFP 持续上升与转氨酶下降呈二曲线分离现象,应高度怀疑原发性肝癌。

31. C【解析】患者有多年病毒性肝炎、肝硬化病史,近期出现明显乏力、消瘦,需警惕肝癌的发生;现临床表现为突发剧烈腹痛伴血性腹腔积液、休克,考虑肝癌结节破裂可能性大。

37. E【解析】AFP 和 ALT 同步上升多见于活动性肝炎。

38. D【解析】AFP 上升而 ALT 下降多见于原发性肝癌。

39. ABCD【解析】原发性肝癌的病因不清楚,与以下因素有关:①病毒性肝炎,在我国主要为乙型肝炎;②黄曲霉毒素;③肝纤维化,如酒精性肝病后纤维化、肝硬化等;④其他,如饮用污染的水、血吸虫及华支睾吸虫感染等。

41. ABDE【解析】肝癌最容易发生肝内转移。

二、名词解释

原发性肝癌：是指由肝细胞或肝内胆管上皮细胞发生的恶性肿瘤。

三、填空题

1. 肝细胞癌（HCC）
2. 肺
3. AFP（或甲胎蛋白）
4. 持续 >400ng/ml >200ng/ml 持续 8 周 逐渐升高、持续不降
5. 块状型 结节型 弥漫型

四、简答题

简述肝癌的主要并发症。

答（1）上消化道出血。约占死亡原因的 15%，因肝癌常伴有肝硬化、门静脉高压，而门静脉、肝静脉癌栓进一步加重门脉高压，故常引起食管中下段或胃底静脉曲张裂破出血。若肝细胞癌侵犯胆管可导致胆道出血，亦表现为呕血和黑粪。部分患者可因肠道黏膜糜烂、溃疡，加之凝血功能障碍而广泛出血，大出血可导致休克和肝性脑病。

（2）肝性脑病。常为肝癌终末期的表现，消化道出血、大量利尿剂、电解质紊乱及继发感染等常可诱发肝性脑病。

（3）肝癌结节破裂出血。癌结节破裂可局限于肝包膜下，有急骤疼痛，肝脏迅速增大，在局部可触及软包块，若破溃入腹腔则引起急性腹痛和腹膜刺激征。少量出血表现为血性腹腔积液，大量出血则可导致休克甚至迅速死亡。

（4）继发感染。原发性肝癌患者因长期消耗及卧床，抵抗力减弱，尤其在化疗或放疗之后白细胞降低时易并发各种感染，如肺炎、肠道感染、真菌感染和败血症等。

（吴龙云 庞 智）

第17章　急性肝衰竭

【学/习/要/点】

掌握

急性肝衰竭(ALP)的病因、诊断及临床表现。

【应/试/考/题】

一、选择题

【A/型/题】

1. 在我国,急性肝衰竭的首要因素是(　　)
   A. 乙型肝炎病毒
   B. 药物
   C. 化学毒物
   D. 短期少量饮酒
   E. 外伤所致失血性休克

2. 诊断急性肝衰竭时,血浆凝血酶原活动度(PTA)是 (　　)
   A. ≤60%　　　　B. ≤50%
   C. ≤40%　　　　D. ≤30%
   E. ≤20%

3. 急性肝衰竭不可能出现的是 (　　)
   A. 血小板减少　　B. 胆红素正常
   C. 转氨酶不升高　D. 纤维蛋白原减少
   E. 电解质失衡

4. 急性肝衰竭的主要临床表现是 (　　)
   A. 乏力、食欲缺乏、厌食
   B. 黄疸迅速加深,神志进行性改变
   C. 肝脏进行性缩小
   D. 躁狂、嗜睡、昏迷
   E. 出血倾向与出血

【X/型/题】

5. 急性肝衰竭的实验室检查可见 (　　)
   A. 凝血酶原时间延长
   B. 血小板减少
   C. 血清胆红素增高
   D. 纤维蛋白原减少
   E. 胆－酶分离现象

6. 急性肝衰竭时可采取的措施包括 (　　)
   A. 给予葡萄糖和支链氨基酸
   B. 口服乳果糖
   C. 补充清蛋白
   D. 给予脂肪乳剂
   E. 静脉滴注左旋多巴

7. 急性肝衰竭的病因包括 (　　)
   A. 病毒性肝炎
   B. 化学性中毒
   C. 手术、创伤
   D. Wilson 病
   E. 心力衰竭

二、简答题

简述急性肝衰竭的治疗方法。

【参 | 考 | 答 | 案】

一、选择题

【A 型题】

1. A　　2. C　　3. B　　4. B

【X 型题】

5. ABCDE　　6. ABCDE　　7. ABCD

2. C【解析】急性肝衰竭时具有出血倾向，血浆凝血酶原活动度（PTA）降低（≤40%）。

3. B【解析】急性肝衰竭时可出现血清胆红素进行性升高。

4. B【解析】急性肝衰竭的主要临床表现是黄疸迅速加深，神志进行性改变。

7. ABCD【解析】急性肝衰竭病因包括病毒性肝炎、化学物中毒、外科疾病、其他（如自身免疫性肝病、豆状核变性）等。

二、简单题

简述急性肝衰竭的治疗方法。

答（1）病因治疗：由毒物、药物引起的急性肝衰竭，应尽快清除毒性物质并积极治疗。

（2）支持治疗：适量输注新鲜血浆和清蛋白；绝对卧床休息；高糖、低脂、低蛋白饮食等。

（3）积极治疗脑水肿及肝性脑病。

（4）防治多器官功能障碍综合征（MODS）：①纠正酸碱失衡；②注意抗感染治疗；③防治出血；④尿量过少时可用利尿剂。

（5）人工肝辅助治疗和肝移植：对肝病引起的急性肝衰竭还可行肝移植。

（吴龙云　庞　智）

第18章　肝外胆系结石及炎症

【学/习/要/点】

掌握

急性胆囊炎、急性化脓性胆管炎的临床表现。

【应/试/考/题】

一、选择题

【A/型/题】

1. 胆囊的功能不包括　　　　　（　　）
   A. 分泌胆汁　　　　B. 浓缩胆汁
   C. 贮存胆汁　　　　D. 排出胆汁
   E. 吸收水分

2. 胆道疾病首选的检查方法是　（　　）
   A. 腹部 X 线平片
   B. ERCP
   C. B 超
   D. 静脉胆道造影
   E. 经皮肝穿刺胆道造影

3. 胆道系统不包括　　　　　　（　　）
   A. 胆囊　　　　　　B. 肝外胆管
   C. 肝内胆管　　　　D. 十二指肠乳头
   E. Oddi 括约肌

4. 胆囊结石多为　　　　　　　（　　）
   A. 胆固醇结石
   B. 胆色素结石
   C. 混合性结石
   D. 胆红素结石
   E. 胆盐结石

5. 急性胆囊炎的主要病因是　　（　　）
   A. 胆道蛔虫
   B. 胆囊结石
   C. 胆囊管扭曲
   D. 急性胰腺炎
   E. 胆管狭窄

6. 有症状的胆囊结石的治疗原则是
   　　　　　　　　　　　　　　（　　）
   A. 胆囊切除　　　　B. 胆囊造口
   C. 解痉镇痛　　　　D. 胆总管探查
   E. 控制感染

【X/型/题】

7. 肝外胆管结石的实验室检查可见
   　　　　　　　　　　　　　　（　　）
   A. 血清胆红素升高
   B. 尿中胆红素升高
   C. 血清转氨酶升高
   D. 尿胆原降低
   E. 血清碱性磷酸酶升高

8. Reynolds 五联症包括　　　　（　　）
   A. 腹痛　　　　　　B. 寒战、高热
   C. 黄疸　　　　　　D. 休克
   E. 中枢神经系统受抑制

二、填空题

1. 胆石症是指发生在＿＿＿＿＿＿＿和＿＿＿＿＿＿＿＿的结石。

2. Charcot 三联症包括＿＿＿＿＿＿＿、＿＿＿＿＿＿＿、＿＿＿＿＿。

三、病例分析题

患者,男,62 岁。右上腹阵发性绞痛伴恶心、呕吐 20 小时,急诊入院。寒战、高热,明显黄疸。查体:巩膜及全身皮肤黄染,P 120次/分,T 40℃,BP 90/60mmHg,剑突下压痛,腹肌紧张。血 WBC 20×10^9/L。

问题:

1. 初步诊断及诊断依据。
2. 患者的治疗方式。

【参/考/答/案】

一、选择题

【A 型题】
1. A 2. C 3. D 4. A 5. B
6. A

【X 型题】
7. ABCDE 8. ABCDE

1. A【解析】分泌胆汁是肝脏的功能。

3. D【解析】胆道系统包括肝管、胆囊、胆囊管、胆总管、Oddi 括约肌。

4. A【解析】胆囊结石一般为胆固醇结石,原发性胆管结石一般为胆色素结石或混合性结石。

5. B【解析】急性胆囊炎的主要病因是胆囊结石。

6. A【解析】对于有症状或有并发症的胆囊结石,应及时行胆囊切除术。

二、填空题

1. 胆囊 胆管
2. 腹痛 寒战、高热 黄疸

三、病例分析题

1. 初步诊断及诊断依据。

答 初步诊断:急性梗阻性化脓性胆管炎。

诊断依据:腹痛,黄疸,寒战、高热,符合 Charcot 三联症,且血白细胞计数明显升高,故考虑急性梗阻性化脓性胆管炎。

2. 患者的治疗方式。

答 最紧急的治疗是解除胆道梗阻并引流,联合使用足量的广谱抗生素,纠正水、电解质紊乱。

(吴龙云 庞 智)

第19章　胆道系统肿瘤

【学/习/要/点】

熟悉

胆道肿瘤的临床表现、影像学检查及鉴别诊断。

【应/试/考/题】

选择题

【A/型/题】

1. 下列关于胆囊癌的叙述,错误的是
（　　）
A. 胆囊癌的发病与胆囊结石有关
B. 胆囊腺瘤性息肉有发展成癌的倾向
C. 胆囊癌转移以淋巴转移为主,很少有血行转移
D. 胆囊癌好发于体部,多为腺癌
E. 胆囊癌的早期临床表现常有黄疸、右上腹肿块

2. 下列关于胆囊癌 TNM 分期的叙述,错误的是
（　　）
A. Ⅰ期:黏膜内原位癌
B. Ⅱ期:侵犯黏膜和肌层
C. Ⅲ期:侵犯胆囊壁全层
D. Ⅳ期:侵犯胆囊壁全层及周围淋巴结
E. Ⅴ期:侵犯胆囊周围淋巴结

3. 下列关于胆囊癌的叙述,错误的是（　　）
A. 常发生于中老年人
B. 肝转移多见
C. 多为腺癌
D. 以淋巴转移为主
E. 男性比女性多见

【参/考/答/案】

选择题

【A 型题】

1. E　　2. E　　3. E

1. E【解析】胆囊癌早期无明显临床症状。

2. E【解析】胆囊癌 TNM 分期 Ⅴ 期为侵犯或转移至肝及其他脏器。

3. E【解析】胆囊癌女性发病率为男性的 2~6 倍。

（吴龙云）

第 20 章　胰腺炎

【学/习/要/点】

一、掌握

急性胰腺炎(AP)、慢性胰腺炎(CP)的分型、诊断及治疗原则。

二、熟悉

急性胰腺炎的病因。

【应/试/考/题】

一、选择题

【A/型/题】

1. 下列属于急性胰腺炎特点的是　(　　)
   A. 出现多脏器功能衰竭
   B. 出现休克
   C. 胰腺周围脓肿
   D. 间歇性腹痛
   E. 出现精神、神经系统症状

2. 下列检查对急性胰腺炎的诊断价值最大的是　(　　)
   A. 腹部 X 线
   B. 腹部 B 超
   C. 核素扫描检查
   D. 腹部 CT
   E. 胃镜

3. 不经胰蛋白酶激活的胰酶是　(　　)
   A. 糜蛋白酶　　　B. 脂肪酶
   C. 强力蛋白酶　　D. 激肽酶
   E. 磷脂酶 A

4. 急性出血坏死型胰腺炎的主要病理特点是　(　　)
   A. 胰腺肿大
   B. 腺泡坏死

C. 胰腺质地变硬
D. 血管出血坏死
E. 胰腺充血

5. 急性胰腺炎预后不良的征兆为　(　　)
   A. 低钾血症　　　　B. 低钙血症
   C. 低镁血症　　　　D. 代谢性碱中毒
   E. 代谢性酸中毒

6. 抑制胰腺分泌作用最强的药物是
   　　　　　　　　　　　　　(　　)
   A. 阿托品　　　　　B. 奥曲肽
   C. 西咪替丁　　　　D. 降钙素
   E. 胰高血糖素

7. 病发急性胰腺炎时,下列变化最早的酶组是　(　　)
   A. 血清淀粉酶、脂肪酶
   B. 尿淀粉酶
   C. 胆碱酯酶
   D. 丙氨酸氨基转移酶
   E. 胆碱酯酶、单胺氧化酶

8. 下列不会引起急性胰腺炎的是　(　　)
   A. 氢氯噻嗪　　　　B. 泼尼松
   C. 地塞米松　　　　D. 硫唑嘌呤
   E. 氢氧化铝

9. 急性胰腺炎最常见的病因是　(　　)
   A. 过量饮酒

B. 暴饮暴食

C. 梗阻因素及胆汁反流

D. 病毒感染

E. 胰腺缺血

10. 在我国慢性胰腺炎发病的最主要原因是 （　　）

A. 营养不良和毒素摄入

B. 甲状旁腺功能亢进症

C. 急性胰腺炎迁延

D. 长期大量饮酒

E. 胆道疾病

11. 某患者腹痛6天，怀疑胰腺炎，应查 （　　）

A. 钙离子　　　　B. 血清脂肪酶

C. 尿淀粉酶　　　D. 血清淀粉酶

E. 腹部B超

12. 出血坏死型胰腺炎时的Cullen征是指 （　　）

A. 胁腹皮肤呈灰紫色斑

B. 脐周皮肤呈灰紫色斑

C. 胁腹皮肤呈青紫色改变

D. 脐周皮肤呈青紫色改变

E. 脐周皮肤红斑

13. 急性坏死型胰腺炎时，下列检查结果正确的是 （　　）

A. 血、尿淀粉酶均升高

B. 血清脂肪酶早期升高

C. 血糖升高

D. 血钙升高

E. 血清清蛋白升高

14. 患者，男，30岁。酗酒后突起上腹剧痛，伴恶心、呕吐、腹胀，并出现手足抽搐。查体：T 39℃，BP 70/50mmHg，神志清楚，P 126次/分，律齐，无杂音，腹稍膨隆，腹软，肠鸣音减弱。诊断为急性出血坏死性胰腺炎。该患者首要的治疗原则是 （　　）

A. 抑制胰液分泌

B. 补充血容量

C. 镇痛解痉

D. 抗生素治疗

E. 抑制胰酶活性

15. 患者，女，35岁。餐后突起上腹部束带状持续性疼痛，呕吐8小时。查体：P 116次/分，收缩压68mmHg，上腹部有压痛，肠鸣音无明显异常。血WBC 14×10^9/L，血清淀粉酶510U/L。最可能的诊断是 （　　）

A. 溃疡病穿孔

B. 急性胰腺炎

C. 胆囊结石

D. 急性胃炎

E. 急性胆囊炎

16. 某青年患者，在过度饮酒后发生急性腹痛，确诊为急性胰腺炎。下列应考虑为急性坏死性胰腺炎的是 （　　）

A. 淀粉酶明显升高

B. 低血磷

C. 低血钙

D. 低血糖

E. 白细胞明显升高

17. 急性腹痛发病1周后，对胰腺炎较有诊断价值的检查为 （　　）

A. 白细胞计数及分类

B. 血清淀粉酶

C. 空腹血糖

D. 血清脂肪酶

E. 尿淀粉酶

18. 下列最能提示为出血坏死型胰腺炎的是 （　　）

A. 休克

B. 黄疸

C. 上腹压痛及反跳痛

D. 高热

E. 两侧胁腹部皮肤暗灰蓝色

19. 血清脂肪酶测定对诊断急性胰腺炎的意义为 （　　）

A. 对早期诊断有帮助

B. 起病后48小时内增高

C. 检查技术较简单易行

D. 增高越多胰腺病变越严重

E. 可诊断血清淀粉酶正常的较晚期病例

20. 急性胰腺炎时，下列可引起高热不退的是 （　　）

A. 出血坏死型胰腺炎

B. 出现黄疸

C. 并发急性呼吸窘迫综合征

D. 并发胰腺假性囊肿

E. 并发胰腺脓肿

21.在治疗急性胰腺炎中,禁食最主要的
　原因是　　　　　　　　　　（　　）
　A.患者呕吐　　　B.患者腹胀
　C.患者腹痛　　　D.减少胃酸分泌
　E.减少胰腺分泌

22.急性胰腺炎患者在发病 2 天内出现休
　克,首选的治疗措施为　　　　（　　）
　A.静脉滴注抑肽酶
　B.快速补充血容量
　C.静脉滴注地塞米松
　D.静脉滴注抗生素
　E.静脉滴注间羟胺(阿拉明)

23.下列关于急性胰腺炎并发症的叙述,
　错误的是　　　　　　　　　　（　　）
　A.可并发消化道出血
　B.可并发假性囊肿
　C.可并发慢性胰腺炎
　D.可并发胰性脑病
　E.可并发胰腺癌

24.患者,男,25 岁。上腹剧痛 6 小时,伴呕
　吐、低热,发病前有酗酒史。查体:腹平
　软,脐周压痛。血清淀粉酶 500U/L。最
　重要的处理是　　　　　　　　（　　）
　A.禁食和胃肠减压
　B.进食少量水或稀饭
　C.给予多潘立酮
　D.给予 654 - 2
　E.给予氨苄西林

25.下列关于急性胰腺炎的淀粉酶测定意
　义的叙述,错误的是　　　　　（　　）
　A.血清淀粉酶于起病后 2 ~ 12 小时
　　升高
　B.血清淀粉酶比正常值大 3 倍
　C.尿淀粉酶升高比血清淀粉酶升高持
　　续时间长
　D.血清淀粉酶升高与症状成正比
　E.血清淀粉酶 48 小时开始下降

26.提示重症急性胰腺炎的临床表现是
　　　　　　　　　　　　　　　（　　）
　A.腹痛剧烈
　B.血淀粉酶、脂肪酶升高后持续不降
　C.全腹膨隆、广泛压痛、肠鸣音消失
　D.血白细胞 > 15 × 10^9/L,以中性粒细
　　胞升高为主
　E.C 反应蛋白较正常值升高 2 倍

27.某急性胰腺炎患者,出现手足搐搦,给
　予静脉注射 10% 葡萄糖酸钙后仍未能
　控制,血钙 10mg/dl。应考虑存在
　　　　　　　　　　　　　　　（　　）
　A.低血钙　　　　B.低血钾
　C.低血钠　　　　D.酸中毒
　E.低血镁

28.急性胰腺炎患者,若呕吐频繁可引起
　　　　　　　　　　　　　　　（　　）
　A.代谢性碱中毒　B.代谢性酸中毒
　C.呼吸性碱中毒　D.呼吸性酸中毒
　E.混合性酸中毒

29.急性胰腺炎患者约有 1/4 血钙低于正
　常,且多见于　　　　　　　　（　　）
　A.出血坏死型
　B.水肿型
　C.并发败血症
　D.胰腺脓肿形成
　E.并发代谢性碱中毒

30.禁用于胰腺炎疼痛明显时的镇痛药是
　　　　　　　　　　　　　　　（　　）
　A.呱替啶　　　　B.盐酸布桂嗪
　C.吗啡　　　　　D.阿托品
　E.654 - 2

31.胰腺感染多发生在急性胰腺炎发作后
　　　　　　　　　　　　　　　（　　）
　A.2 周　　　　　B.24 小时
　C.4 周　　　　　D.3 ~ 4 个月
　E.1 周

32.患者,男,50 岁。某晚聚餐后,凌晨
　1 时被发现猝死在床上,脐周皮肤青紫
　色。其死因最可能是　　　　　（　　）
　A.心肌梗死
　B.脑血管意外
　C.消化性溃疡穿孔
　D.急性出血坏死型胰腺炎
　E.暴发性菌痢

33.患者,男,25 岁。因急性胰腺炎住院1周,
　出院 3 周后仍有持续性上腹痛和背痛。
　查体:无发热,在中上腹可触及一界限不
　清的包块,无压痛。血白细胞计数及分
　类正常,血清淀粉酶 800U/L。最可能的
　诊断是　　　　　　　　　　　（　　）
　A.胰腺脓肿
　B.胰腺蜂窝织炎

C.胰腺水肿

D.急性胰腺炎

E.胰腺假性囊肿

34.患者,女,50岁。上腹剧痛、休克入院。查体:巩膜轻度黄染。空腹血糖15mmol/L,二氧化碳结合力25%,血清淀粉酶820U/L。心电图示:T波倒置,ST段下降。最可能的诊断是　（　　）

A.急性胆囊穿孔

B.心肌梗死

C.急性胃穿孔

D.急性胰腺炎

E.糖尿病酮症酸中毒

35.患者,女,34岁。昨晚餐后2小时出现腹部剧烈疼痛,呕吐大量胃内容物而住院。1个月前行B超检查发现胆囊增大。查体:T 38℃,P 90次/分,BP 98/60mmHg,腹平软,剑突下有轻压痛,Murphy's征阳性。WBC 10.0×10^9/L,N 0.85。血清淀粉酶1000U/L。下列治疗无益的是

（　　）

A.镇痛解痉

B.胃肠减压

C.抑制胰腺分泌及胰酶活性药物

D.补液及纠正水电解质平衡

E.肾上腺皮质激素

36.患者,女,37岁。饱餐后出现持续性上腹胀痛,伴恶心、呕吐,既往体健。查体:BP 100/60mmHg,P 100次/分,无呼吸困难,痛苦面容,超力体型,双下肺呼吸音稍减低,腹胀,上腹压痛(+),肠鸣音2次/分。血WBC 15×10^9/L,中性粒细胞90%,CRP 100mg/L,血清淀粉酶1000U/L,血钙1.75mmol/L,血三酰甘油8mmol/L。血气分析提示 pH 7.34,PaO_2 85mmHg。上述治疗中,首先需要的治疗是　　　　　（　　）

A.液体复苏

B.抗生素应用

C.高剂量生长抑素静脉泵入

D.血液净化治疗

E.呼吸机应用

37.某重症急性胰腺炎患者,经过系统治疗后腹痛缓解,淀粉酶恢复正常。查体:T 37.0℃,腹部无压痛。3周后腹部CT示胰腺体部直径约3.5cm低密度区。血 WBC 9×10^9/L。此时应采取　　　　　　　（　　）

A.尽快经内镜超声引导穿刺引流

B.观察随访,定期复查CT,如囊肿增大或发生感染可考虑穿刺引流

C.足剂量广谱抗生素应用

D.手术切除

E.经皮穿刺引流

38.患者,男,51岁。饱餐后出现右上腹痛伴向同侧肩部放射。既往饮酒史20余年。查体:T 38℃,BP 110/90mmHg,P 100次/分,右上腹压痛,伴反跳痛,肌紧张可疑阳性。血 WBC 12×10^9/L,血清淀粉酶256U/L。首先应考虑（　　）

A.急性重症胰腺炎

B.急性胆囊炎

C.急性化脓性胆管炎

D.消化道穿孔伴弥漫性腹膜炎

E.胆总管结石

【B/型/题】

(39~40题共用备选答案)

A.急性胆囊炎

B.心肌梗死

C.十二指肠球部溃疡

D.肠易激综合征

E.急性胰腺炎

39.上腹部疼痛,前屈位疼痛减轻,提示

（　　）

40.上腹部疼痛,向右肩部放射,提示

（　　）

(41～42 题共用备选答案)

A. CEA 显著升高

B. 血浆 VIP(血管活性肠肽)水平升高

C. X 线钡剂灌肠可见跳跃征

D. 抗中性粒细胞胞浆抗体阳性

E. 低钙血症

41. 急性胰腺炎可见　　　　　(　　)

42. 胰性霍乱可见　　　　　　(　　)

(43～44 题共用备选答案)

A. 血氨升高

B. 血清促胃液素升高

C. 血清淀粉酶升高

D. 胃酸缺乏

E. 血清胆红素升高

43. 急性胰腺炎可见　　　　　(　　)

44. 肝性脑病可见　　　　　　(　　)

(45～47 题共用备选答案)

A. 血清淀粉酶增高

B. 超声显像见胆囊和胆总管扩大

C. 胰腺假性囊肿伴钙化,血糖升高

D. ERCP 示胆管系统狭窄而胰管正常

E. 黄疸伴肝功能试验异常

45. 急性胰腺炎可见　　　　　(　　)

46. 慢性胰腺炎可见　　　　　(　　)

47. 消化性溃疡穿孔可见　　　(　　)

【X/型/题】

48. 急性胰腺炎患者出现休克,提示　(　　)

A. 血容量不足

B. 继发细菌感染

C. 胰腺出血坏死

D. 并发腹膜炎

E. 并发胰腺假性囊肿

49. 急性胰腺炎的局部并发症包括　(　　)

A. 胰腺脓肿

B. 肺炎

C. 消化道出血

D. 假性囊肿

E. 左侧门静脉高压

50. 下列可出现血清淀粉酶升高的是(　　)

A. 急性胰腺炎

B. 急性胆囊炎

C. 消化性溃疡穿孔

D. 急性肠梗阻

E. 急性心肌梗死

51. 急性胰腺炎的病因包括　　　(　　)

A. 胆道蛔虫病

B. 高钙血症

C. 十二指肠球溃疡无并发症

D. 使用糖皮质激素

E. ERCP 检查

52. 急性胰腺炎的血清淀粉酶　　(　　)

A. 起病后 48～72 小时开始升高

B. 持续 3～5 天

C. 高低与病情程度无确切关联

D. 可不升高

E. 大于正常值

二、填空题

1. 急性胰腺炎的病理变化一般分为＿＿＿、＿＿＿＿＿＿ 2 型。

2. 急性胰腺炎时,血清淀粉酶在起病后 ＿＿＿＿＿ 开始升高。

三、简答题

简述慢性胰腺炎的诊断标准。

四、病例分析题

患者,男,30 岁。以"左上腹痛 3 小时"为主诉入院。3 小时前大量饮酒后出现左上腹痛,刀割样,向左侧背部放射,伴恶心、呕吐,呕吐物为胃内容物。查体:T 38.5℃,BP 100/80mmHg,呈弯腰左侧卧位,心、肺无异常,上腹压痛,反跳痛可疑,肠鸣音 3～5 次/分,叩诊高度鼓音。入院急查血清淀粉酶 760U/L,尿淀粉酶 500U/L。

问题:

1. 初步诊断及诊断依据。

2. 应注意与哪些疾病相鉴别?

【参/考/答/案】

一、选择题

【A 型题】

1. D	2. D	3. B	4. D	5. B
6. B	7. A	8. E	9. C	10. E
11. B	12. D	13. C	14. B	15. B
16. C	17. D	18. E	19. E	20. E
21. E	22. E	23. E	24. A	25. D
26. C	27. E	28. A	29. A	30. C
31. A	32. D	33. E	34. D	35. E
36. A	37. B	38. B		

【B 型题】

39. E	40. A	41. E	42. B	43. C
44. A	45. A	46. C	47. A	

【X 型题】

48. ABC	49. ADE	50. ABCD
51. ABDE	52. BCD	

1. D【解析】急性胰腺炎的腹痛多为持续性腹痛。

4. D【解析】血管出血坏死是急性出血坏死性胰腺炎的病理表现之一。

7. A【解析】血清淀粉酶在起病后 2~12 小时开始升高,48 小时开始下降,持续 3~5 天;血清脂肪酶常在起病后 24~72 小时开始上升高,持续 7~10 天。

8. E【解析】引起急性胰腺炎的药物包括:维生素 D、噻嗪类利尿剂、硫唑嘌呤、糖皮质激素、磺胺类。

11. B【解析】血清脂肪酶常在起病后 24~72 小时开始上升高,持续 7~10 天。

12. D【解析】Cullen 征是指脐周皮肤呈青紫色改变。

13. C【解析】坏死型胰腺炎可出现胰腺外分泌功能障碍导致血糖升高。

16. C【解析】高血糖(>10mmol/L)或低血钙(<1.5mmol/L)提示预后不良。

18. E【解析】急性出血坏死性胰腺炎可出现 Cullen 征或者 Grey–Turner 征,Grey–Turner征表现为两侧胁腹部皮肤暗灰蓝色。

20. E【解析】合并胰腺脓肿时可出现高热不退、血白细胞计数升高。

25. D【解析】血清淀粉酶、脂肪酶的高低与病情程度无确切关联。

27. E【解析】四肢抽搐排除了低血钙后还需考虑有无低镁血症。

28. A【解析】急性胰腺炎患者如果呕吐频繁可引起代谢性碱中毒。

30. C【解析】吗啡可导致 Oddi's 括约肌收缩,故不可用于胰腺炎止痛。

33. E【解析】急性胰腺炎多在起病 3~4 周后形成假性囊肿。

35. E【解析】急性胰腺炎的治疗包括禁食、胃肠减压、镇痛解痉、抑制胰腺分泌及胰酶活性药物、补液、纠正水电解质平衡及抗感染等治疗。

37. B【解析】急性胰腺炎多在起病 3~4 周后形成假性囊肿,<4cm 的囊肿可自行吸收,建议观察随访,定期复查 CT,如囊肿增大或发生感染可考虑穿刺引流。

39. E【解析】急性胰腺炎腹痛性质为上腹部疼痛,前屈位疼痛减轻。

40. A【解析】急性胆囊炎的腹痛表现为上腹部疼痛,向右肩部放射。

41. E【解析】急性胰腺炎可出现低钙血症。

42. B【解析】胰性霍乱可出现血浆 VIP(血管活性肠肽)水平升高。

43. C【解析】急性胰腺炎可出现血清淀粉酶升高。

44. A【解析】肝性脑病可出现血氨升高。

46. C【解析】慢性胰腺炎可出现胰腺假性囊肿伴钙化,血糖升高。

47. A【解析】血清淀粉酶升高可见于急性胰腺炎、肠梗阻、消化性溃疡伴穿孔、急性胆囊炎等。

52. BCD【解析】血清淀粉酶在起病后 2 ~ 12 小时开始升高,48 小时开始下降,持续 3 ~ 5 天;其水平高低与病情严重程度无明显相关性。

二、填空题

1. 急性水肿型　急性出血坏死型

2. 2 ~ 12 小时

三、简答题

简述慢性胰腺炎的诊断标准。

答 ①有明确的胰腺炎组织学诊断;②有明确的胰腺钙化;③有典型慢性胰腺炎症状、体征,有明显的胰腺外分泌障碍和 ERCP 等典型慢性胰腺炎影像学特征,除外胰腺癌;④EUS 有典型的慢性胰腺炎影像学特征。

四、病例分析题

1. 初步诊断及诊断依据。

答 初步诊断:急性胰腺炎。

诊断依据:①有发热、腹痛、恶心、呕吐的临床表现及大量饮酒后发病病史;②实验室检查:血清淀粉酶高于正常值的 3 倍。

2. 应注意与哪些疾病相鉴别?

答 (1)消化性溃疡急性穿孔:有较典型的溃疡病病史,腹痛突然加剧,腹肌紧张,肝浊音界消失,X 线透视见膈下有游离气体等可资鉴别。

(2)胆石症和急性胆囊炎:常有胆绞痛史,疼痛位于右上腹,常放射到右肩部,Murphy 征阳性,血及尿淀粉酶轻度升高,腹部 B 超及 X 线胆道造影可明确诊断。

(3)急性肠梗阻:腹痛为阵发性,腹胀,呕吐,肠鸣音亢进,有气过水声,无排气,可见肠型,腹部 X 线可见液气平面。

(4)心肌梗死:有冠心病病史,突然发病,有时疼痛限于上腹部,心电图显示心肌梗死图像,血清心肌酶升高,血、尿淀粉酶正常。

（吴龙云）

第 21 章　胰腺癌

【学/习/要/点】

一、掌握

胰腺癌的临床表现。

二、熟悉

胰腺癌的病理。

【应/试/考/题】

一、选择题

【A/型/题】

1. 胰腺癌常见的首发症状是　　（　　）
   A. 腹泻　　　　　　B. 腹痛
   C. 黄疸　　　　　　D. 消瘦
   E. 食欲缺乏

2. 下列属于诊断胰头癌主要体征的是
   　　　　　　　　　　　　　（　　）
   A. 锁骨上淋巴结肿大
   B. 腹腔积液
   C. 肝大、质硬
   D. 无痛性胆囊肿大
   E. 上腹压痛

3. 胰腺癌首选的治疗方法是　（　　）
   A. 手术治疗
   B. 化疗
   C. 放疗
   D. 免疫治疗
   E. 支持治疗

4. 患者,男,51 岁。巩膜黄染进行性加重,尿黄 3 个月不伴腹痛。B 超示胆总管扩张。X 线钡剂造影示十二指肠曲扩大。最可能的诊断是　　　　（　　）
   A. 胆石症
   B. 壶腹部癌
   C. 胰腺癌
   D. 肝癌
   E. 胆道蛔虫

二、名词解释
Courvoisier 征

三、填空题
1. _____是治疗胰腺癌最常用的根治手术,术后_____年存活率 <10% 。
2. ERCP 诊断胰腺癌的正确率可达_____ ___。

四、简答题
简述胰腺癌的临床表现。

【参 | 考 | 答 | 案】

一、选择题

【A 型题】

1. B　2. D　3. A　4. C

1. B【解析】胰腺癌常见的首发症状是腹痛。
2. D【解析】胰腺癌出现黄疸时常因胆汁淤积而有肝大,可扪及囊状、无压痛、表面光滑并可推移的胀大胆囊,称为 Courvoisier 征,是诊断胰腺癌的重要体征。
3. A【解析】胰腺癌治疗首选的方法是手术治疗。

二、名词解释

Courvoisier 征:胰腺癌出现黄疸时常因胆汁淤积而有肝大,可扪及囊状、无压痛、表面光滑并可推移的胀大胆囊,称为 Courvoisier 征,是诊断胰腺癌的重要体征。

三、填空题

1. 胰十二指肠切除术(或 Whipple 手术)　5
2. 90%

四、简答题

简述胰腺癌的临床表现。

答　(1)症状:①腹痛;②消瘦;③黄疸;④其他,食欲缺乏、恶心、呕吐、腹胀、上消化道出血、低热及精神症状等。

(2)体征:消瘦、上腹压痛、黄疸、Courvoisier 征、腹腔积液、腹部肿块等。

(吴龙云)

第22章　腹　痛

【学/习/要/点】

一、掌握

腹痛的病因。

二、熟悉

腹痛的鉴别诊断。

【应/试/考/题】

一、选择题

【A/型/题】

1. 以空腹痛为腹痛特点的疾病是 （　　）
   - A. 胃溃疡
   - B. 十二指肠溃疡
   - C. 慢性胆囊炎
   - D. 急性胰腺炎
   - E. 胃癌
2. 下列出现的腹痛不是慢性腹痛的是（　　）
   - A. 慢性胰腺炎
   - B. 肝脓肿
   - C. 泌尿系结石
   - D. 克罗恩病
   - E. 溃疡性结肠炎
3. 进食后疼痛多考虑 （　　）
   - A. 胃溃疡
   - B. 十二指肠溃疡
   - C. 慢性胆囊炎
   - D. 急性胰腺炎
   - E. 胃癌
4. 剑突下钻顶样疼痛见于 （　　）
   - A. 胆囊炎
   - B. 胆管结石
   - C. 胆道蛔虫疾病
   - D. 胆囊结石
   - E. 泌尿系结石

【B/型/题】

（5~6题共用备选答案）
- A. 阵发性剧痛、辗转不安
- B. 剑突下钻顶样疼痛
- C. 持续剧痛，但全腹痛无压痛
- D. 转移性右下腹痛
- E. 餐后痛

5. 胆管结石可见 （　　）
6. 急性阑尾炎可见 （　　）

【X/型/题】

7. 腹膜刺激征包括 （　　）
   - A. 压痛
   - B. 反跳痛
   - C. 肌紧张
   - D. 钝痛
   - E. 腹胀
8. 腹痛的处理原则包括 （　　）
   - A. 急性腹痛在病因明确前可给予吗啡类镇痛药物减轻患者痛苦
   - B. 明确为消化道穿孔所致急性腹痛，应禁食
   - C. 胆石症或者泌尿系结石所致腹痛，可予解痉治疗

D. 生育期妇女发生急性腹痛者,尤其是中、下腹部剧痛时,应询问停经史,并及时作盆腔B型超声波检查,以明确有无宫外孕、卵巢囊肿蒂扭转等疾病

E. 急性腹痛患者,虽经多方检查不能明确诊断时,如生命体征尚平稳,在积极行支持治疗的同时,仍可严密观察病情变化

二、简答题

如何鉴别内科腹痛、外科腹痛与妇科腹痛?

【参 / 考 / 答 / 案】

一、选择题

【A型题】

1. B　　2. C　　3. A　　4. C

【B型题】

5. A　　6. D

【X型题】

7. ABC　　8. BCDE

1. B【解析】十二指肠溃疡腹痛特点为空腹痛。

2. C【解析】泌尿系结石有时呈急性腹痛。

3. A【解析】餐后痛多考虑胃溃疡。

4. C【解析】剑突下钻顶样疼痛见于胆道蛔虫疾病。

5. A【解析】阵发性剧痛、辗转不安见于胆结石、泌尿系结石等。

6. D【解析】急性阑尾炎典型腹痛为转移性右下腹痛。

7. ABC【解析】腹膜刺激征为压痛、反跳痛及肌紧张。

8. BCDE【解析】急性腹痛在病因明确前不可予吗啡类镇痛药物减轻患者痛苦。

二、简单题

如何鉴别内科腹痛、外科腹痛与妇科腹痛?

答 (1)内科腹痛,常先发热后腹痛,疼痛一般不剧烈,痛无定处,压痛不显。

(2)外科腹痛,多先腹痛后发热,疼痛剧烈,痛有定处,压痛明显,见腹痛拒按、腹肌紧张等。

(3)妇科腹痛,部位多在小腹,与经、带、胎、产有关,如痛经、先兆流产、宫外孕、输卵管破裂等,应及时进行妇科检查,以明确诊断。

(吴龙云)

第23章 慢性腹泻和便秘

【学/习/要/点】

一、掌握

1. 腹泻的定义及病理生理。
2. 便秘的定义及治疗。

二、熟悉

慢性腹泻、便秘的常见病因、实验室及器械检查。

【应/试/考/题】

一、选择题

【A/型/题】

1. 下列不属于分泌性腹泻特点的是（   ）
   A. 每日粪便量超过 1L
   B. 粪便为水样,无脓血
   C. 粪便的 pH 值多为中性或碱性
   D. 粪便含有渗出液
   E. 禁食48小时后腹泻仍持续存在
2. 下列不属于肠道蠕动过快原因的是
   （   ）
   A. 肠道受到寒冷刺激
   B. 使用莫沙必利等药物
   C. 使用糖皮质激素
   D. 使用神经内分泌因子
   E. 糖尿病

【B/型/题】

(3~4题共用备选答案)
   A. 渗透性腹泻
   B. 分泌性腹泻
   C. 渗出性腹泻
   D. 动力异常性腹泻
   E. 吸收不良性腹泻
3. 其腹泻特点为禁食后腹泻减轻或停止的是（   ）
4. 其腹泻特点为便急、粪便不成型或水样便的是（   ）

【X/型/题】

5. 便秘的特点包括   （   ）
   A. 排便次数减少   B. 排便困难
   C. 粪便干硬   D. 女性多于男性
   E. 排便不尽感
6. 便秘的病因病机包括   （   ）
   A. 肠腔狭窄   B. 不良生活习惯
   C. 克罗恩病   D. 溃疡性结肠炎
   E. 先天性巨结肠

二、简答题
简述分泌性腹泻的临床特点。

三、论述题
试述腹泻的分类(按病理生理的改变分类)及其特点。

【参 / 考 / 答 / 案】

一、选择题

【A 型题】

1. D　　2. C

【B 型题】

3. A　　4. D

【X 型题】

5. ABCDE　　6. ABCDE

1. D【解析】D 项为渗出性腹泻的特点。
5. ABCDE【解析】便秘是指排便次数减少、粪便干硬、排便困难,有排便不尽感,女性多于男性。

二、简答题

简述分泌性腹泻的临床特点。

答　①排出大量水样粪便,每天可达数升;②粪便中含大量电解质,且其渗透压与血浆渗透压基本相同;③粪便中不含脓血;④禁食 48 小时后腹泻仍不停止;⑤一般无腹痛;⑥肠黏膜组织学检查基本正常。

三、论述题

试述腹泻的分类(按病理生理的改变分类)及其特点。

答　见下表。

腹泻的分类及其特点

分类	特点
渗透性腹泻	禁食或停止服药后腹泻消失,粪便中含有大量未经消化和吸收的食物或药物,如服用甘露醇
分泌性腹泻	肠黏膜结构基本正常,粪便呈水样或稀糊状、无脓血、量多,禁食对腹泻无影响,粪便 pH 多为中性或碱性,如霍乱
渗出性腹泻	粪便有脓血,腹泻严重程度取决于肠管受损程度,如细菌性肠炎
动力异常性腹泻	粪便呈稀糊状或水样,无黏液脓血,常伴腹痛和肠鸣音亢进,如甲状腺功能亢进

(吴龙云)

第24章　消化道出血

【学/习/要/点】

一、掌握

1. 消化道出血的病因。
2. 出血是否停止的判断。
3. 消化道出血的治疗原则。

二、熟悉

消化道出血的临床表现。

【应/试/考/题】

一、选择题

【A/型/题】

1. 消化道出血产生黑便时,提示每日出血量超过　　　　　　　　　（　　）
   A. 50ml　　　　　　B. 5ml
   C. 200ml　　　　　 D. 100ml
   E. 400ml

2. 下列不能判断消化道出血是否停止的是　　　　　　　　　　　（　　）
   A. 反复呕血
   B. 经补充液体,循环衰竭未得到改善
   C. 血红蛋白浓度持续下降
   D. 出血后第2日仍有黑便
   E. 尿量恢复,血尿素氮持续升高

3. 冠心病伴肝硬化,并发消化道出血时,下列治疗错误的是　　　　（　　）
   A. 三腔二囊管压迫
   B. 去甲肾上腺素胃管滴注
   C. 垂体后叶素静脉滴注
   D. 6-氨基己酸静脉滴注
   E. 冰盐水洗胃

4. 食管静脉曲张破裂出血时,气囊压迫时间最长不应超过　　　　　（　　）
   A. 6 小时
   B. 12 小时
   C. 24 小时
   D. 36 小时
   E. 48 小时

5. 消化道出血可表现为呕血或便血主要取决于　　　　　　　　　　（　　）
   A. 出血的速度及量
   B. 出血的部位
   C. 病变的性质
   D. 胃肠道蠕动情况
   E. 凝血机制

6. 上消化道出血常见的病因是　　　　（　　）
   A. 胆道疾病
   B. 食管胃底静脉曲张
   C. 消化性溃疡
   D. 慢性胃黏膜病变
   E. 慢性萎缩性胃炎

7. 禁忌使用垂体后叶加压素治疗食管静脉曲张破裂出血者,是因合并了（　　）
   A. 消化性溃疡

B. 溃疡性结肠炎

C. 肺结核

D. 冠心病

E. 支气管扩张症

8. 门诊对有便血伴有腹泻或便秘的患者,首先应做的检查是 （ ）

  A. 直肠镜检

  B. 纤维结肠镜检

  C. 直肠指检

  D. X 线钡剂灌肠检查

  E. X 线钡剂检查

9. 下列关于上消化道出血的叙述,错误的是 （ ）

  A. 指 Treitz 韧带以上的消化道出血

  B. 最常见的病因是消化性溃疡

  C. 呕血均呈棕褐色

  D. 多数患者可出现低热

  E. 血尿素氮浓度可增高

10. 下列关于下消化道出血的叙述,错误的是 （ ）

  A. 肠息肉是最常见的原因

  B. 为回盲部以远的结直肠出血

  C. 约占消化道出血的 20%

  D. 临床表现主要取决于出血量及出血速度

  E. 一般为鲜红便或暗红色便,不伴呕血

11. 下列不属于判断消化道出血是否停止的实验室指标是 （ ）

  A. 血尿素氮测定

  B. 网织红细胞计数

  C. 血红蛋白浓度测定

  D. 血细胞比容

  E. 红细胞沉降率测定

12. 上消化道大量出血伴休克时,最紧急和首要的措施是 （ ）

  A. 头低位和吸氧

  B. 积极补充血容量

  C. 急诊胃镜检查明确诊断

  D. 冰盐水洗胃止血

  E. 去甲肾上腺素胃管滴注

13. 治疗食管静脉曲张破裂出血,最有效的措施是 （ ）

  A. 肾上腺素肌内注射

  B. 维生素 K 静脉注射

C. 静脉应用垂体后叶素

D. 冰盐水 + 去甲肾上腺素洗胃

E. 三腔二囊管压迫

14. 消化道出血出现休克表现是指短时期内出血量多于 （ ）

  A. 500ml   B. 750ml

  C. 1000ml   D. 1250ml

  E. 1500ml

15. 粪便隐血试验阳性者,提示 （ ）

  A. 每日出血量 10ml 以上

  B. 每日出血量 60ml 以上

  C. 每日出血量 30ml 以上

  D. 每日出血量 5ml 以上

  E. 每日出血量 20ml 以上

16. 食管胃底静脉曲张破裂出血时的止血用药是 （ ）

  A. 雷尼替丁   B. 利血平

  C. 垂体后叶素   D. 阿托品

  E. 地高辛

17. 消化性溃疡并发呕血时,首选的止血药物是 （ ）

  A. 西咪替丁

  B. 奥美拉唑

  C. 普萘洛尔

  D. 肾上腺素

  E. 垂体后叶素

18. 下列不属于消化道出血紧急输血指征的是 （ ）

  A. 失血性休克

  B. 血红蛋白 <70g/L

  C. 血细胞比容 <25%

  D. 心率减慢

  E. 晕厥、血压下降

19. 下列关于消化道出血处理的叙述,错误的是 （ ）

  A. 使患者保持安静

  B. 注意观察尿量变化

  C. 一律禁食

  D. 定期复查血象

  E. 防治失血性休克

20. 下列关于消化道出血量估计的叙述,正确的是 （ ）

  A. 每日出血量 >50ml,粪便隐血试验呈阳性反应

B. 每日出血量 >200ml,出现黑便

C. 胃内积血量 >500ml,发生呕血

D. 出血量 >400ml,可见头晕、心悸、乏力等

E. 短时间内出血量 >1500ml,可有休克表现

21. 下列关于上消化道出血的叙述,错误的是 （　　）

A. 呕血多见于幽门以近部位

B. 呕血者有黑便而黑便者不一定有呕血

C. 呕血速度慢,多呈棕褐色或咖啡色

D. 便血多呈暗红色

E. 上消化道出血均是消化系统疾病所致

22. 判断上消化道出血部位最好的检查方法是 （　　）

A. 内窥镜检查　　B. X 线钡剂检查

C. B 超检查　　　D. 选择性动脉造影

E. 胃液分析

23. 诊断中消化道出血的一线检查方法是 （　　）

A. 影像学

B. 手术探查

C. 胶囊内镜及小肠镜

D. 胃镜

E. 结肠镜

24. 患者,男,35 岁。反复节律性上腹痛 2 年,嗳气、食欲缺乏,每于受凉后加剧。近 2 天来疼痛加剧,突然呕血 500ml,为暗红色血块,继而排稀黑便 200ml 后出血腹痛缓解。其出血的病因,最可能的是 （　　）

A. 胃癌　　　　　B. 慢性胃炎

C. 消化性溃疡　　D. 急性胃黏膜病变

E. 食管静脉曲张破裂

25. 患者,男,28 岁。上腹痛 1 周,黑便 3 天,排便 3 ~4 次/日,量较多,头昏,乏力,心慌。有间断上腹痛病史 3 年,每次发病持续 2 ~4 周方缓解。饮酒史 4 年,每天 2 两白酒,曾患乙肝。首先考虑的诊断是 （　　）

A. 肝硬化食管静脉曲张出血

B. 消化性溃疡出血

C. 急性胃黏膜病变出血

D. 下消化道出血

E. 食管贲门撕裂综合征出血

26. 患者,男,60 岁。主因"黑便 1 天,呕血 4 小时"入院。半年前因急性心肌梗死行冠脉支架置入术。术后口服阿司匹林治疗。胃镜检查:胃窦部见 3 处溃疡,直径 0.3 ~0.4cm,底平坦,被覆白苔,周围略充血水肿,可见少量再生上皮。未见活动出血。病理:轻度慢性浅表性胃炎,WS 阳性。下列处理最恰当的是 （　　）

A. 给予 PPI 治疗,停用阿司匹林,根除 Hp 治疗

B. 暂时停用阿司匹林,出血停止 3 ~5 天后恢复阿司匹林治疗,给予 PPI 治疗

C. 给予 PPI 治疗

D. 暂时停用阿司匹林,出血停止 3 ~5 天后恢复阿司匹林治疗,同时给予 PPI 治疗并根除 Hp

E. 不必停用阿司匹林治疗

27. 患者,男,24 岁。间断上腹疼痛 3 年,每年秋天发作,饥饿时明显。2 天前排黑色柏油样便,2 ~4 次/日,患者入院当天再次排出暗红色血便约 400ml,伴血压下降、皮肤湿冷、神志不清。最可能的情况是 （　　）

A. 伴有急性下消化道出血

B. 伴有急性脑出血

C. 伴有急性循环衰竭

D. 伴有急性 DIC

E. 伴有过敏性休克

28. 患者,男,34 岁。4 年来常出现右上腹痛,午夜尤甚,疼痛放射至背部。曾先后发生 4 次上消化道出血,胃肠钡餐检查未发现异常,查体仅见右上腹压痛。最可能的诊断是 （　　）

A. 胃癌

B. 慢性胃炎

C. 十二指肠球后溃疡

D. 胃溃疡

E. 胃黏膜脱垂

29. 患者,女,36 岁。近 2 日排黑便 2 次,
量不多。查体:神志清楚,BP 100/
70mmHg,P 78 次/分。胃镜检查示十
二指肠溃疡活动期。最佳的治疗措
施是　　　　　　　　　　(　　)
A. 六氨基己酸静脉滴注
B. 氨甲苯酸肌内注射
C. 奥美拉唑静脉滴注
D. 去甲肾上腺素口服
E. 制酸剂口服

30. 患者,男,32 岁。十二指肠球部溃疡。
8 小时前出现呕血和排柏油样便,
BP 70/50mmHg,P 120 次/分,Hb 60g/L。
应首选的处理是　　　　　(　　)
A. 大量输液　　　B. 内镜下电凝止血
C. 补液输血　　　D. 口服凝血酶
E. 肌内注射巴曲酶(立止血)

31. 患者,男,45 岁。平素身体健康,近
2 个月出现上腹饱胀不适,偶有隐痛,
伴食欲缺乏,近 2 天有黑便。最有诊
断意义的检查是　　　　　(　　)
A. 腹部 B 超　　　B. 粪便隐血试验
C. 胃液分析　　　D. X 线钡剂检查
E. 胃镜 + 活检

32. 患者,男,42 岁。肝硬化病史 10 年,消
化性溃疡病史 4 年,1 小时前突然呕血
约 1200ml 来诊。查体:P 120 次/分,
BP 80/50mmHg,尿少。该患首先应采
取的措施是　　　　　　　(　　)
A. 升压药提高血压
B. 抗纤维蛋白溶解剂止血
C. 急诊胃镜检查明确出血部位
D. 三腔二囊管压迫止血
E. 迅速补充血容量

33. 患者,女,24 岁。口服吲哚美辛数片后
觉胃部疼痛,6 小时前排黑色成形便约
100g。既往无胃病史。BP 90/60mmHg,
P 86 次/分。Hb 100g/L;粪便隐血试验
(＋＋＋)。最可能的诊断是　(　　)
A. 消化性溃疡
B. 急性糜烂出血性胃炎
C. 胃黏膜脱垂
D. 食管贲门黏膜撕裂综合征
E. 胃黏膜脱垂

34. 患者,男,36 岁。饮酒后突然呕吐大量
食物,随后呕吐鲜红色液体 300ml。
BP 115/60mmHg,肝、脾肋下未触及。
首选的检查方法是　　　　(　　)
A. 急诊胃肠钡剂检查
B. B 型超声检查
C. 腹部 X 线平片检查
D. 急诊内窥镜检查
E. 急诊 CT 检查

35. 患者,男,50 岁。4 年前诊断为肝硬
化,近半个月感腹胀,下肢水肿。今日
食花生后 1 小时,自觉心慌、冷汗,吐
出暗红色血约 200ml,内有血块,解柏
油样便 700ml,急诊入院。查体:BP
60/40mmHg,P 130 次/分,肠鸣音活
跃。抢救时,首先应采取　　(　　)
A. 胃镜下套扎食管曲张静脉
B. 紧急手术
C. 静脉滴注生长抑素
D. 快速输血、输液,补充血容量
E. 去甲肾上腺素加冰盐水口服

【B/型/题】

(36 ~ 38 题共用备选答案)
A. 大量呕血、柏油样便
B. 粪便隐血持续阳性
C. 大便后滴鲜血
D. 剧烈呕吐后呕鲜血
E. 黏液血便伴里急后重

36. 胃癌可见　　　　　　　　(　　)
37. 食管胃底静脉曲张破裂可见　(　　)
38. 溃疡性结肠炎可见　　　　(　　)

(39 ~ 42 题共用备选答案)
A. 食管胃底静脉曲张破裂出血
B. 出血糜烂性胃炎出血
C. 反流性食管炎出血
D. 食管贲门黏膜撕裂综合征
E. 十二指肠溃疡出血

39. 患者,男,30 岁。4 年来上腹部偏右侧
节律性疼痛,进食后可缓解,伴反酸,
3 天前出现柏油样便。诊断为 (　　)

40. 患者,男,50 岁。既往有慢性肝病病
史,进硬食后,突然呕血约 1000ml,色

红,心率 110 次/分,BP 80/50mmHg。诊断为　　　　　　　　（　　）

41. 患者,女,50 岁。曾患类风湿性关节炎,近 1 周因关节痛而连续服用阿司匹林,1 日前始排柏油样便。诊断为（　　）

42. 患者,男,25 岁。既往健康,大量饮酒后出现剧烈恶心、呕吐,继而呕血约 500ml,鲜红色。诊断为　　　（　　）

【X/型/题】

43. 上消化道大出血患者以呕血为主,提示　　　　　　　　　（　　）
    A. 出血在幽门以近
    B. 出血部位高
    C. 出血量少
    D. 出血导致幽门痉挛
    E. 呕血不可能出现黑便

44. 可引起上消化道出血的全身性疾病包括　　　　　　　　　（　　）
    A. DIC
    B. ITP
    C. 白血病
    D. 血友病
    E. 过敏性紫癜

45. 上消化道大出血的常见病因有（　　）
    A. 消化性溃疡
    B. 急性糜烂性出血性胃炎
    C. 食管胃底静脉曲张破裂
    D. 食管癌
    E. 胃癌

46. 可引起上消化道出血的胃十二指肠疾病有　　　　　　　　（　　）
    A. 胃间质瘤
    B. 血管瘤
    C. 吻合口溃疡
    D. 十二指肠憩室
    E. Dieulafoy 病变

二、名词解释
1. 上消化道出血

2. 肠源性氮质血症

三、填空题
1. 成人每日消化道出血 > ＿＿＿＿＿＿,粪便隐血试验出现阳性。
2. 每日出血量超过 ＿＿＿＿＿＿ 可出现黑便。
3. 胃内积血量在 ＿＿＿＿＿＿ 以上可引起呕血。
4. 出血量超过 ＿＿＿＿＿＿,可出现全身症状,如头昏、心慌、乏力等。
5. 短时间内出血量超过 ＿＿＿＿＿＿,可出现周围循环衰竭。
6. 上消化道出血最常见的病因是 ＿＿＿＿＿＿、＿＿＿＿＿＿、＿＿＿＿＿＿、＿＿＿＿。
7. 血小板聚集及血液凝固需在 pH > ＿＿＿＿＿ 时才能有效发挥止血作用。

四、简答题
1. 哪些征象提示上消化道出血患者有继续出血或再出血?
2. 简述上消化道大出血的处理原则。

五、病例分析题
患者,男,40 岁。有肝炎病史 10 年。近 5 年来常感腹胀,食欲缺乏,全身乏力。1 小时前呕咖啡样液体约 500ml,排柏油样便 2 次,量约 200g,伴头晕、心慌。查体:P 110 次/分,BP 90/60mmHg,神志清楚,面色晦暗,皮肤黏膜苍白,心音弱,肺（ － ）,腹软,肝肋下未触及,脾肋下 3cm,移动性浊音阳性。实验室检查:RBC 3.0×10^{12}/L,Hb 70g/L,WBC 4.0×10^9/L,HBsAg（ ＋ ）,HBeAg（ ＋ ）,HBsAb（ － ）,HBcAb（ － ）,A/G ＝1:1.2,ALT 80U/L;粪便隐血试验（ ＋ ＋ ＋ ）。

问题:
1. 初步诊断及诊断依据。
2. 治疗原则。

【参 / 考 / 答 / 案】

一、选择题

【A 型题】

1. A	2. D	3. C	4. C	5. A
6. C	7. D	8. C	9. C	10. A
11. E	12. B	13. E	14. C	15. D
16. C	17. B	18. D	19. C	20. D
21. E	22. A	23. C	24. C	25. B
26. D	27. C	28. C	29. C	30. C
31. E	32. E	33. B	34. D	35. D

【B 型题】

36. B	37. A	38. E	39. E	40. A
41. B	42. D			

【X 型题】

43. AB　　44. ABCDE　　45. ABCE
46. ABCDE

1. A【解析】上消化道出血时每日出血量超过 50ml 才会产生黑便。

2. D【解析】上消化道出血未停止的指征：反复呕血或黑粪（血便）次数增多，肠鸣音亢进；经补充液体及输血后，循环衰竭未得到改善；血红蛋白浓度、红细胞计数与血细胞比容持续下降；补液、尿量恢复后，血尿素氮持续升高。

3. C【解析】垂体后叶素禁用于冠心病。

4. C【解析】食管静脉曲张破裂出血时，气囊压迫过久会导致黏膜糜烂，故持续压迫时间最长不应超过 24 小时。

5. A【解析】上消化道大出血可表现为呕血或便血主要取决于出血的速度及量。

8. C【解析】门诊对有便血伴有腹泻或便秘的患者，首先应做的检查是直肠指诊。

12. B【解析】消化道大量出血病情急、变化快，抗休克、迅速补充血容量治疗应放在一切医疗措施的首位。

13. E【解析】三腔二囊管压迫治疗食管静脉曲张破裂出血最有效。

14. C【解析】消化道出血短时期内出血量 >1000ml，可有休克表现。

15. D【解析】粪便隐血试验阳性者提示每日出血量 5ml 以上。

16. C【解析】食管胃底静脉曲张破裂出血时的止血用药是垂体后叶素。

17. B【解析】消化性溃疡并发呕血时，首选止血药物是质子泵抑制剂。

18. D【解析】消化道出血手术紧急输血的指征：①晕厥，血压下降；②心率增快（>120 次/分）；③失血性休克；④血红蛋白 <70g/L 或血细胞比容 <25%。

21. E【解析】全身性疾病也可导致消化道出血。

22. A【解析】内窥镜检查是判断上消化道出血部位最好的检查方法。

24. C【解析】中青年男性，临床表现为反复节律性上腹痛，每于受凉后加剧，近 2 天来腹痛加剧，提示消化性溃疡可能大。

27. C【解析】青年男性患者，腹痛间断发作，每年秋天发作，饥饿时明显，考虑十二指肠溃疡；伴黑便、血压下降、皮肤湿冷、神志不清，考虑消化性溃疡伴出血所致急性循环衰竭。

28. C【解析】夜间痛提示十二指肠溃疡。

29. C【解析】质子泵抑制剂用于治疗消化性溃疡。

31. E【解析】内窥镜检查是判断上消化道出血部位、原因最好的检查方法。

32. E【解析】消化道出血所致休克首选迅速补充血容量。

33. B【解析】口服非甾体抗炎药可导致急性糜烂出血性胃炎。

35. D【解析】消化道出血所致休克首选迅速补充血容量。

二、名词解释

1. 上消化道出血：是指屈氏韧带以近的消化道，包括食管、胃、十二指肠和胰胆等病变引起的出血，胃空肠吻合术后的空肠病变出血亦属这一范围。

2. 肠源性氮质血症：由于大量血液蛋白质的消化产物在肠道被吸收，血中尿素氮浓度可暂时增高，称为肠源性氮质血症。

三、填空题

1. 5ml
2. 50ml
3. 250ml
4. 400ml
5. 1000ml
6. 消化性溃疡　食管胃底静脉曲张破裂　急性糜烂出血性胃炎　上消化道肿瘤
7. 6.0

四、简答题

1. 哪些征象提示上消化道出血患者有继续出血或再出血?

答 有下列征象者,应认为有继续出血或再出血,须予及时处理:①反复呕血,或黑便次数增多、粪质稀薄,甚至呕血转为鲜红色、黑粪变成暗红色,伴有肠鸣音亢进;②周围循环衰竭,经补液、输血而血容量未见明显改善,或虽暂时好转而又恶化,经快速输液、输血,中心静脉仍有波动,稍有稳定又再下降;③红细胞计数、血红蛋白浓度与血细胞比容继续下降,网织细胞计数持续增高;④补液与尿量足够的情况下,血尿素氮持续或再次增高。

2. 简述上消化道大出血的处理原则。

答 (1)一般急救措施:①卧位休息,保持呼吸道通畅,必要时吸氧、禁食。②严密监测患者生命体征,观察呕血与黑便情况。③定期复查血红蛋白浓度、红细胞计数、血细胞比容与尿素氮。

(2)输血、输液、积极补充血容量。

(3)食管胃底静脉曲张破裂大出血的止血措施。①药物止血(血管升压素);气囊压迫止血(三腔二囊管);内镜治疗(内镜直视下曲张静脉的套扎,注射硬化剂栓塞治疗);外科手术。②非曲张静脉上消化道出血:抑制胃酸分泌的药物;内镜治疗;手术治疗;介入治疗。

五、病例分析题

1. 初步诊断及诊断依据。

答 初步诊断:乙型肝炎后肝硬化并上消化道出血,食管静脉曲张破裂出血可能性大。

诊断依据:①肝炎病史10年;②乙肝标志物阳性;③长期有慢性肝炎的临床表现;④脾大,脾功能亢进;⑤有呕血(量较大),黑便病史;⑥移动性浊音阳性。

2. 治疗原则。

答 ①卧床休息,监测生命体征;②禁食;③应用垂体后叶素;④补液、输血、止血,抑酸药物;⑤必要时行三腔二囊管压迫止血。

(吴龙云)

第4篇

泌尿系统疾病

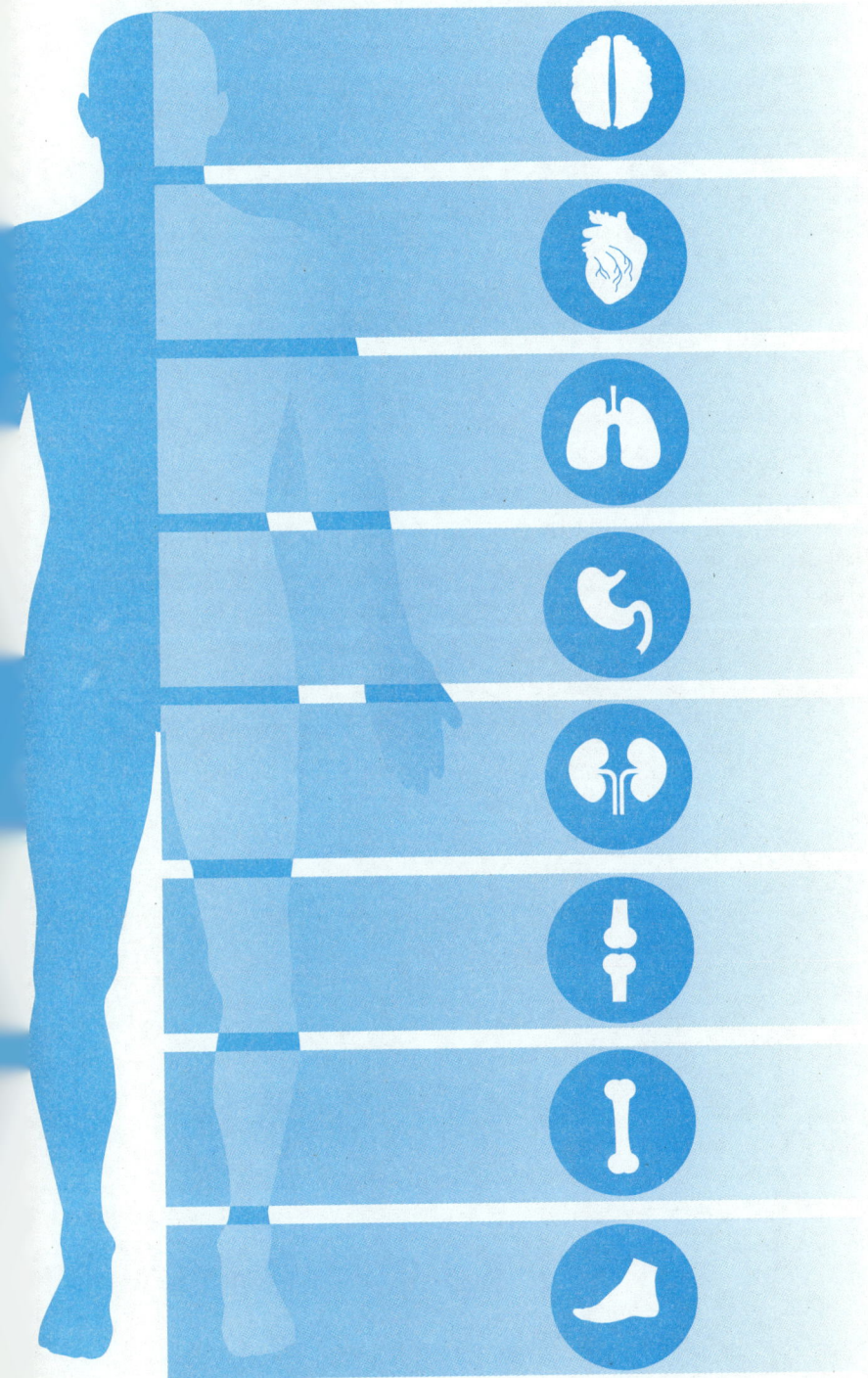

第1章　总　论

【学/习/要/点】

一、掌握

1. 泌尿系统的组成及主要功能。
2. 肾脏各组成部分所吸收及排泄的成分。
3. 肾脏的内分泌功能及肾脏分泌的源点。
4. 泌尿系统常见肾脏疾病的诊断原则及防治原则。

二、熟悉

肾脏的生理功能、测定方法及解剖结构。

【应/试/考/题】

一、选择题

【A/型/题】

1. 下列属于肾小球疾病基本表现的是　（　　）
   A. 高血压　　　　B. 血尿
   C. 管型尿　　　　D. 蛋白尿
   E. 水肿
2. 临床最常用的评估肾功能的参数是　（　　）
   A. 肾小管重吸收功能
   B. 肾小管分泌功能
   C. 肾脏内分泌功能
   D. 肾小球滤过功能
   E. 肾脏重吸收功能
3. 肾脏疾病常见综合征不包括　（　　）
   A. 尿路感染
   B. 肾病综合征
   C. IgA 肾病
   D. 无症状性血尿和（或）蛋白尿
   E. 急性肾损伤

二、名词解释

1. 肾单位
2. 蛋白尿

三、填空题

1. GFR 主要取决于_____、_____、_____和_____。
2. 24 小时尿蛋白定量_____可诊断为蛋白尿，_____为大量蛋白尿。
3. 内生肌酐清除率根据_____和_____计算。

四、简答题

1. 肾脏的内分泌功能有哪些？
2. 什么是蛋白尿？
3. 内生肌酐清除率是指什么？

五、病例分析题

患者，男，32 岁。剧烈运动后突然出现酱油色尿，呈全程性，伴乏力、浑身酸痛，无尿频、尿急、尿痛，无肾绞痛，无发热。查体：BP 120/69mmHg，余无阳性体征。血红蛋白108g/L。

问题：
应首选哪项检查？

【参/考/答/案】

一、选择题

【A型题】

1. D　　2. D　　3. A

2. D【解析】滤过功能是肾脏最主要的生理功能，也是临床最常用的评估肾功能的参数。

3. A【解析】肾脏疾病常用综合征包括：肾病综合征、肾炎综合征、急性肾损伤、慢性肾脏病、无症状性血尿和（或）蛋白尿。

二、名词解释

1. 肾单位：是组成肾脏的功能和结构的最基本单位，包括肾小体和与之相连的肾小管。

2. 蛋白尿：每日尿蛋白定量 >150mg 或尿蛋白/肌酐比率（PCR）>200mg/g，或尿蛋白定性试验阳性。

三、填空题

1. 肾小球血流量　有效滤过压　滤过膜面积　毛细血管通透性

2. >150mg　>3.5g

3. 血肌酐浓度　24小时尿肌酐排泄量

四、简答题

1. 肾脏的内分泌功能有哪些？

答　①分泌激素，如促红细胞生成素、肾素等。②为体内部分内分泌激素的降解场所，如胰岛素、多种肠道激素的一部分是在肾脏降解的，肾功能不全时这些激素的生物半衰期延长，从而引起代谢紊乱。③肾脏为肾外激素的靶器官，如抗利尿激素等，可影响、调节肾功能。

2. 什么是蛋白尿？

答　蛋白尿是诊断肾脏病的重要线索之一，正常人尿中有微量蛋白质，健康成人每日排泄尿蛋白仅 40～80mg。若尿蛋白排泄量超过 150mg/d，即称为蛋白尿。

3. 内生肌酐清除率是指什么？

答　指肾脏在单位时间内，把若干毫升血浆中内生肌酐全部清除出去，称为内生肌酐清除率。成人正常值在 80～120ml/min。

五、病例分析题

应首选哪项检查？

答　患者临床表现为突然酱油色尿，无尿频、尿急、尿痛，故首先应鉴别酱油色尿是血红蛋白尿还是血尿。首选尿沉渣镜检，以区别两者。在行尿沉渣镜检确定为血尿后，进一步确定是肾小球源性还是非肾小球源性。其方法为应用相差显微镜检查观察红细胞形态或用尿红细胞容积分布曲线区别。

（靳政玺　黎　曼）

第2章 肾小球疾病概述

【学/习/要/点】

一、掌握

1. 原发性肾小球疾病的分类。
2. 肾小球疾病常见的临床表现。

二、熟悉

原发性肾小球疾病的发病机制。

【应/试/考/题】

一、选择题

【A/型/题】

1. 下列关于肾炎性水肿的叙述,正确的是
                                    (　　)
   A. 以双下肢水肿常见
   B. 全身毛细血管通透性增加
   C. 血浆胶体渗透压明显下降
   D. 肾小球滤过率下降
   E. 血浆蛋白明显降低

2. 肾小球疾病高血压的发生机制为
                                    (　　)
   A. 肾素分泌减少
   B. 肾内降压物质分泌增多
   C. 小动脉舒张
   D. 外周阻力降低
   E. 水钠潴留

二、名词解释
肾小球疾病

三、填空题
1. 肾小球源性血尿产生的主要原因是_____,可通过_____和_____检查帮助区分血尿来源。
2. 24小时尿蛋白定量正常人不超过_____mg。
3. 尿沉渣红细胞正常不超过_____/HP。

四、简答题
简述原发性肾小球疾病的临床分型。

【参/考/答/案】

一、选择题

【A型题】

1. D　　2. E

1. D【解析】肾炎性水肿是由于肾小球滤过率下降,而肾小管重吸收功能正常,造成"球－管失衡"和肾小球滤过分数下降,从而引起水钠潴留,多从眼睑、颜面部开始逐渐延及全身。肾病性水肿血浆胶体渗透压下降,多因液体外渗入组织间隙引起。

2. E【解析】肾小球疾病高血压的发生机制:水钠潴留,肾素分泌增多,肾内降压物质分泌减少。

二、名词解释

肾小球疾病:是一组以血尿、蛋白尿、水肿、高血压、肾功能损害等为主要临床表现,病变通常累及双侧肾小球的常见疾病。

三、填空题

1. 肾小球基底膜断裂　新鲜尿沉渣相差显微镜　尿红细胞容积分布曲线
2. 150
3. 3

四、简答题

简述原发性肾小球疾病的临床分型。

答 原发性肾小球肾炎分为急性肾小球肾炎、急进性肾小球肾炎、慢性肾小球肾炎、无症状性血尿或(和)蛋白尿和肾病综合征。

（靳政玺　黎　曼）

第 3 章　肾小球肾炎

【学/习/要/点】

一、掌握

1. 急性肾小球肾炎(简称急性肾炎,AGN)的诊断、鉴别诊断及治疗原则。
2. 急进性肾小球肾炎(简称急进性肾炎,RPGN)的临床分型及病理特征。
3. 急进性肾小球肾炎的临床特点。
4. 慢性肾小球肾炎(简称慢性肾炎)的诊断、鉴别诊断及治疗原则。

二、熟悉

1. 急性肾小球肾炎的临床表现。
2. 急进性肾小球肾炎的诊断要点及鉴别诊断。
3. 慢性肾小球肾炎的病因及发病机制。
4. 慢性肾小球肾炎的临床特点及病理类型。

【应/试/考/题】

一、选择题

【A/型/题】

1. 引起急性肾小球肾炎最常见的病因是　　　　　(　　)
   A. 乙型肝炎病毒感染
   B. 肺炎链球菌感染
   C. 葡萄球菌感染
   D. 溶血性链球菌感染
   E. 草绿色链球菌感染

2. 急性肾炎电镜下可见　　　　(　　)
   A. 肾小球内皮细胞增生
   B. 肾小球节段性纤维素样坏死
   C. 无电子致密物
   D. 肾小球上皮细胞下有驼峰状电子致密物沉积
   E. 电子致密物在系膜区和内皮下沉积

3. 急性肾小球肾炎的临床表现必不可少的是　　　　(　　)
   A. 水肿　　　　　　B. 血尿
   C. 高血压　　　　　D. 肾功能损害
   E. 蛋白尿

4. 急性肾小球肾炎血清 C3 恢复通常需要的时间是　　　　(　　)
   A. <4 周　　　　　B. 半年
   C. 4 个月　　　　　D. 8 周
   E. 1 年

5. 急性肾炎与急进性肾炎的鉴别要点是　　　　(　　)
   A. 肉眼血尿
   B. 显著性高血压
   C. 进行性少尿和肾功能迅速恶化
   D. 贫血
   E. 血补体水平下降

6. 链球菌感染后急性肾小球肾炎活动期的治疗措施主要是　　　（　　）
　　A. 激素治疗
　　B. 非甾体抗炎药
　　C. 控制感染对症治疗
　　D 透析治疗
　　E. 抗凝治疗

7. 急进性肾炎根据免疫荧光分为 3 型, Ⅰ 型血清学的特点是　　　（　　）
　　A. 抗肾小球基底膜抗体阳性
　　B. 抗核抗体阳性
　　C. 循环免疫复合物阴性
　　D. ANCA 阳性
　　E. 循环免疫复合物阳性

8. 确定慢性肾炎诊断最有价值的检查是
　　　　　　　　　　　　　　（　　）
　　A. 尿比重测定
　　B. 病史长短
　　C. 血中肌酐、尿素氮测定
　　D. 肾脏病理检查
　　E. 血红蛋白测定

9. 患者,男,25 岁。BP 150/100mmHg,无水肿。尿常规:尿蛋白(+),红细胞(+)。血肌酐 110μmol/L。10 岁时患"急性肾炎"。引起患者高血压的原因是　　　　　　　　　　（　　）
　　A. 慢性肾小球肾炎
　　B. 原发性高血压
　　C. 肾动脉狭窄
　　D. 慢性间质性肾炎
　　E. 慢性肾盂肾炎

10. 慢性肾炎水肿的特点是　　　（　　）
　　A. 下肢非凹陷性水肿
　　B. 有尿浓缩功能障碍引起
　　C. 晨起颜面部肿胀明显
　　D. 高血容量损害静脉瓣功能引起
　　E. 抗利尿激素分泌减少引起

11. 下列不形成新月体的肾小球肾炎是
　　　　　　　　　　　　　　（　　）
　　A. 急进性肾小球肾炎
　　B. 重症毛细血管内增生性肾小球肾炎
　　C. 狼疮肾炎
　　D. 肺出血肾炎综合征
　　E. 过敏性紫癜肾炎

12. 下列关于急进性肾炎的发病机制的叙述,错误的是　　　　　　（　　）
　　A. 抗肾小球基底膜抗体
　　B. 循环免疫复合物沉积
　　C. 抗中性粒细胞胞浆抗体
　　D. 链球菌感染
　　E. 免疫球蛋白沉积

13. 链球菌感染后急性肾小球肾炎与 IgA 肾病的根本不同是　　　（　　）
　　A. 链球菌感染史
　　B. 病程长短
　　C. 起病缓急
　　D. 尿检异常
　　E. 肾脏组织病变

14. 下列不支持急进性肾小球肾炎诊断的是　　　　　　　　　（　　）
　　A. 呈急性肾炎综合征
　　B. 肾功能急剧转坏
　　C. 早期出现少尿性急性肾衰竭
　　D. 数周至半年进展至尿毒症
　　E. 常无贫血表现

15. 急性肾炎水肿最主要的原因是（　　）
　　A. 球 - 管平衡功能失调
　　B. 全身毛细血管通透性增加
　　C. 肾素分泌增多
　　D. 血浆胶体渗透压下降
　　E. 心肌损害

16. 无症状血尿的特点是　　　（　　）
　　A. 水肿
　　B. 肾小球源性血尿
　　C. 伴有尿频、尿急、尿痛
　　D. 高血压
　　E. 肾功能损害

【B/型/题】

(17 ~18 题共用备选答案)
　　A. 水肿
　　B. 肉眼血尿
　　C. 大量蛋白尿
　　D. 急性肾损伤
　　E. 肺水肿

17. 急性肾小球肾炎患者最常见的早期症状为　　　　　　　　（　　）

18. 急性肾小球肾炎一般预后良好,最主要的死因是　　　　　　　　　(　　)

【X/型/题】

19. 下列关于急性肾炎的叙述,正确的是　　　　　　　　　　　(　　)
    A. 多见于青少年
    B. 常有前驱感染
    C. 血清补体 C3 水平可有动态变化
    D. 大部分患者需要使用免疫抑制治疗
    E. 一般预后良好
20. 急性链球菌感染后肾小球肾炎患者血中补体 C3 的变化规律是　(　　)
    A. 急性期明显升高
    B. 急性期明显降低
    C. 急性期开始下降
    D. 8 周内恢复正常
    E. 持续下降

二、名词解释
1. 急性肾小球肾炎
2. 慢性肾炎

三、填空题
1. 急性肾小球肾炎最常见的病原菌是_____。

2. 急性肾小球肾炎的病理类型为_____。
3. 急进性肾炎的病理类型是_____。
4. 急进性肾炎 II 型又称为_____。
5. 凡尿化验异常(蛋白尿、血尿)伴或不伴水肿及高血压病史超过_____者应考虑慢性肾炎。

四、简答题
1. 简述急进性肾小球肾炎的免疫病理分型。
2. 简述肾小球源性血尿的特征。

五、病例分析题
患儿,男,12 岁。2 周前发热,咽痛,咳嗽,咳痰。近 3 天出现眼睑、颜面部水肿,尿量减少。查体:眼睑水肿,睑结膜无苍白,咽部充血,扁桃体 II 度肿大,表面有脓点,心、肺未见异常,双肾区叩击痛阳性,双下肢轻度水肿。Hb 120g/L。尿常规:尿蛋白(+),红细胞(++)。尿沉渣镜检:红细胞管型 1~3/HP。
问题:
本例最可能的诊断是什么? 诊断依据是什么?

【参/考/答/案】

一、选择题

【A 型题】
1. D　2. D　3. B　4. D　5. C
6. C　7. A　8. D　9. A　10. C
11. B　12. D　13. E　14. E　15. A
16. B

【B 型题】
17. A　18. D

【X 型题】
19. ABCE　20. BD

1. D【解析】急性肾炎常见于溶血性链球菌感染后。
3. B【解析】急性肾小球肾炎的临床表现几乎100%有血尿,其中30%为肉眼血尿。
4. D【解析】急性肾小球肾炎起病初期血清 C3 及总补体下降,8 周内恢复正常。
6. C【解析】链球菌感染后肾小球肾炎治疗以休息和对症治疗为主,清除感染灶。

7. A【解析】急进性肾炎Ⅰ型,又称抗肾小球基底膜(GBM)型,免疫学检查可见抗GBM抗体阳性。

11. B【解析】毛细血管内增生性肾小球肾炎是急性肾小球肾炎的病理表现。

12. D【解析】链球菌感染是急性肾炎的常见病因。

14. E【解析】急进性肾炎患者常伴有不同程度的贫血。

17. A【解析】急性肾小球肾炎患者,水肿是最常见的早期症状。

19. ABCE【解析】急性肾炎患者不宜使用糖皮质激素和细胞毒药物。

二、名词解释

1. 急性肾小球肾炎:是以急性肾炎综合征为主要临床表现的一组疾病。其特点为急性起病,以血尿、蛋白尿、水肿、高血压为突出表现,可伴有一过性肾功能不全,在免疫学上表现为C3的周期性变化。多见于链球菌感染。

2. 慢性肾炎:具有蛋白尿、血尿、高血压、水肿的特点,且病程迁延3个月以上,伴有或不伴有肾功能损害的肾小球肾炎。

三、填空题

1. β-溶血性链球菌
2. 毛细血管内增生性肾小球肾炎
3. 广泛肾小球囊腔内新月体形成
4. 免疫复合物型
5. 3个月

四、简答题

1. 简述急进性肾小球肾炎的免疫病理分型。

答 根据免疫病理分为3型:①Ⅰ型,抗肾小球基底膜型,临床主要表现为Good-Pasture病或抗GBM肾炎。②Ⅱ型,免疫复合物型,见于多种原发性和继发性肾小球肾炎,如IgA肾病、狼疮肾炎等。③Ⅲ型,少免疫复合物型,大部分患者血液循环中ANCA阳性。

2. 简述肾小球源性血尿的特征。

答 肾小球源性血尿特征:尿红细胞异性率高,尿偶见红细胞管型,全程血尿,尿中无血块,可伴有肾小球源性蛋白尿,无尿路刺激症状,泌尿系统影像学检查为阴性。

五、病例分析题

本例最可能的诊断是什么? 诊断依据是什么?

答 最可能的诊断是急性肾小球肾炎。诊断依据如下:

(1)该患者为男性、儿童,为急性肾炎的好发年龄。

(2)有前驱感染史且潜伏期为2周左右。

(3)以血尿、蛋白尿、水肿、高血压肾炎综合征为表现且起病急骤。

(4)肾功能无进行性恶化,无贫血,无多脏器损害可排除慢性肾炎急性发作、急进性肾炎、狼疮肾炎、紫癜性肾炎、IgA肾病,故可能诊断为急性肾小球肾炎,需进一步行免疫学、双肾B超检查。必要时肾活检排除系膜增生性肾小球肾炎等。

（黎　曼　靳政玺）

第 4 章　IgA 肾病

【应/试/考/题】

一、选择题

【A/型/题】

1. IgA 肾病好发于　　　　　（　　）
   A. 中老年
   B. 青少年女性
   C. 青年女性
   D. 中年女性
   E. 青年男性

2. IgA 肾病的主要诊断依据是　（　　）
   A. 无症状血尿
   B. 起病前有呼吸道感染病史
   C. 高血压伴有血尿
   D. 血 IgA 升高
   E. 肾活检免疫病理学检查

3. 肾小球源性血尿最常见的原因是（　　）
   A. 非 IgA 系膜增生性肾小球肾炎
   B. 局灶节段性肾小球硬化
   C. 微小病变型肾病
   D. 膜性肾病
   E. IgA 肾病

【B/型/题】

（4～5 题共用备选答案）
A. 水肿
B. 无症状性血尿
C. 高血压
D. 肾活检 IgA 沉积为主的新月体肾小球肾炎
E. 光镜下弥漫性肾小球系膜细胞和基质增生

4. IgA 肾病患者最常见的表现是　（　　）

5. IgA 肾病患者最常见的病理类型是
   　　　　　　　　　　　　　（　　）

【X/型/题】

6. 下列关于 IgA 肾病单纯性血尿治疗的叙述,正确的是　　　　　　（　　）
   A. 避免劳累
   B. 避免使用肾毒性药物
   C. 应用糖皮质激素和免疫抑制剂
   D. 预防感冒
   E. 定期随访

7. 下列属于 IgA 肾病临床表现的是（　　　　）
　　A. 好发于青年男性
　　B. 血尿
　　C. 起病前可有感染
　　D. 可并发急性肾衰竭
　　E. 高血压

二、名词解释
IgA 肾病

三、填空题
IgA 肾病最常见的病理类型是_____。

四、简答题
简述 IgA 肾病的治疗措施。

五、病例分析题
患者,男,35 岁。咽痛、发热 1 天后出现肉眼血尿,尿蛋白(+ +),尿红细胞满视野。
问题:
1. 本例首先考虑的诊断是什么?
2. 进一步检查首选什么?
3. 如何明确诊断?

【参 / 考 / 答 / 案】

一、选择题

【A 型题】
1. E　　2. E　　3. E

【B 型题】
4. B　　5. E

【X 型题】
6. ABDE　　7. ABCDE

1. E【解析】IgA 肾病好发于 20 ~ 30 岁男性。
2. E【解析】肾活检是确诊 IgA 肾病的金标准。
3. E【解析】IgA 是常见的原发性肾小球疾病,IgA 临床表现多样,主要表现为肉眼血尿。
6. ABDE【解析】IgA 肾病单纯性血尿预后较好,无需特殊治疗,但需定期随访,应预防感染,避免过度劳累,避免使用肾毒性药物。
7. ABCDE【解析】IgA 肾病临床多样,好发于青年男性,起病前可有感染前驱症状、发作性肉眼血尿、无症状镜下血尿、肾病综合征,可并发不同程度的肾功能损害、高血压。

二、名词解释
IgA 肾病:指肾小球系膜区以 IgA 或 IgA 沉积为主的原发性肾小球疾病,主要症状为肉眼血尿,可伴有轻度蛋白尿,是肾小球源性疾病最常见的原因。

三、填空题
系膜细胞增生性肾小球肾炎

四、简答题
简述 IgA 肾病的治疗措施。

答　(1)单纯性镜下血尿:单纯性血尿预后较好。无需特殊治疗,但需定期随访,应预防感染,避免过度劳累,避免使用肾毒性药物。
(2)反复发作性肉眼血尿:IgA 肾病的肉眼血尿常与感染有关,应积极控制感染,多选用无肾毒性的抗生素。
(3)伴蛋白尿:推荐选用 ACEI 或 ARB 治疗,并逐渐增加至可耐受的剂量。尽量将尿蛋白控制在 <0.5g/d,延缓肾功能进展。经过 3 ~6 个月优化治疗,蛋白尿 >1g/d,且GFR >50ml/(min · 1.73m²)者,建议给予糖皮质激素0.6~1mg/(kg·d)治疗,4~8周后逐渐减量,总疗程6~12个月。

(4)肾病综合征:病理改变轻者则选用激素,或联合应用细胞毒药物;若病理改变较重,则治疗疗效差,预后差。

(5)急性肾衰竭:病理显示为细胞性新月体伴肾功能迅速恶化者,可予以大剂量糖皮质激素和细胞毒药物强化治疗;达到透析指征者,给予透析治疗。

(6)慢性肾衰竭:早期防治,营养治疗,预防并发症,严重者肾移植。

(7)高血压:ACEI或ARB。

五、病例分析题

1. 本例首先考虑的诊断是什么?

答 依据病史,感染1天出现肉眼血尿,考虑IgA肾病。

2. 进一步检查首选什么?

答 首选尿红细胞形态相差显微镜检查。

3. 如何明确诊断?

答 确诊依据肾活检。

（黎　曼　靳政玺）

第5章　肾病综合征

【应/试/考/题】

一、选择题

【A/型/题】

1. 下列不属于肾病综合征微小病变常见并发症的是　（　）
   A. 血栓　　　　B. 栓塞
   C. 水肿　　　　D. 急性肾损伤
   E. 感染

2. 下列属于诊断肾病综合征必需条件的是　（　）
   A. 尿蛋白 >3.5g/d
   B. 尿沉渣红细胞 >3/HP
   C. 高血压
   D. 水肿
   E. 血脂升高

3. 好发于中老年的原发性肾病综合征的病理类型是　（　）
   A. 微小病变型肾病
   B. 系膜增生性肾小球肾炎
   C. 系膜毛细血管性肾小球肾炎
   D. 膜性肾病
   E. 局灶节段性肾小球硬化

4. 最常用于治疗肾病综合征的细胞毒药物是　（　）
   A. 长春新碱　　　B. 氮芥
   C. 环磷酰胺　　　D. 苯丁酸氮芥
   E. 硫唑嘌呤

5. 下列关于肾病综合征最具有特征的临床表现的叙述,错误的是　（　）
   A. 蛋白尿　　　B. 水肿
   C. 血尿　　　　D. 高脂血症
   E. 低蛋白血症

6. 下列不具有肾病综合征"三高一低"表现的疾病是　（　）
   A. 紫癜性肾炎　　B. 狼疮肾炎
   C. 乙肝相关性肾炎 D. 慢性肾盂肾炎
   E. 原发性膜性肾病

7. 原发性肾病综合征常并发血栓及栓塞,最多见的栓塞部位是　（　）
   A. 肺栓塞　　　　B. 肾静脉栓塞
   C. 下肢静脉栓塞　D. 心肌梗死
   E. 脑栓塞

8. 对"激素依赖型"或"激素无效型"的肾病综合征,最合适的治疗是　（　）
   A. 中药治疗
   B. 改用环磷酰胺

C.使用抗凝治疗

D.联合应用激素、免疫抑制剂

E.加大激素用量,延长使用时间

9.肾病综合征患者应用环磷酰胺时,最严重的不良反应是　　　　(　　)

 A.骨髓抑制　　　　B.脱发

 C.出血性膀胱炎　　D.性腺抑制

 E.消化道反应

10.某肾病综合征患者,近1周来发热、尿频。尿蛋白4g/d,尿红细胞5~6/HP,尿白细胞6~10/HP,尿培养肠球菌感染。最恰当的治疗是　　　　(　　)

 A.按"肾盂肾炎"治疗

 B.肾病综合征,尿路感染兼治

 C.先治疗肾病综合征

 D.对症治疗

 E.支持治疗

11.光镜检查病理特征为钉突的肾病综合征是　　　　(　　)

 A.系膜增生性肾炎

 B.系膜毛细血管性肾炎

 C.微小病变型肾炎

 D.膜性肾病

 E.局灶节段性肾小球硬化

12.患者,男,18岁。全身高度水肿,血压120/75mmHg。血清清蛋白25g/L;尿蛋白(+++),24小时尿蛋白10g,尿FDP(-)。给予泼尼松1mg/(kg·d)治疗1周后尿蛋白(+++)。应采取的措施为　　　　(　　)

 A.改用地塞米松

 B.停用泼尼松

 C.维持原计量泼尼松治疗

 D.加用环磷酰胺

 E.加用环孢素

【B型题】

(13~14题共用备选答案)

 A.膜性肾病

 B.系膜增生性肾小球肾炎

 C.新月体肾炎

 D.微小病变型肾小球肾炎

 E.膜增生性肾小球肾炎

13.基底膜正常可见于　　　　(　　)

14.基底膜上有钉突形成可见于　　(　　)

【X型题】

15.下列属于糖皮质激素不良反应的是

　　　　　　　　　　　　　(　　)

 A.感染　　　　　B.血糖升高

 C.精神病　　　　D.骨髓抑制

 E.骨质疏松

16.系膜增生性肾炎的临床特点是(　　)

 A.好发于青少年

 B.系膜区可见电子致密物

 C.基本上不伴有血尿

 D.肾活检病理是诊断依据

 E.常有前驱感染

17.根据肾组织光镜病理表现,FSGS的类型可分为　　　　(　　)

 A.经典型　　　　B.非特异型

 C.细胞型　　　　D.顶端型

 E.塌陷型

18.糖皮质激素治疗原发性肾病综合征的原则是　　　　(　　)

 A.首始剂量要足

 B.激素依赖者,可加用细胞毒药物

 C.激素减量不宜过快

 D.维持时间要长

 E.副作用大,快速减量

二、名词解释

肾病综合征

三、填空题

1.肾病综合征的诊断标准是_____、_____、_____、_____。

2.原发性肾病综合征的常见并发症有_____、_____、_____、_____。

3.原发性肾病综合征的常见病理类型有_____、_____、_____、_____。

4._____是治疗原发性肾病综合征的主要药物。

四、简答题

1. 简述微小病变型肾小球肾炎的病理特点。
2. 应用糖皮质激素治疗原发性肾病综合征时的原则是什么？应注意观察的不良反应是什么？

五、病例分析题

患者,男,65岁。全身水肿半个月入院。否认"高血压""糖尿病"病史,否认"肝炎"病史。BP 125/70mmHg。尿蛋白 5.6g/24h,血清清蛋白 21g/L。入院治疗过程中,突发左肾区疼痛,伴有肉眼血尿,水肿加重。
问题:
1. 临床诊断。
2. 可能的病理类型。
3. 诊断依据。
4. 鉴别诊断及进一步检查。

【参/考/答/案】

一、选择题

【A型题】

1. C   2. A   3. D   4. C   5. C
6. D   7. B   8. D   9. A   10. B
11. D   12. C

【B型题】

13. D   14. A

【X型题】

15. ABCE   16. ABDE   17. ABCDE
18. ABCD

1. C【解析】肾病综合征微小病变常见并发症:血栓、栓塞、急性肾损伤、感染、蛋白质及脂肪代谢紊乱。水肿是肾病综合征的症状。

2. A【解析】肾病综合征:①大量蛋白尿($>3.5g/d$);②低蛋白血症(血清清蛋白 $<30g/L$);③水肿;④血脂升高。其中①②两项为诊断所必需。

4. C【解析】细胞毒类免疫抑制剂常用环磷酰胺。

6. D【解析】无论是原发性肾病综合征还是继发性肾病综合征,在临床上均可出现"三高一低"表现,而慢性肾盂肾炎是一种感染性疾病,不会出现上述症状。

7. B【解析】肾病综合征患者由于血液浓缩、高脂血症及肝脏合成的脂蛋白增加,血小板功能亢进,利尿剂和糖皮质激素的应用容易发生血栓、栓塞并发症,其中肾静脉血栓最常见。

8. D【解析】细胞毒性药物可用于"激素依赖型"或"激素抵抗型"的肾病综合征患者,协同激素治疗。若无激素禁忌,一般不作为首选或单独治疗用药。

9. A【解析】环磷酰胺主要副作用为骨髓抑制及肝损害。

10. B【解析】肾病综合征患者合并感染,应同时治疗肾病综合征和感染。

11. D【解析】膜性肾病病理检查光镜下肾小球弥漫性病变。早期:基底膜上皮侧可见排列整齐的嗜复红小颗粒。晚期:钉突形成,基底膜增厚。

12. C【解析】泼尼松治疗时,需口服8周,必要时可延长至12周。此为激素应用的疗程不够,应继续使用。

15. ABCE【解析】激素副作用:感染、精神紊乱、药物性糖尿病、骨质疏松及股骨头坏死等。

16. ABDE【解析】系膜增生性肾小球肾炎临床特点:好发于青少年,半数有前驱感染史。IgA肾病几乎均有血尿,部分表现为肾病综合征。非IgA系膜增生性肾小球肾炎,约50%出现肾病综合征,70%伴血尿。

18. ABCD【解析】糖皮质激素原则:起始足量,缓慢减药,维持时间要长。

二、名词解释

肾病综合征:是指尿蛋白 > 3.5g/d,血清清蛋白 < 30g/L,以水肿、血脂升高为临床表现的一组综合征。其中前两条为诊断所必需。

三、填空题

1. 大量蛋白尿(> 3.5g/d)　低蛋白血症(血清清蛋白 < 30g/L)　水肿　高脂血症
2. 感染　血栓及栓塞　急性肾损伤　蛋白质及脂肪代谢紊乱
3. 微小病变型肾病　系膜增生性肾小球肾炎　系膜毛细血管性肾小球肾炎　膜性肾病　局灶节段性肾小球硬化
4. 糖皮质激素和细胞毒药物

四、简答题

1. 简述微小病变型肾小球肾炎的病理特点。

答 光镜下肾小球基本正常,近曲小管上皮细胞可见脂肪变性。免疫荧光多表现为阴性。电镜下主要表现为肾小球脏层上皮细胞足突融合。

2. 应用糖皮质激素治疗原发性肾病综合征时的原则是什么? 应注意观察的不良反应是什么?

答 (1)原则:起始足量,缓慢减药,维持时间要长。

(2)不良反应:激素可诱发、加重、掩盖各种感染,导致应激性溃疡,血糖升高,血压增高,加重氮质血症,抑制生长发育,引起水、电解质紊乱,易激动、失眠,个别诱发精神病。长期大量应用可引起骨质疏松、自发性骨折、无菌性股骨头坏死。

五、病例分析题

1. 临床诊断。

答 肾病综合征,肾静脉血栓。

2. 可能的病理类型。

答 膜性肾病。最终应肾活检明确病理类型。

3. 诊断依据。

答 老年男性患者,24 小时尿蛋白定量 > 3.5g,低蛋白血症,高度水肿(全身水肿),符合肾病综合征的诊断标准,因此诊断为肾病综合征。患者低蛋白血症,水肿,高凝状态,出现突发左肾区疼痛,伴有肉眼血尿,水肿加重,考虑肾静脉血栓。

4. 鉴别诊断及进一步检查。

答 (1)病史中无高血压、糖尿病病史,否认肝炎等,无阳性家族病史,可排除高血压肾损害、糖尿病肾病、乙肝相关性肾炎等继发性肾病综合征。

(2)老年患者,应进一步排除肿瘤相关性肾病,需进一步完善各项肿瘤指标、B 超、CT、胃肠镜等。

(3)自身免疫性疾病:进一步完善自身抗体、免疫全套等各项检查。

(4)进一步行凝血系列、血管多普勒检查,了解是否存在肾静脉血栓。

(黎　曼　靳政玺)

第6章　无症状性血尿和（或）蛋白尿

【学/习/要/点】

一、掌握

无症状性血尿和（或）蛋白尿的临床表现、实验室检查、诊断、鉴别诊断及治疗。

二、熟悉

无症状性血尿和（或）蛋白尿的概念及病理。

【应/试/考/题】

一、选择题

【A/型/题】

1. 下列关于无症状性血尿和（或）蛋白尿的叙述，正确的是　　　（　　）
   A. 可见肾小球源性血尿
   B. 无蛋白尿
   C. 可见水肿
   D. 可见高血压
   E. 可见肾功能损害

2. 下列关于无症状性血尿和（或）蛋白尿的实验室检查结果的叙述，正确的是（　　）
   A. 补体升高
   B. 抗核抗体阳性
   C. 抗双链 DNA 抗体阳性
   D. 蛋白尿 >0.5g/24h
   E. 补体降低

3. 下列关于无症状性血尿和（或）蛋白尿治疗的叙述，错误的是　　　（　　）
   A. 伴血尿的蛋白尿患者，可应用 ACEI/ARB 治疗
   B. 单纯尿蛋白增多者，可应用 ACEI/ARB 治疗
   C. 合并慢性扁桃体炎反复发作者，稳定后行扁桃体切除术
   D. 随访中出现高血压或肾功能损害者，按急性肾小球肾炎治疗
   E. 蛋白尿轻者，不必使用激素和细胞毒药物

二、填空题

1. 无症状性血尿和（或）蛋白尿临床多无症状，常因_____或_____或_____而发现，无_____、_____和_____，部分患者可

在剧烈运动后出现_____,短时间内消失。_____,尤其是和上呼吸道感染密切相关者应注意 IgA 肾病的可能。

2. 患者随访中出现血尿、蛋白尿加重和（或）肾功能恶化,应尽快做_____明确诊断。

【参/考/答/案】

一、选择题

【A 型题】

1. A   2. D   3. D

1. A【解析】无症状性血尿和（或）蛋白尿指仅表现为肾小球源性血尿和（或）轻至中度蛋白尿,不伴水肿、高血压及肾功能损害的一组肾小球疾病。

2. D【解析】无症状性血尿和（或）蛋白尿尿液分析可有镜下血尿和（或）蛋白尿（蛋白尿 > 0.5g/24h,但通常 < 2.0g/24h,以清蛋白为主）;相差显微镜尿红细胞形态检查和（或）尿红细胞容积分布曲线测定可判定血尿性质为肾小球源性血尿。免疫学检查抗核抗体、抗双链 DNA 抗体、免疫球蛋白、补体正常。

3. D【解析】随访中出现高血压或肾功能损害者,按慢性肾小球肾炎治疗。

二、填空题

1. 发作性肉眼血尿　体检提示镜下血尿　蛋白尿　水肿　高血压　肾功能损害　一过性血尿　反复发作的单纯性血尿

2. 肾活检

（黎　曼　靳政玺）

第7章　继发性肾病

【学/习/要/点】

一、掌握

狼疮肾炎、糖尿病肾病(DN)的定义及临床表现。

二、熟悉

狼疮肾炎、糖尿病肾病的病理及实验室检查。

【应/试/考/题】

一、选择题

【A/型/题】

1. 下列关于狼疮肾炎的叙述,错误的是　　　　　　(　　)
   - A. 是系统性红斑狼疮最常见累及的器官
   - B. 不论哪种病理类型,预后均差
   - C. 免疫复合物形成与沉积是主要机制
   - D. 蛋白尿最为常见,轻重不一
   - E. 晚期发生尿毒症

2. 下列不考虑或不怀疑糖尿病肾病的是　　　　　(　　)
   - A. 糖尿病患者出现微量蛋白尿
   - B. 糖尿病出现水肿
   - C. 糖尿病患者出现眼底病变
   - D. 糖尿病患者出现大量蛋白尿
   - E. 糖尿病患者出现血肌酐快速上升

【B/型/题】

(3~5题共用备选答案)
   - A. 基底膜有钉突
   - B. 肾小球内有白金耳
   - C. 系膜区有 IgA 及 C3 沉积
   - D. 肾小球硬化
   - E. 肾小管坏死

3. 狼疮肾炎的病理表现是　　　　　　(　　)
4. 膜性肾病的病理表现是　　　　　　(　　)
5. IgA 肾病的病理表现是　　　　　　(　　)

二、名词解释
糖尿病肾病

三、填空题

1. ＿＿＿＿＿＿＿＿下降是判断狼疮活动性的一个敏感而可靠的指标。
2. 糖尿病肾病合并高血压患者,治疗首选＿＿＿＿＿＿＿＿。

四、简答题
临床上出现哪些情况应考虑糖尿病合并肾病?

五、病例分析题
患者,女,35岁。面部红斑、关节痛伴有双下肢水肿 20 天,BP 160/95mmHg,蛋白尿 6.5g/24h。尿红细胞 20~25 个/HP,血清清蛋白 21g/L,血肌酐 81μmol/L。

问题：
1. 最可能的诊断是什么？
2. 需与哪些疾病鉴别？
3. 应进一步做哪些检查？

【参 / 考 / 答 / 案】

一、选择题

【A 型题】

1. B　　2. B

【B 型题】

3. B　　4. A　　5. C

1. B【解析】狼疮性肾炎的预后与病理类型相关，Ⅰ、Ⅱ型预后较好。

3. B【解析】狼疮性肾炎的病理表现：大量免疫复合物如沉积在内皮下使毛细血管壁增厚，称"白金耳环"现象。

4. A【解析】膜性肾病的病理表现：光镜下可见基底膜增厚，钉突形成。

5. C【解析】IgA 肾病的病理表现：IgA 免疫复合物沉积在肾小球的系膜区，导致的系膜细胞的增生，在增生的基础上会有新月体形成和(或)肾小球的硬化。

二、名词解释

糖尿病肾病： 是糖尿病最常见的微血管并发症之一。临床上主要表现为不同程度的蛋白尿及肾功能减退，病理上主要表现为肾小球系膜区增宽和肾小球基底膜增厚，基质增生，形成典型的 K－W 结节。1 型和 2 型糖尿病均可发生糖尿病肾病，且均与糖尿病的病程有关。

三、填空题

1. C3
2. ACE 抑制剂或 ARB

四、简答题

临床上出现哪些情况应考虑糖尿病合并肾病？

答 ①有明显蛋白尿但无明显糖尿病视网膜病变；②急性肾损伤；③肾炎性血尿，尿沉渣以畸形红细胞为主或有红细胞管型；④无高血压；⑤短期内蛋白尿明显增加等。出现上述情况应考虑肾活检，以除外其他原因的肾小球疾病。

五、病例分析题

1. 最可能的诊断是什么？

答 生育年龄女性，面部红斑、关节痛、双下肢水肿，大量蛋白尿，低蛋白血症，首先考虑狼疮肾炎。

2. 需与哪些疾病鉴别？

答 狼疮肾炎易被误诊为原发性肾小球疾病，需鉴别。

3. 应进一步做哪些检查？

答 应进一步做血清 ANA、抗 dsDNA 抗体、抗 Sm 抗体、肾活检等检查。

（黎　曼　靳政玺）

第8章　间质性肾炎

【学/习/要/点】

一、掌握

1. 急性间质性肾炎(AIN)的常见发病原因、典型临床表现、诊断及治疗。
2. 慢性间质性肾炎(CIN)的临床表现、诊断及治疗。

二、熟悉

1. 急性间质性肾炎的病理特征。
2. 慢性间质性肾炎的病因及病理变化。

【应/试/考/题】

一、选择题

【A/型/题】

1. AIN 最常见的病因是　　　　　（　　）
   A. 放射性肾炎
   B. 自身免疫性疾病
   C. 尿路梗阻
   D. 药物、感染
   E. 反流性肾病

2. 药物相关性 AIN 的治疗关键是（　　）
   A. 停用致敏药物
   B. 使用激素
   C. 使用细胞毒药物
   D. 血液透析
   E. 纠正贫血

3. 临床诊断药物相关性 AIN 的辅助检查是　　　　　（　　）
   A. 双肾 B 超
   B. 血糖
   C. 血、尿嗜酸性粒细胞计数
   D. 肾有效血浆流量
   E. 免疫学检查

4. 慢性间质性肾炎首先出现　（　　）
   A. 全身过敏表现　　B. 肾小管功能受损
   C. 肾性贫血　　　　D. 高血压
   E. 肾小球功能损害

【B/型/题】

(5~6题共用备选答案)
A. IgA 肾病
B. 慢性间质性肾炎
C. 急性肾小球肾炎
D. 急性间质性肾炎
E. 慢性肾小球肾炎

5. 患者,女,60 岁。夜尿增多 6 年,血压 125/70mmHg。尿蛋白(＋),尿白细胞 10~13 个/HP,尿糖(＋),24 小时尿蛋白 0.8g;血钾 5.6mmol/L。首先考虑的诊断是　　　　　　　　（　　）

6. 患者,男,25 岁。应用青霉素 4 天后,出现发热、皮疹、关节痛。血嗜酸性粒细胞增多;尿蛋白(+ +),尿白细胞 8 ~ 12 个/HP,红细胞 19 个/HP,尿糖(+),24 小时尿蛋白 1.5g。首先考虑的诊断是　　　　　　　( )

【X/型/题】

7. 下列符合急性间质性肾炎临床改变的是　　　　　　　　( )
   A. 有全身过敏表现
   B. 血尿、蛋白尿
   C. 不会出现大量蛋白尿
   D. 常出现无菌性白细胞尿
   E. 可出现低比重和低渗透压尿
8. 药物相关性 AIN 的临床过敏表现是　　　　　　( )
   A. 药疹
   B. 淋巴结肿大
   C. 关节痛
   D. 药物热
   E. 血嗜酸性粒细胞增多

二、名词解释
急性间质性肾炎

三、填空题
1. 慢性间质性肾炎表现为_____为主的症状和体征,常可见_____。
2. 急性间质性肾炎肾功能损害以_____损害为主。
3. 急性间质性肾炎外周血中_____增多。

四、简答题
简述急性间质性肾炎的诊断依据。

五、病例分析题
患者,女,35 岁。因发热半个月,使用"氨苄西林"等抗生素治疗 10 天后,突然出现少尿、关节痛、皮疹、腰酸。尿蛋白(+),白细胞 10 ~ 13 个/HP,红细胞(-)。
问题:
首先考虑什么诊断?

【参/考/答/案】

一、选择题

【A 型题】
1. D　　2. A　　3. C　　4. B

【B 型题】
5. B　　6. D

【X 型题】
7. ABDE　　　8. ABCDE

1. D【解析】AIN 最常见的病因是药物和感染,其余 4 项为 CIN 的病因。

2. A【解析】导致药物相关性 AIN 的原因是药物过敏,首先应去掉过敏原。

3. C【解析】临床诊断药物相关性 AIN 的辅助检查为血、尿嗜酸性粒细胞计数,B 超、肾图无特异性。

4. B【解析】慢性间质性肾炎早期以肾小管功能障碍为主,包括多尿、夜尿增多、尿浓缩稀释功能障碍、肾性糖尿、氨基酸尿等。

7. ABDE【解析】急性间质性肾炎的临床表现:①全身过敏表现,常见皮疹、发热及外周血嗜酸性粒细胞增多,也可见关节痛和淋巴结肿大。非甾体抗炎药引起者全身过敏表现常不明显。②尿化验异常,常出现无菌性白细胞尿、血尿和蛋白尿。非甾体抗炎药引起的急性间质性肾炎,尿蛋白常 > 3.5g/d。③肾功能损害,常出现少尿或非少尿性急性肾衰竭,常因肾小管功能损害出现肾性糖尿、低比重尿和低渗透压尿。

8. ABCDE【解析】药物相关性 AIN 的临床过敏表现:常见皮疹、发热及外周血嗜酸性粒细胞增多,也可见关节痛和淋巴结肿大。

二、名词解释

急性间质性肾炎:又称急性肾小管间质性肾炎,是一组以肾间质炎性细胞浸润及肾小管急性病变为主要病理表现的急性肾脏病。

三、填空题

1. 肾小管功能不全　无菌性脓尿
2. 肾小管功能
3. 嗜酸性粒细胞

四、简答题

简述急性间质性肾炎的诊断依据。

答 (1)病史:用药史,在用药 2~3 周后发病。出现药物过敏表现:发热、皮疹、关节痛和腰背痛等。还有感染史或全身疾病史。

(2)辅助检查:外周血嗜酸性粒细胞增高,少数可见嗜酸粒细胞尿。轻度到中度蛋白尿。

(3)肾小管功能损害:常见肾性糖尿、小分子蛋白尿,尿比重及渗透压降低等。

(4)确诊依靠肾活检。

五、病例分析题

首先考虑什么诊断?

答 依据近期用药史、药物过敏史、尿化验异常,诊断为急性间质性肾炎。

(黎　曼　靳政玺)

第 9 章　尿路感染

一、掌握

急、慢性肾盂肾炎的临床表现、诊断、鉴别诊断及治疗。

二、熟悉

尿路感染(简称尿感,UTI)的常见病因、感染途径及易感因素。

【应/试/考/题】

一、选择题

【A/型/题】

1. 治疗后症状消失,尿菌阴性,但在停药2周后再次出现真性细菌尿,菌株与上次不同,称为　　　　（　　）
   A. 复发　　　　　　B. 再感染
   C. 新发尿路感染　　D. 潜伏感染
   E. 重叠感染
2. 肾盂、肾盏粘连、变形主要见于（　　）
   A. 急性膀胱炎　　B. 慢性膀胱炎
   C. 慢性肾盂肾炎　D. 急性肾盂肾炎
   E. 以上均不是
3. 尿路感染的主要感染途径是（　　）
   A. 淋巴道感染　　B. 直接感染
   C. 下行感染　　　D. 上行感染
   E. 血行感染
4. 急性肾盂肾炎的热型为　　　　（　　）
   A. 弛张热　　　　B. 稽留热
   C. 不规则热　　　D. 回归热
   E. 间歇热
5. 诊断急性肾盂肾炎最有价值的是（　　）
   A. 尿路刺激征

B. 尿频、尿急、尿痛伴发热、尿培养菌落计数 $\geq 10^5/ml$
   C. 亚硝酸盐试验阴性
   D. 尿白细胞计数
   E. 发热、畏寒、腰痛、尿频
6. 尿培养阳性,伴有发热、肾区叩击痛,提示　　　　　　　　　　　（　　）
   A. 急性膀胱炎　　B. 前庭大腺炎
   C. 慢性肾盂肾炎　D. 急性肾小球肾炎
   E. 急性肾盂肾炎
7. 判断肾盂肾炎患者是复发还是再感染,通常以患者前次治疗停药后几周再发为依据　　　　　　　（　　）
   A. 4周　　　　　　B. 5周
   C. 2周　　　　　　D. 7周
   E. 8周
8. 下尿路感染的突出表现是　　（　　）
   A. 发热　　　　　B. 寒战
   C. 尿路刺激征　　D. 腰痛
   E. 肾区叩击痛
9. 急性肾盂肾炎抗感染治疗至少需要（　　）
   A. 2周　　　　　　B. 3周

C. 4 周　　　　　D. 5 周

E. 1 周

10. 真性细菌尿,伴持续尿渗透压下降,主
　　要见于　　　　　　　　　（　　）

　　A. 急性膀胱炎　　B. 尿道综合征

　　C. 慢性膀胱炎　　D. 慢性肾盂肾炎

　　E. 急性肾盂肾炎

11. 尿路感染女性发病率高于男性的主要
　　原因是　　　　　　　　　（　　）

　　A. 女性抵抗力低　B. 卫生习惯差异

　　C. 生理差异　　　D. 尿道解剖差异

　　E. 女性易感性强

12. 患者,女,32 岁。突发高热伴尿频、尿
　　急、尿痛,肾区叩击痛阳性。尿沉渣镜
　　检示:白细胞43/HP。中段尿培养见大
　　肠埃希菌生长,菌落计数 $>10^5$/ml。最
　　可能的诊断是　　　　　　（　　）

　　A. 急性膀胱炎

　　B. 急性肾盂肾炎

　　C. 肾结核

　　D. 急性肾小管坏死

　　E. 慢性肾盂肾炎

【B/型/题】

(13～14 题共用备选答案)

　　A. 清洁中段尿培养

　　B. 逆行肾盂造影

　　C. 肾活检病理检查

　　D. 膀胱镜检查

　　E. 腹部 X 线平片 + 静脉尿路造影

13. 尿路感染的确诊检查是　　（　　）

14. 诊断尿路结石首选的检查是　（　　）

【X/型/题】

15. 下列属于尿路感染并发症的是（　　）

　　A. 肾结核

　　B. 慢性肾炎

　　C. 肾周围脓肿

D. 肾乳头坏死

E. 急性肾炎

16. 下列关于诊断慢性肾盂肾炎的叙述,
　　正确的是　　　　　　　　（　　）

　　A. 大量蛋白尿

　　B. 肾盂、肾盏变形

　　C. 肾小管功能受损

　　D. 双肾大小不等

　　E. 病史超过半年

二、名词解释

无症状细菌尿

三、填空题

1. 尿路感染的并发症有_____、____
　　____。

2. 引起尿路感染最常见的致病菌是____
　　____。

3. 一次性导尿引起的尿路感染的发生率
　　为_____,留置导尿管 3 天以上引
　　起尿路感染的机会可达_____。

4. 肾盂肾炎患者做尿培养时清洁留尿后
　　应在_____内送检。

5. 治疗后症状消失,尿菌阴性,但在停药
　　6 周后再次出现真性细菌尿,菌株与上
　　次不同,称为_____。

6. 无症状性菌尿一般认为有下述情况者
　　应予治疗:_____、_____、
　　_____、_____。

四、简答题

1. 尿路感染抗感染治疗的用药原则是
　　什么?

2. 慢性肾盂肾炎的诊断标准是什么?

五、病例分析题

患者,女,46 岁。发热伴有腰痛、尿频1 天。
尿常规:尿蛋白(+),白细胞 40/HP。
问题:

1. 初步诊断是什么?

2. 进一步做哪些检查?

【参 / 考 / 答 / 案】

一、选择题

【A 型题】

1. B	2. C	3. D	4. A	5. B
6. E	7. C	8. C	9. A	10. D
11. D	12. B			

【B 型题】

13. A   14. E

【X 型题】

15. CD   16. BCDE

1. B【解析】停药6周或者细菌学检查和尿液检查持续正常3周后发生的感染,应为重新感染。

3. D【解析】A、B、D、E 项均为尿路感染的感染途径,上行感染约占95%。

9. A【解析】急性肾盂肾炎抗感染治疗至少2周。

11. D【解析】尿路感染女性发病率高于男性的主要原因:女性尿道解剖结构更易发生尿路感染,女性尿道短而宽,距离肛门近。

14. E【解析】X 线平片可以发现95%的结石,对于 X 线平片不能显影的结石可以采用静脉尿路造影。

15. CD【解析】尿路感染并发症可见肾乳头坏死、肾周围脓肿。

二、名词解释

无症状细菌尿:指患者有真性细菌尿,而无尿路感染的症状,可由症状性尿感演变而来或无急性尿路感染病史。

三、填空题

1. 肾乳头坏死 肾周围脓肿
2. 大肠埃希菌
3. 1% ~2% 90%
4. 1 小时内

5. 重新感染
6. 妊娠期无症状性菌尿 学龄前儿童出现有症状感染者 肾移植、尿路梗阻及其他尿路有复杂情况者

四、简答题

1. 尿路感染抗感染治疗的用药原则是什么?

答 ①根据尿路感染的位置,是否存在复杂尿感的因素选用抗生素的种类、剂量及疗程。②选用致病菌敏感的抗生素。③选用的抗生素在尿和肾内的浓度要高。④选用肾毒性小、副作用少的抗生素。⑤单一药物治疗失败、严重感染、混合感染、耐药菌株出现时应联合用药。

2. 慢性肾盂肾炎的诊断标准是什么?

答 除反复发作尿路感染病史之外,尚需结合影像学及肾脏功能检查。①肾外形凹凸不平,且双肾大小不等;②静脉肾盂造影可见肾盂、肾盏变形,缩窄;③持续性肾小管功能损害。具备上述第①②条的任何一项再加第③条可诊断慢性肾盂肾炎。

五、病例分析题

1. 初步诊断是什么?

答 急性肾盂肾炎。

2. 进一步做哪些检查?

答 血常规(了解感染的程度),中段尿培养(明确病原菌),血培养(是否存在败血症),抗结核抗体(排除结核),泌尿系统彩超(是否存在结石,尿路畸形等),腹部 X 线平片(是否存在结石等),IVP,胸部 CT 等。

(黎 曼 靳政玺)

第10章　肾小管疾病

【学/习/要/点】

一、掌握

肾小管酸中毒(RTA)的诊断要点、分型及治疗。

二、熟悉

肾小管疾病的种类。

【应/试/考/题】

选择题

【A/型/题】

1. 下列不属于远端肾小管酸中毒(Ⅰ型)
常伴情况的是　　　　　　　(　　)
   A. 周期性瘫痪
   B. 高钾血症
   C. pH 值下降,尿 pH >5.5
   D. 肾结石
   E. 低血钙、低血磷、软骨病

2. 各型肾小管酸中毒相同的治疗原则是
　　　　　　　　　　　　　(　　)
   A. 纠正酸中毒
   B. 肾上腺糖皮质激素
   C. 口服或静脉补钾
   D. 降低高血钾
   E. 利尿剂

3. 患者,男,20 岁。因骨骼疼痛 2 年就诊。
尿 pH 5.0,尿糖(＋＋),尿氨基酸(＋),尿
磷酸盐结晶(＋＋)。血钾 3.0mmol/L,血
钙 2.0mmol/L,血糖 4.6mmol/L,血 pH

7.35,血氯 110mmol/L。最可能的诊断是
　　　　　　　　　　　　　(　　)
   A. Fanconi 综合征
   B. Ⅰ 型肾小管酸中毒
   C. Ⅱ 型肾小管酸中毒
   D. 低血钾型肾小管酸中毒
   E. 以上均不是

【X/型/题】

4. 下列属于 Fanconi 综合征临床表现的是
　　　　　　　　　　　　　(　　)
   A. 磷酸盐尿
   B. 氨基酸尿
   C. 肾性糖尿
   D. 近端肾小管酸中毒
   E. 肾小球性蛋白尿

5. Ⅳ型肾小管酸中毒的诊断依据包括
　　　　　　　　　　　　　(　　)
   A. 伴轻度至中度肾功能不全
   B. 血肾素和醛固酮含量减低或正常
   C. 尿 NH_4^+ 排泄减少
   D. AG 正常的高血氯性代谢性酸中毒
   E. 持续性高钾血症

【参 / 考 / 答 / 案】

选择题

【A 型题】
1. B　　2. A　　3. A

【X 型题】
4. ABCD　　5. ABCDE

1. B【解析】远端肾小管酸中毒（Ⅰ型）为高氯性正常阴离子间隙代谢性酸中毒伴低钾血症。

2. A【解析】肾小管性酸中毒的治疗原则是纠正酸中毒。

3. A【解析】Fanconi 综合征主要表现为肾性糖尿，全氨基酸尿，磷酸盐尿，肾小管酸中毒，电解质紊乱（低钠、低钾、低磷、低碳酸、低尿酸），多尿，低分子蛋白尿，高钙尿，肾性骨病等，因此该患者诊断为 Fanconi 综合征。

4. ABCD【解析】Fanconi 综合征蛋白尿为肾小管性蛋白尿，不是肾小球性蛋白尿。临床表现：肾性糖尿、全氨基酸尿、磷酸盐尿、尿酸盐尿及碳酸盐尿等，并相应出现低磷血症、低尿酸血症及近端肾小管酸中毒，并可因此引起骨病，晚期可出现肾衰竭。

5. ABCDE【解析】AG 正常的高血氯性代谢性酸中毒、持续性高钾血症，伴轻度至中度肾功能不全应考虑Ⅳ型 RTA，同时尿 NH_4^+ 排泄减少，血肾素和醛固酮含量减低或正常有助于诊断。

（靳政玺　黎　曼）

第11章 肾血管疾病

【学/习/要/点】

一、掌握

1. 肾动脉栓塞和血栓形成的病因、相关临床表现及主要治疗方法。
2. 良、恶性小动脉性肾硬化症的常见病因、病理、临床表现及治疗方法。

二、熟悉

1. 肾动脉狭窄的病因、治疗方法及主要诊断手段。
2. 肾静脉血栓形成的常见病因、病理、临床表现、诊断及主要治疗方法。

【应/试/考/题】

一、选择题

【A/型/题】

1. 良性小动脉性肾硬化症最早期的表现是 （   ）
   A. 微量清蛋白尿
   B. 尿渗透压降低
   C. 肾型糖尿病
   D. 氨基酸尿
   E. 近端肾小管酸中毒

2. 恶性小动脉性肾硬化症的病理特征是 （   ）
   A. 入球小动脉纤维素样坏死
   B. 间质纤维化伴炎性细胞浸润
   C. 小动脉玻璃样变
   D. 动脉内膜增厚
   E. 动脉内膜洋葱皮样改变

3. 下列不属于肾动脉狭窄常见原因的是 （   ）
   A. 外伤
   D. 动脉粥样硬化
   C. 大动脉炎

   D. 纤维肌性发育不良
   E. 肾动脉血栓

4. 肾动脉狭窄引起高血压发生机制是 （   ）
   A. 全身动脉收缩
   B. 交感神经系统激活
   C. 容量负荷增大
   D. RAAS 系统激活
   E. 血管顺应性降低

5. 肾动脉狭窄诊断的金标准是 （   ）
   A. MRA
   B. CTA
   C. 肾动脉数字减影 DSA 造影
   D. 卡托普利显像试验
   E. 彩色多普勒超声

【X/型/题】

6. 下列属于恶性小动脉性肾硬化症早期临床表现的是 （   ）
   A. 视盘水肿   B. 水肿
   C. 头痛   D. 肉眼血尿
   E. 关节痛

7. 双侧肾动脉狭窄可使用的降压药物有

　　　　　　　　　　　　　　　（　　）

　A. CCB　　　　　　B. ACEI

　C. ARB　　　　　　D. 利尿剂

　E. β 受体阻滞剂

二、填空题

1. 诊断肾动脉狭窄的主要检查中初筛检查为 ＿＿＿＿＿＿、＿＿＿＿＿＿，主要诊断手段为 ＿＿＿＿＿＿、＿＿＿＿＿、＿＿＿＿＿，尤其 ＿＿＿＿＿ 是该诊断的金标准。

2. 目前针对肾动脉狭窄的治疗有 ＿＿＿＿＿＿、＿＿＿＿＿、＿＿＿＿＿。

3. 肾动脉栓塞的栓子主要来源于心脏的是 ＿＿＿＿＿、＿＿＿＿＿、＿＿＿＿＿、＿＿＿＿＿。最直接可靠的诊断肾动脉栓塞和血栓形成的手段是 ＿＿＿＿＿，其治疗包括 ＿＿＿＿＿、＿＿＿＿＿、＿＿＿＿＿ 及 ＿＿＿＿＿。

4. 防治小动脉性肾硬化症的关键是 ＿＿＿＿＿。控制血压的目标值在 ＿＿＿＿＿ 时，才能预防高血压肾损害的发生。

5. 肾静脉血栓形成最常见的原因是 ＿＿＿＿＿，典型的临床表现是 ＿＿＿＿＿、＿＿＿＿＿、＿＿＿＿＿、＿＿＿＿＿。

【参 / 考 / 答 / 案】

一、选择题

【A 型题】

1. B　　2. A　　3. A　　4. D　　5. C

【X 型题】

6. ACD　　　　7. ADE

1. B【解析】良性小动脉性肾硬化症，肾小管对缺血敏感，临床首先出现肾小管浓缩功能障碍表现，即夜尿多、低比重、低渗透压尿。

2. A【解析】恶性小动脉性肾硬化症的病理特征是入球小动脉、小叶间动脉及弓状动脉纤维素样坏死。

3. A【解析】肾动脉狭窄常见病因有动脉粥样硬化、大动脉炎、纤维肌性发育不良及肾动脉血栓形成，外伤造成肾动脉狭窄少见。

4. D【解析】肾动脉狭窄引起高血压的机制是肾脏缺血引起 RAAS 系统激活。

5. C【解析】肾动脉造影是肾动脉狭窄诊断的金标准。

6. ACD【解析】恶性小动脉性肾硬化症的早期表现少见水肿和关节痛。

7. ADE【解析】双侧肾动脉狭窄应慎用 ACEI 或 ARB，可采用 β 受体阻滞剂等。

二、填空题

1. 超声检查　放射性核素检查　磁共振血管显像　螺旋 CT 血管造影　肾动脉血管造影　肾动脉血管造影

2. 经皮球囊扩张血管成形术　外科手术治疗　内科药物治疗　安置支架

3. 心房颤动　心肌梗死后附壁血栓　换瓣术后血栓　心房黏液瘤　选择性肾动脉造影　经皮肾动脉插管局部溶栓　全身抗凝　抗血小板聚集　外科手术取栓

4. 积极治疗高血压　140/90mmHg 以下

5. 肾病综合征　患侧腰肋痛或腹痛　尿检异常　肾功能异常　病肾增大

（靳政玺　黎　曼）

第12章　遗传性肾病

【学/习/要/点】

掌握

常染色体显性遗传性多囊肾病(ADPKD)、Alport 综合征(AS)的定义、临床表现。

【应/试/考/题】

选择题

【A/型/题】

1. 下列不支持 Alport 综合征诊断的是　　　（　　）
   - A. 阳性家族史
   - B. 急性肾损伤
   - C. 肾组织电镜见 GBM 薄厚不均、分层
   - D. 临床上有肾脏病、眼病变及耳病变
   - E. 应用抗 GBM Ⅳ 型胶原 α₃链抗体做免疫病理检查,肾组织上不着色

2. 下列属于 ADPKD 最常见致病基因的是　　　（　　）
   - A. *PKD1* 基因　　　B. *PKD2* 基因
   - C. *PKHD1* 基因　　　D. *MCKD* 基因
   - E. *PKD3* 基因

【X/型/题】

3. 下列属于 ADPKD 临床表现的是（　　）
   - A. 眼部病变　　　B. 疼痛
   - C. 感染　　　D. 肝囊肿
   - E. 高血压

4. Alport 综合征的遗传方式有　　（　　）
   - A. 常染色体隐性遗传
   - B. 常染色体显性遗传
   - C. X 连锁显性遗传
   - D. X 连锁隐性遗传
   - E. Y 连锁遗传

【参/考/答/案】

选择题

【A 型题】

1. B　　2. A

【X 型题】

3. BCDE　　4. ABC

1. B【解析】Alport 综合征患者肾功能损害呈慢性进行性,随年龄增长肾功能逐渐减退,最后进入终末期肾衰竭。

2. A【解析】*PKD1* 突变导致常染色体显性遗传性多囊肾病患者占85%,而其余多为 *PKD2* 突变所致。

3. BCDE【解析】ADPKD 肾脏表现可见疼痛、高血压、蛋白尿、血尿、感染等,肾外表现可见肝囊肿,表现为疼痛、囊肿感染、出血等。

（靳政玺　黎　曼）

第 13 章　急性肾损伤

【学/习/要/点】

一、掌握

急性肾损伤(AKI)的典型过程、诊断、鉴别诊断及主要治疗措施。

二、熟悉

急性肾损伤的病因、病理及发病机制。

【应/试/考/题】

一、选择题

【A/型/题】

1. 肾性 AKI 最常见的类型是　　　（　）
   A. 急性肾小球肾炎
   B. 急进性肾小球肾炎
   C. 肾血管疾病
   D. 急性肾小管坏死
   E. 急性间质性肾炎

2. 急性肾损伤时维持期的主要死因是（　）
   A. 高钠血症　　　　B. 高磷血症
   C. 低钠血症　　　　D. 高钾血症
   E. 低钾血症

3. 少尿是指　　　　　　　　　（　）
   A. <100ml/d　　　B. <200ml/d
   C. <300ml/d　　　D. <600ml/d
   E. <400ml/d

4. 依据 KDIGO 指南 AKI 的尿量诊断标准,1 期为　　　　　　　　（　）
   A. 尿量 <0.5ml/(kg·h)(6~12h)
   B. 尿量 <0.5ml/(kg·h)(>12h)
   C. 尿量 <0.5ml/(kg·h)(>24h)
   D. 尿量 <0.5ml/(kg·h)(>48h)
   E. 尿量 <0.5ml/(kg·h)(>72h)

5. AKI 的尿液检查可见　　　　　（　）
   A. 尿渗透浓度 >350mOsm/(kg·H_2O)
   B. 尿与血渗透浓度之比 >1.1
   C. 尿钠含量降低
   D. 尿比重 <1.015
   E. FE_{Na} <1%

6. 下列关于 AKI 维持期的叙述,错误的是　　　　　　　　　　　　（　）
   A. 尿量 <400ml/24h
   B. 可见高钾血症、水中毒
   C. 血钙降低
   D. 病程 <7 天
   E. BUN 升高

7. 肾后性 AKI 的主要病因是　　　（　）
   A. 肾毒性药
   B. AIN
   C. 肺动脉高压
   D. 肺栓塞
   E. 急性尿路梗阻

【B/型/题】

(8~10 题共用备选答案)
   A. 停用过敏性药物
   B. 肾活检

C. 补充血容量

D. 解除梗阻原因

E. 降压

8. 明确肾性 AKI 的病因应选　　　（　　）

9. 肾后性 AKI 的治疗方法是　　　（　　）

10. 肾前性 AKI 的治疗方法是　　（　　）

【X/型/题】

11. AKI 需要紧急透析的指征包括（　　）

　　A. 血钾 > 6.5mmol/L

　　B. 利尿治疗无效的严重肺水肿

　　C. 严重尿毒症

　　D. pH 值 < 7.2

　　E. 肺部感染

12. 下列符合 AKI 实验室检查结果的是

　　　　　　　　　　　　　　　　　　（　　）

　　A. 血钾升高

　　B. 血钙降低

　　C. 血磷升高

　　D. 血 pH 值降低

　　E. 血碳酸氢根降低

二、名词解释

非少尿型急性肾损伤

三、填空题

1. _____是 AKI 鉴别诊断的重要手段。

2. 急性肾小管坏死所致急性肾损伤按病程分为_____、_____、_____和_____。

四、简答题

高钾血症如何处理?

五、病例分析题

患者,女,25 岁。分娩时大出血,出血量约 1000ml,血压下降至 60/30mmHg,四肢发凉,大汗,心悸,2 小时后经输血、补液等血压回升至 90/60mmHg。尿量 300ml/d,尿比重 1.015,尿蛋白(+),尿钠 48mmol/L,尿肌酐/血肌酐 <10,尿渗透压 380mOsm/(kg·H_2O)。血 BUN 21.4mmol/L,血肌酐 272μmol/L,血红蛋白 90g/L。既往体健。B 超未见异常。

问题:

1. 可能的诊断是什么?

2. 诊断依据是什么?

3. 如何进一步治疗?

【参/考/答/案】

一、选择题

【A 型题】

1. D　　2. D　　3. E　　4. A　　5. D

6. D　　7. E

【B 型题】

8. B　　9. D　　10. C

【X 型题】

11. ABCD　　12. ABCDE

2. D【解析】高钾血症是急性肾损伤最严重的并发症之一,也是维持期的首位死因。

4. A【解析】急性肾损伤的尿量分期标准:①1 期尿量 < 0.5ml/(kg·h)(6 ~ 12h);②2 期尿量 < 0.5ml/(kg·h)(12 ~24h);③3 期尿量 <0.3ml/(kg·h)(≥24h),或无尿 12h。

7. E【解析】双侧尿路梗阻或孤立肾患者单侧尿路梗阻时可发生肾后性 AKI。

8. B【解析】肾活检可以明确病理类型,明确病因。

9. D【解析】肾后性的 AKI 治疗重点为解除梗阻,如导尿。

10. C【解析】肾前性 AKI 多因血容量减少引起,治疗应首先补充血容量。

二、名词解释

非少尿型急性肾损伤：急性肾损伤时通常尿量明显减少，但有相当一部分患者尿量并不减少，24 小时尿量可在 400～500ml 以上，称为非少尿型急性肾损伤。

三、填空题

1. 肾活检
2. 起始期　进展期　维持期　恢复期

四、简答题

高钾血症如何处理？

答　①禁用含钾食物、药物，避免输注库存血。②促进钾进入细胞内：纠正酸中毒，应用胰岛素和葡萄糖。③利用钙而拮抗钾离子对心肌的毒性作用。④促进钾的排泄：肠道排钾口服阴离子树脂，山梨醇灌肠或口服；肾排钾，高钠饮食，或应用排钾性利尿剂。⑤透析疗法。

五、病例分析题

1. 可能的诊断是什么？

答　该患者青年女性，分娩后出血 1000ml，血压下降至 60/30mmHg，四肢发凉，大汗，心悸，呈休克表现，诊断出血性休克。出血性休克为急性肾小管坏死的常见诱因。

2. 诊断依据是什么？

答　该患者在休克的基础上又出现尿量减少，每日不足 300ml，尿钠 48mmol/L，尿肌酐/血肌酐 < 10，尿渗透压 380mOsm/（kg·H_2O），血肌酐升高，血尿素氮升高且既往体健，支持急性肾损伤。超声检查未见异常，排除梗阻所致急性肾损伤。尿液检查蛋白尿仅为（＋），未见颗粒管型，未见红细胞，红细胞管型，不支持肾小球疾病所致肾功能损害。结合上述几条，考虑为急性肾小管坏死、急性肾损伤。

3. 如何进一步治疗？

答　①监测血压、肾功能及尿量变化，防止再出血，维持有效循环血量。②保持出、入水量平衡，原则是量出为入。③在保证血压稳定的基础上小剂量多巴胺应用。④加强营养，保证能量供应。⑤防治感染和心力衰竭发生，维持水、电解质酸碱平衡。⑥对症处理，必要时透析治疗。

（靳政玺　黎　曼）

第14章　慢性肾衰竭

【学/习/要/点】

一、掌握

慢性肾衰竭(CRF)的临床表现、主要实验室检查改变、诊断、鉴别诊断及主要治疗措施。

二、熟悉

慢性肾衰竭的常见病因、临床分期。

【应/试/考/题】

一、选择题

【A/型/题】

1. 判断肾小球滤过功能的"金标准"是 　　（　　）
   - A. 菊粉清除率
   - B. 血肌酐测定
   - C. 内生肌酐清除率
   - D. 血清胱抑素 C
   - E. CKD – EPI

2. CRF 多伴有高血压病,其导致高血压的机理是 　　（　　）
   - A. 水钠潴留
   - B. 肾素水平明显升高
   - C. 血管紧张素Ⅱ增高
   - D. 肾动脉硬化及其引起的肾动脉狭窄
   - E. 血浆内皮素和儿茶酚胺水平升高

3. 下面不属于肾性贫血原因的是 　　（　　）
   - A. 造血原料缺乏
   - B. 红细胞寿命缩短
   - C. 甲状旁腺功能亢进
   - D. 促红细胞生成素缺乏
   - E. RAAS 系统激活

4. 慢性肾脏病(CKD)最主要的死因是 　　（　　）
   - A. 水、电解质紊乱
   - B. 消化道出血
   - C. 心血管疾病
   - D. 肾性贫血
   - E. 尿毒症脑病

5. CKD 最早的表现是 　　（　　）
   - A. 血液系统表现
   - B. 心血管系统表现
   - C. 消化系统症状
   - D. 呼吸系统症状
   - E. 神经肌肉系统症状

6. 慢性肾衰竭最常见的病因是 　　（　　）
   - A. 糖尿病肾病
   - B. 系统性红斑狼疮
   - C. 良性小动脉性肾硬化症
   - D. 慢性肾小球肾炎
   - E. 慢性肾盂肾炎

7. CKD 患者血压的控制目标是 　　（　　）
   - A. <140/90mmHg
   - B. <140/80mmHg

C. <130/80mmHg

D. <130/90mmHg

E. <120/80mmHg

8. 慢性肾衰竭时常出现 （ ）

A. 代谢性酸中毒、低血磷、低血钙

B. 高磷、低钙、代谢性酸中毒

C. 高磷、低钙、代谢性碱中毒

D. 高钾、低镁、代谢性酸中毒

E. 低磷、高钙、代谢性碱中毒

9. 治疗慢性肾衰竭负荷过多所致心力衰竭的最好方法是 （ ）

A. 立即静脉滴注硝普钠

B. 应用洋地黄制剂

C. 血液或腹膜透析

D. 控制水分摄入

E. 利尿剂应用

10. 下列关于慢性肾衰竭伴发心脏扩大原因的叙述,错误的是 （ ）

A. 水、钠潴留

B. 高血压

C. 尿毒症性心肌病变

D. 心包积液

E. 严重贫血

11. 患者,男,40 岁。慢性肾炎尿毒症,柏油样便 3 天,BP 120/65mmHg。Hb 40g/L,二氧化碳结合力18.0mmol/L。首选的治疗是 （ ）

A. 输入蛋白

B. 输注葡萄糖

C. 止血治疗

D. 输注碱性药

E. 输入新鲜血

12. 患者,女,45 岁。头晕、胸闷、气急1周,伴少尿 3 天。血 Hb 60g/L,BUN 51.2mmol/L,Scr 836μmol/L,血钙 1.21mmol/L,血磷 3.18mmol/L,血清清蛋白 26g/L;尿蛋白 1g/L,尿红细胞(3~5)个/HP。初步诊断是 （ ）

A. 急性肾小球肾炎

B. 急性肾盂肾炎

C. 急性肾衰竭

D. 慢性肾盂肾炎

E. 慢性肾衰竭

【X 型题】

13. 某 CKD5 期患者,为防止发生低转化性骨病,可采取的措施是 （ ）

A. 避免高血钙

B. 避免过度抑制甲状旁腺素

C. 防止铝中毒

D. 积极实施甲状旁腺全切除术

E. 持续使血清甲状旁腺激素控制在 35~70ng/ml 水平

14. 下列与慢性肾衰竭内分泌功能障碍有关的是 （ ）

A. 贫血

B. 胃肠道症状

C. 继发性甲状旁腺功能亢进

D. 高血压

E. 恶心、呕吐

二、名词解释

慢性肾衰竭

三、填空题

1. CRF 是以_____、_____和_____为表现的一种临床综合征。

2. CKD 血液系统表现主要为_____、_____和_____。

3. 肾性骨营养不良以_____最多见。

四、简答题

1. 简述 CRF 的鉴别诊断。

2. 简述 CRF 的临床表现。

【参 / 考 / 答 / 案】

一、选择题

【A 型题】

1. A   2. A   3. E   4. C   5. C

6. D   7. C   8. B   9. C   10. D

11. E   12. E

【X 型题】

13. ABC   14. ACD

1. A【解析】菊粉从肾小球自由滤过,不被肾小管重吸收,肾小管不分泌菊粉,因此菊粉清除率是判断肾小球滤过滤功能的金指标。

2. A【解析】导致慢性肾脏病高血压的原因很多,主要原因是水钠潴留。

3. E【解析】RAAS 系统激活与高血压有关。

4. C【解析】心血管疾病是 CKD 患者的常见并发症和最主要死因。

5. C【解析】消化系统症状通常是 CKD 最早的表现,可见食欲缺乏、恶心、呕吐等。

6. D【解析】在我国原发性肾炎是慢性肾衰竭最常见的病因。

9. C【解析】通过血液或腹膜透析超滤水分,减轻容量负荷,是治疗慢性肾衰竭负荷过多所致心力衰竭的最好方法。

11. E【解析】尿毒症患者,血红蛋白低,重度贫血,首先输血,纠正贫血。

12. E【解析】患者出现少尿、贫血、低钙、高磷、肌酐升高、蛋白尿,提示慢性肾衰竭。

二、名词解释

慢性肾衰竭:慢性肾脏病引起的肾小球滤过率下降及与此相关的代谢紊乱和临床症状组成的综合征。

三、填空题

1. 代谢产物潴留   水、电解质及酸碱平衡紊乱   全身各系统症状

2. 肾性贫血   出血倾向   血栓形成倾向

3. 高转化性骨病

四、简答题

1. 简述 CRF 的鉴别诊断。

答 (1)肾前性氮质血症:有效血容量补足 48～72 小时后,肾前性氮质血症者肾功能可恢复。

(2)急性肾损伤:根据病史即可鉴别。病史不详者,根据 B 超、CT、肾图等可鉴别。

2. 简述 CRF 的临床表现。

答 (1)水、电解质代谢紊乱:代谢性酸中毒,稀释性低钠血症,钾、镁代谢紊乱,高磷,低钙等。

(2)蛋白质、糖类、脂类和维生素代谢紊乱:氮质血症,糖耐量降低、低血糖症,高脂血症,维生素 A 升高、维生素 B_6 和叶酸缺乏等。

(3)心血管系统表现:高血压和左心室肥厚,心力衰竭,尿毒症性心肌病,心包积液,血管钙化、动脉粥样硬化等。

(4)呼吸系统表现:可见气促、气短,Kussmaul 呼吸,肺水肿或胸腔积液等。

(5)胃肠道表现:食欲缺乏、恶心、呕吐、口腔有尿味,或可见出血。

(6)血液系统表现:肾性贫血、出血倾向和血栓形成倾向等。

(7)神经肌肉系统表现:疲乏、失眠、注意力不集中、性格改变等,后期可见尿毒症脑病、周围神经病变等,并可有神经肌肉兴奋性增加及肌萎缩、肌无力等。

(8)内分泌功能紊乱。

(9)骨骼改变:高转化性骨病,低转化性骨病,混合型骨病,DRA 等。

(靳政玺 黎 曼)

第15章　肾脏替代治疗

【学/习/要/点】

掌握

肾脏替代治疗的治疗方式。

【应/试/考/题】

一、选择题

【A/型/题】

1. 肾移植最常见的排斥反应是　　（　　）
   A. 急性排斥反应
   B. 超急性排斥反应
   C. 加速性排斥反应
   D. 慢性排斥反应
   E. 超慢性排斥反应

2. 根据移植物来源,下列肾移植存活率最高的是　　　　　　　　（　　）
   A. 子女供体肾
   B. 同卵双胞胎供体肾
   C. 异体供体肾
   D. 兄弟姐妹供体肾
   E. 父母供体肾

3. 下列不属于血液透析常见并发症的是
   　　　　　　　　　　　　　（　　）
   A. 低血糖
   B. 空气栓塞
   C. 高血压
   D. 出血
   E. 发热

4. 自体动静脉内瘘的制作方式有多种,其中"标准内瘘"是　　　　（　　）
   A. 腕部桡动脉 – 头静脉内瘘

   B. 鼻烟窝内瘘
   C. 腕部尺动脉 – 贵要静脉内瘘
   D. 肘部肱动脉 – 正中静脉内瘘
   E. 腕部桡动脉 – 正中静脉内瘘

5. 血液透析最理想的血管通路是（　　）
   A. 动静脉外瘘
   B. 长期导管
   C. 自体动静脉内瘘
   D. 临时导管
   E. 人造血管动静脉内瘘

【X/型/题】

6. 血液透析的临床适应证包括　（　　）
   A. 严重感染
   B. 终末期肾衰竭
   C. 急性肾损伤
   D. 慢性药物和毒物中毒
   E. 严重水、电解质和酸碱平衡紊乱

7. 腹膜透析的并发症包括　　　（　　）
   A. 中毒性疾病
   B. 腹膜透析管功能不良
   C. 感染
   D. 疝
   E. 充血性心力衰竭

8. 下列关于急性排斥反应的叙述,正确的是　　　　　　　　　　（　　）
   A. 是最常见的排斥反应
   B. 常发生于移植术后 2～3 个月内
   C. 常见移植肾肿胀、肾功能减退
   D. 确诊后应加强免疫抑制治疗
   E. 常见尿量增多

二、填空题

肾脏替代治疗包括_____、_____、_____。

三、简答题

血液透析的适应证有哪些?

【参 / 考 / 答 / 案】

一、选择题

【A 型题】

1. A　　2. B　　3. C　　4. A　　5. C

【X 型题】

6. BCE　　　7. BCD　　　8. ACD

1. A【解析】急性排斥反应是最常见的排斥反应,一般发生于肾移植术后 1～3 个月内。

2. B【解析】同卵双胞胎供体肾排斥反应最低,存活率最高。

3. C【解析】血栓形成、导管脱落、感染、出血均为临时性血透导管常见并发症,其中最常见并发症是血栓形成。

4. A【解析】常用的自体动静脉内瘘选择桡动脉或肱动脉与头静脉或贵要静脉吻合。

5. C【解析】动静脉内瘘是目前最理想的永久性血管通路,包括自体血管和人造血管内瘘。对于无法建立自体动静脉内瘘者可行人造血管内瘘,但血栓和感染或发生率相对较高。

6. BCE【解析】血液透析是终末期肾衰竭患者最常用的肾脏替代之一,也应用于急性肾损伤、急性药物或毒物中毒、严重水、电解质和酸碱平衡紊乱等。

二、填空题

血液透析　腹膜透析　肾移植

三、简答题

血液透析的适应证有哪些?

答 ①急性肾损伤和慢性肾衰竭应适时开始血液透析治疗。②急性药物或毒物中毒,药物或毒素分子量低于透析器膜截留分子量、水溶性高、表观容积小、蛋白结合率低、游离浓度高者(如乙醇、水杨酸类药物等)尤其适合血液透析治疗。③难治性充血性心力衰竭和急性肺水肿的急救,严重水、电解质、酸碱平衡紊乱等亦可选用。

(靳政玺　黎　曼)

第 5 篇

血液系统疾病

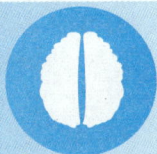

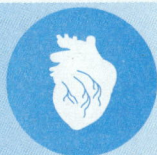

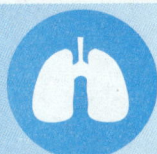

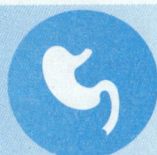

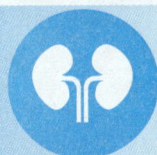

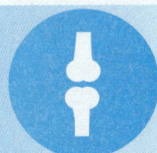

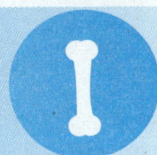

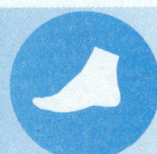

第1章 总 论

【学/习/要/点】

掌握

血液病的常见实验室检查、常见表现及治疗。

【应/试/考/题】

一、选择题

【A/型/题】

1. 下列不属于造血组织的是 （ ）
   A. 骨髓　　　　　B. 肝脏
   C. 脾脏　　　　　D. 胸腺
   E. 肾脏
2. 胚胎期最早出现的造血场所是 （ ）
   A. 骨髓
   B. 脾脏
   C. 卵黄囊
   D. 肝脏
   E. 胸腺

【B/型/题】

（3~5题共用备选答案）
   A. 卵黄囊　　　　B. 肝、脾
   C. 骨髓　　　　　D. 肾脏
   E. 胸腺
3. 胚胎期的造血器官是 （ ）
4. 胎儿期的造血器官是 （ ）
5. 成人的造血器官是 （ ）

二、简答题
1. 简述血液病的治疗方法。
2. 简述血液病的常见临床表现。

【参/考/答/案】

一、选择题

【A 型题】

1. E　　2. C

【B 型题】

3. A　　4. B　　5. C

1. E【解析】造血组织主要包括骨髓、胸腺、淋巴结、肝脏、脾脏、胚胎及胎儿的造血组织。不包括肾脏。

3~5. ABC【解析】造血期可分为胚胎期、胎儿期及出生后3个阶段。卵黄囊为胚胎期最早出现的造血场所。胎儿期，卵黄囊退化，肝、脾为主要造血组织。骨髓为出生后造血的主要器官。

二、简答题

1. 简述血液病的治疗方法。

答 ①去除病因,支持治疗。②刺激造血、脾切除、成分输血。③化疗、放疗、免疫调节治疗、抗凝和溶栓治疗。④靶向治疗、细胞治疗(如 CAR – T)、造血干细胞移植(HSCT)。

2. 简述血液病的常见临床表现。

答 贫血、发热、出血、骨痛、血栓、黄疸、皮肤瘙痒、消瘦、盗汗等。

(裴孝平 管 俊)

第2章　贫血概述

【应/试/考/题】

一、选择题

【A/型/题】

1. 根据国内诊断标准,海平面内,下列可诊断贫血的是　　　（　）
   A. 成年男性 Hb <130g/L
   B. 成年女性 Hb <110g/L
   C. 妊娠期 Hb <105g/L
   D. 哺乳期 Hb <115g/L
   E. 以上均是

2. 按贫血的病因机制,下列组合错误的是　　（　）
   A. 红细胞破坏过多——慢性感染性贫血
   B. 红细胞生成减少——再生障碍性贫血
   C. 红细胞慢性丢失过多——缺铁性贫血
   D. 骨髓红细胞生成被干扰——伴随白血病贫血
   E. 造血原料缺乏——巨幼细胞贫血

3. 下列为输血指征的是　　（　）
   A. 慢性贫血 Hb <75g/L

B. 慢性贫血 Hb <70g/L
C. 急性失血 >总容量40%
D. 急性失血 >总容量50%
E. 慢性贫血 Hb <60g/L

4. 下列属于小细胞低色素性贫血的是　　（　）
   A. 缺铁性贫血
   B. 急性失血性贫血
   C. 巨幼细胞贫血
   D. 再生障碍性贫血
   E. 溶血性贫血

5. 下列脾切除疗效最好的是　　（　）
   A. 自身免疫性溶血性贫血
   B. 阵发性睡眠性血红蛋白尿
   C. 地中海贫血
   D. 再生障碍性贫血
   E. 遗传性球形红细胞增多症

6. 下列疾病骨髓巨核细胞减少的是　　（　）
   A. 血友病　　　B. 溶血性贫血
   C. 缺铁性贫血　D. 再生障碍性贫血
   E. 以上均不是

7. 患者,男,40岁。头晕1年余,吞咽困难半年,指甲扁平变脆。Hb 50g/L,WBC 4.9×10⁹,PLT 120×10⁹,中性粒细胞

70%,淋巴细胞30%。诊断为 （ ）

A.食管癌并发贫血

B.巨细胞性贫血

C.失血性贫血

D.缺铁性贫血

E.以上均不是

8.患者,女,30岁。轻度黄疸,肝肋下2.0cm,Hb 65g/L,Coombs实验阳性。考虑诊断为 （ ）

A.肝硬化

B.巨幼细胞贫血

C.急性肝炎

D.自身免疫性溶血性贫血

E.缺铁性贫血

9.由红细胞膜异常导致的疾病是 （ ）

A.蚕豆病

B.遗传性球形红细胞增多症

C.溶血性贫血

D.巨幼细胞贫血

E.以上均不是

10.孕期出现巨幼细胞贫血主要是缺乏（ ）

A.泛酸　　　　　B.维生素

C.铁　　　　　　D叶酸

E.以上均不是

(11～13题共用题干)

患者,女,35岁。黄疸。查体:巩膜黄染,肝肋下2.0cm。Hb 65g/L,RBC 3.4×10^{12}/L,PLT 45×10^9/L,网织红细胞计数0.25;外周血涂片红细胞形态正常;尿隐血实验阴性;Coombs实验阳性。

11.该患者最可能的诊断是 （ ）

A.溶血性贫血

B.再生障碍性贫血

C.失血性贫血

D.自身免疫性溶血性贫血

E.缺铁性贫血

12.该患者红细胞可出现的异常形态是 （ ）

A.泪滴形

B.球形

C.棘形

D.镰刀形

E.以上均不是

13.首选的治疗方案是 （ ）

A.应用糖皮质激素

B.应用环孢素

C.脾切除

D.输血

E.口服铁剂

【B/型/题】

(14～15题共用备选答案)

A.正常细胞性贫血

B.小细胞低色素性贫血

C.大细胞性贫血

D.小细胞正色素性贫血

E.大细胞低色素性贫血

14.巨幼细胞贫血为 （ ）

15.再生障碍性贫血为 （ ）

二、名词解释

贫血

三、简答题

1.简述贫血的分类标准。

2.简述贫血的病因。

四、病例分析题

患者,男,27岁。因"酱油色尿2个月"就诊。患者2个月前出现酱油色尿,近半个月来出现面色苍白、头晕、乏力。病来患者饮食、睡眠好,二便正常,体重无明显变化。既往体健。查体:T 36.5℃,P 100次/分,R 12次/分,BP 112/72mmHg,一般状态好,贫血貌,皮肤黏膜无出血点,浅表淋巴结不大,巩膜黄染,口唇苍白,舌乳头正常,心、肺无异常,肝、脾肋下未触及。实验室检查:Hb 63g/L,RBC 3.0×10^{12}/L,PLT 100×10^9/L,WBC 4.5×10^9/L;尿蛋白(-),尿隐血(-);粪便隐血(-)。

问题:

1.该患者最可能的诊断是什么?

2.为明确诊断还需进一步做哪项检查?

3.需进行哪些治疗?

【参/考/答/案】

一、选择题

【A 型题】

1. B　　2. A　　3. E　　4. A　　5. E
6. D　　7. D　　8. D　　9. B　　10. D
11. D　　12. B　　13. A

【B 型题】

14. C　　15. A

1. B【解析】我国诊断贫血的标准为:以海平面为标准成年男性 <120g/L,成年女性(非妊娠)<110g/L,孕妇 <100g/L。

2. A【解析】红细胞破坏过多导致的贫血主要包括溶血性贫血,如蚕豆病、遗传性球形红细胞增多症及地中海贫血。

3. E【解析】慢性贫血 Hb <60g/L、急性失血 >总容量20%是输血的指征。

4. A【解析】缺铁性贫血属于小细胞低色素性贫血;急性失血性贫血、再生障碍性贫血、溶血性贫血属于正常细胞性贫血;巨幼细胞贫血为大细胞性贫血。

5. E【解析】脾切除适用于遗传性球形红细胞增多症、遗传性椭圆形红细胞增多症等。

6. D【解析】再生障碍性贫血多部位骨髓穿刺涂片增生不良,三系造血有核细胞均减少。

7. D【解析】患者具有贫血的一般表现及指甲扁平变脆、进食困难等特异性变现,同时实验室检查提示血红蛋白明显减低,首先考虑缺铁性贫血。

8. D【解析】自身免疫性溶血性贫血以贫血、黄疸和脾大为特征,抗人球蛋白试验(Coombs 试验)阳性。

12. B【解析】自身免疫性 HA 外周血涂片可见球形红细胞及幼红细胞。

13. A【解析】自身免疫性 HA 首选治疗糖皮质激素,脾切除为二线治疗。

14~15. CA【解析】巨幼细胞贫血为大细胞性贫血,再障为正细胞正色素性贫血,缺铁性贫血为小细胞低色素性贫血。

二、名词解释

贫血:指人体外周血红细胞容量减少,低于正常范围下限,不能运输足够的氧至组织而产生的综合征。

三、简答题

1. 简述贫血的分类标准。

答　(1)按病因及发病机制分类:红细胞生成减少性贫血、红细胞破坏过多性贫血及失血性贫血。

(2)按贫血进展速度分类:分为急性贫血和慢性贫血。

(3)按血红蛋白浓度分类:分为轻度(Hb >90g/L)、中度(Hb 60~90g/L)、重度(Hb 30~60g/L)和极重度(Hb <30g/L)贫血。

(4)按红细胞形态分类:大细胞性贫血、正常细胞性贫血、小细胞低色素性贫血。

2. 简述贫血的病因。

答　(1)红细胞生成减少性贫血:造血细胞、骨髓造血微环境和造血原料的异常影响红细胞生成,可形成红细胞生成减少性贫血。

(2)红细胞破坏过多性贫血:①红细胞自身异常,膜异常、酶异常、珠蛋白异常、血红素异常。②红细胞周围环境异常,免疫性、血管性、溶血性贫血(HA)。

(3)失血性贫血:根据失血速度分急性和慢性,慢性失血性贫血往往合并缺铁性贫血。可分为出凝血性疾病(如特发性血小板减少性紫癜、血友病和严重肝病等）所致和非出凝血性疾病（如外伤、肿瘤、结核、支气管扩张、消化性溃疡、痔和泌尿生殖系统疾病等）所致两类。

四、病例分析题

1. 该患者最可能的诊断是什么？

答 阵发性睡眠性血红蛋白尿症。

2. 为明确诊断还需进一步做哪项检查？

答 Ham 试验、蔗糖溶血试验、蛇毒因子溶血试验等。

3. 需进行哪些治疗？

答 ①根治本病在于重建正常造血组织功能，消除异常造血干/祖细胞。目前认为造血干细胞移植是唯一可以治愈本病的方法。②免疫抑制剂治疗。单独或联合应用抗胸腺细胞球蛋白、抗淋巴细胞球蛋白、环孢素 A 等免疫抑制剂治疗，对伴有骨髓增生不良的患者可有一定疗效，对以溶血为主的 PNH 则无效或效果较差。③减轻溶血发作的方法。平时应注意避免易引起溶血发作的诱因，如感冒、某些药物等。针对已经发生的溶血最常用的治疗是用肾上腺皮质激素，以减少或减轻正在发生的血红蛋白尿。

（裴孝平　管　俊）

第3章 缺铁性贫血

【学/习/要/点】

一、掌握

缺铁性贫血(IDA)的铁代谢、临床表现、实验室检查、诊断、鉴别诊断及治疗原则。

二、熟悉

缺铁性贫血的概念及病因。

【应/试/考/题】

一、选择题

【A/型/题】

1. 下列符合缺铁性贫血描述的是　　（　　）
   A. 核老浆幼　　　　B. 核幼浆老
   C. MCV > 80fl　　　D. MCHC > 20%
   E. 以上均是

2. 食物中的铁的吸收形式是　　（　　）
   A. Fe^{3+}　　　　　B. Fe^{2+}
   C. 铁蛋白　　　　　D. 血清铁
   E. 以上均是

3. 铁吸收的主要部位在　　　　（　　）
   A. 胃
   B. 回盲部
   C. 回肠
   D. 十二指肠及空肠上部
   E. 直肠

4. 缺铁性贫血的形态学改变为　　（　　）
   A. 正常细胞性贫血
   B. 小细胞低色素性贫血
   C. 大细胞性贫血

D. 小细胞正色素性贫血
E. 以上均是

5. 下列不符合缺铁性贫血诊断的是
   　　　　　　　　　　　　　（　　）
   A. 血象呈小细胞低色素性贫血
   B. 有明确缺铁的病因和临床表现
   C. 血清铁 < 500μg/L,转铁蛋白饱和度 < 0.15,总铁结合力 > 3600μg/L
   D. 骨髓铁染色外铁消失,内铁减少
   E. FEP/Hb < 4.5μg/gHb

6. 下列食物不会影响铁吸收的是　（　　）
   A. 咖啡　　　　　　B. 牛奶
   C. 茶　　　　　　　D. 维生素 C
   E. 蛋类

7. 患者,男,20 岁。头晕、乏力、心悸 2 月余。Hb 55g/L,WBC 3.7×10^9/L,PLT 50×10^9/L,骨髓穿刺提示增生活跃,红系为主,呈现"核老浆幼"。此患者考虑诊断为　　　　　　　　（　　）
   A. 再生障碍性贫血
   B. 巨幼细胞贫血
   C. 失血性贫血

D. 缺铁性贫血

E. 以上均不是

8. 患者,女,30 岁。心慌、乏力 3 个月。近
1 年来月经量明显增多。实验室检查:
Hb 90g/L,RBC 3.4×10^{12}/L,PLT 45×10^9/L,红细胞中心淡染区扩大,粪便隐
血(-)。最根本的治疗措施为 (　　)

 A. 给予维生素 B_{12}

 B. 给予叶酸

 C. 给予铁剂

 D. 给予泼尼松

 E. 给予雄激素

9. 反应补铁治疗有效的最早期指标是

(　　)

 A. 血红蛋白　　　B. 血清铁

 C. 红细胞　　　　D. 网织红细胞

 E. 以上均不是

10. 下列为注射铁剂禁忌证的是 (　　)

 A. 不能耐受口服铁剂

 B. 肝、肾功能不全

 C. 消化道吸收障碍

 D. 铁丢失过快,口服来不及补充

 E. 以上均不是

(11 ~ 13 题共用题干)

患者,男,25 岁。心慌、气短、乏力 4 月
余。实验室检查:Hb 65g/L,RBC 3.1×10^{12}/L,PLT 45×10^9/L,MCV 70fl,MCH
25pg,MCHC 30% ,WBC 6.5×10^9/L,中性
粒细胞 70% ,淋巴细胞 27% ,单核细胞
3% ,网织红细胞 1.5% ;尿蛋白(-),尿
隐血 (-);粪便隐血(-);血清
铁7.74μmol/L。

11. 该患者最可能的诊断是 (　　)

 A. 溶血性贫血

 B. 再生障碍性贫血

 C. 失血性贫血

 D. 白血病

 E. 缺铁性贫血

12. 下列符合该病检查结果的是 (　　)

 A. 转铁蛋白饱和度 >15%

 B. 总铁结合力 <50μmol/L

 C. FEP <0.8μmol/l

 D. FEP/Hb >4.5μg/gHb

 E. 以上均不是

13. 首选的治疗方案是 (　　)

 A. 静脉应用铁剂

 B. 雄激素

 C. 化疗

 D. 泼尼松

 E. 口服铁剂

【B 型题】

(14 ~ 15 题共用备选答案)

 A. 血红蛋白铁　　B. 游离铁

 C. 结合铁　　　　D. 非结合铁

 E. 含铁血黄素

14. 属于贮存铁的是 (　　)

15. 属于功能铁的是 (　　)

二、简答题

1. 简述缺铁性贫血的诊断标准。

2. 简述缺铁性贫血的治疗原则。

三、病例分析题

患者,女,30 岁。因面色苍白、头晕、乏力半
年,加重伴心慌 1 个月来院。患者半年前无
明显诱因头晕、乏力、面色苍白,近 1 个月来
加重伴活动后心慌、气促。患病以来饮食、
睡眠好,不挑食,二便正常,无鼻衄和牙龈
出血,体重无明显变化。既往体健,无胃病
史,无药物过敏史。结婚半年,月经初潮
15 岁,7 天/27 天,末次月经半个月前,近
2 年月经量多,半年来更明显。查体:
T 36.2℃ ,P 108 次/分,R 12 次/分,BP 118/
72mmHg,一般状态好,贫血貌,皮肤黏膜无

出血点,浅表淋巴结不大,巩膜不黄,口唇苍白,舌乳头正常,心、肺无异常,肝、脾肋下未触及。实验室检查:血 Hb 60g/L,RBC 3.0×10^{12}/L,PLT 46×10^9/L,MCV 70fl,MCH 24pg,MCHC 31%,WBC 6.0×10^9/L,中性粒细胞 72%,淋巴细胞 25%,单核细胞

3%,网织红细胞 1.5%;尿蛋白(−),尿隐血(−);粪便隐血(−);血清铁 7.74μmol/L。
问题:
1. 该患者的诊断依据是什么?
2. 为明确诊断,还需进一步做哪些检查?

【参/考/答/案】

一、选择题

【A 型题】

1. A　　2. B　　3. D　　4. B　　5. E
6. D　　7. D　　8. C　　9. D　　10. B
11. E　　12. D　　13. E

【B 型题】

14. E　　15. A

1. A【解析】缺铁性贫血属于小细胞低色素性贫血,MCV < 80%,MCHC < 32%,MCH < 27pg,骨髓穿刺出现"核老浆幼"现象。

7. D【解析】患者具有头晕、乏力、心悸等缺铁性贫血的临床表现,根据实验室检查 Hb 55g/L,骨髓穿刺提示增生活跃,红系为主,呈现"核老浆幼",均符合缺铁性贫血的诊断标准。

10. B【解析】静脉应用铁剂的适应证:不能耐受口服铁剂;原有消化道疾病,口服铁剂会加重病情,如胃、十二指肠溃疡,溃疡性结肠炎;消化道吸收障碍,如胃、十二指肠切除术后,萎缩性胃炎等;铁丢失过快,口服来不及补充;因治疗不能维持铁平衡,如血液透析。禁忌证:肝、肾功能不全。

11 ~ 13. EDE【解析】结合患者心慌、气短、

乏力等表现及实验室检查,Hb 65g/L,RBC 3.1×10^{12}/L,MCV 70fl,MCH 25pg,MCHC 30%,网织红细胞 1.5%,尿蛋白(−),尿隐血(−),粪便隐血(−),血清铁 7.74μmol/L,诊断为缺铁性贫血。缺铁性贫血患者的血清铁 < 8.95μmol/L;转铁蛋白饱和度 < 0.15;总铁结合力 > 64.44μmol/L;FEP > 0.9μmol/L,FEP/Hb > 4.5μg/gHb。该病首选治疗方案为口服铁剂。

14 ~ 15. EA【解析】人体内的铁分为两部分,即功能铁和贮存铁。功能铁包括血红蛋白铁、肌红蛋白铁、转铁蛋白铁、乳铁蛋白、酶和辅因子结合的铁;贮存铁包括铁蛋白和含铁血黄素。

二、简答题

1. 简述缺铁性贫血的诊断标准。

答 缺铁性贫血的诊断标准:①血象呈小细胞低色素性贫血;②有明确缺铁的病因和临床表现;③血清铁 < 500μg/L;④转铁蛋白饱和度 < 0.15;⑤总铁结合力 > 3600μg/L;⑥骨髓铁染色外铁消失,内铁减少;⑦FEP > 0.9μmol/L,FEP/Hb > 4.5μg/gHb;⑧血清铁蛋白 < 12μg/L;⑨铁治疗有效。符合① +

②～⑨中任何2条以上即可诊断缺铁性贫血。

2. 简述缺铁性贫血的治疗原则。

答 治疗原则:根除病因,补足贮铁。

(1)病因治疗:查明病因,治疗基础病。

(2)补铁治疗:①口服铁剂。口服铁剂方便、安全,是治疗本病首选的方法。②注射铁剂。有胃肠道疾病口服铁剂不能耐受或口服铁剂后加重原发病者可选用。常用右旋糖酐铁,肝、肾功能不全者忌用。

三、病例分析题

1. 该患者的诊断依据是什么?

答 ①月经过多;②小细胞低色素性贫血;③血清铁低。

2. 为明确诊断,还需进一步做哪些检查?

答 ①骨髓检查+铁染色;②血清铁蛋白、总铁结合力;③妇科检查,如B超,必要时诊刮。

(裴孝平　管　俊)

第4章　巨幼细胞贫血

【学/习/要/点】

一、掌握

巨幼细胞贫血(MA)的病因、发病机制、分类、临床表现及诊断。

二、熟悉

巨幼细胞贫血的鉴别诊断及治疗。

【应/试/考/题】

一、选择题

【A/型/题】

1. 下列符合巨幼细胞贫血叙述的是 （　　）
   A. 核老浆幼
   B. 核幼浆老
   C. 骨髓铁染色减少
   D. 红细胞中央淡染区扩大
   E. 以上均是

2. 其缺乏会影响维生素 B_{12} 的吸收，除外 （　　）
   A. 胃酸　　　　　　B. 内因子
   C. 胰蛋白酶　　　　D. 胃蛋白酶
   E. 促胃液素

3. 下列符合维生素 B_{12} 缺乏症状的是 （　　）
   A. 易怒　　　　　　B. 肝脾大
   C. 共济失调　　　　D. 杵状指
   E. 匙状甲

4. 巨幼细胞贫血合成受影响的主要物质是 （　　）
   A. 蛋白质　　　　　B. RNA

   C. 叶酸　　　　　　D. DNA
   E. 以上均是

5. 下列不影响叶酸利用的药物是 （　　）
   A. 甲氨蝶呤　　　　B. 氨苯蝶啶
   C. 乙胺嘧啶　　　　D. 苯巴比妥
   E. 环孢素

6. 下列属于巨幼细胞贫血检查结果的是 （　　）
   A. MCV > 100fl
   B. 血清叶酸 < 6.8nmol/L
   C. 红细胞叶酸 < 227nmol/L
   D. 维生素 B_{12} < 74pmol/L
   E. 以上均是

7. 患者,女,36 岁。主诉头晕、乏力,食欲缺乏,浅表淋巴结未触及肿大。Hb 55g/L, WBC 4.0×10^9/L,PLT 185×10^9/L,MCV 118fl,MCH 35pg,MCHC 33%。为明确诊断,首先应进行的检查是 （　　）
   A. Coombs 试验
   B. Ham 实验
   C. 骨髓穿刺
   D. 血清叶酸、维生素 B_{12} 测定
   E. 血清铁、铁蛋白测定

8. 患者,女,30 岁。心慌、乏力 1 年余。近半年来出现便秘,偶有恶心、呕吐,步态不稳。

实验室检查:Hb 80g/L,RBC 3.4×10^{12}/L, PLT 110×10^9/L, MCV 108fl, MCH 34pg, MCHC 34%;粪便隐血(-)。最根本的治疗措施为　　　　　　（　　）

A. 给予维生素 B$_{12}$ 或(和)叶酸

B. 给予环孢素

C. 给予铁剂

D. 给予泼尼松

E. 给予雄激素

9. 叶酸治疗的时间为　　　　　（　　）

A. 血清叶酸正常　　B. 血清维生素正常

C. 血象完全正常　　D. 网织红细胞正常

E. 以上均不是

10. 巨幼细胞贫血血常规示三系减低,需鉴别的疾病是　　　　（　　）

A. 再生障碍性贫血

B. 红白血病

C. MDS

D. MM

E. 以上均不是

(11~13 题共用题干)

患者,男,25 岁。心慌、气短、乏力 4 月余,恶心、步态不稳 1 月余。实验室检查: Hb 65g/L,RBC 3.1×10^{12}/L, PLT 145×10^9/L,MCV 110fl, MCH 33pg, MCHC 34%, WBC 7.0×10^9/L,网织红细胞0.02;尿蛋白(-),尿隐血(-);粪便隐血(-)。

11. 该患者最可能的诊断是　　　　（　　）

A. 巨幼细胞贫血　B. 再生障碍性贫血

C. 失血性贫血　　D. 白血病

E. 缺铁性贫血

12. 下列符合该病检查结果的是　　（　　）

A. 转铁蛋白饱和度<15%

B. 总铁结合力<50μmol/L

C. 血清叶酸<6.8nmol/L

D. FEP/Hb>4.5μg/gHb

E. 以上均是

13. 该患者如行骨髓穿刺检查,下列正确的是　　　　　　　　　　（　　）

A. 骨髓增生活跃,红系增生为主,呈"核幼浆老",骨髓铁染色增加

B. 骨髓增生活跃,红系增生为主,呈"核老浆幼",骨髓铁染色减少

C. 骨髓增生活跃,粒系增生为主,呈"核幼浆老",骨髓铁染色增加

D. 骨髓增生活跃,粒系增生为主,呈"核老浆幼",骨髓铁染色减少

E. 以上均不是

【B/型/题】

(14~15 题共用备选答案)

A. 匙状甲　　　　B. 草莓舌

C. 牛肉舌　　　　D. 杵状指

E. 地图舌

14. 符合缺铁性贫血的表现是　　　（　　）

15. 符合巨幼细胞贫血的表现是　　（　　）

二、名词解释

1. 核幼浆老

2. 核老浆幼

三、简答题

1. 简述维生素 B$_{12}$ 缺乏的常见原因。

2. 简述巨幼细胞贫血的实验室检查特点。

四、病例分析题

患者,男,40 岁。1 年来厌食、恶心、头昏、乏力、记忆力减退,步态不稳 1 个月。查体:舌萎缩,舌面光滑,皮肤黏膜无出血点,心、肺无异常,肝、脾肋下未触及。血常规:Hb 60g/L, RBC 3.2×10^{12}/L, PLT 120×10^9/L, MCV 112fl, MCH 34pg, MCHC 34%, WBC 7.0×10^9/L,网织红细胞 0.03;尿蛋白(-),尿隐血(-);粪便隐血(-)。

问题:

1. 考虑什么诊断?

2. 为明确诊断需行哪些检查? 检查结果可能是什么?

3. 根据检查结果制定治疗方案。

【参/考/答/案】

一、选择题

【A型题】

1. B　2. E　3. C　4. B　5. E
6. E　7. D　8. A　9. C　10. A
11. A　12. C　13. A

【B型题】

14. A　15. C

1. B【解析】巨幼细胞贫血骨髓增生活跃,红系增生为主,胞体大,巨幼变(胞体大,胞质较胞浆成熟,呈"核幼浆老"),骨髓铁染色增加。其余三项均为缺铁性贫血的表现。

2. E【解析】维生素 B_{12} 吸收障碍的常见原因:内因子缺乏;胃酸和胃蛋白酶缺乏;胰蛋白酶缺乏;先天性维生素 B_{12} 吸收障碍;药物;肠道寄生虫大量繁殖消耗维生素 B_{12}。

4. B【解析】巨幼细胞贫血发病原因主要是由于叶酸或(和)维生素 B_{12} 缺乏,影响甲硫氨酸循环,导致核苷酸合成的甲基化受阻,进而影响 DNA 的生物合成,影响细胞分裂。

5. E【解析】影响叶酸利用的药物主要有甲氨蝶呤、氨苯蝶啶、乙胺嘧啶、苯妥英钠、苯巴比妥、柳氮磺吡啶等。

7. D【解析】患者有头晕、乏力等贫血表现,食欲缺乏为消化道黏膜萎缩导致,血常规提示为大细胞性贫血,考虑巨幼细胞贫血可能,应先行血清叶酸、维生素 B_{12} 测定予以明确。

8. A【解析】结合患者临床表现及实验室检查,考虑诊断为巨幼细胞贫血,根本治疗措施为补充叶酸或(和)维生素 B_{12} 治疗,直至血象恢复正常。

9. C【解析】巨幼细胞贫血叶酸治疗应直至血象完全恢复正常。

10. A【解析】血常规三系减低需与再生障碍性贫血相鉴别。再障呈正常细胞性贫血,网织红细胞明显减低,骨髓增生低下,巨核细胞明显减少或缺如。

11~13. ACA【解析】该患者考虑诊断巨幼细胞贫血。诊断标准:①有叶酸、维生素 B_{12} 缺乏的病因及临床表现。②外周血呈大细胞性贫血(MCV > 100fl),中性粒细胞核分叶过多,5分叶者 > 5% 或有6分叶者出现。③骨髓呈现典型的巨幼变,无其他病态造血表现。④血清叶酸 < 6.8nmol/L、红细胞叶酸 < 227nmol/L、维生素 B_{12} < 74pmol/L。⑤试验性治疗有效。骨髓穿刺提示增生活跃,红系增生为主,胞体大,巨幼变(胞体大,胞质较胞浆成熟,呈"核幼浆老"),骨髓铁染色增加。

14~15. AC【解析】巨幼细胞贫血会出现舌乳头萎缩,舌面呈"牛肉样舌"。缺铁性贫血组织缺铁表现为精神行为异常,如烦躁、易怒、注意力不集中、异食癖;体力、耐力下降;易感染;儿童生长发育迟缓、智力低下;口腔炎、舌炎、舌乳头萎缩、口角皲裂、吞咽困难;毛发干枯、脱落;皮肤干燥、皱缩;指(趾)甲缺乏光泽、脆薄易裂,重者指(趾)甲变平,甚至凹下呈勺状(匙状甲)。

二、名词解释

1. *核幼浆老*:巨幼细胞贫血骨髓增生活跃,红系增生为主,胞体大,巨幼变,胞质较胞浆成熟,呈"核幼浆老"。

2. *核老浆幼*:缺铁性贫血骨髓增生活跃,红系增生为主,胞体小,胞浆较胞质成熟,呈"核老浆幼"。

三、简答题

1. 简述维生素 B_{12} 缺乏的常见原因。

答 （1）摄入减少：多因完全素食。

（2）吸收障碍：最常见的原因。①内因子缺乏，如恶性贫血、胃切除、胃黏膜萎缩等；②胃酸和胃蛋白酶缺乏；③胰蛋白酶缺乏；④肠道疾病；⑤先天性内因子缺乏或维生素 B_{12} 吸收障碍；⑥药物影响；⑦肠道寄生虫或细菌大量繁殖消耗维生素 B_{12}。

（3）利用障碍。

2. 简述巨幼细胞贫血的实验室检查特点。

答 （1）血象：大细胞性贫血，MCV、MCH 增高，MCHC 正常，严重者全血细胞减少；网织红细胞计数正常、偏低或轻度升高。外周血涂片示红细胞大小不等、中央淡染区消失，中性粒细胞核分叶过多。

（2）骨髓象：增生活跃或明显活跃，红系增生显著，胞体大，胞质较胞核成熟，呈"核幼浆老"；骨髓铁染色增多。

（3）生化检查：血清叶酸、红细胞叶酸或（和）维生素 B_{12} 水平低于正常。

四、病例分析题

1. 考虑什么诊断？

答 巨幼细胞贫血。

2. 为明确诊断需行哪些检查？检查结果可能是什么？

答 （1）为明确诊断需行血清叶酸、红细胞叶酸及维生素 B_{12} 测定：血清叶酸 $<6.8nmol/L$，红细胞叶酸 $<227nmol/L$，维生素 $B_{12}<74pmol/L$。

（2）骨髓穿刺：骨髓增生活跃，红系增生为主，巨幼变（胞体大，胞质较胞浆成熟，呈"核幼浆老"），骨髓铁染色增加。

3. 根据检查结果制定治疗方案。

答 ①积极治疗原发病。②补充叶酸和维生素 B_{12}。口服叶酸至贫血完全消失，血象恢复正常，合并维生素 B_{12} 缺乏时需同时注射维生素 B_{12}。③恶性贫血需终身治疗。

（裴孝平　管　俊）

第5章 再生障碍性贫血

【学/习/要/点】

一、掌握

再生障碍性贫血(AA,简称再障)的病因、发病机制、分类、临床表现及诊断。

二、熟悉

再生障碍性贫血的鉴别诊断及治疗。

【应/试/考/题】

一、选择题

【A/型/题】

1. 再障可能的免疫异常是 ( )
   A. $CD8^+$ T 淋巴细胞比例增多
   B. $CD8^+$ T 淋巴细胞比例减少
   C. $CD4^+$ T 淋巴细胞比例减少
   D. $CD4^+$ T 淋巴细胞比例增多
   E. TNF 水平降低

2. 下列关于再障的叙述,正确的是 ( )
   A. 主要表现为发热、贫血、感染、肝脾大
   B. 骨髓脂肪组织增加
   C. 小细胞正色素性贫血
   D. 脾切除治疗有效
   E. 单一部位骨髓穿刺增生活跃

3. 下列可用于全部再障治疗的药物是
   ( )
   A. 甲泼尼龙　　　B. CTX
   C. 雄激素　　　　D. 甲氨蝶呤
   E. 吗替麦考酚酯

4. 下列不符合极重型再障诊断的是 ( )
   A. 网织红细胞绝对值 $< 15 \times 10^9/L$
   B. 中性粒细胞 $< 0.5 \times 10^9/L$
   C. 血小板 $< 20 \times 10^9/L$
   D. 骨髓增生广泛重度减低
   E. 网织红细胞 < 0.005

5. PNH 与再障的鉴别要点是 ( )
   A. 全血细胞减少
   B. Ham 试验阳性
   C. 骨髓增生减低
   D. Coombs 试验阳性
   E. 以上均是

6. 患者,女,36 岁。主诉头晕、乏力 1 年,面色苍白,浅表淋巴结无增大,肝、脾未触及,全血细胞减少。若考虑诊断再障,下列意义最大的是 ( )
   A. Coombs 试验
   B. Ham 实验
   C. 骨髓增生低下,造血细胞减少
   D. 血清叶酸、维生素 B_{12} 降低
   E. 血清铁、铁蛋白降低

7. 患者,女,30 岁。月经增多伴发热 2 周。Hb 55g/L,WBC 3.2×10^9/L,PLT 30×10^9/L,骨髓增生减低,非造血细胞比例增加,粪便隐血(+)。最可能的诊断是 （　　）
   A. 再生障碍性贫血
   B. 白血病
   C. 特发性血小板减少性紫癜
   D. MDS
   E. MM

8. 雄激素治疗再障的机制为 （　　）
   A. 改善造血微环境
   B. 提高机体免疫力
   C. 稳定内皮细胞,减少出血
   D. 抑制机体免疫力
   E. 直接刺激骨髓干细胞增加,提高内源性 EPO 生成

(9 ~ 11 题共用题干)

患者,男,27 岁。头晕、乏力、间断鼻出血 4 周。查体:T 36.0℃,面色苍白,双下肢瘀斑,肝、脾肋下未触及。Hb 60g/L,RBC 2.5×10^{12}/L,WBC 2.0×10^9/L,PLT 20×10^9/L,中性粒细胞0.30,淋巴细胞0.65,单核细胞 0.04,网织红细胞 0.002。

9. 该患者最可能的诊断是 （　　）
   A. 巨幼细胞贫血
   B. 再生障碍性贫血
   C. PNH
   D. 白血病
   E. 缺铁性贫血

10. 为明确诊断,需进一步检查的是 （　　）
   A. 血清叶酸测定
   B. Coombs 实验
   C. 血清铁测定
   D. 多部位骨髓穿刺
   E. 以上均是

11. 该患者如行骨髓穿刺的特点是 （　　）
   A. 脂肪滴减少,骨髓颗粒细胞减少
   B. 脂肪滴减少,骨髓颗粒细胞增多
   C. 脂肪滴增多,骨髓颗粒细胞减少
   D. 脂肪滴增多,骨髓颗粒细胞增多
   E. 以上均不是

【B/型/题】

(12 ~ 13 题共用备选答案)
   A. 发热、出血、贫血
   B. 发热
   C. 出血、贫血、感染
   D. 肝脾大
   E. 感染

12. 符合急性白血病的表现是 （　　）

13. 符合再障的表现是 （　　）

二、名词解释

再生障碍性贫血

三、简答题

1. 简述再障的诊断标准。

2. 简述重型再障的诊断标准。

四、病例分析题

患者,女,30 岁。月经增多、头晕、乏力 1 个月。既往体健。查体:T 36.5℃,口唇苍白,双下肢散在瘀斑,浅表淋巴结无肿大,巩膜无黄染,肝、脾肋下未触及。Hb 55g/L,RBC 2.1×10^{12}/L,WBC 2.2×10^9/L,PLT 30×10^9/L,中性粒细胞0.28,淋巴细胞 0.60,单核细胞 0.04,网织红细胞 0.001;尿蛋白(-),尿隐血(-);粪便隐血(-)。

问题:

1. 该患者最可能的诊断及鉴别诊断。

2. 简述治疗原则。

【参/考/答/案】

一、选择题

【A 型题】

1. B　　2. B　　3. C　　4. B　　5. B
6. C　　7. A　　8. E　　9. B　　10. D
11. C

【B 型题】

12. A　　13. C

1. B【解析】再障患者外周血及骨髓淋巴细胞比例增高,T 细胞亚群失调,Th1、CD8$^+$T 抑制细胞和 γδTCR$^+$T 细胞比例增高,T 细胞分泌的造血负调控因子(IL2、IFN－γ、TNF)明显增多,髓系细胞凋亡亢进。

2. B【解析】再障主要表现为贫血、出血和感染。

3. C【解析】雄激素、环孢素适用于全部再障。CTX、甲泼尼龙、吗替麦考酚酯适用于重型再障。

5. B【解析】PNH 典型患者有血红蛋白尿,易与再障鉴别。不典型者无血红蛋白尿发作,全血细胞减少,骨髓增生可低下,易误诊为再障。PNH 患者 Ham 试验阳性可鉴别。

二、名词解释

再生障碍性贫血:简称再障,是一组由多种病因所致的骨髓造血功能衰竭性综合征,以骨髓增生减低和外周血全血细胞减少为特征,临床以贫血、出血和感染为主要表现。

三、简答题

1. 简述再障的诊断标准。

答　再障诊断标准:①全血细胞减少,网织红细胞减少(＜0.01)。②一般无肝、脾大。③骨髓检查显示至少一部位增生减低或重度减低,造血细胞减少,非造血细胞比例增高,骨髓小粒空虚。④能除外其他引起全血细胞减少的疾病,如阵发性睡眠性血红蛋白尿、骨髓增生异常综合征中的难治性贫血、急性造血功能停滞、骨髓纤维化、急性白血病、恶性组织细胞病等。⑤一般抗贫血药物治疗无效。

2. 简述重型再障的诊断标准。

答　(1)骨髓增生广泛重度减低。

(2)血象具备以下 3 项中 2 项:①网织红细胞绝对值 ＜15×10^9/L;②中性粒细胞计数 ＜0.5×10^9/L;③血小板 ＜20×10^9/L。

(3)急性发病,贫血进行性加重,严重感染和出血。

(4)若中性粒细胞计数 ＜0.2×10^9/L,则为极重型再障。

四、病例分析题

1. 该患者最可能的诊断及鉴别诊断。

答　考虑诊断为再障。鉴别诊断如下。

(1)阵发性睡眠性血红蛋白尿(PNH):有血红蛋白尿,Ham 试验阳性。

(2)骨髓增生异常综合征(MDS):有病态造血现象,早期髓系细胞相关抗原(CD34)表达增多,可有染色体核型异常等。

(3)自身抗体介导的全血细胞减少:外周血网织红细胞、中性粒细胞不低或偏高,骨髓红系细胞比例不低且易见"红系造血岛"等。

(4)急性白血病:骨髓细胞形态学检查、染色体易位 t(15;17)和 $PML－RAR\alpha$ 基因存在可鉴别。

(5)急性造血功能停滞:常在溶血性贫

血或感染、发着患者中出现,骨髓涂片可见巨大原始红细胞,具有自限性,无需特殊治疗。

2. 简述治疗原则。

答 (1)对症治疗:输血、控制感染、止血、护肝等。

(2)免疫抑制治疗:环孢素对所有再障有效;CD3 单克隆抗体、CTX、甲泼尼龙适用于重型再障。抗淋巴/胸腺细胞球蛋白对重型再障有效。

(3)造血生长因子:适用于全部再障,尤其是重型再障。如 EPO、G – CSF。一般在免疫抑制剂治疗后使用,维持 3 个月以上。

(4)雄激素:适于全部再障,使用 2~3 月后生效。

(5)造血干细胞移植:用于重型再障。最好无感染和其他并发症,年龄小于40 岁,有合适供体。

（裴孝平　管　俊）

第6章　溶血性贫血

【学/习/要/点】

一、掌握

溶血性贫血(HA)的病因、发病机制、分类、临床表现及诊断。

二、熟悉

溶血性贫血的鉴别诊断及治疗。

【应/试/考/题】

一、选择题

【A/型/题】

1. 下列关于溶血性贫血的叙述,正确的是
（　）
   A. 贫血和出血程度一致
   B. 贫血和出血程度不一致
   C. 有贫血而无出血
   D. 有出血而无贫血
   E. 无出血亦无贫血

2. 下列属于溶血性贫血骨髓特点的是
（　）
   A. 红细胞中央淡染区扩大明显
   B. 骨髓涂片示增生减低
   C. 骨髓核老浆幼
   D. 网织红细胞增高
   E. 骨髓穿刺常常"干抽"

3. 溶血性贫血可能发生于
（　）
   A. 大面积烧伤引起贫血
   B. 因营养不良引起贫血
   C. 肝炎引起贫血
   D. 肠道肿瘤引起的贫血
   E. 慢性失血性贫血

4. 下列符合溶血性贫血骨髓特点的是
（　）
   A. 骨髓增生低下
   B. 粒/红比值增高
   C. 以红系增生为主的贫血伴铁染色减低
   D. 骨髓细胞内、外铁均增多
   E. 增生活跃,以中幼红和晚幼红细胞增多为主

5. 下列检查结果不支持溶血性贫血的是
（　）
   A. 血网织红细胞明显增加
   B. 血清结合珠蛋白减少
   C. 血中非结合胆红素减少
   D. 血浆高铁血红蛋白测定阳性
   E. 含铁血黄素尿试验阳性

6. 血管内溶血性贫血时红细胞破坏增多的证据是
（　）
   A. 骨髓呈增生性贫血改变
   B. 外周血中出现幼红细胞
   C. 血清结合珠蛋白减少
   D. 红细胞大小不均
   E. 网织红细胞比例增高

7. 红细胞渗透脆性试验脆性持续增高最可能见于　　　　　　　　　　（　　）
   - A. 自身免疫性溶血性贫血
   - B. 海洋性贫血
   - C. 阵发性睡眠性血红蛋白尿
   - D. 遗传性球形红细胞增多症
   - E. 蚕豆病

8. 下列关于阵发性睡眠性血红蛋白尿症（PNH）的检查，具有诊断意义的是（　　）
   - A. 酸溶血试验（Ham 试验）
   - B. 血红蛋白电泳分析
   - C. 抗人球蛋白试验（Coombs 试验）
   - D. 红细胞渗透脆性试验
   - E. 高铁血红蛋白试验

【B/型/题】

（9～13 共用备选答案）
- A. 红细胞渗透脆性试验
- B. 酸溶血试验
- C. 抗人球蛋白试验
- D. 高铁血红蛋白还原试验
- E. 血红蛋白电泳分析

9. 阵发性睡眠性血红蛋白尿，选择　　（　　）
10. 地中海贫血，选择　　　　　　　（　　）
11. G－6－PD 缺乏，选择　　　　　（　　）
12. 遗传性球形红细胞增多症，选择（　　）
13. 自身免疫性溶血性贫血，选择　（　　）

二、名词解释

Coombs 试验

三、简答题

简述血管内溶血与血管外溶血的鉴别要点。

四、病例分析题

患者，男，40 岁。2 个月来厌食、恶心、头昏、乏力，伴全身发黄入院。实验室检查：Hb 80g/L，网织红细胞 0.20，血清总胆红素82.2μmol/L，直接胆红素 7.2μmol/L；血涂片球形红细胞0.06，红细胞渗透脆性轻度增加；尿胆红素阴性，尿隐血阴性。

问题：
1. 为明确诊断，需要进一步做什么检查？
2. 根据检查结果制定治疗方案。

【参/考/答/案】

一、选择题

【A 型题】
1. C　　2. D　　3. A　　4. E　　5. C
6. C　　7. D　　8. A

【B 型题】
9. B　　10. E　　11. D　　12. A　　13. C

1. C【解析】溶血性贫血的根本原因是红细胞寿命缩短，造成红细胞破坏加速，而非出血导致贫血。

2. D【解析】溶血性贫血时网织红细胞增多，是因红细胞代偿性增生所致。

4. E【解析】溶血性贫血骨髓增生活跃，主要为中、晚幼红细胞。

5. C【解析】人体内红细胞大量破坏，释放出非结合胆红素，当血中非结合胆红素过多时，超过了肝脏的转化能力，使非结合胆红素在血中滞留，从而引起血中非结合胆红素偏高。溶血时造血代偿，网织红增加，血红蛋白部分与结合珠蛋白结合，血清结合珠蛋白减少。测定高铁血红蛋白的还原速度，可以间接反映葡萄糖－6－磷酸脱氢酶的活性。

6. C【解析】血管内溶血时释放大量血红蛋白入血浆，血红蛋白部分与结合珠蛋白结合，使之不能从肾脏排出，而从肝脏代谢,另一部分血红蛋白未结合的就从肾脏排出,形成血红蛋白尿,所以血管内溶血时结合珠蛋白降低。

二、名词解释

Coombs 试验: 即抗人球蛋白试验,是检测血液中温抗体型的一种方法,也是诊断自身免疫性溶血性贫血(AIHA)的重要指标。分为直接试验和间接试验,前者的目的是检查红细胞表面的不完全抗体,后者的目的是检查血清中存在游离的不完全抗体。

三、简答题

简述血管内溶血与血管外溶血的鉴别要点。

答 见下表。

血管内溶血与血管外溶血的鉴别要点

	血管内溶血	血管外溶血
部位	RBC 在血液循环中遭到破坏,释放游离的 Hb	单核-吞噬系统吞噬裂解 RBC 后,释放的 Hb 分解为珠蛋白和血红素
病因	血型不合输血、输注低渗溶液,PNH,多为获得性	HS、温抗体型 AIHA、原位溶血,多为遗传性
起病、病程	急、短,急性溶血	慢、长,慢性溶血
血红蛋白尿	有	无

(续表)

	血管内溶血	血管外溶血
血红蛋白血症	有	无
含铁血黄素尿	有	无
高铁血红蛋白血症	有	无
临床表现	剧烈腰痛、四肢痛、头痛、呕吐、寒战、高热、血红蛋白尿、黄疸,多无脾大,可在短期内休克、衰竭死亡	典型的贫血、黄疸、肝脾大,病程长,可代偿;高胆红素血症,致胆石症、肝功能减退
脾切除效果	不佳	显著

四、病例分析题

1. 为明确诊断,需要进一步做什么检查?

答 完善 Coombs 试验、高铁血红蛋白还原试验、Ham 试验、血红蛋白电泳分析等检查。

2. 根据检查结果制定治疗方案。

答 若上述检查均阴性,考虑该患者为 HS,脾切除对本病有显著疗效。

(裴孝平　管　俊)

第7章　白细胞减少和粒细胞缺乏症

【学/习/要/点】

一、掌握

白细胞减少和粒细胞缺乏症的病因、发病机制及治疗原则。

二、熟悉

白细胞减少和粒细胞缺乏症的临床表现及实验室检查。

【应/试/考/题】

一、选择题

【A/型/题】

1. 类风湿关节炎引起的中性粒细胞减少的最可能机制是　　　　（　　）
   A. 生成减少
   B. 成熟障碍
   C. 免疫性破坏过多
   D. 非免疫性破坏过多
   E. 分布异常

2. 判断白细胞分布异常最有意义的检查是　　　　　　　　　　（　　）
   A. 氢化可的松实验
   B. 白细胞聚集实验
   C. 骨髓细胞学检查
   D. 骨髓造血干细胞培养
   E. 肾上腺素实验

【B/型/题】

(3~4题共用备选答案)
A. 4.0×10^9/L
B. 3.0×10^9/L
C. 2.0×10^9/L
D. 1.0×10^9/L
E. 0.5×10^9/L

3. 粒细胞缺乏症,是指外周血中性粒细胞绝对值低于　　　　　（　　）

4. 白细胞减少,是指外周血白细胞绝对值持续低于　　　　　　（　　）

二、填空题

1. 中性粒细胞减少是指外周血中性粒细胞绝对值成人低于_____,儿童≥10岁低于_____,或＜10岁低于_____。

2. 中性粒细胞减少的病因和机制分为_____、_____、_____。

三、简答题

简述白细胞减少和粒细胞缺乏症的治疗原则。

【参 / 考 / 答 / 案】

一、选择题

【A 型题】

1. C   2. E

【B 型题】

3. E   4. A

2. E【解析】肾上腺素试验阳性提示有粒细胞分布异常的假性粒细胞减少的可能。

3. E【解析】粒细胞缺乏症中性粒细胞绝对值低于 $0.5 \times 10^9/L$。

4. A【解析】白细胞减少是指外周血白细胞总数低于 $4.0 \times 10^9/L$。

二、填空题

1. $2.0 \times 10^9/L$ $1.8 \times 10^9/L$ $1.5 \times 10^9/L$

2. 生成减少   破坏或消耗过多   分布异常

三、简答题

简述白细胞减少和粒细胞缺乏症的治疗原则。

答 （1）去除病因：停用可疑的药物，去除其他致病因素。继发性中性粒细胞减少者应积极治疗原发病。

（2）防治感染：中度减少者感染率增加，应去除慢性感染灶。重度减少者极易发生严重感染，有条件者应采取无菌隔离措施。粒细胞缺乏症伴发热在病原菌未明确时可经验性应用碳青霉烯类抗生素广覆盖革兰阴性和革兰阳性菌，之后及时根据病原学检查结果调整用药。若治疗无效，可酌情加用抗真菌治疗。病毒感染可加用抗病毒药物。

（3）促进中性粒细胞生成：重组人粒细胞集落刺激因子（rhG - CSF）疗效明确，可缩短粒细胞缺乏的病程，常用剂量为 2 ~ $10\mu g/(kg \cdot d)$。

（4）免疫抑制剂：可用糖皮质激素等治疗。

（管 俊 许 荟）

第8章　骨髓增生异常综合征

【学/习/要/点】

一、掌握

骨髓增生异常综合征(MDS)的分型、临床表现、诊断及治疗。

二、熟悉

骨髓增生异常综合征的概念。

【应/试/考/题】

一、选择题

【A/型/题】

1. 患者,女,25 岁。头晕、乏力伴月经量增多 1 年。既往体健。查体:下肢皮肤瘀点,肝、脾肋下未触及。血常规:Hb 60g/L,PLT 38×10^9/L,网织红细胞 0.001,中性粒细胞 1.0×10^9/L。胸骨骨髓细胞学检查:骨髓增生活跃,未见巨核细胞。最可能的诊断是　　　　　　　　(　　)
   A. 特发性血小板减少性紫癜
   B. 再生障碍性贫血
   C. 阵发性睡眠性血红蛋白尿
   D. 慢性失血性贫血
   E. 骨髓增生异常综合征

2. 患者,男,60 岁。面色逐渐苍白、乏力,伴牙龈出血。Hb 60g/L,WBC 3.3×10^9/L,PLT 35×10^9/L。经骨髓细胞学检查,诊断为骨髓增生异常综合征。为进行 FAB 分型,最重要的检查是　　　　　　　　　　(　　)
   A. 网织红细胞检查
   B. 骨髓铁染色

C. 染色体检查
D. 骨髓活检
E. 血清铁检查

【X/型/题】

3. 下列关于 MDS 病态造血的叙述,正确的是　　　　　　　　　　　(　　)
   A. 红系可见巨幼样变
   B. 细胞质 PAS 染色阳性
   C. 细胞质空泡
   D. 巨核系见核少分叶
   E. 粒系核分叶增多

4. 下列关于骨髓增生异常综合征的叙述,正确的是　　　　　　　　　　(　　)
   A. 骨髓出现"病态造血现象"
   B. "病态造血现象"是 MDS 所特有的
   C. 部分患者可发展为急性髓系白血病
   D. WHO 对 MDS 新的分型中取消 RAEB－t
   E. 20% 患者可死于感染

二、名词解释

骨髓增生异常综合征

三、填空题

1. 骨髓增生异常综合征的 FAB 分型为_____、_____、_____、_____、_____。

2. _____是目前唯一可能治愈 MDS 的疗法。

四、简答题

1. 对于骨髓增生异常综合征的患者如何治疗?
2. 简述 MDS 的 FAB 分型。

【参/考/答/案】

一、选择题

【A 型题】

1. E　　2. B

【X 型题】

3. ABCD　　4. ACDE

1. E【解析】该患者有头晕、乏力的贫血症状,Hb < 100g/L,中性粒细胞 < 1.8 × 10^9/L,血小板 < 100 × 10^9/L,骨髓增生活跃,首先考虑 MDS。

2. B【解析】该患者已做外周血涂片、骨髓涂片细胞学检查,还需要骨髓铁染色检查环形铁粒幼细胞的比例以进行 FAB 分型。

二、名词解释

骨髓增生异常综合征:是一种起源于造血干细胞,以病态造血、外周血细胞减少为特征的异质性髓系肿瘤性疾病。

三、填空题

1. RA 型　RAS 型　RAEB 型　RAEB - t 型　CMML 型
2. 异基因造血干细胞移植(HSCT)

四、简答题

1. 对于骨髓增生异常综合征的患者如何治疗?

答　①支持治疗:严重贫血者可输注红细胞,严重血小板减少伴有出血者输注血小板,有感染者积极抗感染治疗。②促造血治疗:雄激素和造血生长因子(G - CSF、EPO)等。③诱导分化治疗。④联合化疗。⑤异基因造血干细胞移植(HSCT):是目前唯一可能治愈 MDS 的疗法。

2. 简述 MDS 的 FAB 分型。

答　(1)RA 型:外周血原始细胞 < 1%;骨髓原始细胞 < 5%。

(2)RAS 型:外周血原始细胞 < 1%;骨髓原始细胞 < 5%,环形铁幼粒细胞 > 有核红细胞 15%。

(3)RAEB 型:外周血原始细胞 < 5%;骨髓原始细胞 5% ~20%。

(4)RAEB - t 型:外周血原始细胞 ≥5%;骨髓原始细胞 20% ~30%,或幼粒细胞出现 Auer 小体。

(5)CMML 型:外周血原始细胞 < 5%,单核细胞绝对值 > 1 × 10^9/L;骨髓原始细胞 5% ~20%。

(管俊　许荟)

第9章　白血病

【学/习/要/点】

一、掌握

1. 急性白血病(AL)的 FAB 分型、临床表现及诊断。
2. 慢性髓系白血病(CML,简称慢粒)的临床表现、分期、诊断及治疗原则。

二、熟悉

慢性髓系白血病(CML)、慢性淋巴细胞白血病(CLL)的临床分期、辅助检查及治疗。

【应/试/考/题】

一、选择题

【A/型/题】

1. 下列关于急性白血病 FAB 分型的叙述,错误的是　　　　（　　）
   A. 可分为急性淋巴细胞白血病(ALL)和急性髓系白血病(AML)
   B. 可分为 B、T 淋巴细胞白血病
   C. 急性髓系白血病可分为 $M_0 \sim M_7$
   D. 急性淋巴细胞白血病可分为 $L_1 \sim L_3$
   E. M_5 为急性单核细胞白血病

2. 棒状小体(Auer 小体)的出现提示　　　　（　　）
   A. 急性髓细胞白血病微分化型
   B. 急性淋巴细胞白血病
   C. 急性巨核细胞白血病
   D. 急性早幼粒细胞白血病
   E. 急性红白血病

3. CML 慢性期可表现为　　　　（　　）
   A. 巨脾
   B. 低热、乏力、多汗、体重减轻
   C. 持续血小板升高

   D. 持续血小板减低
   E. 骨髓有核细胞中原始细胞占 $10\% \sim 19\%$

4. 下列易发生 DIC 的急性白血病分型是　　　　（　　）
   A. $ALL - L_1$　　　　B. $ALL - L_3$
   C. $AML - M_3$　　　　D. $AML - M_6$
   E. $AML - M_7$

5. 急性早幼粒细胞白血病(APL)的诱导缓解治疗首选　　　　（　　）
   A. 全反式维 A 酸　　B. VP 方案
   C. CHOP 方案　　　　D. HA 方案
   E. DA 方案

6. ALL 的基本化疗方案是　　　　（　　）
   A. 长春新碱 + 泼尼松
   B. 伊马替尼
   C. 环磷酰胺
   D. 甲氨蝶呤
   E. 阿糖胞苷 + 柔红霉素

7. $BCR - ABL$ 融合基因见于　　　　（　　）
   A. 慢性淋巴细胞白血病
   B. 急性早幼粒细胞白血病
   C. 急性单核细胞白血病
   D. 慢性髓系白血病
   E. 急性红白血病

8. 患者,女,29 岁。发现左上腹包块半年,高热、全身骨关节痛 1 周。查体:脾大,肋下 4cm。实验室检查: Hb 120g/L, WBC $3.25 \times 10^9/L$。分类:晚幼粒细胞 0.11,中幼粒细胞 0.09,早幼粒细胞 0.03,血小板 $32 \times 10^9/L$。骨髓象:原始粒细胞 0.34,早幼粒细胞 0.21,杆状 0.11,分叶 0.06,嗜酸性粒细胞 0.07,嗜碱粒细胞 0.02,中性粒细胞碱性磷酸酶活性轻度增高。此患者的诊断是　　　　　(　　)
   A. 肝硬化合并腹腔感染
   B. 慢性髓系白血病急变期
   C. 脾功能亢进
   D. 类白血病反应
   E. 急性粒细胞白血病

9. 患者,男,40 岁。反复发热伴皮肤出血点 2 周。骨髓原始细胞 >80%,过氧化物酶(＋＋),Auer 小体(＋)。最可能的诊断是　　　　　(　　)
   A. ALL
   B. 急性粒细胞白血病
   C. 急性单核细胞白血病
   D. 急性红白血病
   E. CML 急变期

【B 型题】

(10～13 题共用备选答案)
   A. 碱性磷酸酶
   B. 酸性磷酸酶
   C. 过氧化物酶＋糖原染色
   D. 非特异性酯酶＋氟化钠抑制试验
   E. 糖原染色

10. 急性粒细胞白血病与急性单核细胞白血病的鉴别首选　　　　　(　　)

11. 急性粒细胞白血病与急性淋巴细胞白血病的鉴别首选　　　　　(　　)

12. 慢性粒细胞白血病与类白血病反应的鉴别首选　　　　　(　　)

13. 急性红白血病与巨幼细胞贫血的鉴别首选　　　　　(　　)

【X 型题】

14. 下列关于急性白血病器官、组织浸润表现的叙述,正确的是　　　(　　)
   A. 淋巴结和肝脾大多见于 ALL
   B. 纵隔淋巴结肿大多见于 T－ALL
   C. 粒细胞肉瘤多见于 M_2 型
   D. 齿龈和皮肤浸润以 M_4 型和 M_5 型多见
   E. CNS－L 多见于 ALL

15. 下列关于白血病的叙述,正确的是　　　　　　　　　(　　)
   A. Ph 染色体是只有慢性髓系白血病才有的特异性染色体
   B. 急性淋巴细胞白血病无 Auer 小体
   C. 急性白血病骨髓象常有细胞裂孔现象
   D. 慢性髓系白血病急变期中性粒细胞碱性磷酸酶积分可增高
   E. 急性粒细胞白血病过氧化物酶染色阳性

二、名词解释
1. 白细胞不增多性白血病
2. 类白血病反应

三、填空题
1. 急性白血病的主要表现有_____、_____、_____、_____。
2. 白血病化疗时配合用别嘌醇以预防_____。
3. 慢性髓系白血病的突出临床体征是_____,治疗首选的药物为_____。
4. CLL 患者中,Rai _____ 期和 _____ 期、Binet _____ 期和 _____ 期患者经治疗可改善预后。

四、简答题
1. 简述 CLL 患者的治疗时机。
2. 简述类白血病反应与慢性髓系白血病的鉴别要点。

五、病例分析题

患者,男,32 岁。因发热,伴全身酸痛半个月,加重伴出血倾向 3 天入院。患者半个月前无明显诱因发热 38.8℃,伴全身酸痛,咳嗽,无痰,二便正常,一般抗感冒药治疗无效,3 天前刷牙时牙龈出血。病后进食减少,睡眠差,体重无明显变化。既往体健,无药敏史。查体:T 38.5℃,P 92 次/分,R 20 次/分,BP 116/70mmHg,前胸和下肢皮肤散在出血点,浅表淋巴结不大,巩膜不黄,咽充血(+),扁桃体不大,胸骨轻压痛,右下肺少许湿性啰音,心率 92 次/分,律齐,腹平软,肝、脾肋下未触及。实验室检查:Hb 80g/L,网织红细胞 0.6%,WBC 5.2 × 10^9/L,原幼细胞 25%,PLT 30 × 10^9/L,尿、粪常规(-)。

问题:

1. 初步诊断及诊断依据。
2. 鉴别诊断。
3. 进一步的检查。

【参/考/答/案】

一、选择题

【A 型题】

1. B	2. D	3. B	4. C	5. A
6. A	7. D	8. B	9. B	

【B 型题】

10. D　　11. C　　12. A　　13. E

【X 型题】

14. ABCDE　　15. BCDE

1. B【解析】急性白血病分为 ALL 和 AML 2 种,而 ALL 可包括 B、T 淋巴细胞白血病。

2. D【解析】Auer 小体是 AML 的细胞标记物,特别是急性早幼粒细胞白血病内最多见。

3. B【解析】CML 慢性期可无症状或表现为低热、乏力、多汗、体重减轻,多数患者在诊断时可有轻度或中度脾大。A、C、D、E 项可发生在加速期。

4. C【解析】APL 易合并 DIC。

7. D【解析】BCR - ABL 融合基因可见于 CML。

8. B【解析】该患者出现脾大,为 CML 的突出体征,骨髓原始细胞检测示原始粒细胞 > 20%,故考虑该患者为 CML 急变期。

9. B【解析】骨髓中原始粒细胞比例 > 80%,考虑急性白血病。过氧化物酶(++),Auer 小体(+),考虑急性粒细胞白血病。

14. ABCDE【解析】急性白血病器官和组织浸润的表现:淋巴结和肝脾大多见于 ALL,纵隔淋巴结肿大常见于 T - ALL;骨和关节疼痛、压痛,常有胸骨中下段压痛;粒细胞肉瘤(绿色瘤)常见于粒细胞白血病,如 M_2 型;齿龈和皮肤浸润以 M_4 和 M_5 多见;中枢神经系统白血病(CNS - L)多见于 ALL,常为髓外复发的主要根源;睾丸浸润多见于 ALL,是仅次于 CNS - L 的髓外复发根源。

15. BCDE【解析】95% 以上的慢性髓系白血病患者细胞中可出现 Ph 染色体,但也可见于中性粒细胞、红细胞、巨核细胞及单核细胞白血病等。

二、名词解释

1. 白细胞不增多性白血病:部分急性白血病患者确诊时外周血白细胞数可正常或减少,低者可 < $1.0 × 10^9$/L,称为白细胞不增多性白血病。

2. 类白血病反应:指机体对某些刺激因素所产生的类似白血病表现的血象反应。常继发于严重感染、中毒、外伤、恶性肿瘤等。

三、填空题

1. 贫血　出血　发热　髓外器官浸润
2. 高尿酸血症肾病
3. 脾大　羟基脲
4. Ⅲ　Ⅳ　B　C

四、简答题

1. 简述 CLL 患者的治疗时机。

答　①进行性骨髓衰竭,贫血或者血小板减少进行性加重;②巨脾;③巨块型淋巴结肿大;④淋巴细胞计数在 2 个月内升高 >50% 或者倍增时间 <6 个月;⑤自身免疫性血细胞减少且对激素治疗反应差;⑥至少存在一个与疾病进展相关症状:6 个月内不明原因体重减轻≥10%,极度乏力,无感染证据超过 2 周的发热(>38℃),夜间盗汗。

2. 简述类白血病反应与慢性髓系白血病的鉴别要点。

答　类白血病反应:是指机体对某些刺激因素所产生的类似白血病表现的血象反应。常继发于严重感染、中毒、创伤、恶性肿瘤等,表现为白细胞计数增多,分类见到大量幼稚阶段细胞,粒细胞胞质中常有中毒颗粒和空泡;NAP 反应强阳性;Ph 染色体及 *BCR - ABL* 融合基因(-);嗜酸性粒细胞、嗜碱性粒细胞不增多;血小板和血红蛋白多正常。

五、病例分析题

1. 初步诊断及诊断依据。

答　初步诊断:急性白血病;肺部感染。诊断依据。①急性白血病:急性发病,有发热和出血表现;皮肤出血点,胸骨压痛(+);Hb 和 PLT 减少,外周血片见到 20% 的原幼细胞。②肺感染:咳嗽,发热 38.5℃;右下肺湿性啰音。

2. 鉴别诊断。

答　(1)白血病类型鉴别。
(2)骨髓增生异常综合征:可表现为一系、多系减少,骨髓增生性活跃,有病态造血现象,但骨髓中原始细胞比例增加不超过 20%。
(3)再生障碍性贫血:表现为进行性贫血、感染、出血,一般无胸骨压痛,外周血无幼稚细胞,网织红细胞减低,骨髓增生程度极度低下。

3. 进一步的检查。

答　(1)骨髓穿刺检查及组化染色,必要时骨髓活检。
(2)进行 MIC 分型检查。
(3)胸部 X 线、痰细菌学检查。
(4)腹部 B 超、肝肾功能检查。

（管　俊　陈　曦）

第10章　淋巴瘤

【学/习/要/点】

一、掌握

淋巴瘤的临床分期、分组、临床表现及治疗原则。

二、熟悉

淋巴瘤的病理及分型。

【应/试/考/题】

一、选择题

【A/型/题】

1. 下列关于淋巴瘤的叙述,正确的是
（　）

A. 非霍奇金淋巴瘤(NHL)易演变成淋巴瘤细胞性白血病

B. R－S 细胞是霍奇金淋巴瘤(HL)的病理学特征

C. NHL 累及胃肠道较 HL 多见

D. NHL 较 HL 更易远处扩散

E. 以上均是

2. 淋巴瘤最具诊断意义的临床表现是
（　）

A. 长期周期性发热

B. 夜间盗汗

C. 无痛性、进行性淋巴结肿大

D. 局限性淋巴结肿大伴融合

E. 肝脾大

3. 霍奇金淋巴瘤最具诊断意义的细胞是
（　）

A. 隐窝细胞　　　B. R－S 细胞

C. 霍奇金细胞　　　D. 多行性瘤细胞

E. 嗜酸性粒细胞

4. 非霍奇金淋巴瘤患者有发热、盗汗、双侧腋窝淋巴结肿大,PET－CT 检查其他部位未见肿大淋巴结,临床分期属于
（　）

A. ⅡA　　　　　　B. ⅡB

C. ⅢA　　　　　　D. ⅢB

E. ⅣB

5. 非霍奇金淋巴瘤的病理类型中,属于中度恶性的是
（　）

A. 滤泡性小裂细胞型

B. 小无裂细胞型

C. 弥漫性小裂细胞型

D. 免疫母细胞型

E. 小淋巴细胞型

6. 患者,男,65 岁。无痛性双颈部淋巴结肿大半个月。到医院行淋巴结活检病理检查发现淋巴结结构破坏,弥漫性小淋巴细胞浸润。免疫染色 CD20$^+$,有 t(11;14),表达 bcl－1。诊断为 NHL。最可能的病理类型是
（　）

A. 黏膜相关性淋巴样组织淋巴瘤

B. 滤泡性淋巴瘤

C. 套细胞淋巴瘤

D. 单核细胞样 B 细胞淋巴瘤

E. 脾边缘区细胞淋巴瘤

7. HL 的特征性热型是　　　　　（　　）

   A. 间歇热　　　　　　B. 稽留热

   C. 不规则热　　　　　D. 周期性发热

   E. 弛张热

8. 患者,女,39 岁。乏力、盗汗、消瘦,发现颈部肿块 2 个月。查体:颈部可触及数枚花生米大小淋巴结,质硬,无压痛,脾大。血常规:Hb 82g/L,WBC 6.9×10^9/L,PLT 45×10^9/L。临床疑诊淋巴瘤。为明确诊断,下列最恰当的检查是　　（　　）

   A. 骨髓检查　　　　　B. 剖腹探查

   C. 胸部 X 线检查　　D. 淋巴结活检

   E. 淋巴结穿刺涂片

9. 患者,女,63 岁。左颈淋巴结进行性肿大 3 个月,蚕豆大小。其可能性最小的病变是　　　　　　　　　（　　）

   A. 淋巴结结核

   B. 转移癌

   C. 传染性单核细胞增多症

   D. 淋巴瘤

   E. 转移性肉瘤

10. 下列关于惰性 NHL 治疗的叙述,错误的是　　　　　　　　　（　　）

   A. 进展不能控制者可试用 MOPP 方案

   B. 发展较慢

   C. 放、化疗均有效,但不易缓解

   D. 以 COP 或 CHOP 方案为主

   E. 部分 Ⅰ 期、Ⅱ 期患者不经治疗可自发性肿瘤消退

(11 ~ 13 题共用题干)

患者,男,25 岁。发热、消瘦伴淋巴结肿大 3 个月。既往体健。查体:T 38.0℃,P 100 次/分,R 20 次/分,BP 100/70mmHg。两侧颈部及两侧腹股沟淋巴结肿大,心、肺听诊未见异常,腹软,肝、脾肋下未触及。血常规:Hb 110g/L,WBC 1.0×10^9/L,PLT 100×10^9/L。左侧颈部淋巴结病理检查:正常结构破坏,发现 R – S 细胞。

11. 该患者最可能的诊断是　　　（　　）

   A. 间变大细胞淋巴瘤

   B. 边缘区淋巴瘤

   C. 套细胞淋巴瘤

   D. 霍奇金淋巴瘤

   E. 滤泡性淋巴瘤

12. 该患者临床分期为　　　　　（　　）

   A. Ⅱ A　　　　　　B. Ⅱ B

   C. Ⅲ A　　　　　　D. Ⅲ B

   E. ⅣB

13. 首选的治疗方案是　　　　　（　　）

   A. CHOP　　　　　　B. MOPP

   C. ABVD　　　　　　D. CVP

   E. COP

【B / 型 / 题】

(14 ~ 15 题共用备选答案)

   A. CHOP 方案　　　B. FC 方案

   C. MP 方案　　　　　D. ABVD 方案

   E. DA 方案

14. 霍奇金淋巴瘤化疗首选的方案是

                （　　）

15. 非霍奇金淋巴瘤化疗首选的方案是

                （　　）

二、名词解释

淋巴瘤(lymphoma)

三、简答题

1. 简述淋巴瘤的临床分期与症状分组。

2. 简述淋巴瘤的治疗原则。

四、病例分析题

患者,男,40 岁。因不规则发热、皮肤瘙痒 2 月余入院。查体:颈部两侧及腹股沟可触及数个花生米大小淋巴结,质韧,无压痛,表面光滑,移动性好。胸骨无压痛,肝、脾肋下未触及。血常规:Hb 102g/L,WBC

$4.6 \times 10^9/L$,白细胞分类正常,PLT $143 \times 10^9/L$。腹部 B 超见腹膜后多个肿大淋巴结。骨髓象大致正常。左颈部淋巴结活检示:霍奇金淋巴瘤(结节硬化型)。

问题:
1. 初步诊断及诊断依据。
2. 治疗方案。

【参 / 考 / 答 / 案】

一、选择题

【A 型题】

1. E　　2. C　　3. B　　4. B　　5. C
6. C　　7. D　　8. D　　9. E　　10. A
11. D　　12. D　　13. C

【B 型题】

14. D　　15. A

2. C【解析】无痛性、进行性淋巴结肿大是淋巴瘤的共同临床表现,具有临床意义。

4. B【解析】淋巴瘤临床分期:①Ⅰ期,仅限于横膈一侧 1 个淋巴结或局灶性单个结外器官受侵犯。②Ⅱ期,横膈同侧 ≥ 2 组淋巴结或局灶性单个结外器官及其区域淋巴结受侵犯。③Ⅲ期,横膈上下均有淋巴结病变;脾脏受累(ⅢS)、局灶性结外器官(ⅢE)或两者皆有(ⅢE + S)。④Ⅳ期,弥漫性(多灶性)单个或多个结外器官被侵犯,如肝或骨髓。症状分组:A 组,无症状。B 组,①不明原因发热 > 38℃,连续 3 天以上;②盗汗;③6 个月内体重减轻 >10%。

5. C【解析】NHL 分型:①高度恶性,包括免疫母细胞型、淋巴母细胞型、小无裂细胞型。②中度恶性,包括滤泡性大细胞型、弥漫性小裂细胞型、弥漫性小细胞与大细胞型、弥漫性大 B 细胞型。③低度恶性,包括小淋巴细胞型、滤泡性小裂细胞型、滤泡性小裂细胞型与大细胞混合型。

6. C【解析】本例淋巴结活检已经确诊为 NHL,需要根据免疫学标记及染色体异常来进一步分类。特征性染色体易位标记:套细胞淋巴瘤为 t(11;14),边缘区淋巴瘤为 t(11;18),滤泡性淋巴瘤为 t(14;18),弥漫性大 B 细胞淋巴瘤为 t(3;14),Burkitt 淋巴瘤 t(8;14),间变大细胞淋巴瘤为 t(2;5)。故应诊断为套细胞淋巴瘤。

8. D【解析】淋巴瘤的确诊主要依靠病理组织学检查。

10. A【解析】惰性淋巴瘤进展不能控制者可试用 FCC(氟达拉滨、环磷酰胺)方案。

11 ~ 13. DDC【解析】R − S 细胞是 HL 具有诊断意义的细胞,颈部淋巴结活检发现 R − S 细胞应诊断为霍奇金淋巴瘤。本例双侧颈部、腹股沟淋巴结肿大,病变位于横膈上下两侧,无肝、脾受累,无广泛浸润,故属于Ⅲ期,患者有发热、体重减轻等全身症状,为 B 组。HL 化疗首选 ABVD 方案。

14 ~ 15. DA【解析】霍奇金淋巴瘤化疗首选的方案是 ABVD 方案。非霍奇金淋巴瘤化疗首选的方案是 CHOP 或 COP。

二、名词解释

淋巴瘤(lymphoma):是一组起源于淋巴结和淋巴组织的恶性肿瘤,按组织病理学改变可分为霍奇金淋巴瘤(HL)和非霍奇金淋巴瘤(NHL)。

三、简答题

1. 简述淋巴瘤的临床分期与症状分组。

答 （1）临床分期：① I 期，仅限于横膈一侧 1 个淋巴结或局灶性单个结外器官受侵犯。② II 期，横膈同侧 ≥2 组淋巴结或局灶性单个结外器官及其区域淋巴结受侵犯。③ III 期，横膈上下均有淋巴结病变；脾脏受累（III S）、局灶性结外器官（III E）或两者皆有（III E＋S）。④ IV 期，弥漫性（多灶性）单个或多个结外器官被侵犯，如肝或骨髓。

（2）症状分组：A 组，无症状。B 组，①不明原因发热 >38℃，连续 3 天以上；②盗汗；③6 个月内体重减轻 >10%。

2. 简述淋巴瘤的治疗原则。

答 （1）霍奇金淋巴瘤：I A、II A 期扩大照射：膈上用斗篷式、膈下用倒"Y"样；I B、II B、III、IV 期应联合化疗（ABVD 方案）＋局部放疗。

（2）非霍奇金淋巴瘤：①惰性淋巴瘤定期密切观察，病情有所发展时再化疗。②侵袭性淋巴瘤以化疗为主（CHOP 方案等）。

（3）生物治疗：如单克隆抗体（CD20 单抗）、干扰素、苯达莫司汀、来那度胺等。对胃 MALT 淋巴瘤可使用抗幽门螺杆菌药物。

（4）骨髓或造血干细胞移植：适用于 55 岁以下、重要脏器功能正常、缓解期短、难治易复发的侵袭性淋巴瘤。

（5）手术：合并脾功能亢进者，如有切脾指征者，可行脾切除术。

四、病例分析题

1. 初步诊断及诊断依据。

答 初步诊断：霍奇金淋巴瘤结节硬化型 III 期 B 组。

诊断依据：①患者症状表现为不规则发热、皮肤瘙痒，为 B 组。②颈部两侧及腹股沟可触及数个花生米大小淋巴结，提示横膈上下两侧均有病变；肝、脾肋下未触及，无广泛浸润，为 III 期。③左颈部淋巴结活检示霍奇金淋巴瘤（结节硬化型）。

2. 治疗方案。

答 治疗选用联合化疗＋局部放疗。化疗方案首选 ABVD，可交替 6 个疗程或直至缓解后，外加 2 个疗程。对残留肿块行局部放疗，放疗剂量 30～40Gy，疗程 3～4 周。

（管 俊 陈家楠）

第11章 多发性骨髓瘤

【学/习/要/点】

一、掌握

多发性骨髓瘤(MM)的诊断、鉴别诊断及治疗原则。

二、熟悉

多发性骨髓瘤的临床表现及实验室检查。

【应/试/考/题】

一、选择题

【A/型/题】

1. 鉴定尿中单克隆轻链的最佳方法是 ( )
   A. 本周蛋白　　　　B. β_2微球蛋白
   C. 肾活检　　　　　D. 免疫固定电泳
   E. 尿氨基酸

2. 多发性骨髓瘤常见的类型是 ( )
   A. IgG 型　　　　　B. IgD 型
   C. IgM 型　　　　　D. 轻链型
   E. 不分泌型

3. 多发性骨髓瘤的瘤细胞起源于 ( )
   A. B 淋巴细胞　　　B. 成骨细胞
   C. 髓系粒细胞　　　D. T 淋巴细胞
   E. 肥大细胞

4. 多发性骨髓瘤具有决定诊断意义的是
   ( )
   A. ESR 加快
   B. 骨髓内大量异常浆细胞
   C. X 线示广泛骨质疏松
   D. 血清钙增高
   E. 血清中出现异常免疫球蛋白

5. 骨髓中发现异常浆细胞 0.54,最可能的
   诊断是 ( )
   A. 急性白血病
   B. 类风湿关节炎
   C. 骨髓转移癌
   D. 多发性骨髓瘤
   E. 淋巴瘤

(6~7 题共用题干)
患者,男,62 岁。腰背痛半年就诊。胸腰椎和肋骨 X 线示 T_{10}、L_1、L_3各椎体呈楔形压缩,肋骨多处呈溶骨性破坏。Hb 82g/L, ESR 96mm/h, 尿蛋白(+++),尿本周蛋白(-),清蛋白31g/L,球蛋白62g/L。

6. 该患者最可能的诊断是 ( )
   A. 骨骼转移癌
   B. 慢性肾炎伴肾性骨病
   C. 骨髓病性贫血
   D. 多发性骨髓瘤
   E. 高球蛋白血症

7. 为进一步明确诊断,下一步需要的检查是 ( )
   A. 肝功能　　　　　B. 骨髓检查
   C. 磁共振　　　　　D. 腰椎 MRI
   E. B 超

8.下列不属于多发性骨髓瘤常见症状
的是　　　　　　　　　（　　）
A.骨痛
B.胸、腰椎压缩性骨折
C.感染
D.慢性心力衰竭
E.慢性肾衰竭

二、名词解释
本周蛋白（Bence Jones protein）

三、填空题
1.多发性骨髓瘤是_____异常增生
的恶性肿瘤,骨髓内有_____异常
增殖,导致骨骼破坏;血清出现异常的
单克隆免疫球蛋白,尿内可出现_____
_____。
2.多发性骨髓瘤致死的最主要原因
为_____。

四、简答题
简述骨髓瘤细胞对骨骼和其他组织器官
浸润与破坏的症状。

五、论述题
试述多发性骨髓瘤的诊断及鉴别诊断。

六、病例分析题
患者,男,54 岁。腰背部疼痛 1 个月入院。
实验室检查:WBC 4.9 × 10^9/L, Hb 92g/L,
PLT 245 × 10^9/L;尿蛋白（＋＋）,尿本周蛋
白（－）;清蛋白 37.8g/L,球蛋白 25g/L,蛋
白电泳未见 M 带;骨髓涂片见原幼浆细胞
占 49％。颅骨、胸椎、腰椎见广泛溶骨性
破坏,胸椎 11、12 椎体,腰椎 4、5 椎体见压
缩性骨折。
问题:
1.初步诊断及诊断依据。
2.制订合适的初步治疗方案。

【参 / 考 / 答 / 案】

一、选择题

【A 型题】
1. D　　2. A　　3. A　　4. B　　5. D
6. D　　7. B　　8. D

1.D【解析】尿免疫固定电泳又称尿蛋白免
疫固定电泳,指对尿液中各种蛋白成分
进行分离,区分尿蛋白的类型,用于检
测导致肾脏损伤的特异性蛋白,以及评
价肾脏损伤的部位、程度等。该检查方
法简单、快速、图像清晰、易于解释结
果、敏感性高。
3.A【解析】多发性骨髓瘤是一类 B 淋巴细
胞起源的恶性单克隆性浆细胞疾病。
4.B【解析】异常浆细胞是多发性骨髓瘤的
特异性诊断标准。
6～7.DB【解析】骨痛伴球蛋白增高是多
发性骨髓瘤特征性表现。骨髓穿刺
术是对于多发性骨髓瘤等血液系统
恶性肿瘤的必要检查手段。

8.D【解析】多发性骨髓瘤的临床表现主要
包括:骨痛、病理性骨折、感染、贫血、肾
功能损害及高钙血症等。

二、名词解释
本周蛋白（Bence Jones protein）:为多发性
骨髓瘤细胞分泌的一种单克隆球蛋白的
片段,经肾小球滤出后由尿排出,其加热
到 45～60℃时开始凝固,继续加热到 90℃
时重新溶解,故又称之为凝溶蛋白。

三、填空题
1.浆细胞　克隆性浆细胞　本周蛋白
2.感染

四、简答题
简述骨髓瘤细胞对骨骼和其他组织器官
浸润与破坏的症状。
答 （1）骨骼损害。主要症状可见骨痛,
以腰骶部最多见,多由于破骨细胞和成骨
细胞活性失衡所致。

（2）血液。①常见贫血,多为红细胞生成减少所致。②出血倾向,可见鼻出血、牙龈出血和皮肤紫癜,可能与血小板减少、凝血障碍及血管壁因素等有关。

（3）肾脏。可见蛋白尿、血尿、管型尿及急、慢性肾衰竭。

（4）神经系统。可见肌无力、肢体麻木、痛觉迟钝等。

（5）其他。可见高钙血症、感染、高黏滞综合征、淀粉样变性及髓外浸润(以肝、脾、淋巴结和肾脏多见)。

五、论述题

试述多发性骨髓瘤的诊断及鉴别诊断。

答　MM 的诊断。

（1）主要指标。①骨髓中浆细胞 > 30%;②活组织检查证实为骨髓瘤;③血清中有 M 蛋白:IgG > 35g/L,IgA > 20g/L 或尿本周蛋白 > 1g/24h。

（2）次要指标:①骨髓中浆细胞 10% ~ 30%;②血清中有 M 蛋白,但未达上述标准;③出现溶骨性病变;④其他正常的免疫球蛋白低于正常值的 50%。

诊断 MM 至少要有 1 个主要指标和 1 个次要指标,或者至少包括次要指标①和②在内的 3 条次要指标。

MM 的鉴别诊断。

（1）MM 以外的其他浆细胞病:①巨球蛋白血症;②意义未明的单株免疫球蛋白血症;③继发性单株免疫球蛋白增多症;④重链病;⑤原发性淀粉样变性。

（2）反应性浆细胞增多症:浆细胞≤15% 且无形态异常,免疫表型为 $CD38^+$、$CD56^-$ 且不伴有 M 蛋白,IgH 基因重排阴性。

（3）引起骨痛和骨质破坏的疾病:如骨转移癌、老年性骨质疏松症、肾小管酸中毒及甲状旁腺功能亢进症等,常伴血清碱性磷酸酶升高,若可查到原发病或骨髓涂片找到成堆的癌细胞,则可鉴别。

六、病例分析题

1.初步诊断及诊断依据。

答　初步诊断:多发性骨髓瘤(不分泌型)。

诊断依据:①骨髓涂片见原幼浆细胞占 49%;②广泛溶骨性破坏。因尿本周蛋白阴性,球蛋白 25g/L,蛋白电泳未见 M 带,提示为不分泌型。

2.制订合适的初步治疗方案。

答　治疗首选 MPT(美法仑、泼尼松、沙利度胺)方案化疗,疗效差时可换用 VAD(长春新碱、阿霉素、地塞米松)方案。缓解后可考虑行异基因造血干细胞移植。

（管　俊　金　炜）

第 12 章　骨髓增殖性肿瘤

【学/习/要/点】

熟悉

骨髓增殖性肿瘤的分类。

【应/试/考/题】

一、名词解释

骨髓增殖性肿瘤

二、填空题

骨髓增殖性肿瘤分为以＿＿＿＿＿增生为主的真性红细胞增多症,以＿＿＿＿＿增生为主的慢性髓系白血病等,以＿＿＿＿＿增生为主的原发性血小板增多症,以＿＿＿＿＿增生为主的原发性骨髓纤维化症等。

【参/考/答/案】

一、名词解释

骨髓增殖性肿瘤:是一组由一系或多系相对成熟的骨髓细胞恶性增殖所致的克隆性疾病。

二、填空题

克隆性红细胞　粒细胞　巨核细胞成纤维细胞

（管　俊　金　炜）

第13章　脾功能亢进

【学/习/要/点】

熟悉

脾功能亢进(简称脾亢)的临床表现及实验室检查。

【应/试/考/题】

选择题

【A/型/题】

1.下列关于脾功能亢进的叙述,错误的是
（　　）
   A.骨髓增生减低
   B.晚期全血细胞减少
   C.早期白细胞可增多
   D.细胞形态异常
   E.早期红细胞、血小板减少

2.患者,女,43岁。左季肋区不适3个月。查体:脾肋下6cm,质韧。实验室检查:Hb 100g/L,WBC 3.2×10^9/L,PLT 65×10^9/L。增生性骨髓象。患者入院脾切除后血常规逐渐正常。诊断为（　　）
   A.急性白血病　　　B.CML

C.淋巴瘤　　　　　　　D.脾功能亢进
E.MDS

【X/型/题】

3.下列属于脾切除指征的是（　　）
   A.脾大造成明显压迫症状
   B.慢性粒细胞白血病
   C.严重溶血性贫血
   D.显著血小板减少引起出血
   E.原发性血小板增多症

4.下列属于脾切除常见并发症的是
（　　）
   A.感染　　　　　　B.血栓形成
   C.栓塞　　　　　　D.出血
   E.肾衰竭

【参/考/答/案】

选择题

【A型题】

1.B　　2.D

【X型题】

3.ACD　　　　4.ABC

1.B【解析】脾功能亢进血细胞可一系、两系乃至三系同时减少,但细胞形态正常。早期以白细胞和(或)血小板减少为主,晚期常发生全血细胞减少。骨髓象增生活跃或明显活跃。

3.ACD【解析】脾切除指征:①脾大造成明显压迫症状;②严重溶血性贫血;③显著血小板减少引起出血;④粒细胞极度减少并有反复感染史。

(管　俊　陈家楠)

第14章　出血性疾病概述

【学/习/要/点】

熟悉

出血性疾病的分类、诊断思路、防治原则及措施。

【应/试/考/题】

一、填空题

1.凝血过程的3个阶段是＿＿＿＿＿、＿＿＿＿＿、＿＿＿＿＿。

2.血小板减少的原因有＿＿＿＿＿、＿＿＿＿＿、＿＿＿＿＿、＿＿＿＿＿。

3.凝血过程的启动分＿＿＿＿＿、＿＿＿＿＿2个途径。

4.内源性凝血系统的启动因子是＿＿＿＿＿＿＿＿＿＿＿，外源性凝血系统的启动因子是＿＿＿＿＿＿。

二、简答题

简述出血性疾病的防治。

【参/考/答/案】

一、填空题

1.凝血活酶生成　凝血酶生成　纤维蛋白生成

2.生成减少　破坏加速　消耗过多　分布异常

3.内源性　外源性

4.FⅫ　FⅦ

二、简答题

简述出血性疾病的防治。

答（1）病因防治：①获得性出血性疾病积极寻找病因,针对病因进行相应治疗。②有明确诱因者去除诱因。③严重出血发作者补充缺乏的止血成分。④免疫性疾病继发者加用糖皮质激素和免疫抑制剂。⑤有出血倾向者避免使用血小板功能抑制物。⑥遗传性出血性疾病应用达到优生优育,目前尚无根治措施,应防止外伤,必须进行手术者应做好充分术前准备,补充凝血因子,保证手术顺利。

（2）止血治疗：补充凝血因子或血小板;止血药物;应用促血小板生成的药物。

（3）局部治疗。

（4）其他：免疫治疗,血浆置换,手术治疗,中医中药,基因治疗。

（谢晓艳　管　俊）

第15章　紫癜性疾病

【学/习/要/点】

一、掌握

1. 过敏性紫癜的临床分型及治疗。
2. 原发性免疫性血小板减少症(ITP)的诊断、鉴别诊断及治疗。
3. 血栓性血小板减少性紫癜(TTP)的诊断及治疗。

二、熟悉

1. 过敏性紫癜的病因及病理特征。
2. ITP、TTP 的发病机制。

【应/试/考/题】

一、选择题

【A/型/题】

1. 特征为紫癜伴腹痛、关节痛、肾脏病变的疾病是　　　　　　　(　　)
   A. 过敏性紫癜
   B. 单纯性紫癜
   C. 血友病
   D. ITP
   E. TTP
2. 过敏性紫癜与 ITP 的主要区别是
   　　　　　　　　　　　(　　)
   A. 毛细血管脆性试验阳性
   B. 紫癜呈对称分布
   C. 血小板计数正常
   D. 下肢皮肤有紫癜
   E. 有过敏史
3. 下列不符合 ITP 叙述的是　　(　　)
   A. 皮肤紫癜以四肢远端多见
   B. 发病可能与细胞免疫有关
   C. 血小板减少伴凝血功能异常

D. 束臂试验阳性
E. 骨髓巨核细胞增生伴成熟障碍
4. 引起 ITP 患者出血的机制是　(　　)
   A. 血小板破坏过多　B. 凝血因子减少
   C. 血小板功能异常　D. 血小板消耗过多
   E. 凝血因子增多
5. 过敏性紫癜应用糖皮质激素的疗程不超过　　　　　　　　　　(　　)
   A. 1 个月　　　　　　B. 2 周
   C. 6～8 周　　　　　　D. 4 个月
   E. 半年
6. 过敏性紫癜最常见的临床表现是　(　　)
   A. 发热
   B. 对称性紫癜
   C. 血尿
   D. 腹痛
   E. 关节痛
7. 过敏性紫癜的发病机制是　　(　　)
   A. 血管变态反应性疾病
   B. 血小板黏附功能下降
   C. 血管壁收缩功能下降

D. 凝血因子功能不良

E. 抗血小板抗体增多

8. 下列不属于 TTP 表现的是　　（　　）

　A. 免疫性溶血性贫血

　B. 神经精神异常

　C. 血小板计数减少

　D. 肾脏损害

　E. 发热

9. 患者,女,14 岁。月经来潮后出血不止伴皮肤瘀点、瘀斑,发病前 2 周有感冒史,脾脏轻度肿大。PLT 20×10^9/L,PAIgG 和 PAC3 升高,PT 正常,骨髓象示增生活跃,巨核细胞增多,伴成型障碍。诊断为　　　　　　（　　）

　A. ITP

　B. 过敏性紫癜

　C. 血友病

　D. TTP

　E. 再生障碍性贫血

【B/型/题】

(10～12 题共用备选答案)

　A. 皮肤反复瘀点和瘀斑

　B. 反复关节腔出血

　C. 双下肢散在大小不等的紫癜

　D. 出血伴溶血性贫血表现

　E. 血小板减少但出血倾向不明显

10. ITP 可见　　　　　　　（　　）

11. 过敏性紫癜可见　　　　　（　　）

12. 血友病可见　　　　　　　（　　）

【X/型/题】

13. 下列关于 ITP 的叙述,正确的是（　　）

　A. 目前认为是一种变态反应性疾病

B. 主要表现为皮肤紫癜、黏膜出血

C. 严重内脏出血较少见

D. 脾脏常肿大

E. TPO 正常或轻度升高

14. 过敏性紫癜的临床表现包括　　（　　）

　A. 颅内出血最常见

　B. 恶心、腹痛

　C. 皮肤紫癜

　D. 蛋白尿、血尿

　E. 游走性关节肿痛

二、名词解释

1. 过敏性紫癜

2. 血栓性血小板减少性紫癜

三、填空题

1. 过敏性紫癜,紫癜型的皮疹特点为_____、_____的皮肤紫癜,多见于下肢和臀部。

2. 皮肤紫癜合并两种以上的过敏性紫癜临床表现同时存在则称为_____过敏性紫癜。

3. ITP 患者的骨髓巨核细胞计数大多_____,伴成熟障碍。

4. 血栓性血小板减少性紫癜临床以_____、_____、_____、_____及_____典型五联征表现为特征。

5. TTP 的治疗首选_____。

四、简答题

1. 简述过敏性紫癜的临床表现。

2. 如何诊断 TTP?

3. ITP 的诊断标准是什么?

4. 简述重症 ITP 的治疗。

【参/考/答/案】

一、选择题

6. B　　7. A　　8. A　　9. A

【A 型题】

1. A　　2. C　　3. C　　4. A　　5. A

【B 型题】

10. A　　11. C　　12. B

【X型题】

13. BCE　　　14. BCDE

3. C【解析】ITP凝血功能正常,出血时间延长,血块收缩不良,束臂试验阳性。

8. A【解析】TTP的贫血为微血管病性溶血而非自身免疫性溶血性贫血。

10~12. ACB【解析】ITP表现为皮肤反复瘀点和瘀斑;过敏性紫癜特征性表现为双下肢散在大小不等的紫癜;血友病多为关节腔等深部位出血。

二、名词解释

1. 过敏性紫癜:是以小血管炎位主要病变的系统性血管炎,临床特点为血小板不减少性紫癜,常伴腹痛、便血、关节肿痛、血尿和蛋白尿。

2. 血栓性血小板减少性紫癜:是一种较少见的弥散性微血管血栓－出血综合征,临床以血小板减少性紫癜、微血管病性溶血、神经精神症状、肾损害和发热典型五联征表现为特征。

三、填空题

1. 对称分布　成批反复发生
2. 混合型
3. 增加或正常
4. 血小板减少性紫癜　微血管病性溶血　神经精神症状　肾损害　发热
5. 血浆置换

四、简答题

1. 简述过敏性紫癜的临床表现。

答 (1)单纯型最常见,皮肤紫癜多见于下肢和臀部,成批反复出现,对称分布。皮疹高出皮肤,紫红色,大小不等,压之不褪色,可融合成片,7~14天可消退。

(2)腹型:可见腹痛(最常见,阵发性绞痛)、呕吐、腹泻、便血等,皮肤紫癜。

(3)关节型:可见皮肤紫癜及关节肿胀、疼痛,多见于膝、踝关节,呈游走性、反复性发作。

(4)肾型:可见皮肤紫癜、蛋白尿、血尿、管型尿。

(5)混合型:皮肤紫癜合并上述2种以上表现。

(6)其他:如病变累及中枢神经系统、眼、脑等。

2. 如何诊断TTP?

答 (1)临床上遇见血小板减少合并神经精神症状的患者需警惕是否为TTP。典型临床表现为血小板减少性紫癜、微血管病性溶血、神经精神症状、肾损害、发热等五联征。

(2)实验室检查:可见不同程度贫血、网织红细胞升高、破碎红细胞>2%,血小板$<50\times10^9$/L;血清间接胆红素升高、血清结合珠蛋白降低、血尿素氮及肌酐升高、乳酸脱氢酶升高;出血时间延长,vWF多聚体分析可见UL－vWF;AD-AMTS13活性降低。

3. ITP的诊断标准是什么?

答 ①至少2次查血小板计数低于正常,血细胞形态无异常。②脾脏一般不增大或轻度增大。③骨髓检查巨核细胞数量增多或正常,有成熟障碍。④排除其他继发性血小板减少症。

4. 简述重症ITP的治疗。

答 ①大剂量甲泼尼龙;②静脉输注丙种球蛋白;③血小板输注;④促血小板生成药物;⑤重组人活化因子Ⅶ。

(谢晓艳　管　俊)

第 16 章　凝血障碍性疾病

【学/习/要/点】

掌握

血友病的实验室检查特点、诊断及治疗原则。

【应/试/考/题】

一、选择题

【A/型/题】

1. 深部血肿、关节腔积血和迟发出血常见于　　　　　　　　　　（　　）
   A. 单纯性紫癜
   B. 血友病
   C. 过敏性紫癜
   D. TTP
   E. ITP

2. 治疗血友病 A 最有效的药物是（　　）
   A. 免疫抑制剂
   B. 糖皮质激素
   C. FⅧ浓缩剂
   D. 氨基己酸
   E. 去氨加压素

二、名词解释

1. 血友病
2. 血管性血友病

三、填空题

1. 血友病 A 缺乏的为因子_____，血友病 B 缺乏因子_____，血管性血友病缺乏_____。

2. 血友病时_____延长，而____、_____正常。

【参/考/答/案】

一、选择题

【A 型题】

1. B　　2. C

1. B【解析】血友病是一组遗传性凝血活酶生成障碍引起的出血性疾病，临床上主要表现为自幼发生的出血，以关节腔出血和深部肌肉血肿为主，常伴有关节畸形。

二、名词解释

1. **血友病**：是一组因遗传性凝血活酶生

成障碍引起的出血性疾病,临床以阳性家族史、幼年发病、自发或轻伤后出血不止、关节出血及血肿形成为特征。

2. 血管性血友病:以自幼发生的出血倾向、出血时间延长、血小板黏附性降低、瑞斯托霉素诱导的血小板聚集缺陷及血浆 vWF 抗原缺乏或结构异常为其特点,是临床上常见的一种常染色体遗传性出血性疾病,多为显性遗传。

三、填空题
1. Ⅷ　Ⅸ　vWF
2. APTT　BT　PT

（谢晓艳　管　俊）

第 17 章　弥散性血管内凝血

【学/习/要/点】

【学/习/要/点】

一、掌握

弥散性血管内凝血(DIC)的常见病因、发病机制、临床表现及诊断标准。

二、熟悉

弥散性血管内凝血的治疗原则。

【应/试/考/题】

一、选择题

【A/型/题】

1. 下列结果不符合 DIC 诊断的是 （　　）
   A. 血小板减少
   B. 凝血酶原时间延长
   C. 纤维蛋白原含量减少
   D. 纤维蛋白原降解产物减少
   E. 3P 试验阳性

2. DIC 高凝期的治疗,除消除病因、治疗原发病外,应首先考虑 （　　）
   A. 补充水与电解质
   B. 应用抗血小板药物
   C. 积极抗纤溶治疗
   D. 及早应用肝素
   E. 输注全血或血浆

3. DIC 患者应用肝素治疗的禁忌证是 （　　）
   A. DIC 早期
   B. 消耗性低凝期
   C. 血小板进行性下降
   D. 微血管栓塞明显
   E. DIC 晚期

【X/型/题】

4. DIC 凝血功能异常的病理包括 （　　）
   A. 高凝状态
   B. 消耗性低凝状态
   C. 继发性纤溶亢进状态
   D. 休克期
   E. 衰竭期

5. DIC 常见的临床表现有 （　　）
   A. 出血
   B. 器官功能障碍
   C. 休克
   D. 贫血
   E. 全身疼痛

二、填空题

造成 DIC 原因很多,常见原因有＿＿＿＿、＿＿＿＿、＿＿＿＿、＿＿＿＿＿及＿＿＿＿等。

三、简答题

1. DIC 的临床表现有哪些?
2. 简述 DIC 的诊断标准。

【参/考/答/案】

一、选择题

【A型题】

1. D　　2. D　　3. E

【X型题】

4. ABC　　　5. ABCD

1. D【解析】DIC表现为微循环血栓形成以及继发性纤溶亢进,故纤维蛋白原降解产物增多。
2. D【解析】抗凝治疗适用于DIC早期(高凝期),晚期禁用。
4. ABC【解析】DIC凝血功能异常的病理为:高凝状态、消耗性低凝状态、继发性纤溶亢进状态。

二、填空题

严重感染　恶性肿瘤　病理产科　创伤及手术　严重中毒或免疫反应

三、简答题

1. DIC的临床表现有哪些?

答　(1)出血倾向:特点为自发性、多发性出血,出血的程度不一,多为皮肤黏膜出血,其次为内脏出血,严重者颅内出血。

(2)微血管栓塞:分布广泛,表现为受累器官缺血、缺氧、功能障碍,甚至组织坏死。器官衰竭在临床上更为常见。

(3)休克或微循环障碍:表现为一过性或持续性低血压。休克程度与出血量不成正比。早期即出现器官功能不全。

(4)微血管病性溶血:可表现为进行性贫血,贫血程度与出血量不成比例,偶见皮肤、巩膜黄染。

(5)原发病临床表现。

2. 简述DIC的诊断标准。

答　(1)临床表现。存在易引起DIC的基础疾病,有下列1项以上表现:①多发性出血倾向;②不易用原发病解释的微循环衰竭或休克;③多发性微血管栓塞的症状和体征,如皮肤、皮下、黏膜栓塞性坏死及早期出现的肺、肾、脑等脏器功能不全。

(2)实验室检查指标。同时有下列3项以上异常:①血小板数 $<100 \times 10^9/L$ 或呈进行性下降;②血浆纤维蛋白原含量 $<1.5g/L$,或进行性下降;③3P试验阳性或 FDP $>20mg/L$;④凝血酶原时间缩短或延长3秒以上。

(谢晓艳　管　俊)

第18章　血栓性疾病

【学/习/要/点】

掌握

血栓形成、血栓栓塞的概念及临床表现。

【应/试/考/题】

一、选择题

【A/型/题】

1. 下列不属于血栓性疾病抗凝系统减弱
   因素的是　　　　　　　　　（　　）
   A. 蛋白 S 缺乏症
   B. 蛋白 C 缺乏症
   C. 抗凝血酶减少
   D. 纤维蛋白原增加
   E. 活化蛋白 C 抵抗
2. 动脉血栓溶栓治疗,最晚不超过（　　）
   A. 2 小时
   B. 3 小时
   C. 6 小时
   D. 12 小时
   E. 24 小时
3. 静脉血栓溶栓治疗,最晚不超过（　　）
   A. 1 周
   B. 24 小时
   C. 72 小时
   D. 2 周
   E. 48 小时
4. 静脉血栓抗凝首选　　　　　（　　）
   A. 低分子肝素
   B. 利伐沙班
   C. 达比加群

D. 氯吡格雷
E. 阿司匹林

【X/型/题】

5. 下列关于静脉血栓形成的叙述,正确
   的是　　　　　　　　　　　（　　）
   A. 血栓局部肿胀、疼痛
   B. 多为红细胞血栓或纤维蛋白血栓
   C. 血栓脱落引起肺栓塞
   D. 常见于深静脉
   E. 可引起脑梗死
6. 下列关于易栓症的叙述,正确的是
   　　　　　　　　　　　　　（　　）
   A. 易栓症分为遗传性和获得性
   B. 有血栓家族史
   C. 常规抗血栓治疗效果佳
   D. 年轻时（<45 岁）发病
   E. 遗传性易栓症可见于恶性肿瘤

二、名词解释
1. 血栓形成
2. 血栓栓塞

三、简答题
简述动、静脉血栓形成的临床鉴别。

【参|考|答|案】

一、选择题

【A型题】
1. D　　2. C　　3. D　　4. A

【X型题】
5. ABCD　　6. ABD

1. **D【解析】**出血性疾病抗凝系统减弱：①抗凝血酶（AT）减少或缺乏；②蛋白C及蛋白S缺乏症；③由FV等结构异常引起的活化蛋白C抵抗现象。
2. **C【解析】**动脉血栓最好在发病3小时内进行溶栓治疗，最晚不超过6小时。
3. **D【解析】**静脉血栓应在发病的急性或亚急性期实施，最晚不超过2周。
4. **A【解析】**静脉血栓抗凝以普通肝素和低分子肝素治疗为首选。
5. **ABCD【解析】**脑梗死为动脉血栓性疾病。

二、名词解释

1. **血栓形成**：指在一定条件下，血液有形成分在血管内形成栓子，造成血管部分或完全堵塞、相应部位血供或血液回流障碍的病理过程。按血栓组成成分分为血小板血栓、红细胞血栓、纤维蛋白血栓、混合性血栓等。按发生血栓形成的血管类型可分为动脉血栓、静脉血栓和微血管血栓。
2. **血栓栓塞**：是血栓由形成部位脱落，在随血流移动的过程中部分或全部堵塞某些血管，引起相应组织和（或）器官缺血、缺氧、坏死、淤血和水肿的病理过程。

三、简答题

简述动、静脉血栓形成的临床鉴别。

答 （1）静脉血栓形成，最为多见。常见于深静脉（如腘静脉、股静脉等），多为红细胞血栓或纤维蛋白血栓。主要表现为：局部的肿胀、疼痛，皮肤颜色的改变，脱落的栓子引起相关器官功能障碍（如肺栓塞等）。

（2）动脉血栓形成，发病突然，多发生于冠状动脉、脑动脉、肠系膜动脉等。主要表现为：局部剧烈疼痛，相关供血部位缺血、缺氧所致的器官和组织结构及功能异常（如心肌梗死、心律失常等），血栓脱落引起脑栓塞、肾栓塞等相关症状和体征，供血组织缺血性坏死引起的如发热等表现。

（谢晓艳　管　俊）

第19章 输血和输血反应

【应/试/考/题】

一、选择题

【A/型/题】

1. 手术室对患者实施自体输血，可能采取的方法是 （　　）
   A. 稀释式自体输血
   B. 保存式自体输血
   C. 回收式自体输血
   D. 晶体盐维持
   E. 胶体液维持

2. 下列不属于输血适应证的是 （　　）
   A. 贫血　　　　　　B. 消瘦
   C. 血小板减少　　　D. 血友病
   E. 低蛋白血症

3. 下列属于输血引起的疾病是 （　　）
   A. 疟疾　　　　　　B. 甲型肝炎
   C. 低镁血症　　　　D. 低钾血症
   E. 脾功能亢进

4. 患者，男，70岁。输血后30分钟突发呼吸急促，发绀，咳血性泡沫痰，颈静脉怒张，肺内可闻及大量湿性啰音，心率130次/分。临床诊断是 （　　）
   A. 心力衰竭

   B. 溶血反应
   C. 过敏反应
   D. 细菌污染反应
   E. 以上均不是

5. 最早期的输血并发症是 （　　）
   A. 溶血反应　　　　B 过敏反应
   C. 发热反应　　　　D. 循环超负荷
   E. 细菌污染

【X/型/题】

6. 输血常见的并发症有 （　　）
   A. 循环超负荷　　　B. 发热反应
   C. 过敏反应　　　　D. 细菌污染
   E. 溶血反应

7. 下列关于大量输血的叙述，错误的是（　　）
   A. 是指12小时内输库存血量等同于患者总血容量
   B. 老年体弱患者需谨慎
   C. 可能出现枸橼酸中毒
   D. 一定会发生高钾血症
   E. 大量输血对凝血不会影响凝血功能

二、简答题

简述输血的适应证。

三、论述题。

试述输血的不良反应。

【参|考|答|案】

一、选择题

【A 型题】

1. A　　2. B　　3. A　　4. A　　5. A

【X 型题】

6. ABCDE　　7. ADE

1. A【解析】稀释式自体输血：为减少手术中的血细胞丢失，于手术前采出患者一定量的血液，同时补充晶体液和胶体液，使血液处于稀释状态，采出的血液于手术后期回输给患者。

3. A【解析】疟疾可通过血行传播。

4. A【解析】输血可使血容量增加，从而加重心脏负荷，诱发充血性心力衰竭。

5. A【解析】溶血反应是由于供受体抗原抗体不合引起的，可在输血的最早期发生。

二、简答题

简述输血的适应证。

答（1）替代治疗。原发性、继发性血液成分减少性或缺乏性疾病，如各类贫血、血小板减少、血浆凝血因子缺乏等。

（2）免疫治疗。

（3）置换治疗。血液中某些成分过多或出现异常成分，使内环境紊乱，危及生命，可采用"边去除、边输注"的方法。

（4）移植治疗。HSCT 受者接受的造血干细胞移植。

三、论述题。

试述输血的不良反应。

答（1）溶血性不良反应。输血过程中或结束后，输入的红细胞或受血者本身的红细胞破坏较多，即发生输血相关性溶血，病死率较高。分急、慢性。急性输血相关性溶血发生的原因：①供、受血者血型不合；②血液保存、处理、运输不当；③受血者有溶血性疾病。其表现多为高热、寒战、心悸、气短、腰背痛、血红蛋白尿、无尿、急性肾衰竭、DIC 等。慢性输血相关性溶血：可见黄疸、网织红细胞计数升高等。发生急、慢性输血相关性溶血应立即终止输血，应用大剂量糖皮质激素，碱化尿液、利尿，保证血容量及水、电解质平衡，纠正低血压，防治肾衰竭及 DIC，必要时透析、血浆置换。

（2）非溶血性不良反应。①发热，最常见。原因：输入的血中有致热原，受血者多次受血而产生同种白细胞及血小板抗体。表现：输血中发热、寒战。处理：暂时终止输血，应用解热镇痛药、糖皮质激素等。预防：过滤致热原、白细胞及其碎片等。②过敏反应。较严重，可发生休克，危及生命。表现：输血中或之后，见荨麻疹、血管神经性水肿、喉头水肿、支气管痉挛等。处理：终止输血，抗过敏治疗。出现支气管痉挛时需解痉，出现喉头水肿伴严重呼吸困难者需做气管切开，有循环衰竭时应抗休克治疗。③传播疾病，如各种病毒性肝炎、AIDS 等。④输血相关性急性肺损伤（TRALI），应尽早给予糖皮质激素治疗。⑤血小板输注无效（PTR），多发生于反复输血，需进行血小板抗体检测。⑥急性心功能不全、左心衰竭、肺淤血等。

（谢晓艳　管　俊）

第 20 章　造血干细胞移植

【学/习/要/点】

一、掌握

造血干细胞移植（HSCT）的分类、适应证、禁忌证及预处理方案。

二、熟悉

造血干细胞移植并发症的诊疗。

【应/试/考/题】

一、选择题

【A/型/题】

1. 骨髓造血干细胞移植是治疗白血病的重要手段,下列叙述错误的是（　　）
   - A. 骨松质内的骨髓终生具有造血功能
   - B. 黄骨髓终生没有造血功能
   - C. 移植的造血干细胞具有排斥反应
   - D. 进行骨髓移植所需要的造血干细胞可以从血液中提取
   - E. Allo – HSCT 的供体应是健康人
2. 造血干细胞移植预处理的目的是（　　）
   - A. 保护受体免疫系统
   - B. 抑制受体免疫系统
   - C. 杀灭受体肿瘤细胞
   - D. 破坏受体正常造血细胞
   - E. 降低急性移植物抗宿主病发生风险

【B/型/题】

（3~4 题共用备选答案）
- A. Cy/TBI 方案
- B. 改良的 BuCy 方案
- C. HD – Mel 方案
- D. BEAM 方案
- E. BuCy 方案

3. 自体干细胞移植,多发性骨髓瘤首选预处理的方案是（　　）
4. 自体干细胞移植,淋巴瘤首选预处理的方案是（　　）

二、简答题

1. 简述造血干细胞移植的并发症。
2. 简述急性移植物抗宿主病（aGVHD）的分级。

【参/考/答/案】

一、选择题

【A型题】

1. B　　2. B

【B型题】

3. C　　4. D

1. B【解析】幼年时人的骨髓腔里是红骨髓,具有造血功能。成年后骨髓腔里的红骨髓转变成了黄骨髓失去造血功能。但当人体大量失血时,骨髓腔里的黄骨髓还可以转化为红骨髓,恢复造血的功能。

2. B【解析】造血干细胞移植预处理目的是抑制受体免疫系统,不使移植的供体造血干细胞被受体所排斥。

3~4. CD【解析】BEAM方案用于淋巴瘤;HD-Mel方案用于MM。

二、简答题

1. 简述造血干细胞移植的并发症。

答 (1)预处理药物毒性。

(2)肝窦阻塞综合征(SOS)。

(3)移植物抗宿主病(GVHD)。

(4)感染(细菌、病毒、真菌感染、卡氏肺孢子虫病)。

2. 简述急性移植物抗宿主病(aGVHD)的分级。

答 见下表。

急性移植物抗宿主病(aGVHD)的分级

临床分级(度)	皮肤	肝	消化道	ECOG体能
Ⅰ(轻)	+~++	0	0	0
Ⅱ(中)	+~+++	+	+	+
Ⅲ(重)	++~+++	++~+++	++~+++	++~+++
Ⅳ(极重)	++~++++	++~++++	++~++++	++~++++

(裴孝平　管　俊)

第6篇

内分泌和代谢性疾病

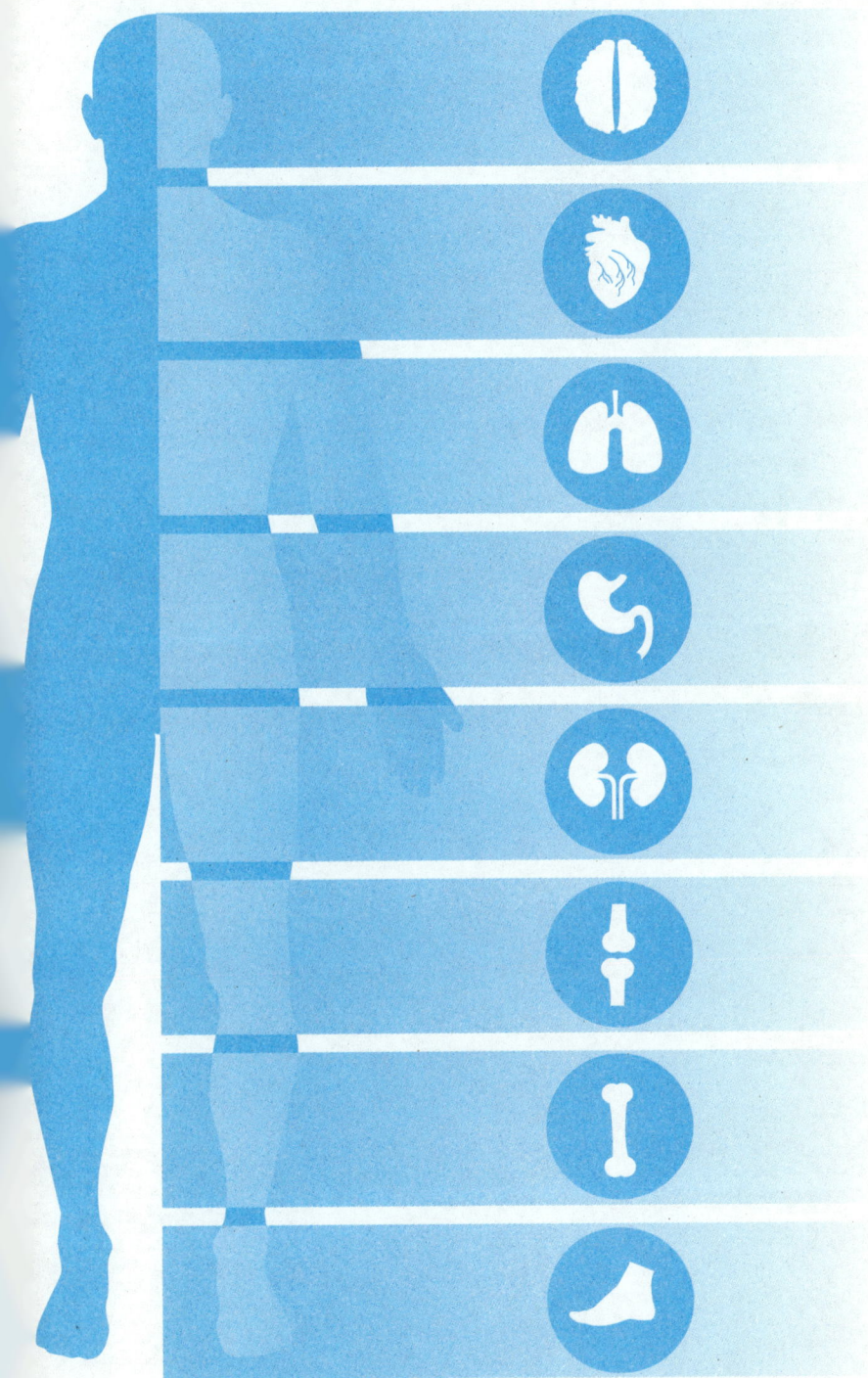

第1章 总 论

【学/习/要/点】

一、掌握

1. 内分泌系统疾病的诊治原则及分类。
2. 营养、代谢性疾病的防治原则。

二、熟悉

1. 激素的分类及作用机制。
2. 内分泌系统的调节机制。
3. 营养、代谢的生理。
4. 营养、代谢性疾病的病因及发病机制。

【应/试/考/题】

一、选择题

【A/型/题】

1. 内分泌疾病功能减退的治疗应首选 （ ）
   A. 病因治疗　　　B. 对症治疗
   C. 替代治疗　　　D. 支持治疗
   E. 放疗及化疗

2. 下列内分泌调节系统中,存在正反馈的是 （ ）
   A. 下丘脑－垂体－肾上腺轴
   B. 下丘脑－垂体－甲状腺轴
   C. 下丘脑－垂体－性腺轴
   D. 肾素－血管紧张素－醛固酮
   E. 甲状旁腺－血钙

3. 甲状腺激素属于 （ ）
   A. 氨基酸类激素　　B. 蛋白质类激素
   C. 肽类激素　　　　D. 类固醇激素
   E. 胺类激素

4. 下列不属于内分泌疾病功能检查手段的是 （ ）
   A. 物质代谢的平衡试验
   B. 血中激素水平的检测
   C. 血中有关内分泌组织抗体的检测
   D. 尿中激素代谢产物的测定
   E. 内分泌组织的兴奋与抑制试验

5. 内分泌是指内分泌腺或组织所分泌的激素 （ ）
   A. 通过血液传递
   B. 通过细胞外液局部传递
   C. 通过细胞外液邻近传递
   D. 直接作用于自身细胞
   E. 细胞内直接作用

6. 脑部的主要能源物质是 （ ）
   A. 血氨基酸
   B. 血葡萄糖
   C. 血三酰甘油
   D. 血胆固醇
   E. 糖原

7. 内分泌疾病激素替代治疗的原则是（　　）
　　A. 患有其他急性病时停药
　　B. 症状缓解即可停药
　　C. 终生服药
　　D. 服药至青春期可停药
　　E. 女性患者妊娠、哺乳期应停药
8. 类固醇激素发挥的作用主要是（　　）
　　A. 通过与细胞膜受体结合
　　B. 通过 PKC
　　C. 通过 G 蛋白
　　D. 通过与细胞质、细胞核受体结合
　　E. 通过 DG

【B/型/题】

（9～12 题共用备选答案）
　　A. 肽类激素　　　B. 氨基酸类激素
　　C. 胺类激素　　　D. 类固醇激素
　　E. 维生素衍生物
9. 甲状腺激素是（　　）
10. 肾上腺皮质激素是（　　）
11. 胰岛素是（　　）
12. 肾上腺素是（　　）
（13～18 题共用备选答案）
　　A. 痛风
　　B. 肝豆状核变性
　　C. 血卟啉病
　　D. 含铁血黄素沉着症
　　E. 肥胖症
13. 嘌呤代谢障碍导致（　　）
14. 卟啉代谢障碍导致（　　）
15. 铜代谢异常导致（　　）
16. 铁代谢异常障碍导致（　　）
17. 脂类摄取过多易导致（　　）
18. 糖类摄取过多易导致（　　）
（19～24 题共用备选答案）
　　A. 下丘脑　　　B. 松果体
　　C. 腺垂体　　　D. 肾上腺皮质
　　E. 肾上腺髓质
19. 醛固酮来源于（　　）
20. 去甲肾上腺素来源于（　　）
21. 褪黑素来源于（　　）
22. 促肾上腺皮质激素释放激素（CRH）来源于（　　）

23. 促甲状腺激素释放激素（TRH）来源于（　　）
24. 促肾上腺皮质激素（ACTH）来源于（　　）

【X/型/题】

25. 内分泌系统功能亢进的原因有（　　）
　　A. 内分泌腺肿瘤
　　B. 异位内分泌综合征
　　C. 医源性内分泌紊乱
　　D. 严重肝病引起的激素代谢异常
　　E. 自身免疫因素
26. 内分泌病的完整诊断可包括（　　）
　　A. 功能诊断　　　B. 病理诊断
　　C. 病因诊断　　　D. 激素诊断
　　E. 定位诊断
27. 营养病和代谢病的临床特点有（　　）
　　A. 详细的查询病史可发现这类疾病
　　B. 营养病和代谢病的早期常先有生化、生理改变，之后出现病理解剖改变
　　C. 营养病和代谢病可引起多个器官、系统病理改变，但临床表现则可以某些器官或组织受累较为突出
　　D. 长期营养和代谢异常，将影响个体的生长、发育、成熟、衰老等过程，甚至影响下一代
　　E. 若早期治疗，病理多可逆转

二、名词解释
1. 内分泌
2. 旁分泌
3. 负反馈
4. 遗传性代谢病

三、填空题
1. 激素需要和受体结合方可发挥生物学效应。激素受体主要分为_____和_____。
2. 体内存在的激素调节轴主要有_____、_____和_____。
3. 完整内分泌疾病的诊断应包括_____、_____和_____ 3 个方面。

4. 根据化学结构不同,可将激素分为_____、_____、_____和_____4类。

5. 3大营养物质以_____、_____和_____的形式在体内合成和储存。

6. 内分泌病主要是采用各种措施使其功能恢复正常。一般对功能亢进者采用_____、_____和_____;对功能减退者,主要采用_____和_____。

四、简答题

举例说明何谓负反馈调节?

【参/考/答/案】

一、选择题

【A 型题】

1. C　　2. C　　3. A　　4. C　　5. A
6. B　　7. C　　8. D

【B 型题】

9. B　　10. D　　11. A　　12. C　　13. A
14. C　　15. B　　16. D　　17. E　　18. E
19. D　　20. E　　21. B　　22. A　　23. A
24. C

【X 型题】

25. ABCDE　　26. ACE　　27. ABCDE

1. **C【解析】**内分泌功能减退最常见的方法是外源性激素的替代治疗或补充治疗。另外还可以补充激素产生的效应物质及内分泌腺组织的移植。

2. **C【解析】**内分泌系统的反馈调节主要是负反馈调节,但在月经周期中还有正反馈调节,如促卵泡激素刺激卵巢使卵泡生长,通过分泌雌二醇,不仅使促卵泡激素分泌增加,而且还可促进黄体生成素及其受体数量增加,达到共同兴奋,促进排卵和黄体形成。

3. **A【解析】**内分泌激素主要分为4类:①肽类激素,如甲状旁腺激素、胰岛素等。②氨基酸类激素,如甲状腺激素。③胺类激素,如肾上腺素、去甲肾上腺素、多巴胺等。④类固醇激素,如糖皮质激素、盐皮质激素、雄性激素等。

6. **B【解析】**大脑物质代谢非常活跃,其最重要能源物质是葡萄糖。

8. **D【解析】**类固醇激素、甲状腺激素通过与细胞核、细胞质上的受体结合,使受体发生变构效应,形成激素－受体复合物而发挥作用。

25. **ABCDE【解析】**内分泌功能亢进即激素产生过多,主要见于以下几种情况。①内分泌腺肿瘤:如各种垂体肿瘤、甲状腺腺瘤、甲状旁腺腺瘤、胰岛素瘤、醛固酮瘤、嗜铬细胞瘤等。②多内分泌腺瘤病:多个内分泌腺肿瘤或者增生,产生过量激素,如甲状旁腺腺瘤、胃肠胰肿瘤等。③异位激素分泌综合征:由内分泌组织以外肿瘤分泌过多激素或类激素。④自身免疫:如 Graves 病的甲状腺刺激性抗体(TSAb)刺激甲状腺细胞表面 TSH 受体引起的甲状腺功能亢进症。⑤外源性激素摄入过量:如医源性 Cushing 综合征。⑥激素代谢异常:如严重肝病时,血中雌激素水平增加,雄烯二酮在周围组织转变为雌二醇增多。⑦基因异常:如糖皮质激素可治性醛固酮增多症是由于染色体互换异常所致。

26. **ACE【解析】**内分泌疾病的完整诊断应包括功能诊断、定位诊断和病因诊断3个方面。

二、名词解释

1. **内分泌:**内分泌腺、内分泌组织和细胞所分泌的激素,通过血液传递到全身各细胞组织，包括远处和相近的靶细胞，发挥其对细胞的生物作用。

2. **旁分泌**：内分泌腺或内分泌组织和细胞所分泌的激素，通过细胞外液局部或邻近传递，发挥对细胞的生物效应。

3. **负反馈**：在内分泌激素调节中，下丘脑通过垂体调节和控制某些内分泌腺中激素的合成和分泌，若激素进入血液后，反过来抑制下丘脑和垂体中有关激素的合成和分泌，称为负反馈。

4. **遗传性代谢病**：又称为先天性代谢缺陷，指基因突变引起蛋白质结构和功能紊乱，特异酶催化反应消失、降低或升高，导致细胞和器官功能异常，而非由环境因素所致。

三、填空题

1. 细胞膜受体　细胞内受体
2. 下丘脑－垂体－甲状腺轴　下丘脑－垂体－肾上腺轴　下丘脑－垂体－性腺轴
3. 功能诊断　定位诊断　病因诊断

4. 肽类激素　氨基酸类激素　胺类激素类固醇激素
5. 糖原　蛋白质　脂肪
6. 手术切除　放射治疗　药物治疗　替代或补充治疗　内分泌腺组织移植

四、简答题

举例说明何谓负反馈调节？

答 下丘脑、垂体与靶腺（甲状腺、肾上腺皮质和性腺）之间存在反馈调节，如 CRH 通过垂体门静脉而刺激垂体促肾上腺皮质激素分泌细胞分泌 ACTH，而 ACTH 水平增加又可兴奋肾上腺皮质束状带分泌皮质醇，使血液皮质醇浓度升高，而升高的皮质醇浓度反过来可作用于下丘脑，抑制 CRH 的分泌，并在垂体部位抑制 ACTH 的分泌，从而减少肾上腺分泌皮质醇，维持三者之间的动态平衡。这种通过先兴奋后抑制达到相互制约保持平衡的机制，称为负反馈。

（李　敏）

第2章 下丘脑疾病

【学/习/要/点】

一、掌握

下丘脑疾病的病因、分类、临床表现、诊断及鉴别诊断。

二、熟悉

1. 下丘脑的解剖结构及功能。
2. 下丘脑分泌的激素及功能调节。

【应/试/考/题】

一、选择题

【A/型/题】

1. 下列不属于按病因分类的下丘脑疾病是 （　）
   A. 炎症性下丘脑疾病
   B. 颅脑损伤性下丘脑疾病
   C. 垂体切除后下丘脑疾病
   D. 肿瘤性下丘脑疾病
   E. 睡眠障碍型下丘脑疾病

2. 由下丘脑室旁核分泌的激素是 （　）
   A. 醛固酮　　　　B. 降钙素
   C. 催产素　　　　D. 催乳素
   E. 生长抑素

3. 精氨酸加压素（AVP）来源于 （　）
   A. 腺垂体　　　　B. 漏斗部
   C. 垂体柄中间部　　D. 神经垂体
   E. 下丘脑的视上核和视旁核

4. 由下丘脑分泌并储存于神经垂体的激素是 （　）
   A. 催乳素
   B. 生长抑素

   C. 促甲状腺激素释放激素
   D. 黄体生成素、促卵泡激素
   E. 精氨酸加压素、催产素

5. 促垂体激素由下丘脑神经元产生后沿轴浆流动到 （　）
   A. 正中隆起　　　　B. 腺垂体
   C. 神经垂体　　　　D. 垂体门脉系统
   E. 室旁核

6. 下丘脑肽类能神经细胞分泌释放及抑制二组激素（因子），可调节垂体激素的合成和分泌，其中以抑制性调节为主者是 （　）
   A. 促卵泡激素（FSH）
   B. 促肾上腺皮质激素（ACTH）
   C. 生长激素（GH）
   D. 催乳素（PRL）
   E. 促甲状腺激素（TSH）

【B/型/题】

（7~12题共用备选答案）
A. 促性腺激素
B. 促甲状腺激素释放激素（TRH）

C. 生长激素

D. 精氨酸加压素

E. kisspeptin

7. 下丘脑前腹室周核区分泌　（　　）

8. 室旁核区分泌　（　　）

9. 下丘脑中后区分泌　（　　）

10. 下丘脑近正中隆起区分泌　（　　）

11. 视上核区分泌　（　　）

12. 下丘脑前区分泌　（　　）

【X/型/题】

13. 下列由下丘脑释放的激素是　（　　）

A. CRF　　　　B. GHRH

C. PRF　　　　D. SS 和 PIF

E. PRL

14. 下列叙述正确的是　（　　）

A. 视前区受损时,有自主神经功能障碍

B. 下丘脑前部受损时,有摄食障碍表现

C. 下丘脑腹内侧正中隆起受损时,有性功能减退,ACTH、GH、PRL 分泌异常及尿崩症表现

D. 下丘脑前部视前区受损时,一般无高热

E. 下丘脑后部损伤时,常有意识改变、嗜睡、运动功能减退和低体温

二、简答题

简述下丘脑疾病的内分泌功能障碍导致的临床表现。

【参/考/答/案】

一、选择题

【A 型题】

1. E　　2. C　　3. E　　4. E　　5. D

6. D

【B 型题】

7. B　　8. D　　9. A　　10. C　　11. D

12. A

【X 型题】

13. ABCD　　14. ABCE

2. C【解析】催乳素为垂体释放,生长抑素为下丘脑神经分泌细胞产生,室旁核分泌催产素和精氨酸加压素。

3. E【解析】抗利尿激素又称为血管升压素、精氨酸加压素,由下丘脑视上核和室旁核分泌,储存于神经垂体。

5. D【解析】下丘脑神经元细胞产生促激素

后通过垂体－门脉血管系统到达腺垂体,调节腺垂体激素的合成和分泌。

6. D【解析】PRL 释放增加可反馈抑制 TRH 分泌,故为抑制性调节,其余均为兴奋性调节。

13. ABCD【解析】催乳素是垂体释放的,其余均为下丘脑释放。具体分别为:促肾上腺皮质激素释放激素（CRH）、生长激素释放激素（GHRF）、催乳素释放因子（PRF）、生长抑素（SS）、催乳素释放抑制因子（PIF）。

14. ABCE【解析】D 项中下丘脑前部视前区急性、兴奋性病损时,常伴高热。其余还包括下丘脑前部、视上核、室旁核受损时,可伴有中枢性特发性高钠血症、尿崩症或精氨酸加压素分泌不当综合征;下丘脑中部外侧区受损时,多伴有厌食和体重下降;下丘脑腹内侧区受损时,伴有贪食、肥胖和性格改变;下丘脑后部损伤时,常有意识改

变、嗜睡、运动功能减退和低体温；乳头体与第三脑室壁受损时，可有精神错乱和严重记忆障碍存在。

二、简答题

简述下丘脑疾病的内分泌功能障碍导致的临床表现。

答 其临床表现可多样化，主要包括：①多种下丘脑释放激素缺乏可引起全垂体功能减退，造成性腺、甲状腺和肾上腺皮质功能减退，造成生长发育障碍。②下丘脑 GHRH 分泌亢进引起肢端肥大或巨人症，GHRH 缺乏又会造成身材矮小。③下丘脑 TRH 分泌过多或过少可引起下丘脑性甲状腺功能亢进或甲状腺功能减退。④CRH 分泌过多可引起 Cushing 病。⑤GnRH 分泌过多引起性早熟，缺乏可引起性腺发育迟缓、闭经、性欲减退、生殖无能、嗅觉功能障碍等。⑥下丘脑血管加压素分泌过多可引起精氨酸加压素分泌不适当综合征，缺乏又会表现为中枢性尿崩症。⑦PRL 释放因子分泌过多或 PRL 抑制因子分泌减少发生闭经 - 溢乳综合征及性腺功能减退。

（李 敏）

第3章　垂体瘤

【学/习/要/点】

一、掌握

垂体瘤的临床表现、诊断及治疗。

二、熟悉

垂体瘤的分类。

【应/试/考/题】

一、选择题

【A/型/题】

1. 无功能性垂体瘤可能分泌的是　（　　）
   A. 促甲状腺激素　　B. 黄体生成素
   C. 生长激素　　　　D. α亚基
   E. 催乳素

2. 功能性垂体瘤中,最常见的是　（　　）
   A. ACTH 的腺瘤
   B. 催乳素瘤(PRL 瘤)
   C. 分泌 TSH 腺瘤
   D. 分泌 GH 腺瘤
   E. 分泌 FSH 腺瘤

3. 下列不属于垂体瘤临床表现的是（　　）
   A. 严重头痛
   B. 视力减退、视野缺损
   C. 肢体瘫痪
   D. 睡眠、食欲异常
   E. 性腺功能减退

4. 垂体瘤直径多大可因压迫鞍膈而有严重头痛　　　　　　　　　（　　）
   A. >0.1cm　　　　　B. >0.5cm

C. >1cm　　　　　　D. >2cm
E. >3mm

5. 下列对诊断垂体瘤价值相对最大的是
   　　　　　　　　　　　　　　　（　　）
   A. 垂体激素的测定
   B. 多体层 X 线摄片
   C. CT
   D. MRI
   E. 动态功能试验

6. 下列可以肯定 PRL 瘤诊断的是（　　）
   A. PRL >300μg/L　　B. PRL >200μg/L
   C. PRL >150μg/L　　D. PRL >50μg/L
   E. PRL >100μg/L

7. 垂体瘤的最终诊断决定于　　（　　）
   A. 临床表现
   B. 体格检查,尤其是神经系统查体
   C. 各种垂体激素及其动态功能试验
   D. 影像学检查
   E. 病理检查

8. 下列不符合垂体瘤治疗目标的是（　　）
   A. 减轻或消除肿瘤占位病变的影响
   B. 纠正肿瘤分泌过多激素

C. 尽可能保留垂体功能

D. 手术切除不是最好的治疗方法

E. 激素的替代治疗

9. 患者,女,30 岁。经蝶窦行垂体催乳素瘤手术 2 个月,放疗后 1 个月,血催乳素 123μg/L。最适合的治疗是　（　）

A. 左旋多巴治疗　　B. 溴隐亭治疗

C. 赛庚啶治疗　　　D. 再次放疗

E. 行经额垂体瘤手术

10. 患者,男,38 岁。2 年前因垂体瘤行经鼻垂体瘤摘除术。手术后轻度乏力。近 1 个月来乏力加重,颜面水肿,伴头晕、恶心、呕吐就诊。查体:BP 60/40mmHg,P 56 次/分,TT$_3$ 1.3nmol/L,TT$_4$ 50nmol/L,TSH 0.4μU/ml。诊断为垂体前叶功能低下。下列处理错误的是　（　）

A. 24 小时尿 17－羟、17－酮测定

B. 可做 TRH 兴奋试验了解垂体储备功能

C. 垂体性甲状腺功能减退诊断明确,应立即补充甲状腺激素

D. 应先补充肾上腺皮质激素

E. 应首先补充糖皮质激素,然后补充甲状腺激素

11. 患者,女,40 岁。闭经、溢乳半年。MRI 检查发现垂体 1.5cm×1.0cm 占

位病变,需做激素检查。下列无助于诊断的检查是　（　）

A. GH　　　　B. ACTH

C. AVP　　　D. TSH

E. PRL

二、名词解释

1. 垂体卒中

2. 无功能性垂体腺瘤

三、填空题

1. 腺垂体分泌 4 种促激素,分别是_____、_____、_____、_____。

2. 神经垂体释放的激素是_____和_____。

3. 垂体瘤中_____称为微腺瘤,_____称为大腺瘤。

4. 垂体瘤分类依据有_____、_____、_____。

5. PRL 瘤多见于女性且多为_____,而在男性多为_____;男性表现为_____和_____,女性表现为_____、_____、_____。

四、简答题

1. 垂体瘤的临床表现有哪些?

2. 简述催乳素瘤的诊断和治疗。

【参/考/答/案】

一、选择题

【A 型题】

1. D　2. B　3. C　4. C　5. D

6. A　7. E　8. D　9. B　10. C

11. C

1. D【解析】A、B、C、E 项均是功能性垂体瘤所分泌的激素。无功能性垂体肿瘤

可以合成和分泌无生物活性的糖蛋白激素 α 亚单位。

2. B【解析】据不完全统计,垂体瘤中 PRL 瘤最常见,约占 29%。

3. C【解析】肢体瘫痪与大脑运动皮层、脑干、锥体外系、脊髓及运动神经元等病变有关。垂体瘤导致的周围组织压迫症状一般为头痛、海绵窦综合征、眼球运动障碍、视野缺损、视力下降、眼底改

变、下丘脑功能紊乱及肿瘤破坏鞍底出现脑脊液鼻漏等。

7. E【解析】病理学检查是诊断肿瘤的金标准。

8. D【解析】垂体瘤的治疗需根据患者年龄、一般情况、肿瘤性质、大小及扩展压迫情况等综合而定。一般而言,除 PRL 瘤,其他垂体瘤首选手术切除治疗,目的在于彻底切除肿瘤,尽量保留正常垂体组织。

9. B【解析】溴隐亭为一种半人工合成的麦角生物碱的衍生物,与 PRL 细胞上的多巴胺 D_2 受体有很高亲和力,可产生与多巴胺一样的生理作用,抑制 PRL 的合成与分泌。

10. C【解析】如果先补充甲状腺激素,会反馈抑制垂体功能,进一步加重糖皮质激素的缺乏,可能诱发肾上腺危象,有生命危险。

11. C【解析】AVP 来源于下丘脑视上核和室旁核,储存于神经垂体。另外,闭经溢乳提示 PRL 瘤可能,PRL 瘤为腺垂体瘤,腺垂体体积较大使瘤体以外组织受压萎缩,可出现其他垂体其他促激素减少。

二、名词解释

1. 垂体卒中:在垂体肿瘤发展的基础上可发生垂体瘤内出血,引起严重头痛、视力急剧减退、眼外肌麻痹、昏睡、昏迷、脑膜刺激征和颅内压增高。

2. 无功能性垂体腺瘤:指无激素分泌,激素分泌量不足以致血中水平升高,或分泌的激素无生物学活性(如垂体糖蛋白激素 α 亚基分泌瘤)、无激素分泌过多的临床表现。

三、填空题

1. FSH　LH　ACTH　TSH
2. 精氨酸加压素　催产素
3. 直径 <10mm　直径≥10mm
4. 功能分类　形态学分类　病理组织学分类

5. 微腺瘤　大腺瘤　性欲减退　勃起功能障碍　闭经　溢乳　不育

四、简答题

1. 垂体瘤的临床表现有哪些?

答 (1)早期可无症状,也可始终无症状,如意外瘤。
(2)激素分泌异常表现,可以分泌过多激素引起相应症状,也可因肿瘤压迫正常组织导致激素分泌减少,出现继发性靶腺功能减退。
(3)肿瘤压迫症状,扩展方向不同,压迫部位不同,表现不同:

垂体瘤的临床表现

扩展方向	压迫部位	临床表现
四周	鞍膈	直径 >10mm 的肿瘤,压迫鞍膈可引起头痛
前上方	视神经交叉	视力减退、视野缺损、颞侧偏盲
上方	下丘脑	尿崩症、睡眠异常、食欲亢进或减退、体温调节障碍、自主神经功能紊乱、性早熟、性功能减退、性格改变
侧方	海绵窦	压迫Ⅲ、Ⅳ、Ⅴ、Ⅵ对脑神经,引起睑下垂、眼外肌麻痹、复视、感觉异常
四周	垂体卒中	垂体出血引起严重头痛、视力急剧减退、眼外肌麻痹、颅内压增高

2. 简述催乳素瘤的诊断和治疗。

答 (1)诊断。①临床特点:本病多发于女性,主要表现为闭经、溢乳、不育,在男性则表现为性欲减退和勃起功能障碍。大腺瘤则可压迫邻近组织,表现为视力、视野改变,眼外肌麻痹和颅内压增高。②血清若 PRL >300μg/L 则可肯定诊断,若 PRL >200μg/L 则需要排除药物(如吩噻嗪类抗精神病药、三环类抗抑郁药、甲氧氯普胺、甲基多巴、雌激素等)和其他疾病(如原发性甲状腺功能减退、慢性肾衰竭、下丘脑病变)的影响。③垂体 CT、MRI 检查有助于诊断,特别是发现微小病变,并排除颅内其他肿瘤。

(2)治疗。①药物治疗:首选多巴胺受体激动剂溴隐亭,可使血中 PRL 水平降至正常,肿瘤缩小,疗效优于手术,但停药后易复发,故需长期治疗。术前应用也可便于手术切除。溴隐亭效果不佳或者抵抗时,可改用卡麦角林。药物治疗后需随访。②手术治疗:可解除大腺瘤的压迫症状,必要时配合放疗。

(鲁　婷)

第4章　肢端肥大症和巨人症

【应/试/考/题】

一、选择题

【A/型/题】

1. 肢端肥大症筛选和疾病活动性的指标是　（　）
   A. IGF－1↑↑　　B. SS↑↑
   C. GnRH↑↑　　D. GHRH↑↑
   E. GH↑↑

2. 幼年时生长激素（GH）分泌过多会导致　（　）
   A. 向心性肥胖　　B. 肢端肥大症
   C. 巨人症　　D. 黏液性水肿
   E. 侏儒症

3. 一昼夜内血液 GH 水平最高是在（　）
   A. 清晨起床时　　B. 中午
   C. 傍晚　　D. 深睡后
   E. 凌晨

4. 在影响 GH 分泌的因素中，最强的是　（　）
   A. 血脂降低　　B. 血糖降低
   C. 血脂升高　　D. 氨基酸降低
   E. 血糖升高

5. GH 瘤的治疗首选　（　）
   A. 手术治疗
   B. 放射治疗
   C. 替代治疗
   D. 溴隐亭治疗
   E. 奥曲肽治疗

6. GH 瘤多发生于　（　）
   A. 下丘脑　　B. 垂体前叶
   C. 垂体后叶　　D. 脑膜
   E. 脑室

7. 早期诊断肢端肥大症的最可靠方法是　（　）
   A. 测定血浆 GH 水平
   B. 蝶鞍 X 线摄片
   C. 头颅 CT 扫描
   D. 胰岛素低血糖试验
   E. 口服葡萄糖抑制试验

8. 下列关于肢端肥大症的叙述，错误的是　（　）
   A. 典型的外貌
   B. 血中 GH 升高
   C. 血磷升高
   D. 继发性高血糖对胰岛素治疗反应良好
   E. 可伴有心肌病

9. 下列关于肢端肥大症的叙述,错误的是
（　　）

A. 既有 GH 分泌增加,又可有促性腺激素、促甲状腺激素、促肾上腺皮质激素分泌不足

B. 可伴有催乳素分泌增加

C. 葡萄糖负荷后可呈糖耐量减低或糖尿病曲线

D. 常见的原因是垂体瘤,且多数系微腺瘤,用药物治疗效果好

E. 可有 $1,25-(OH)_2D_3$ 水平增加,引起肠道钙吸收增加和尿结石增加

【X/型/题】

10. 下列可用来治疗 GH 瘤的是　（　　）

A. 培高利特　　　B. 卡麦角林

C. 溴隐亭　　　　D. 奥曲肽

E. 米托坦

11. 下列有助于 GH 瘤诊断的有　（　　）

A. 基础血浆 GH 测定

B. 葡萄糖负荷后 GH 测定

C. IGF-1 测定

D. TRH 兴奋试验

E. 影像学检查

12. 下列关于肢端肥大症的叙述,正确的是
（　　）

A. 皮脂溢出,多汗

B. 发病初有鞋帽逐年嫌小的病史

C. 性欲减退

D. 血压增高

E. 对放射治疗不敏感

13. 下列关于巨人症的叙述,正确的是
（　　）

A. 常始于幼年

B. 若缺乏促性腺激素,性腺不发育,骨

骺不闭合,GH 可持续加速长高

C. 可表现为面部粗糙,手脚增厚增大,心肺、内脏增大

D. 可致糖耐量异常或糖尿病

E. 升高的 GH 水平可为糖负荷所抑制

二、名词解释

1. gigantism

2. acromegaly

三、填空题

1. GH 对代谢的作用是促进蛋白质的_____
_____,加速脂肪的_____,_____
_____葡萄糖的利用,使血糖_____
_____。

2. GH 分泌过多在骨骼闭合之前可引起
_____,在骨骼闭合之后可引起____
_____。

3. _____可以作为肢端肥大症筛选和疾病活动性指标,也可作为肢端肥大症治疗疗效指标。

4. GH 瘤首选_____治疗。

5. 治疗 GH 瘤将 GH 分泌转为正常的具体指标是_____和_____。

四、简答题

1. 简述肢端肥大症的心血管表现。

2. 简述 GH 瘤的治疗原则和主要治疗措施。

五、病例分析题

患者,男,45 岁。进行性手足增大,伴轻度头痛、多汗 5 年,血 GH 高于正常。

问题:

1. 请给出该患者的初步诊断。

2. 下一步应做哪些检查才能确诊?

【参/考/答/案】

一、选择题

1. A　　2. C　　3. D　　4. B　　5. A

6. B　　7. E　　8. D　　9. D

【X 型题】

10. ABCD　　11. ABCDE　　12. ABCD

13. ABCD

2.C【解析】骨骺闭合前GH分泌过多导致巨人症,骨骺闭合后GH分泌过多则导致肢端肥大症。

3.D【解析】人GH呈脉冲式分泌,具有昼夜节律,且GH的分泌有睡眠依赖性分泌的特点,熟睡后1小时内的血浓度最高。

4.B【解析】饥饿、运动、低血糖、应激等均可引起GH分泌增多,尤以急性低血糖对GH分泌的刺激效应最为显著。低血糖刺激脑内葡萄糖受体,激活单胺类神经元,促进GH分泌,同时抑制生长抑素的分泌。

5.A【解析】绝大多数的垂体GH瘤适合于手术治疗,若为垂体微腺瘤或肿瘤组织未超过蝶鞍范围,且无手术禁忌时首选手术治疗。

6.B【解析】GH由腺垂体生长激素细胞分泌,而腺垂体位于垂体前叶。

7.E【解析】葡萄糖负荷试验是临床确诊肢端肥大症和巨人症最常用的试验,且有助于轻度高GH血症的诊断。

8.D【解析】长期GH升高会导致胰岛素抵抗。

9.D【解析】引起肢端肥大症的主要原因是垂体性GH瘤,多为大腺瘤,治疗一般首选手术切除。

10.ABCD【解析】米托坦可使肾上腺萎缩或坏死,一般用于肾上腺瘤或肾上腺增生引起的皮质醇增多症患者。

12.ABCD【解析】在应用经蝶窦显微垂体摘除术前,垂体放射治疗是肢端肥大症的主要措施。

13.ABCD【解析】多数肢端肥大症和巨人症者口服葡萄糖后,血GH不降低,呈矛盾性升高,GH对葡萄糖无反应或部分抑制。

二、名词解释

1.巨人症(gigantism):GH分泌过多,在骨骺闭合之前引起巨人症,生长较同龄儿童高大,持续长高直到性腺发育完全,骨骺闭合,身高可达2米或以上。

2.肢端肥大症(acromegaly):GH分泌过多,在骨骺闭合之后,引起骨、软骨、关

节和软组织生长过度出现一系列症状,如皮肤粗厚、唇肥厚、鼻增宽、舌大、下颌增大前突、眉弓和颧骨过长、手脚粗大,称之为肢端肥大症。

三、填空题
1.合成　分解　减少　升高
2.巨人症　肢端肥大症
3.IGF－1
4.手术
5.IGF－1降为正常　葡萄糖负荷后GH转为正常

四、简答题
1.简述肢端肥大症的心血管表现。
答 主要表现为心肌肥大、间质纤维化、心脏扩大、左室功能减退、心力衰竭、冠心病和动脉粥样硬化等。

2.简述GH瘤的治疗原则和主要治疗措施。
答 (1)治疗原则:①解决占位性病变引起的体征和症状;②将GH和IGF－1水平转为正常,尽可能保存腺垂体功能。具体指标是IGF－1降为正常,葡萄糖负荷后血GH转为正常。
(2)主要治疗措施:①手术治疗,应首选;②放射治疗,作为术后仍有残余肿瘤的辅助治疗;③药物治疗,如溴隐亭、奥曲肽等。

五、病例分析题
1.请给出该患者的初步诊断。
答 初步诊断:肢端肥大症。

2.下一步应做哪些检查才能确诊?
答 为确定诊断和制定合理的治疗方案,可进一步行血IGF－1测定,TRH、GHRH兴奋试验和葡萄糖负荷试验,垂体其他激素及性腺、肾上腺、甲状腺功能的测定也是必要的,垂体CT、MRI等影像学检查可进行定位诊断。

(鲁　婷)

第5章　腺垂体功能减退症

【应/试/考/题】

一、选择题

【A/型/题】

1. 成人腺垂体功能减退症最常见的病因是　　　　　　　　　（　　）
   A. 空泡蝶鞍
   B. 慢性淋巴细胞性垂体炎
   C. 垂体卒中
   D. 垂体肿瘤
   E. 长期使用糖皮质激素

2. 下列不属于垂体功能减退症临床表现的是　　　　　　　　（　　）
   A. 身体羸弱无力、怕冷
   B. 神情淡漠、反应迟钝
   C. 眉毛、阴毛脱落
   D. 食欲缺乏、恶心、腹泻、血压偏低
   E. 皮肤色素沉着

3. 下列属于腺垂体分泌的激素的是（　　）
   A. 生长激素
   B. 精氨酸加压素
   C. 促皮质素释放激素

D. 催产素
E. 生长抑素

4. 腺垂体功能减退症出现最早的一组症状是　　　　　　　　（　　）
   A. 性腺功能减退症状
   B. 甲状腺功能减退症状
   C. 肾上腺皮质功能减退症状
   D. 腺垂体功能减退危象
   E. 以上均不是

5. 腺垂体功能减退症患者,在激素替代治疗时首先使用的是　　　　（　　）
   A. ACTH
   B. TSH
   C. 性激素,女性则建立人工周期
   D. 甲状腺素
   E. 肾上腺皮质激素

6. 垂体危象处理禁用　　　　　　（　　）
   A. 高渗葡萄糖　　　B. 氢化可的松
   C. 抗菌药物　　　　D. 氯丙嗪
   E. 甲状腺制剂

7. 产后大出血所致的腺垂体功能减退症，起病症状多为 （ ）
   A. 畏寒肥胖　　　　B. 产后无乳、少乳
   C. 闭经、不孕　　　D. 黏液性水肿
   E. 低血糖、低血压发作

8. 腺垂体功能减退时，垂体激素分泌受累的次序不同，下列顺序正确的是（ ）
   A. TSH、LH、FSH、ACTH
   B. LH、FSH、TSH、ACTH
   C. LH、FSH、ACTH、TSH
   D. ACTH、LH、FSH、TSH
   E. TSH、ACTH、LH、FSH、PRL

9. 腺垂体功能减退症患者在用糖皮质激素替代治疗过程中突然出现发热，发生肺部感染，此时在抗感染治疗同时，替代的激素应 （ ）
   A. 减少剂量　　　　B. 暂停应用
   C. 按原剂量应用　　D. 加大剂量
   E. 换用品种

10. 下列符合腺垂体功能减退症的是（ ）
    A. TSH 下降，T_3、T_4 增高
    B. TSH 增高，T_3、T_4 下降
    C. TSH 下降，T_3、T_4 下降
    D. ACTH 下降，皮质醇增高
    E. FSH、LH 增高，雌二醇、黄体酮下降
    （11~13 题共用题干）
    患者，女，42 岁。10 年前分娩后闭经。1 周前因不洁饮食出现腹泻，食欲缺乏，精神萎靡，卧床不起。今日上午被家人发现神志不清来急诊。查体：BP 80/50mmHg，皮肤苍白，毛发稀疏，消瘦，P 90 次/分。血糖 2.4mmol/L，血钠 128mmol/L。胸部 X 线检查示"左上肺陈旧性结核"。

11. 应了解的最重要的既往史是 （ ）
    A. 胃肠道病史　　　B. 糖尿病病史
    C. 分娩出血史　　　D. 结核病病史
    E. 进食异常

12. 低血糖最可能的原因是 （ ）
    A. 长期营养不良　　B. 肾上腺结核
    C. 慢性胃炎　　　　D. 早期糖尿病
    E. 腺垂体功能减退

13. 最有助于诊断的检查是 （ ）
    A. 肝功能检查　　　B. 胰腺 MRI
    C. 糖化血红蛋白　　D. 垂体激素检查
    E. 肾上腺 CT

【X 型题】

14. 下列关于腺垂体功能减退症的叙述，正确的是 （ ）
    A. 可表现为闭经、泌乳不良
    B. 只要有腺垂体坏死就有临床表现
    C. 可有精神失常
    D. 可有皮肤色素沉着
    E. 怕冷、少汗

15. 下列关于腺垂体功能减退症患者治疗的叙述，正确的是 （ ）
    A. 补充糖皮质激素最重要
    B. 补充甲状腺激素需从小剂量开始
    C. 对于育龄期女性，需采用人工月经周期治疗
    D. 禁用或慎用麻醉剂
    E. 垂体危象应首先静脉注射高渗葡萄糖，继而补充大剂量糖皮质激素

16. 腺垂体功能减退可出现 （ ）
    A. 低血糖　　　　　B. 低血压
    C. 低钠血症　　　　D. 低钾血症
    E. Hb 降低

二、名词解释
席汉综合征

三、填空题
1. 垂体分泌的激素有_____、_____、_____、_____、_____、_____ 等。
2. 垂体危象可分为_____、_____、_____、_____、_____，有时混合出现。
3. 对于腺垂体功能减退采用相应_____进行治疗，应先补充_____，然后补充_____，以防_____的发生。

四、简答题

1. 简述腺垂体功能减退症的主要临床表现。
2. 简述垂体危象的诱因、临床类型及处理。

五、病例分析题

患者,女,32 岁。以"乏力、怕冷 5 年"为主诉入院。5 年前分娩时胎盘滞留,出血量较大,伴意识丧失,经输血等治疗后恢复。产后无乳汁分泌,无月经来潮,渐出现乏力、食欲缺乏、怕冷、毛发脱落,未诊治。

3 年前因症状加重,在当地按"贫血"治疗效果差,后多方求治均无效。查体: T 36.0℃,P 64 次/分,BP 90/65mmHg,黏液水肿面容,头发部分脱落,腋毛、阴毛脱落,皮肤干燥粗糙。眉毛外 1/3 脱落,眼睑结膜苍白,甲状腺未触及。双肺呼吸音清,心音低钝。神经系统检查未见异常。

问题:
1. 请给出该患者的可能诊断。
2. 确诊需进一步做哪些检查?
3. 简述其治疗原则。

【参 / 考 / 答 / 案】

一、选择题

【A 型题】

1. D	2. E	3. A	4. A	5. E
6. D	7. B	8. B	9. D	10. C
11. C	12. E	13. D		

【X 型题】

14. ABCE　　15. ABCDE　　16. ABCE

1. D【解析】引起成人腺垂体功能减退最常见的原因是垂体瘤。

2. E【解析】腺垂体功能减退,ACTH 分泌不足,皮肤颜色较淡。

3. A【解析】精氨酸加压素、催产素、促皮质激素释放激素等均为下丘脑合成的激素,生长抑素在下丘脑、胰岛、小肠、胃等多种组织细胞中表达。

4. A【解析】腺垂体功能减退时多种激素分泌不足的表现大多是逐渐表现的,一般先出现 GH、LH、FSH 不足的症状,继而为 TSH 缺乏的表现,最后为 ACTH 缺乏所致的肾上腺皮质功能不全症状。

5. E【解析】腺垂体功能减退替代治疗时,首先补充糖皮质激素,以免诱发肾上腺危象。

6. D【解析】镇静药物是垂体危象的一个诱因。垂体危象患者对镇静剂、麻醉剂非常敏感,有时常规剂量可导致昏睡或昏迷,甚至持续时间延长。

9. D【解析】应激情况下对糖皮质激素需要量增加。

10. C【解析】腺垂体功能减退情况下,垂体分泌激素减少,继而靶组织激素分泌也减少。

11 ~ 13. CED【解析】患者中年女性,既往有产后闭经史,查体见毛发稀疏,提示性腺功能不全可能;目前有神志不清、休克、低钠血症、低血糖等多种表现,结合近期有感染诱因,考虑垂体危象可能性大。故既往史需了解有无产后大出血情况,检查首先需完善垂体及其靶腺相关激素。

14. ABCE【解析】腺垂体功能减退,ACTH 分泌减少,皮肤颜色变淡。

16. ABCE【解析】糖皮质激素有轻度类盐皮质激素作用,可保钠排钾。

二、名词解释

席汉综合征:妊娠期腺垂体增生、肥大、血供丰富,若围生期因前置胎盘、胎盘早剥、胎盘滞留、子宫收缩无力等引起大出血、休克、血栓形成,使腺垂体大部分缺血坏死和纤维化,称为 Sheehan 综合征。

三、填空题

1. TSH　ACTH　促性腺激素　GH　PRL
2. 高热型　低温型　低血糖型　循环休克型　水中毒型
3. 靶腺激素替代　糖皮质激素　甲状腺激素　肾上腺危象

四、简答题

1. 简述腺垂体功能减退症的主要临床表现。

答 (1)主要表现为各靶腺的功能减退,一般有典型的进展顺序(最先出现 GH 的缺乏):GH > 促性腺激素 > TSH > ACTH。

(2)腺垂体功能减退的临床特点总结:

腺垂体功能减退的临床特点

缺乏的激素	临床特点
GH	成人生长激素缺乏活动耐量减退、体重下降、心理健康状况下降、心血管疾病风险增加
LH、FSH	在女性,表现为无排卵周期、月经量少或闭经 在男性,表现为勃起功能障碍、睾丸缩小 二者都会出现性欲减退、不育和数年后出现继发性阴毛、腋毛脱落
ACTH	色素缺失,其他表现与原发性肾上腺皮质功能减退一样
TSH	同原发性甲状腺功能减退
PRL	泌乳障碍

2. 简述垂体危象的诱因、临床类型及处理。

答 (1)诱因:各种应激,如感染、饥饿、失水、中暑、手术、镇静、降糖药物、寒冷、腹泻、败血症、急性心肌梗死、脑血管意外、麻醉等。

(2)临床类型:高热型(T > 40℃)、低热型(T < 30℃)、低血糖型、低血压休克型、水中毒型、混合型等。

(3)处理:①首先静脉注射 50% 葡萄糖溶液 40~80ml,继而以 5% 葡萄糖氯化钠溶液维持以纠正低血糖。②液体中加氢化可的松静脉滴注,以解除肾上腺皮质功能减退危象。③有循环休克者按休克原则治疗;有感染者积极抗感染;有水中毒者加强利尿,可予泼尼松或氢化可的松;高热者予物理降温,慎用药物降温;低体温者予物理升温,并予小剂量甲状腺激素。④禁用或慎用麻醉剂、镇静剂、催眠药或降糖药。

五、病例分析题

1. 请给出该患者的可能诊断。

答 可能诊断是腺垂体功能减退症(Sheehan 综合征)。

2. 确诊需进一步做哪些检查?

答 需测定腺垂体激素(FSH、LH、TSH、ACTH、PRL、GH),并测定靶腺激素,如甲状腺激素、肾上腺皮质激素、性激素,并行有关兴奋试验以了解垂体及靶腺功能,确定诊断。

3. 简述其治疗原则。

答 主要采用激素替代治疗。先补充糖皮质激素,然后补充甲状腺激素,后者从小剂量开始,视患者反应渐加量。补充性激素,建立人工月经周期。

(鲁　婷)

第6章　生长激素缺乏性矮小症

【应/试/考/题】

一、选择题

【A/型/题】

1. 对 GHD 虽能在使用初期身高增加,但同时有促进骨骺提早融合而致生长停止的药物是　　　　　　　(　　)
   A. 人绒毛膜促性腺激素
   B. 同化激素
   C. 人生长激素
   D. 胰岛素样生长因子 -1(IGF -1)
   E. 生长激素释放激素

2. 适用于同龄已达青春发育期,治疗后身高不再增长者的药物是　　　　(　　)
   A. 人生长激素
   B. 生长激素释放激素
   C. 人绒毛膜促性腺激素
   D. 胰岛素样生长因子 -1
   E. 同化激素

3. 下列有助于判断特发性 GHD 病变部位为垂体性或下丘脑性的是　　(　　)
   A. GHRH 兴奋试验
   B. TRH 试验
   C. CRH 试验

   D. 左旋多巴试验
   E. 精氨酸兴奋试验

4. 下列关于 GHD 伴有甲状腺功能减退治疗的叙述,正确的是　　　　(　　)
   A. 先给予 GH,待起效后再给予甲状腺激素
   B. 同时给予 GH 和甲状腺激素
   C. 先给予甲状腺激素,再给予 GH 治疗
   D. 只需给予 GHRH 治疗
   E. 补足生长激素后,甲状腺功能自然好转

5. 下列关于 GHD 的叙述,错误的是(　　)
   A. 生长速度极为缓慢
   B. 成年后多保持童年体形和外貌
   C. 智力发育一般正常
   D. 成年身高一般不超过 130cm
   E. 青春期性器官发育正常或不出现发育延迟

6. 下列功能试验对诊断 GHD 没有意义的是　　　　　　　　　(　　)
   A. 胰岛素低血糖兴奋试验
   B. 口服葡萄糖 -GH 抑制试验
   C. 精氨酸兴奋试验
   D. 左旋多巴试验
   E. 口服葡萄糖耐量试验

【X型题】

7. 为明确诊断GHD,需做的兴奋试验有
（　　）
　　A. 胰岛素低血糖兴奋试验
　　B. 精氨酸兴奋试验
　　C. 左旋多巴兴奋试验
　　D. 生长激素释放激素兴奋试验
　　E. TRH兴奋试验

8. 下列关于GHD的叙述,正确的是
（　　）
　　A. 躯体生长迟缓,成年身高一般不超过130cm
　　B. 成年后多保持童年体形和外貌,常有营养不良的表现
　　C. 成年后常有性器官不发育或第二性征缺乏
　　D. 智力多无异常,但常有心理精神方面的障碍
　　E. X线摄片可见骨龄幼稚,骨化中心发育迟缓,骨骺久不融合

二、名词解释

1. Laron综合征
2. 体质性生长发育延迟
3. Turner综合征
4. 呆小症

三、填空题

1. 特发性生长激素缺乏患者1/3为＿＿＿＿＿＿,2/3为＿＿＿＿＿＿＿。
2. GHD的诊断,不能依靠GH的基础值,需做＿＿＿＿＿＿＿＿＿,包括＿＿＿＿＿＿＿和＿＿＿＿＿＿＿等。
3. 对下丘脑特发性GHD可采用人工合成＿＿＿＿＿＿＿＿＿治疗。

四、简答题

简述GHD与呆小症的鉴别诊断。

五、病例分析题

患者,男,18岁。身高125cm,因身材矮小就诊。查体:形体均匀,智力基本正常,骨龄延迟,相当于12岁。生长激素水平明显增高。

问题:
1. 请给出该患者的可能诊断。
2. 确诊需进一步做哪些检查?
3. 请给出主要治疗方法。

【参/考/答/案】

一、选择题

【A型题】

1. B　　2. C　　3. A　　4. C　　5. E
6. B

【X型题】

7. ABCD　　8. ACDE

1. B【解析】同化激素有促进骨骼生长作用,同时加速骨骼过早融合而停止生长。

2. C【解析】人绒毛膜促性腺激素有助于性腺发育,一般从接近发育年龄开始应用,以促进青春期发育。

3. A【解析】GHD者存在GH缺乏或者抵抗,而GHRH为下丘脑合成分泌,其靶组织为垂体,因此GHRH兴奋试验可用于鉴别GHD的病变部位。

5. E【解析】GHD者典型临床表现为躯体生长迟缓、面容体态幼稚、性器官不发育或缺乏第二性征、智力正常、骨龄落后等。

6. B【解析】口服葡萄糖–GH抑制试验用于肢端肥大症和巨人症的诊断。

7. ABCD【解析】TRH兴奋试验一般用于鉴别原发性甲状腺功能减退症和继发性甲状腺功能减退症,对甲状腺功能亢进症也有辅助诊断价值。

二、名词解释

1. Laron 综合征:有严重的 GH 缺乏的表现,但血浆中 GH 水平不降低反而升高,IGF-1、胰岛素样生长因子结合蛋白 3(IGFBP3)和生长激素结合蛋白降低。

2. 体质性生长发育延迟:生长发育较同龄儿童延迟,十六七岁尚未开始发育,因而身材矮小,但智力正常,无内分泌系统或全身性慢性疾病的证据。一旦开始发育,骨骼生长迅速,性成熟良好,最终身高可达正常人标准。

3. Turner 综合征:为一先天性性分化异常疾病,患者表型为女性,体格矮小,性器官发育不全,常有原发性闭经,伴有颈蹼、肘外翻等先天性畸形,血清 GH 水平不低。典型病例染色体核型为 45,XO。

4. 呆小症:甲状腺功能减退症发生在胎儿或新生儿,可引起明显生长发育障碍,称为呆小症。

三、填空题

1. 单纯缺乏生长激素　同时伴有其他激素缺乏
2. 兴奋试验　生理性激发　药物激发
3. 生长激素释放素

四、简答题

简述 GHD 与呆小症的鉴别诊断。

答　呆小症:甲状腺功能减退症发生于胎儿或新生儿,可引起明显生长发育障碍,患者除身材矮小外,常伴有甲状腺功能减退症的其他表现如淡漠、黏液性水肿、心动过缓、乏力等,智力常迟钝低下。而 GHD 智力发育一般正常,除身材矮小外,还可出现原发病如垂体肿瘤引起的症状。为进一步鉴别,可行血 GH、IGF-1、T_3、T_4、TSH 等检查。

五、病例分析题

1. 请给出该患者的可能诊断。

答　首先考虑 Laron 综合征。

2. 确诊需进一步做哪些检查?

答　主要进行血清 IGF-1 和 IGFBP3 测定,并可行甲状腺功能、垂体影像学检查,以确定诊断。

3. 请给出主要治疗方法。

答　采用 IGF-1 替代治疗。

（鲁　婷）

第7章 尿崩症

【学/习/要/点】

一、掌握

1. 尿崩症(DI)的临床表现、诊断及鉴别诊断。
2. 禁水 - 加压素试验的方法及结果分析。

二、熟悉

尿崩症的治疗方法。

【应/试/考/题】

一、选择题

【A 型题】

1. 下列不用于尿崩症治疗的是 （ ）
 A. 氯贝丁酯(安妥明)
 B. 氯磺丙脲
 C. 卡马西平
 D. 氢氯噻嗪
 E. 螺内酯(安体舒通)

2. 中枢性尿崩症的特征性表现是 （ ）
 A. 多尿,多饮,烦渴
 B. 多饮但工作忙时不明显
 C. 饮水少时尿量减少
 D. 喜饮凉水,饮水量昼夜不变
 E. 消瘦,乏力

3. 继发性尿崩症最常见的原因是 （ ）
 A. 头部创伤
 B. 下丘脑神经垂体部位的肿瘤
 C. 脑部感染性疾病
 D. 朗格汉斯细胞组织增生
 E. 其他肉芽肿、血管病变

4. 下列与尿崩症无关的是 （ ）
 A. 精氨酸加压素(AVP)缺乏
 B. 肾小管对 ADH 缺乏反应能力
 C. 病因多为下丘脑 - 腺垂体轴的肿瘤
 D. 24 小时可排尿 4 ~ 10L,尿比重多在 1.001 ~ 1.005
 E. 肾功能检查正常

5. 下列病变常引起永久性尿崩症的是 （ ）
 A. 排尿中枢
 B. 正中隆突以下的垂体柄至神经垂体
 C. 下丘脑正中隆突以上部位
 D. 第三脑室
 E. 脑干

6. 下列指标在用以鉴别完全性与部分性中枢性尿崩症的禁水 - 加压素联合试验中,最具鉴别诊断意义的是 （ ）
 A. 禁水后的尿渗透压测量
 B. 禁水后的尿比重
 C. 禁水后尿量减少程度
 D. 注射垂体加压素后尿比重与禁水后最高尿比重增加的百分比
 E. 以上均不是

7. 肾性尿崩症和中枢性尿崩症的鉴别方法是　　　　　　　　　（　）

A. 禁水试验

B. 测定尿渗透压和血钠

C. 测定尿渗透压和比重

D. 测定血浆和尿渗透压

E. 加压素试验

8. 下列不能引起多尿的疾病是　（　）

A. 中枢性尿崩症

B. 肾性尿崩症

C. 糖尿病

D. 甲状旁腺功能亢进症

E. 急性肾衰竭

9. 患者，男，17岁。多尿、烦渴、多饮月余。多次查尿比重 <1.005，禁水试验尿比重不升高，但注射血管升压素后尿比重、尿渗透压增加。诊断最可能是　　（　）

A. 精神性烦渴　　B. 慢性肾衰竭

C. 肾小管性酸中毒　D. 肾性尿崩症

E. 中枢性尿崩症

10. 患者，女，55岁。2个月前患泌尿系感染后开始多饮、多尿。每日尿量 5 ~ 8L。血浆渗透压正常，尿渗透压减低。下列正确的是　　　　　　（　）

A. AVP 测定可判断有无尿崩症

B. 如中段尿培养阳性可排除尿崩症诊断

C. 应行禁水 - 加压素试验帮助诊断

D. 精神性多饮仅说服患者限制水入量即可

E. 尿浓缩功能差提示肾小管功能受损

【B/型/题】

(11 ~ 13 题共用备选答案)

A. 垂体后叶素

B. 去氨加压素

C. 氢氯噻嗪

D. 鞣酸加压素注射液

E. 氯磺丙脲

11. 可引起低钾血症、高尿酸血症的药物是　　　　　　　　　　　（　）

12. 目前治疗尿崩症比较理想的药物是　　　　　　　　　　　　　（　）

13. 主要用于治疗脑损伤或手术时出现的尿崩症的是　　　　　　　（　）

【X/型/题】

14. 下列关于多尿的叙述，正确的是（　）

A. 假如禁水试验正常就是精神性的

B. 对 AVP 有反应的尿崩症是垂体性的

C. 对 AVP 无反应的尿崩症是肾性的

D. 糖尿病性多尿是由于尿糖导致渗透性利尿

E. 原发性醛固酮增多症的多尿是因为 AT - II 浓度降低所致

15. 下列关于尿崩症诊断的叙述，正确的是　　　　　　　　　　　（　）

A. 血钠水平 >145mmol/L

B. 禁水后尿比重不升高

C. 禁水试验阳性可诊断中枢性尿崩症

D. 血钠水平、血渗透压明显升高可直接行加压素试验治疗

E. 测定尿渗透压可与糖尿病鉴别

16. 下列关于尿崩症的叙述，正确的是　　　　　　　　　　　　　（　）

A. 尿崩症可发生于任何年龄，但以青少年为多见

B. 尿崩症的发病无明显性别差异，男女之比约为 1:1

C. 当尿崩症合并腺垂体功能不全时，尿崩症症状反而会减轻，糖皮质激素替代治疗后症状出现或加重

D. 禁水试验的结果是诊断尿崩症的可靠指标

E. 禁水 - 加压素试验可用来鉴别中枢性尿崩症和肾性尿崩症

17. 中枢性尿崩症可见于　　　　（　）

A. 下丘脑 - 垂体部位肿瘤

B. 头部创伤

C. 脑部感染性疾病

D. 视上核、室旁核神经细胞退行性变

E. 肾小管疾病

二、名词解释

1. 肾性尿崩症
2. 中枢性尿崩症
3. 原发性烦渴

三、填空题

1. 尿崩症根据 AVP 缺乏的程度,可分为_____和_____。
2. 任何病变破坏下丘脑正中隆突以上部位,常引起_____,若病变在正中隆突以下的垂体柄至神经垂体,可引起_____。
3. 当尿崩症合并腺垂体功能不全时,尿崩症症状_____,糖皮质激素替代治疗后症状_____。
4. 长期服用氢氯噻嗪可引起_____、_____,应适当补充_____。
5. 神经垂体受损引起三相性尿崩症,即急性期尿量明显_____,尿渗透压下降;中间阶段为抗利尿期,尿量迅速减少,尿渗透压上升;第三阶段为_____。

四、简答题

1. 简述尿崩症的鉴别诊断。
2. 简述禁水 - 加压素试验的方法和意义。

五、病例分析题

患者,女,33 岁。既往体健。突然发生多尿,明显口渴、多饮,每日饮水 6 ~ 7L。查尿比重 1.003。禁饮 8 小时后体重下降 4%,尿比重升至 1.010。

问题:

1. 请给出该患者的可能诊断。
2. 确诊需进一步做哪些检查?

【参/考/答/案】

一、选择题

【A 型题】

1. E　　2. D　　3. B　　4. C　　5. C
6. A　　7. E　　8. E　　9. E　　10. C

【B 型题】

11. C　　12. B　　13. A

【X 型题】

14. ABCD　　15. ABDE　　16. ACE
17. ABCD

1. E【解析】螺内酯为醛固酮受体拮抗剂,不用于尿崩症的治疗。
3. B【解析】继发性尿崩症约 50% 为下丘脑神经垂体及附近部位的肿瘤引起。
4. C【解析】尿崩症与抗利尿激素(ADH)[又称精氨酸加压素,AVP]有关,抗利尿激素由下丘脑合成,并储存在神经垂体,因此与腺垂体无关。

5. C【解析】下丘脑正中隆突与垂体最近,关系最密切,是下丘脑调节垂体功能的最重要部位,正中隆突以上部位病变,可导致 AVP 完全缺乏。
6. A【解析】中枢性尿崩症患者禁水后最大尿渗透压不超过血浆渗透压,为完全性尿崩症,最大尿渗透压可超过血浆渗透压,则为部分性尿崩症。
7. E【解析】中枢性尿崩症是由于 AVP 的绝对或部分缺乏导致,肾脏对 AVP 的敏感性正常,而肾性尿崩症则为肾脏对 AVP 的敏感性下降,而中枢合成分泌的 AVP 正常。因此禁水后注射 AVP,尿渗透压升高大于 9%,则为中枢性尿崩症,若注射加压素后尿量不减少,尿比重不增加,则为肾性尿崩症。
8. E【解析】急性肾衰竭一般出现尿量减少。
10. C【解析】禁水 - 加压素试验可比较禁

水前后和使用精氨酸加压素前后的尿渗透压变化,有助于尿崩症的诊断和鉴别诊断。

11. C【解析】氢氯噻嗪是排钾利尿剂,长期使用可引起低钾血症、高尿酸血症。

14. ABCD【解析】原发性醛固酮增多症的多尿是由于醛固酮分泌增多,导致水钠潴留及体液容量增多等引起。

17. ABCD【解析】中枢性尿崩症病变部位在颅脑。

二、名词解释

1. 肾性尿崩症:是一种家族性 X 连锁隐性遗传性疾病,其肾小管对 AVP 不敏感,致肾小管吸收水的功能障碍,从而引起多尿、烦渴、多饮、低比重尿和低渗尿。往往出生后即出现症状,多为男孩,注射加压素后尿量不减少,尿比重不增加,血 AVP 浓度正常或升高。

2. 中枢性尿崩症:指精氨酸加压素(AVP)严重缺乏或部分缺乏,致肾小管重吸收水的功能障碍,从而引起多尿、烦渴、多饮、低比重尿和低渗尿为特征的一组综合征。

3. 原发性烦渴:主要由于精神因素引起烦渴、多饮,因而导致多尿和低比重尿,AVP 分泌受抑制。这些症状可随情绪波动,并伴有其他精神症状。

三、填空题

1. 完全性尿崩症　　部分性尿崩症
2. 永久性尿崩症　　暂时性尿崩症
3. 反而会减轻　　再现或加重
4. 低钾血症　高尿酸血症　钾盐
5. 增加　永久性尿崩症

四、简答题

1. 简述尿崩症的鉴别诊断。

答 (1)中枢性尿崩症:由于各种原因导致 AVP 合成和分泌减少,造成尿液浓缩障碍,表现为多饮、多尿及低比重尿,血浆

AVP 水平低,使用外源性 AVP 有效。
(2)肾性尿崩症:与中枢性尿崩症相比,亦有多尿、低渗尿的特点,血浆中 AVP 水平正常或升高,但对外源性 AVP 不敏感,禁水后血浆渗透压升高,尿渗透压降低,使用 AVP 后无反应,常常为一种家族性 X 连锁隐性遗传性疾病。
(3)妊娠期多尿:一般为妊娠本身的表现,与 AVP 降解过快有关,是暂时性的尿崩症。常于分娩后数周缓解。
(4)原发性烦渴:主要表现为烦渴、多饮、多尿、低比重尿,AVP 分泌受抑制,主要由于精神因素引起烦渴、多饮,伴有其他神经症的症状。可随情绪而波动,试验性诊断均在正常范围内。

2. 简述禁水－加压素试验的方法和意义。

答 (1)方法:禁水时间视患者多尿程度而定,重者数小时,当尿渗透压达到高峰平顶,即连续 2 次尿渗透压之差 $<30\text{mOsm}/(\text{kg}\cdot\text{H}_2\text{O})$,而继续禁水尿渗透压不再增加时,抽血测血浆渗透压,然后立即皮下注射加压素5U,注射后1小时和2小时测尿渗透压,对比注射前后的尿渗透压。
(2)意义:正常人禁水后注射加压素尿渗透压一般不升高,精神性烦渴者与正常人相似。中枢性尿崩症患者尿渗透压明显上升,而肾性尿崩症患者尿液几乎不能浓缩。

五、病例分析题

1. 请给出该患者的可能诊断。

答 可能诊断是尿崩症。

2. 确诊需进一步做哪些检查?

答 可进行禁水－加压素试验、血浆精氨酸加压素测定,并可行蝶鞍区 CT 或 MRI 检查,以确定诊断(原发性或继发性,中枢性或肾性)。

(鲁　婷)

第8章 抗利尿激素分泌失调综合征

【学/习/要/点】

一、掌握

抗利尿激素分泌失调综合征(SIADH)的临床表现、实验室检查、诊断及鉴别诊断。

二、熟悉

抗利尿激素分泌失调综合征的病因及病理生理。

【应/试/考/题】

一、选择题

【A/型/题】

1. 引起抗利尿激素分泌失调综合征最常
   见的恶性肿瘤是 （　）
   A. 胰腺癌　　　　B. 肺癌(小细胞型)
   C. 甲状腺髓样癌　D. 嗜铬细胞瘤
   E. 膀胱癌

2. 下列有助于抗利尿激素分泌失调综合
   征诊断的是 （　）
   A. 禁水 – 加压素试验
   B. 水负荷试验
   C. 口服葡萄糖耐量实验
   D. TRH 兴奋试验
   E. 胰岛素低血糖试验

3. 下列关于抗利尿激素分泌失调综合征
   的叙述,错误的是 （　）
   A. 多数患者在限制水分时,可不表现典
      型症状;但如予以水负荷,则可出现
      水潴留及低钠血症表现

B. 水肿程度与水潴留呈正相关
C. 血浆 AVP 相对于血浆渗透压呈不适
   当的高水平
D. 尿渗透压常高于血浆渗透压
E. 血清钠一般低于 130mmol/L,尿钠一
   般超过 30mmol/L

4. 下列降糖药物中,可导致抗利尿激素分
   泌过多和作用增强的是 （　）
   A. 甲苯磺丁脲　　　B. 氯磺丙脲
   C. 格列本脲　　　　D. 格列喹酮
   E. 二甲双胍

5. 下列关于抗利尿激素分泌失调综合征
   治疗的叙述,错误的是 （　）
   A. 限制水摄入,每日不超过 0.8 ~ 1.0L
   B. 严重患者伴有神志错乱、惊厥或昏迷
      时,静脉滴注 3% 氯化钠溶液
   C. 氯化钠溶液滴速应快,以尽快改善血
      钠水平
   D. 血钠上升至 120mmol/L 左右,即应停
      止高渗盐水静脉滴注
   E. 有严重水中毒者,注射呋塞米 20 ~
      40mg,排出水分

6. 血浆中抗利尿激素由下丘脑分泌,会引起抗利尿激素分泌减少的是　（　　）
   A. 大量饮水　　　B. 血容量减少
   C. 食用过咸的菜肴 D. 高钠血症
   E. 高钾血症

7. 抗利尿激素分泌失调综合征是由于（　　）
   A. 肾小管对 AVP 过于敏感引起的综合征
   B. 由垂体肿瘤导致对 AVP 分泌增多引起的一组综合征
   C. 抗利尿激素分泌过多引起的一组综合征
   D. 下丘脑分泌增多引起的一组综合征
   E. 肾小管对 AVP 不敏感引起的一组综合征

8. 抗利尿激素的分泌来源于　（　　）
   A. 漏斗柄
   B. 腺垂体
   C. 下丘脑的视上核和室旁核
   D. 神经垂体
   E. 垂体的中间部

9. 抗利尿激素分泌失调综合征引起的低钠血症需要与以下疾病鉴别,除外　（　　）
   A. 脑性盐耗综合征
   B. 顽固性心力衰竭
   C. 甲状腺功能减退症
   D. 原发性肾上腺皮质功能减退
   E. 尿崩症

【X 型题】

10. 下列关于抗利尿激素分泌失调综合征的叙述,正确的是　（　　）
    A. 部分肺燕麦细胞癌患者有 SIADH 的表现,但 X 线检查可以正常
    B. 特发性 SIADH 多见于老年人
    C. SIADH 是否消失可作为肿瘤治疗是否彻底的佐证

D. 严重 SIADH 患者伴有神志错乱、惊厥或昏迷时,可静脉滴注3%的高渗氯化钠溶液迅速纠正低钠血症以缓解症状
E. 地美环素可以用来治疗 SIADH

11. 抗利尿激素分泌失调综合征的主要表现为　（　　）
    A. 尿渗透压降低　B. 水潴留
    C. 尿排钠增多　　D. 低钠血症
    E. 尿比重降低

二、名词解释
1. SIADH
2. CSWS

三、填空题
1. SIADH 患者血清钠一般低于_____,尿钠排出相对_____,一般超过_____。血浆渗透压低于_____,而尿渗透压常_____血浆渗透压。

2. 轻度抗利尿激素分泌失调综合征患者每天水摄入量限制到_____L,症状即可好转。

3. 严重抗利尿激素分泌失调综合征患者伴有神志错乱、惊厥或昏迷时,可静脉输注_____,滴速为每小时_____,使血清钠逐步上升,症状改善。

四、简答题
1. 简述抗利尿激素分泌失调综合征的主要诊断依据。
2. 简述抗利尿激素分泌失调综合征的治疗。
3. 简述抗利尿激素分泌失调综合征的病因诊断。

五、病例分析题
患者,男,65 岁。以"间断咳嗽、痰中带血

2个月,食欲缺乏、乏力1周"为主诉入院。查体:精神差,消瘦,无水肿。右肺中部可闻及干、湿性啰音。胸部 X 线检查示右肺中叶有斑片状阴影。血钠122mmol/L。

问题:
1. 该患者的可能诊断。
2. 确诊需进一步做哪些检查?

【参／考／答／案】

一、选择题

【A 型题】

1. B　　2. B　　3. B　　4. B　　5. C
6. A　　7. C　　8. C　　9. E

【X 型题】

10. ABCE　　　11. BCD

1. B【解析】SIADH 的常见病因为恶性肿瘤,其中最多见的是肺小细胞癌。

2. B【解析】禁水 – 加压素试验用于尿崩症诊断,口服葡萄糖耐量试验用于糖尿病诊断,胰岛素低血糖试验一般用于生长激素缺乏症(GHD)诊断,TRH 兴奋试验一般用于鉴别原发性甲状腺功能减退和继发性甲状腺功能减退,同时也可作为甲状腺功能亢进的辅助诊断。

3. B【解析】SIADH 一般不出现水肿,表现为正常容量性低钠血症。

4. B【解析】氯磺丙脲、卡马西平、全身麻醉药、巴比妥类药物等可刺激 AVP 释放。

5. C【解析】过快纠正血钠和血浆渗透压会增加脑桥脱髓鞘病变的危险性。

6. A【解析】大量饮水后,血容量增加,抗利尿激素分泌减少。

7. C【解析】抗利尿激素分泌失调综合征是由于抗利尿激素过量分泌导致的体内水分潴留、稀释性低钠血症、尿钠和尿渗透压升高的临床综合征。

8. C【解析】抗利尿激素为神经垂体激素,由下丘脑的视上核和室旁核的神经分泌细胞分泌,经下丘脑 – 神经垂体束的轴浆流输送至神经垂体储存。

9. E【解析】慢性尿崩症患者血钠浓度偏高。

二、名词解释

1. 抗利尿激素分泌失调综合征(SIADH): 指内源性抗利尿激素(ADH)分泌异常增多或活性作用超常,导致水潴留、尿钠排出增多及稀释性低钠血症等有关临床表现的一组综合征。

2. 脑性耗盐综合征(CSWS): 指颅内疾病过程中,肾不能保存钠而导致进行性尿钠从尿中大量流失,并带走过多的水分,从而导致低钠血症和细胞外液容量的下降。临床表现方面主要为低钠血症、尿钠增高和低血容量(而 SIADH 血容量正常或轻度增加)。

三、填空题

1. 130mmol/L　　增高　　30mmol/L 275mOsm/(kg·H$_2$O)　　高于
2. 0.8 ~ 1.0
3. 3%氯化钠溶液　　1 ~ 2ml/kg

四、简答题

1. 简述抗利尿激素分泌失调综合征的主要诊断依据。

答 (1)血清钠降低,常 <130mmol/L。

（2）尿钠增高，常 >30mmol/L。

（3）血浆渗透压降低，常 < 275mOsm/（kg·H$_2$O）。

（4）尿渗透压 >100mOsm/（kg·H$_2$O），可高于血浆渗透压。

（5）无低血容量临床表现，但血 BUN、Cr、尿酸下降。

（6）除外甲状腺功能减退、肾上腺皮质功能减低、利尿剂使用等原因。

2. 简述抗利尿激素分泌失调综合征的治疗。

答 （1）病因治疗：纠正基础病。

（2）对症治疗：纠正水负荷过多和低钠血症。

（3）抗利尿激素受体拮抗剂：如托伐普坦。

3. 简述抗利尿激素分泌失调综合征的病因诊断。

答 首先考虑恶性肿瘤的可能性，特别是肺燕麦细胞癌，其次除外中枢神经系统疾病、肺部感染、药物等。

五、病例分析题

1. 该患者的可能诊断。

答 肺部肿瘤伴抗利尿激素分泌失调综合征。

2. 确诊需进一步做哪些检查？

答 肺部影像学检查、痰液细胞学检查以确定肺部病变性质，并行血、尿渗透压、血电解质、肾功能、尿钠等定量分析以确定 SIADH 的诊断，并检查排除甲状腺、肾上腺功能异常，可考虑进行限水试验。

（鲁　婷）

第9章　非毒性甲状腺肿

【学/习/要/点】

一、掌握

非毒性甲状腺肿的临床表现及治疗。

二、熟悉

非毒性甲状腺肿的分类、病理、诊断及鉴别诊断。

【应/试/考/题】

一、选择题

【A/型/题】

1. 非毒性多结节性甲状腺肿的主要诊断依据是　　　（　　）
   A. 咳嗽
   B. 吞咽困难
   C. 甲状腺功能
   D. 甲状腺肿大且伴有结节
   E. 甲状腺^{131}I摄取率增高

2. 弥漫性非毒性甲状腺肿最常见的病因是　　　（　　）
   A. 缺碘
   B. 桥本甲状腺炎后
   C. 碘过多
   D. 药物性甲状腺功能减退
   E. 先天性缺陷

3. 非毒性甲状腺肿与自身免疫性甲状腺炎的鉴别点为　　　（　　）
   A. 甲状腺肿大程度
   B. 有无发热
   C. TgAb 和 TPOAb

   D. 甲状腺功能
   E. 甲状腺肿软硬度

4. 非毒性甲状腺肿与毒性甲状腺肿的主要超声鉴别依据是　　　（　　）
   A. 甲状腺肿大的形态
   B. 甲状腺肿大的程度
   C. 丰富血流的"火海征"
   D. 甲状腺内是否存在结节
   E. 不均匀粗大光点

5. 下列关于非毒性多结节性甲状腺肿治疗的叙述,错误的是　　　（　　）
   A. 主要取决于病因
   B. 首选甲状腺激素治疗
   C. 可选用手术治疗
   D. 可采用碘化食盐防治
   E. 成年结节性甲状腺肿避免过量碘治疗

6. 下列不属于弥漫性非毒性甲状腺肿病因的是　　　（　　）
   A. 碘的缺乏
   B. 甲状腺激素合成障碍
   C. 甲状腺激素分泌障碍
   D. 甲状腺激素需求增多
   E. 长期促甲状腺激素(TSH)浓度增高

7. 下列关于非毒性多结节性甲状腺肿的叙述,错误的是 （ ）
   A. TSH 正常
   B. T_3、T_4 正常
   C. 甲状腺相关抗体水平正常
   D. Tg 水平增高
   E. 甲状腺病理无出血和钙化

8. 下列关于非毒性甲状腺肿的叙述,错误的是 （ ）
   A. 甲状腺呈多结节样肿大
   B. 甲状腺呈弥漫性肿大
   C. 由碘缺乏引起
   D. 由碘过量引起
   E. 甲状腺功能正常,不会引起声音嘶哑

9. 患者,女,25 岁。因甲状腺肿大就诊。查体:甲状腺 III° 肿大,无震颤,无结节。^{131}I 摄取率 24 小时 65% 。最可能的诊断是 （ ）
   A. 甲状腺功能亢进
   B. 弥漫性非毒性甲状腺肿
   C. 甲状腺癌
   D. 甲状腺囊肿
   E. 慢性甲状腺炎

10. 非毒性甲状腺肿胶质贮存期的主要病变是 （ ）
    A. 甲状腺不均匀性肿大
    B. 滤泡高度扩张,内含大量胶质,上皮细胞扁平
    C. 滤泡上皮细胞呈高柱状,间质充血
    D. 甲状腺形成结节
    E. 滤泡上皮细胞明显增生,呈立方形,伴小滤泡形成

【X/型/题】

11. 下列关于弥漫性非毒性甲状腺肿防治的叙述,正确的是 （ ）
    A. 在碘缺乏地区推行食盐加碘能有效预防地方性甲状腺肿
    B. 在沿海地区,具有甲状腺疾病遗传背景或潜在甲状腺疾病的个体宜食用碘盐

C. 单纯性甲状腺肿一般不需治疗
D. 对有压迫症状的单纯性甲状腺肿宜采取手术治疗
E. 应用左甲状腺素治疗老年甲状腺肿患者易诱发和加重冠心病

12. 下列关于非毒性甲状腺肿病理表现的叙述,正确的是 （ ）
    A. 甲状腺呈弥漫性或结节性肿大,切面可见结节、纤维化、出血和钙化
    B. 病变初期,整个腺体滤泡增生,血管丰富
    C. 随着病变进展,部分滤泡退化,部分滤泡增大,滤泡之间被纤维组织间隔
    D. 滤泡间可见不同程度的淋巴细胞浸润
    E. 病程较长者可以见到滤泡结构破坏

13. 下列关于非毒性甲状腺肿的叙述,正确的是 （ ）
    A. 甲状腺常呈现轻、中度肿大,表面光滑、质地较软
    B. 在碘缺乏地区,妊娠期、哺乳期、青春期人群易发病
    C. 肿大的甲状腺可引起压迫症状
    D. 肿大的腺体可有震颤或血管杂音
    E. 无临床甲状腺功能异常表现

14. 下列属于弥漫性非毒性甲状腺肿病因的是 （ ）
    A. 碘的缺乏
    B. 甲状腺激素合成障碍
    C. 碘过量
    D. 对甲状腺激素需求增多时
    E. TSH 刺激阻断性抗体浓度增高

二、名词解释
1. 碘缺乏
2. 非毒性甲状腺肿

三、填空题
1. 弥漫性非毒性甲状腺肿的临床表现为_____,甲状腺功能_____,

甲状腺^{131}I摄取率大多_____，高峰不提前。

2. 非毒性甲状腺肿与自身免疫性甲状腺炎的鉴别，后者也可仅表现为甲状腺肿大，但_____和_____常明显增高。

3. 甲状腺激素治疗，先_____，老年人的甲状腺激素剂量应酌减，以免_____。

四、简答题

1. 简述弥漫性非毒性甲状腺肿的临床表现。

2. 简述弥漫性非毒性甲状腺肿的病理改变。

3. 简述弥漫性非毒性甲状腺肿的病因。

五、病例分析题

患者，女，26岁。颈部增粗3个月，无疼痛、发热，无心慌、多汗及怕热，食欲、二便正常，体重无改变。既往体健，妊娠7个月，无肿瘤家族史。查体：T 36.4℃，P 80次/分，BP 120/70mmHg，R 20次/分，皮肤、巩膜无黄染，双侧颈部及锁骨上淋巴结未及肿大。口唇无发绀，甲状腺呈对称性Ⅱ°肿大，表面光滑，质软，未闻及血管杂音。腹隆，呈7个月妊娠大小，无压痛，其余部位查体无异常。

问题：

1. 初步诊断及诊断依据？

2. 需与哪些疾病鉴别？

3. 下一步该做哪些检查？

4. 治疗原则是什么？

【参/考/答/案】

一、选择题

【A型题】

1. D　2. A　3. C　4. C　5. B
6. E　7. E　8. E　9. B　10. B

【X型题】

11. ACDE　12. ABCE　13. ABCE
14. ABCD

1. D【解析】非毒性多结节性甲状腺肿主要特点为甲状腺结节性肿大，而甲状腺功能正常。

2. A【解析】缺碘是引起非毒性甲状腺肿的最主要原因。

3. C【解析】甲状腺相关抗体是自身免疫性甲状腺疾病最重要的诊断指标。

4. C【解析】"火海征"提示血流信号极丰富，一般见于毒性甲状腺肿。

5. B【解析】非毒性多结节性甲状腺肿是否采用甲状腺激素治疗，目前存在争议，因此不是首选治疗方案；当甲状腺肿大引起明显压迫症状或急性梗阻时，首选手术治疗。

6. E【解析】弥漫性非毒性甲状腺肿不伴有甲状腺功能异常，因此无长期促甲状腺激素（TSH）浓度增高现象。

7. E【解析】非毒性多结节性甲状腺肿的结节可因营养不良和血供不足而出现出血和钙化。

8. E【解析】非毒性甲状腺肿肿大到一定程度可压迫喉返神经而出现声音嘶哑。

9. B【解析】患者甲状腺肿大，无结节，甲状腺功能正常，因此考虑弥漫性非毒性甲状腺肿可能性大。

11. ACDE【解析】沿海地区饮食缺碘情况少见。

12. ABCE【解析】滤泡间淋巴细胞浸润多见于自身免疫性甲状腺疾病。

13. ABCE【解析】肿大腺体可闻及血管杂音及震颤多见于毒性甲状腺肿，排除D项；非毒性甲状腺肿不伴有甲状腺功能异常，排除E项。

二、名词解释

1. **碘缺乏：**缺碘是引起地方性甲状腺肿的主要病因，一般正常成人每日碘摄入量加 150μg，此外碘的相对不足，如在生长发育期、妊娠期、哺乳期，甲状腺激素需要量增加，碘缺乏更易导致甲状腺肿。

2. **非毒性甲状腺肿：**由非炎症性或非肿瘤性因素导致甲状腺肿大（弥漫性或结节性），而甲状腺功能一般正常。临床上可分为弥漫性非毒性甲状腺肿和非毒性多结节性甲状腺肿 2 类。

三、填空题

1. 甲状腺肿大　一般正常　增高
2. TgAb　TPOAb
3. 从小剂量开始逐渐增加　加重心脏负荷

四、简答题

1. 简述弥漫性非毒性甲状腺肿的临床表现。

答 （1）一般无明显症状。

（2）甲状腺肿大，重度肿大可引起压迫症状，主要表现为颈部紧束感和容貌改变。

（3）肿大的甲状腺质地软，表面光滑。胸骨后甲状腺肿可致头和上肢静脉回流受阻，嘱患者双手上举在头顶合拢，可有面部充血和颈静脉怒张。

2. 简述弥漫性非毒性甲状腺肿的病理改变。

答 典型病理改变为甲状腺呈弥漫性肿大。病变初期表现为弥漫性滤泡增生，间质血管充血；随着病变进展，部分滤泡退化，部分滤泡增大且富含胶质，部分滤泡被纤维组织间隔，形成大小不等、质地不一的结节。晚期可有部分腺体发生出血、坏死、纤维化或钙化。

3. 简述弥漫性非毒性甲状腺肿的病因。

答 ①合成甲状腺激素的原料不足；②甲状腺激素合成或分泌障碍；③机体对甲状腺激素的需要量增加。

五、病例分析题

1. 初步诊断及诊断依据。

答 初步诊断：弥漫性非毒性甲状腺肿，妊娠。

诊断依据：①年轻女性，妊娠 7 个月，产科检查正常；②甲状腺Ⅱ°肿大，对称，质软，光滑；③无心慌、多汗、怕热、消瘦、便溏等症状。

2. 需与哪些疾病鉴别？

答 ①甲状腺功能亢进症；②甲状腺肿瘤；③甲状腺炎。

3. 下一步该做哪些检查？

答 ①甲状腺功能检查；②甲状腺及颈部淋巴结超声检查；③甲状腺相关抗体检查。

4. 治疗原则是什么？

答 ①适当进食富含碘食物，如海带、紫菜；②随诊观察；③产后若无减轻，可试服甲状腺素片。

（鲁　婷）

第10章　甲状腺功能亢进症

【学/习/要/点】

一、掌握

1. 甲状腺功能亢进症(简称甲亢)的临床表现、实验室检查及治疗。
2. Graves 病(简称 GD)的临床表现、诊断、鉴别诊断、实验室检查及治疗原则。
3. 甲状腺危象的诱因、临床表现、诊断及治疗。

二、熟悉

1. Graves 病的病因及发病机制。
2. 甲状腺毒症心脏病的发生机制、诊断及治疗。
3. 特殊类型甲状腺功能亢进症。

【应/试/考/题】

一、选择题

【A/型/题】

1. 下列临床表现为 Graves 病所特有的是
（　　）
   A. 心悸、胸闷、多食、消瘦
   B. 阳痿或月经量减少
   C. 突眼、胫前黏液性水肿
   D. 心动过速、脉压增大
   E. 肌萎缩、骨质疏松

2. 下列关于甲状腺功能亢进症周期性瘫痪的叙述,正确的是　　　（　　）
   A. 大量的钾从尿中排出
   B. 大量的钾从肠道中排出
   C. 大量出汗,钾离子从皮肤丢失
   D. 血中钾离子向细胞内移动
   E. 甲状腺功能亢进症高代谢,钾摄入不足

3. 甲状腺危象的最主要临床表现是（　　）
   A. 高热、心率增快、呕吐、腹泻、烦躁
   B. 心率加快、血压高、头晕、头痛
   C. 心悸、气促、呕吐、腹泻
   D. 发绀、鼻翼扇动、心悸、出汗
   E. 面色苍白、四肢厥冷、呼吸困难

4. 诊断甲状腺功能亢进症最灵敏可靠的实验室检查方法是　　　（　　）
   A. 基础代谢率　　　B. 血清蛋白结合碘
   C. 测 TGA、TMA　　D. FT_3、FT_4、TSH
   E. 甲状腺 ^{131}I 摄取率

5. 甲状腺 ^{131}I 摄取率检查最有意义的是
（　　）
   A. 鉴别甲状腺毒症的病因
   B. 估计甲状腺功能亢进症严重程度
   C. 观察药物治疗疗效
   D. 观察 ^{131}I 治疗疗效
   E. 确定是否为手术适应证

6. 伴发甲状腺危象时首先给予　（　）
    A. 大剂量碘剂
    B. 控制感染
    C. 丙硫氧嘧啶
    D. 氢化可的松静脉滴注
    E. 普萘洛尔

7. Graves 病是一种自身免疫性疾病，血清存在自身抗体，TSAb 免疫学来源之一的抗体，是指针对哪个自身抗原的抗体
    　　　　　　　　　　　　（　）
    A. 促甲状腺激素受体（TSHR）
    B. 甲状腺球蛋白（Tg）
    C. 促甲状腺激素（TSH）
    D. 甲状腺过氧化物酶（TPO）
    E. 甲状腺微粒体和甲状腺阻断性抗体

8. 甲状腺功能亢进症浸润性突眼的原因主要是　　　　　　　　　　（　）
    A. 上睑肌的痉挛回缩
    B. 交感神经兴奋
    C. 眼球后组织的浸润水肿
    D. 眼球后新生物
    E. 眼球肿胀

9. Graves 病时常见的心律失常类型是
    　　　　　　　　　　　　（　）
    A. 房性期前收缩　　B. 室性期前收缩
    C. 心房颤动　　　　D. 交界性期前收缩
    E. 房室传导阻滞

10. 甲状腺功能亢进症患者既往有哮喘史，下列不宜使用的是　　　（　）
    A. 甲硫氧嘧啶　　B. 丙硫氧嘧啶
    C. 普萘洛尔　　　D. 卡比马唑
    E. 甲巯咪唑

11. 手术治疗甲状腺功能亢进症适用于
    　　　　　　　　　　　　（　）
    A. 浸润性突眼
    B. 胸骨后甲状腺肿
    C. 妊娠早期
    D. 有严重心、肝、肾等并发症
    E. 妊娠晚期

12. 淡漠型甲状腺功能亢进症，确诊主要靠
    　　　　　　　　　　　　（　）
    A. 临床表现　　　　B. 甲状腺肿大

C. 突眼　　　　　　D. 基础代谢率
    E. 甲状腺激素测定

13. 甲状腺功能亢进症治疗方法中，最易引起甲状腺功能减退的是　（　）
    A. 普萘洛尔　　　　B. 甲巯咪唑
    C. 碘剂　　　　　　D. 手术
    E. 放射性 ^{131}I 治疗

14. 下列不属于 Graves 病患者单纯性突眼表现的是　　　　　　　（　）
    A. 眼球向前突出
    B. 瞬目减少
    C. 眼睑肿胀、肥厚，结膜充血、水肿
    D. 双眼上看时，前额皮肤不能皱起
    E. 双眼看近物时，眼球辐辏不良

15. 下列关于 Graves 病时代谢的叙述，错误的是　　　　　　　　（　）
    A. 肠道糖吸收增加
    B. 肝糖原分解增加
    C. 尿肌酸排出增加
    D. 血总胆固醇增加
    E. 糖耐量异常

16. 下列关于淡漠型甲状腺功能亢进症的叙述，错误的是　　　　　（　）
    A. 多见于老年人
    B. 患者乏力，明显消瘦
    C. 可仅表现为阵发性或持续性心房颤动
    D. 不易发生甲状腺危象
    E. 眼征、甲状腺肿和高代谢症状均不明显

17. 抗甲状腺药物最主要的不良反应为
    　　　　　　　　　　　　（　）
    A. 胃肠道反应　　　B. 皮疹
    C. 粒细胞减少　　　D. 肝功能损害
    E. 肾功能损害

18. 妊娠合并甲状腺功能亢进症时的治疗应首选　　　　　　　　　（　）
    A. 甲巯咪唑　　　　B. 丙硫氧嘧啶
    C. 碳酸锂　　　　　D. 普萘洛尔
    E. 碘剂

19. 抗甲状腺药物治疗的一般疗程为（　）
    A. 症状缓解后即可停药
    B. 症状缓解后 3 个月
    C. 症状缓解后半年

D. 疗程 >1 年

E. 疗程 >1 年半

20. 甲状腺功能亢进症患者服用硫脲类药物后症状缓解,但突眼或甲状腺肿大加重,其正确的处理是 （　　）

　　A. 增加抗甲状腺药物剂量

　　B. 抗甲状腺药物酌情减量,同时加用甲状腺激素

　　C. 停用抗甲状腺药物

　　D. 加用碘剂

　　E. 加用 β 受体阻滞剂

21. 下列不符合甲状腺功能亢进症心血管系统临床表现的是 （　　）

　　A. 心动过速

　　B. 期前收缩

　　C. 脉压小

　　D. 心音增强,有收缩期杂音

　　E. 心室肥大和充血性心力衰竭

22. 抗甲状腺药物引起白细胞减少时的停药指征是 （　　）

　　A. 白细胞 $<6\times10^9$/L 或中性粒细胞 $<1.0\times10^9$/L

　　B. 白细胞 $<5\times10^9$/L 或中性粒细胞 $<1.0\times10^9$/L

　　C. 白细胞 $<4\times10^9$/L 或中性粒细胞 $<1.5\times10^9$/L

　　D. 白细胞 $<3\times10^9$/L 或中性粒细胞 $<1.5\times10^9$/L

　　E. 白细胞 $<3.5\times10^9$/L 或中性粒细胞 $<1.0\times10^9$/L

23. 患者,女,37 岁。诊断甲状腺功能亢进症后即行甲状腺次全切除术,术后出现高热、大汗,心率 160 次/分,烦躁不安,腹泻。此时首先考虑的诊断是 （　　）

　　A. 甲状腺功能亢进症术后感染

　　B. 甲状腺功能亢进症症状加重

　　C. 甲状腺危象

　　D. 甲状腺功能亢进症术后感染性腹泻

　　E. 甲状腺危象前期

24. 甲状腺危象时使用碘剂的目的是（　　）

　　A. 增强抗甲状腺药物作用

　　B. 阻止甲状腺激素合成

　　C. 抑制甲状腺激素释放

　　D. 降低基础代谢率

　　E. 阻断交感神经的兴奋作用

25. Graves 病浸润性突眼主要与（　　）有关

　　A. 体液免疫　　　　B. 细胞免疫

　　C. TPOAb　　　　　D. TSAb

　　E. TSH

26. 放射性 ^{131}I 治疗甲状腺功能亢进症时,2 次治疗的间隔时间至少是 （　　）

　　A. 1 个月　　　　　B. 2 个月

　　C. 3 个月　　　　　D. 6 个月

　　E. 1 年

27. 下列与甲状腺功能亢进症严重程度成平行关系的是 （　　）

　　A. 甲状腺肿大程度

　　B. 突眼度

　　C. 基础代谢率

　　D. TSAb 浓度

　　E. 甲状腺 ^{131}I 摄取率

28. Graves 病最重要的体征是 （　　）

　　A. 皮肤湿润多汗,手颤

　　B. 眼裂增大,眼球突出

　　C. 弥漫性甲状腺肿大伴血管杂音

　　D. 脉压增大

　　E. 心脏扩大,心律不齐

29. 甲状腺功能亢进症时发生腹泻的机制是 （　　）

　　A. 肠蠕动增强

　　B. 肠内容物渗透压增高

　　C. 肠腔内渗出物增加

　　D. 肠液分泌增多

　　E. VIP 作用

30. 引起 Graves 病的基本原因是 （　　）

　　A. 长期碘摄入不足

　　B. 长期碘摄入过多

　　C. 各种因素导致下丘脑分泌 TRH 过多

　　D. 各种原因导致垂体分泌 TSH 过多

　　E. 遗传易感性和自身免疫功能异常

31. 可选择应用放射性核素治疗的疾病是 （　　）

　　A. 原发性甲状腺功能减退症

　　B. 原发性甲状腺功能亢进症

　　C. 原发性甲状旁腺功能亢进症

D.特发性中枢性尿崩症

E.肾上腺皮质功能减退症

32.13 岁初中女生,患 Graves 病,治疗首选

　　　　　　　　　　　　（　　）

　　A.抗甲状腺药物　B.^{131}I 治疗

　　C.手术　　　　　D.镇静剂

　　E.多食海带

33.患者,女,30 岁。既往无甲状腺功能亢进症病史。TRAb 阳性,妊娠 2 个月时出现怕热、多汗、手抖。查体:甲状腺 Ⅰ°肿大。FT$_3$、FT$_4$升高,TSH 降低。该患者首选的治疗方法是　　（　　）

　　A.应用丙硫氧嘧啶

　　B.^{131}I 治疗

　　C.应用碘化钠溶液

　　D.外科手术

　　E.应用甲巯咪唑

34.患者,男,28 岁。心悸、怕热、多汗、消瘦、易饿 4 月余。甲状腺 Ⅰ°肿大。血 TSH 降低,T$_3$、T$_4$升高。诊断甲状腺功能亢进症。甲巯咪唑 30mg/d,20 天后白细胞 2.2×10^9/L。下一步治疗首选

　　　　　　　　　　　　（　　）

　　A.甲巯咪唑剂量减半再用

　　B.甲巯咪唑与升白细胞药物合用

　　C.改用丙硫氧嘧啶

　　D.^{131}I 治疗

　　E.白细胞恢复正常后立即手术治疗

35.患者,男,28 岁。心悸、无力、手抖 3 个月,大便 2~3 次/日,不成形,体重下降 5kg,1 周前诊断为甲状腺功能亢进症,尚未治疗。昨晚饮白酒半斤,呕吐一次,晨起醒来发现双下肢不能活动。其下肢不能活动的紧急处理是（　　）

　　A.口服大剂量 β 受体阻滞剂

　　B.静脉补钾

　　C.口服丙硫氧嘧啶

　　D.注射 B 族维生素

　　E.静脉滴注氢化可的松

36.患者,女,29 岁。结节性甲状腺肿 10 年。近半年出现怕热、多汗。T$_3$、T$_4$ 值高于正常值近 1 倍。妊娠 4 个月,有哮喘病史。最适合的治疗方法是

　　　　　　　　　　　　（　　）

　　A.抗甲状腺药物治疗

　　B.普萘洛尔治疗

　　C.碘剂治疗

　　D.放射性^{131}I 治疗

　　E.甲状腺大部切除术

37.甲状腺毒症心脏病的老年患者,根治甲状腺功能亢进症应首选　　（　　）

　　A.复方碘溶液

　　B.抗甲状腺药物

　　C.^{131}I 治疗

　　D.大剂量普萘洛尔

　　E.立即行甲状腺手术

38.患者,女,36 岁。心悸、怕热、多汗 3 月余,体重下降 5kg。查体:无突眼,双手细颤,甲状腺 Ⅱ°肿大,可闻及血管杂音,心率 120 次/分。WBC 3.0×10^9/L,ALT 46U/L,AST 36U/L。结合实验室检查诊断为 Graves 病。患者能否用^{131}I 治疗的关键是　　（　　）

　　A.肝功能

　　B.白细胞计数

　　C.抗甲状腺抗体水平

　　D.甲状腺^{131}I 摄取率

　　E.甲状腺核素扫描

39.下列不符合甲状腺危象表现的是（　　）

　　A.高热达 39℃以上

　　B.心率 >140 次/分

　　C.厌食

　　D.恶心、呕吐、腹泻

　　E.白细胞总数和中性粒细胞常降低

40.患者,女,45 岁。间断发作心悸、大汗、手抖 6 个月。发作时伴饥饿感,无黑矇、眩晕等。查体:BP 140/90mmHg,睑结膜无苍白,心率 68 次/分,律齐。发作时测血压与平素无明显变化。心悸反复发作最可能的病因是　　（　　）

　　A.贫血

B. 低血糖

C. 心律失常

D. 甲状腺功能亢进症

E. 急性心肌炎

41. 患者,女,47 岁。心悸、怕热、多汗 6 个月,体重下降 5kg。查体:BP 120/60mmHg,皮肤潮湿,双手有细颤,睑裂较大,眼球未突出,甲状腺 I°肿大,质软,双肺呼吸音清,心率 100 次/分,律齐,双下肢无水肿。WBC 3.3×10^9/L。该患者最佳的治疗选择是　　(　　)

A. 复方碘溶液　　B. 抗甲状腺药物

C. 甲状腺手术　　D. 放射性碘

E. 左甲状腺素

42. 甲状腺功能亢进症患者的手术禁忌证是　　　　　　　　(　　)

A. 妊娠中期重度甲状腺功能亢进症

B. 高功能腺瘤

C. 中重度 Graves 病

D. 青少年患者

E. 胸骨后甲状腺肿伴甲状腺功能亢进症

43. 下列关于 Graves 病非浸润性突眼的叙述,正确的是　　　(　　)

A. 患者常有视力疲劳、异物感、怕光、流泪

B. 突眼是由于病变累及球后组织引起的

C. 突眼度一般 <18mm

D. 多有眼球胀痛、复视

E. 病变与甲状腺功能亢进症治疗好转无关

44. 抗甲状腺药物治疗前必须检查的项目是　　　　　　　　(　　)

A. 心率　　　　　B. 血常规

C. 甲状腺大小　　D. 突眼度

E. 以上均不是

45. 患者,男,45 岁。诊断为 Graves 病 5 年。下列是该病少见但又特征性的症状是　　　　　　　　(　　)

A. 明显多食　　　B. 心力衰竭

C. 心房颤动　　　D. 双下肢软瘫

E. 胫前黏液性水肿

46. 下列属于复方碘剂治疗指征的是(　　)

A. 甲状腺功能亢进症合并妊娠

B. 甲状腺毒症心脏病

C. 甲状腺功能亢进症术后复发

D. 甲状腺功能亢进症术前准备和甲状腺危象

E. 甲状腺功能亢进症伴重度浸润性突眼

47. 摄碘高峰提前,^{131}I 摄取率增加可见于　　　　　　　　　　(　　)

A. 单纯性甲状腺肿

B. 甲状腺功能亢进症

C. 甲状腺功能减退症

D. 亚急性甲状腺炎

E. 萎缩性甲状腺炎

【B 型题】

(48~52 题共用备选答案)

A. 碘盐治疗

B. 甲巯咪唑治疗

C. 甲状腺次全切除术

D. ^{131}I 治疗

E. 大量硫脲类药物 + 复方碘液 + 普萘洛尔

48. 结节性甲状腺肿伴功能亢进可用(　　)

49. 甲状腺危象可用　　　　　　(　　)

50. 单纯性甲状腺肿早期可用　　(　　)

51. 老年甲状腺功能亢进症,长期服药可用　　　　　　　　　(　　)

52. 轻度甲状腺功能亢进症可用　(　　)

【X 型题】

53. T_3 型甲状腺毒症可见于　　(　　)

A. 结节性毒性甲状腺肿

B. Graves 病

C. 甲状腺功能亢进症复发

D. 妊娠甲状腺功能亢进症

E. 淡漠型甲状腺功能亢进症

54. 放射性^{131}I 治疗甲状腺功能亢进症的机制为　　　　　　　　　(　　)

A. 减少甲状腺激素合成

B. 破坏甲状腺激素

C. 破坏甲状腺组织

D. 减少 TRAb 生成

E. 抑制甲状腺激素释放

55. 甲状腺功能亢进症治疗的主要方法是 （　　）

A. 抗甲状腺药物

B. 放射性^{131}I 治疗

C. 复方碘溶液

D. 甲状腺次全切除术

E. 中医中药治疗

56. TSAb 在甲状腺功能亢进症诊疗中的意义是 （　　）

A. 诊断 Graves 病

B. 判断疾病是否处于活动期

C. Graves 病是否复发

D. 能否停药的指征

E. 手术指征

二、名词解释

1. thyrotoxicosis

2. T$_3$型甲状腺毒症

3. thyroid crisis

4. 淡漠型甲状腺功能亢进症

三、填空题

1. 甲状腺毒症可分为 ＿＿＿＿＿＿＿ 和 ＿＿＿＿＿＿＿。

2. Graves 病的临床表现有 ＿＿＿＿＿＿＿ 和 ＿＿＿＿＿＿＿。

3. 治疗甲状腺功能亢进症常用的 2 类抗甲状腺药物是 ＿＿＿＿＿＿＿ 和 ＿＿＿＿＿＿＿。

4. 抗甲状腺药物的作用机制为 ＿＿＿＿＿＿＿＿＿＿＿，可抑制 T$_4$在周围组织转化为 T$_3$的药物为 ＿＿＿＿＿＿＿＿＿＿。

5. 甲状腺功能亢进症的治疗主要是 ＿＿＿＿＿＿＿＿＿、＿＿＿＿＿＿＿＿＿ 和 ＿＿＿＿＿＿＿＿＿ 3 种。

6. 可作为诊断和抗甲状腺药物治疗甲状腺功能亢进症停药指标的是 ＿＿＿＿＿＿＿＿＿＿＿＿。

四、简答题

1. Graves 病单纯性突眼的眼征有哪些?

2. 简述甲状腺危象的诱因及防治原则。

3. 简述 Graves 病的治疗方法及其优缺点。

五、病例分析题

患者,女,25 岁。以"怕热、多汗、消瘦 1 年"为主诉入院。1 年前无诱因出现怕热、心慌、乏力、多食、消瘦,大便 5 ~ 6 次/日,呈糊状无脓血,无里急后重感,易激动、情绪不稳定。在当地按"慢性肠炎""神经官能症"治疗无效。查体: T 37. 2℃, P 120 次/分, BP 150/75mmHg, 皮肤温暖潮湿,双目微突,瞬目动作减少,伸舌细颤,甲状腺Ⅱ°肿大,质软无压痛,可触及震颤,闻及血管杂音。肺呼吸音清,心率 120 次/分,律齐,第一心音有力,心尖部可闻及收缩期杂音,柔和。肝、脾不大。双下肢无水肿,伸手有震颤,膝腱反射亢进。

问题:

1. 该患者的初步诊断是什么?

2. 确诊需进一步做哪些检查?

3. 怎样应用药物治疗?

【参／考／答／案】

一、选择题

【A 型题】

1. C	2. D	3. A	4. D	5. A
6. C	7. A	8. C	9. C	10. C

11. B	12. A	13. E	14. C	15. D
16. D	17. C	18. B	19. D	20. B
21. C	22. D	23. C	24. C	25. B
26. D	27. C	28. C	29. A	30. E
31. B	32. A	33. A	34. D	35. B

36. A　　37. C　　38. D　　39. E　　40. D
41. B　　42. D　　43. C　　44. B　　45. D
46. D　　47. B

【B 型题】

48. C　　49. E　　50. A　　51. D　　52. B

【X 型题】

53. ABC　　　54. AC　　　55. ABD
56. ABCD

2. D【解析】甲状腺功能亢进症性周期性瘫痪的发生机制为甲亢时肌肉细胞膜上 $Na^+ - K^+ - ATP$ 酶活性增加,导致钾向细胞内移动,血钾降低,造成低钾性周期性瘫痪。

6. C【解析】甲状腺危象治疗:针对诱因治疗;首选丙硫氧嘧啶,抑制甲状腺激素合成;碘剂抑制甲状腺激素的释放;普萘洛尔减慢心率,减轻心悸症状,抑制外周 T_4 向 T_3 转化;氢化可的松防止肾上腺皮质功能减退危象的发生;治疗效果不满意时可考虑血液透析或腹膜透析;物理降温,对症处理。

7. A【解析】Graves 病是一种自身免疫性疾病,血清存在自身抗体,TSAb 为针对甲状腺细胞表面促甲状腺激素受体(TSHR)的抗体。

8. C【解析】甲状腺功能亢进症单纯性突眼主要与甲状腺毒症导致的交感神经兴奋性增高有关;浸润性突眼与眶后组织的自身免疫炎症反应有关,引起球后组织的浸润水肿。

11. B【解析】手术治疗甲状腺功能亢进症的适应证:甲状腺显著肿大,有压迫症状者;中、重度甲状腺功能亢进症,长期药物治疗无效或不能坚持服药者,或停药复发者;胸骨后甲状腺肿并甲状腺功能亢进症;细针穿刺细胞学检查怀疑恶变者;药物治疗无效或过敏的妊娠 T_2 期患者。

12. A【解析】淡漠型甲状腺功能亢进症多见于老年患者,起病隐匿,高代谢症状、眼征和甲状腺肿大均不明显,主要表现为明显消瘦、心悸、乏力、食欲缺乏、头

晕或神志淡漠等,可伴房颤、震颤和肌病等特征,70% 无甲状腺肿大,因此其诊断主要靠临床表现。

14. C【解析】单纯性突眼与甲状腺毒症导致的交感神经兴奋性增高有关,主要表现为上睑挛缩、眼裂增宽;上视无额纹;下视上睑不能随之下垂,露出白色巩膜;视近物时眼球辐辏不良;瞬目减少,炯炯发亮;轻度突眼(一般小于 18mm)。这些眼征在甲状腺功能亢进症治愈后能自行恢复或好转。而眼睑肿胀、肥厚,结膜充血、水肿等是浸润性突眼的表现。

15. D【解析】甲状腺功能亢进症物质代谢:血钾、血镁降低,血钙正常;蛋白质分解加速,合成减少;肝糖原分解增加,肠道糖吸收增加,血糖升高;脂肪分解增加,尿肌酸排出增加,胆固醇降低。

16. D【解析】淡漠型甲状腺功能亢进症多见于老年患者,起病隐匿,高代谢症状、眼征和甲状腺肿大均不明显,主要表现为明显消瘦、心悸、乏力、食欲缺乏、头晕或神志淡漠等,可伴心房颤动、震颤和肌病等特征,70% 无甲状腺肿大,易被误诊为恶性肿瘤、冠心病等,易发生甲状腺危象。

19. D【解析】甲状腺功能亢进症的药物治疗分 3 个阶段:初治期 4~8 周,维持期 1~1.5 年,整个疗程不少于 1 年。

20. B【解析】抗甲状腺药物会抑制甲状腺激素生成,血中甲状腺激素减少,反馈性的刺激垂体增加 TSH 的释放,而 TSH 的增多会刺激甲状腺肿大,且抗甲状腺药物会阻止碘进入甲状腺,碘的缺乏也会使甲状腺肿大加重。

26. D【解析】^{131}I 治疗后一般 2~4 周才开始起效,症状减轻,甲状腺缩小,部分患者突眼也可以减轻,6 个月至 2 年症状全部消除,因此需要进行第 2 次治疗者需要在半年以后。

29. A【解析】甲状腺功能亢进症患者的腹泻属于动力性腹泻,是由于肠蠕动亢进致肠内食糜停留时间缩短,未被充分吸收所致。肠内容物渗透压增高多

见于应用甘露醇后;肠液分泌增多引起的腹泻多见于霍乱、溃疡性结肠炎等;血管活性肽(VIP)瘤引起水样腹泻属于分泌性腹泻。

31. B【解析】^{131}I 只能作为原料被甲状腺摄取,因此对非靶腺器官无治疗作用;而 ^{131}I 治疗机制是通过 ^{131}I 释放出的 β 射线破坏甲状腺组织,减少甲状腺激素合成,因此对于甲状腺功能减退者是禁用的。特发性中枢性尿崩症的治疗首选精氨酸加压素,而不是放射性 ^{131}I。

32. A【解析】Graves 病的治疗方法有 3 种:抗甲状腺药物治疗、手术治疗及放射性 ^{131}I 治疗。抗甲状腺药物治疗指征:病情轻、中度者;甲状腺轻、中度肿大者;年龄 < 20 岁;孕妇、高龄;术前或 ^{131}I 治疗前的准备。该患者 13 岁,只能选择抗甲状腺药物治疗。镇静剂只是对症治疗;多食海带为预防单纯性甲状腺肿的措施。

33. A【解析】年轻女性,根据临床表现及实验室检查,明确诊断甲状腺功能亢进症。甲状腺 I°肿大,无手术适应证,首选抗甲状腺药物治疗。因患者妊娠 2 个月,属 T_1 期,首选丙硫氧嘧啶。

34. D【解析】粒细胞减少是抗甲状腺药物的常见不良反应,当白细胞 < 3×10^9/L 时应停药。该患者应用甲巯咪唑治疗后白细胞降至 2.2×10^9/L,故应立即停药。患者甲状腺 I°肿大,无手术适应证,且伴有白细胞减少,故下一步治疗首选放射性 ^{131}I 治疗。

35. B【解析】青年男性,心悸、手抖、无力、大便次数增多、消瘦,诊断甲状腺功能亢进症。甲状腺功能亢进症周期性瘫痪是甲状腺功能亢进症一个少见但特征性的表现,多见于青年男性,下肢无力瘫痪的根本原因是低钾,因此紧急治疗是立即静脉补钾纠正电解质紊乱,钾恢复正常后下肢活动可逐步恢复。

36. A【解析】妊娠期甲状腺功能亢进症首选药物治疗,次选手术治疗,且手术只

能在 T_2 期进行;该患者为 T_2 期,应首选抗甲状腺药物治疗,只有在药物不能控制甲状腺功能亢进症的情况下才进行手术治疗。放射性 ^{131}I 治疗禁用于妊娠患者。患者有哮喘病史,不能用普萘洛尔;碘剂只能用于术前准备和甲状腺危象的治疗。

37. C【解析】甲状腺毒症心脏病可给予足量抗甲状腺药物进行治疗,待甲状腺功能亢进症控制后,首选放射性 ^{131}I 治疗,破坏甲状腺组织,以达到根治的目的。抗甲状腺药物只能控制症状,不能根治甲状腺毒症心脏病。甲状腺毒症心脏病不能直接进行手术,需待病情得到控制后方可手术,否则易发生心脏意外、甲状腺危象等。

38. D【解析】^{131}I 治疗甲状腺功能亢进症的机制是通过 ^{131}I 释放出的 β 射线破坏甲状腺组织,减少甲状腺激素合成,因此其治疗的先决条件是甲状腺组织能摄取 ^{131}I,故在进行 ^{131}I 治疗前,必要测定甲状腺 ^{131}I 摄取率。

39. E【解析】甲状腺危象常见诱因有:感染、手术、创伤、精神刺激等。临床表现为:高热、大汗、心动过速(140 次/分以上)、烦躁、焦虑不安、恶心、呕吐、腹泻,严重者出现心力衰竭、休克甚至昏迷。甲状腺危象时白细胞及中性粒细胞是升高的;甲状腺功能亢进症时白细胞及中性粒细胞是降低的。

40. D【解析】患者大汗、手抖、脉压增大,应考虑甲状腺功能亢进症。甲状腺功能亢进症时由于基础代谢与交感神经兴奋性增高,导致心率增快、心脏搏动增强,可引起心悸。患者睑结膜无苍白可排除贫血;心率正常,律齐,可排除心律失常;发作时无黑矇、眩晕等脑缺血组织,不考虑低血糖可能;急性心肌炎引起的心悸常伴有胸闷、胸痛、气促等。

43. C【解析】Graves 病非浸润性突眼又称单纯性突眼,病因与甲状腺毒症导致的交感神经兴奋性增高有关,主要表现为上睑挛缩、眼裂增宽;上视无额纹;下视上睑不能随之下垂,露出白色

巩膜;视近物时眼球辐辏不良;瞬目减少,炯炯发亮;轻度突眼(一般小于18mm)。这些眼征在甲状腺功能亢进症治愈后能自行恢复或好转。A、B、D项均为浸润性突眼的表现。

44.B【解析】甲状腺功能亢进症本身可引起白细胞及中性粒细胞减少,而抗甲状腺药物的主要不良反应为粒细胞减少,因此在开始应用抗甲状腺药物前需检测血常规明确是否存在白细胞减少情况,避免应用甲状腺药物后加重白细胞减少情况,出现感染,加重病情。

47.B【解析】甲状腺功能亢进症 ^{131}I 摄取率呈摄碘高峰提前, ^{131}I 摄取率是增高的;单纯性甲状腺肿 ^{131}I 摄取率增高,但摄碘高峰不提前。余3项的 ^{131}I 摄取率均降低。

48.C【解析】结节性甲状腺肿伴功能亢进属继发性甲状腺功能亢进症,基础疾病有结节性甲状腺肿,因此治疗上可考虑甲状腺次全切除术,同时解决甲状腺结节和功能亢进问题。

49.E【解析】甲状腺危象时首选丙硫氧嘧啶,同时联合碘剂抑制甲状腺素释放普萘洛尔改善心悸症状。

50.A【解析】单纯性甲状腺肿主要与碘摄入不足有关,早期可给予碘盐治疗,补充原材料。

51.D【解析】老年性甲状腺功能亢进症可能合并有肝、肾功能不全等基础疾病,难以耐受药物治疗,因此可选用 ^{131}I 治疗。

52.B【解析】轻度甲状腺功能亢进症首选抗甲状腺药物治疗。

53.ABC【解析】T_3 型甲状腺毒症是由于 T_3 产生量显著多于 T_4 所致。可见于:①Graves 病、毒性结节性甲状腺肿及自主高功能性腺瘤;②甲状腺功能亢进症治疗中、治疗后复发;③碘缺乏地区甲状腺功能亢进症。

54.AC【解析】放射性 ^{131}I 治疗的机制是通过 ^{131}I 释放出的 β 射线破坏甲状腺组织,减少甲状腺激素合成,其射程只有2mm,不会累及毗邻组织。

二、名词解释

1. 甲状腺毒症(thyrotoxicosis):指血循环中甲状腺激素过多,引起以神经、循环、消化等系统兴奋性增高和代谢亢进为主要表现的一组临床综合征。

2. T_3 型甲状腺毒症:见于 Graves 病、毒性结节性甲状腺肿、自主高功能性腺瘤及甲状腺功能亢进症治疗中或治疗后复发及碘缺乏地区甲状腺功能亢进症患者。临床表现与寻常型甲状腺功能亢进症相同,但症状较轻。特征为血 T_3 与 FT_3 均增高,而 T_4、FT_4 正常,甲状腺 ^{131}I 摄取率偏高。

3. 甲状腺危象(thyroid crisis):是甲状腺功能亢进症恶化时的严重表现,多见于感染、各种应激或 ^{131}I 治疗早期,甲状腺危象表现为高热39℃以上,心率快,大于140 次/分,可伴心房颤动、烦躁不安、呼吸急促、大汗淋漓、消化道症状,严重者出现至虚脱、休克、意识障碍、昏迷等。

4. 淡漠型甲状腺功能亢进症:多见于老年患者,起病隐匿,高代谢症状、眼征及甲状腺肿均不明显。主要表现为神志淡漠、乏力、嗜睡、反应迟钝、明显消瘦,有时候有腹泻、厌食等消化系症状,或仅表现为原因不明的阵发性或持续性心房颤动,年老者可合并心绞痛、心肌梗死,更易与冠心病相混淆。由于甲状腺功能亢进症长期未能得到及时诊治而易发生甲状腺危象。

三、填空题

1. 甲状腺功能亢进类型　非甲状腺功能亢进类型
2. 甲状腺毒症表现　甲状腺肿和眼征
3. 硫脲类　咪唑类
4. 抑制甲状腺激素生物合成　丙硫氧嘧啶
5. 药物治疗　放射性碘治疗　手术治疗
6. 甲状腺刺激性抗体(TSAb)

四、简答题

1. Graves 病单纯性突眼的眼征有哪些?

答 单纯性突眼的常见眼征有:①眼球向前突出,突限度一般不超过 18mm;②瞬目减少(Stellwag 征);③上眼睑挛缩、睑裂宽、向前平视时,角膜上缘外露;④双眼向下看时,上眼睑不能随眼球下落或下落后滞于眼球(Von Graefe 征);⑤向上看时,前额皮肤不能皱起(Joffroy 征);⑥两眼看近物时,眼球辐辏不良(Mobius 征)。

2. 简述甲状腺危象的诱因及防治原则。

答 (1)主要诱因:①应激状态,如感染、手术、放射性碘治疗等;②严重躯体疾病状态,如充血性心力衰竭、低血糖症、败血症、脑血管意外、急腹症或重症创伤等;③口服过量 TH 制剂;④严重精神创伤;⑤手术中过度挤压甲状腺。

(2)防治原则:一旦发生需积极抢救。①抑制 TH 合成:首选 PTU 500 ~ 1000mg 首次口服或经胃管注入,以后每次 250mg,每 4 小时口服。②抑制 TH 释放:服 PTU 后 1 小时再加用复方碘溶液。一般使用 3 ~ 7 天。③抑制组织 T_4 转换为 T_3 和(或)抑制 T_3 与细胞受体结合:PTU、β 受体阻滞剂和糖皮质激素均可抑制组织 T_4 转换为 T_3。④降低血 TH 浓度:可选用血液透析、腹膜透析或血浆置换等迅速降低血 TH 浓度。⑤纠正电解质、水和酸碱平衡紊乱,补充热量和多种维生素等。⑥对症治疗:包括供氧、防治感染、降温、积极治疗各种并发症。⑦待危象控制后,应根据具体情况,选择适当的甲状腺功能亢进症治疗方案,并防止危象再次发生。

3. 简述 Graves 病的治疗方法及其优缺点。

答 治疗方法包括药物治疗、放射碘治疗及手术治疗 3 种,各有其优缺点。抗甲状腺药物治疗的优点:①疗效较肯定;②一般不引起永久性甲状腺功能减退症;③方便、经济、使用较安全。缺点:①疗程长,一般需 1 ~ 2 年,有时长达数年;②停药后复发率较高,并存在继发性失效可能;③少数病例可发生严重肝损害或粒细胞缺乏等。放射碘治疗具有简便、安全、疗效明显及治愈率较高等优点。但此方法属创伤性疗法,易发生甲状腺功能减退症。手术治疗有治愈率高等优点,但亦属创伤性治疗,可引起多种并发症或出现甲状腺功能减退症。

五、病例分析题

1. 该患者的初步诊断是什么?

答 弥漫性毒性甲状腺肿(Graves 病)。

2. 确诊需进一步做哪些检查?

答 可检查基础代谢率,甲状腺^{131}I 摄取率,T_3、T_4、FT_3、FT_4、rT_3、TSH、TgAb、TSAb、T_3 抑制试验、TRH 兴奋试验。

3. 怎样应用药物治疗?

答 常用药物有抗甲状腺药物,分硫脲类和咪唑类,可采用如下治疗:甲巯咪唑10 ~ 30mg,每天 1 次口服或丙硫氧嘧啶 50 ~ 150mg,每天 2 ~ 3 次口服,可加服普萘洛尔 30 ~ 60mg/d。待症状控制,甲状腺功能正常后逐渐减量至维持量,维持用药 12 ~ 18 个月,治疗过程中注意复查血象和药物的其他不良反应,若治疗过程中,甲状腺肿加重,加用少量甲状腺片治疗。

(胡兴娜)

第11章　甲状腺功能减退症

【学/习/要/点】

一、掌握

1. 甲状腺功能减退症(简称甲减)的病因、临床表现、诊断、鉴别诊断及治疗。
2. 黏液水肿性昏迷的临床表现及治疗。

二、熟悉

甲状腺功能减退症的分类及实验室检查。

【应/试/考/题】

一、选择题

【A/型/题】

1. 甲状腺功能减退症最多见的类型是
　　　　　　　　　　　　　　　　　(　　)
　A. 原发性甲状腺功能减退症
　B. 垂体性甲状腺功能减退症
　C. 下丘脑性甲状腺功能减退症
　D. 甲状腺激素抵抗综合征
　E. 医源性手术后甲状腺功能减退症

2. 下列能反应下丘脑－垂体－甲状腺轴
　功能的是　　　　　　　　　(　　)
　A. TT_3、TT_4　　　　B. TT_4、FT_4
　C. TT_3、FT_3　　　　D. TSH
　E. FT_3、FT_4

3. 甲状腺功能减退症中最有特征性的临
　床表现为　　　　　　　　　(　　)
　A. 明显畏寒,体温低于正常
　B. 皮肤常苍白、干燥、粗厚
　C. 跟腱反射明显减退,肌肉收缩后松弛
　　期延长

　D. 心动过缓、心包积液
　E. 面部水肿

4. 鉴别甲状腺性、垂体性和下丘脑性甲状
　腺功能减退症最可靠的试验为　(　　)
　A. 血浆 TSH 测定
　B. TSH 兴奋试验
　C. TRH 兴奋试验
　D. 甲状腺自身抗体测定
　E. 过氯酸钾排泌试验

5. 甲状腺功能减退症时下列实验室检查
　错误的是　　　　　　　　　(　　)
　A. T_4 正常　　　　　B. TSH 正常
　C. 血脂增高　　　　　D. 血糖正常
　E. 可出现贫血

6. 下列关于甲状腺功能减退症替代治疗
　的叙述,错误的是　　　　　(　　)
　A. 确诊后即刻足量替代
　B. 替代剂量应个体化
　C. 从小剂量开始逐渐加量至甲状腺功
　　能正常
　D. TSH 是评估疗效的最佳指标
　E. 不论何种甲状腺功能减退症均需 TH
　　替代并监测

7. 患者,女,38 岁。2 个月来乏力、记忆力减退、嗜睡、体重增加。血胆固醇 6.8mmol/L。最可能的诊断是 （　　）
   A. 甲状腺功能亢进症
   B. 甲状腺功能减退症
   C. 高脂血症
   D. 神经官能症
   E. 单纯性肥胖

8. 甲状腺功能减退的主要病因是 （　　）
   A. 自身免疫性甲状腺炎
   B. 垂体疾病
   C. 下丘脑疾病
   D. 碘过量
   E. 抗甲状腺药物

9. 下列不符合先天性甲状腺功能减退症表现的是 （　　）
   A. 生长缓慢　　　B. 智力低下
   C. TSH 降低　　　D. 骨龄落后
   E. 发病年龄较早

10. 预防甲状腺功能减退症黏液水肿性昏迷的关键是 （　　）
    A. 坚持甲状腺激素替代治疗
    B. 控制水分摄入
    C. 禁用安眠药、镇静剂
    D. 避免过度劳累
    E. 增强免疫力

11. 患者,女,42 岁。乏力、怕冷、便秘伴声音嘶哑 1 年,体重增加 8kg,经检查诊断为甲状腺功能减退症。拟用左甲状腺素片替代治疗,最适宜的起始剂量为 （　　）
    A. 125μg　　　　B. 100μg
    C. 75μg　　　　D. 50μg
    E. 25μg

12. 甲状腺功能减退症替代治疗过程中调整左甲状腺素剂量是根据 （　　）
    A. TSH　　　　B. TT_3
    C. TT_4　　　　D. FT_3
    E. FT_4

【B 型题】

(13 ～ 14 题共用备选答案)
   A. 原发性甲状腺功能减退症
   B. 甲状腺功能亢进症
   C. 亚急性甲状腺炎
   D. 甲状腺癌
   E. 垂体性甲状腺功能减退症

13. T_3、T_4 降低,且 TRH 兴奋试验无反应可见于 （　　）

14. TSH 升高可见于 （　　）

【X 型题】

15. 亚临床甲状腺功能减退症的特征是 （　　）
    A. 血 T_4 正常或减低,T_3 正常
    B. TSH 升高
    C. 没有明显临床症状
    D. 多见于自身免疫性甲状腺炎
    E. TSH 降低

16. 黏液水肿性昏迷的诱因有 （　　）
    A. 替代中断治疗　　B. 寒冷
    C. 手术　　　　　　D. 饱餐
    E. 使用镇静剂

二、名词解释
黏液性水肿

三、填空题
1. 甲状腺功能减退症替代治疗首选____，其半衰期为_____。
2. 甲状腺功能减退症按病变发生的部位可分为_____、_____和____ 3 型。

四、简答题
简述黏液性水肿昏迷的治疗。

【参 / 考 / 答 / 案】

一、选择题

【A 型题】

1. A   2. D   3. C   4. C   5. B
6. A   7. B   8. A   9. C   10. A
11. E   12. A

【B 型题】

13. E   14. A

【X 型题】

15. ABCD   16. ABCE

1. A【解析】原发性甲状腺功能减退症是由甲状腺本身病变引起的甲状腺功能减退症,占全部甲状腺功能减退症的 95% 以上,且 90% 以上原发性甲状腺功能减退症是由自身免疫、甲状腺手术和甲状腺功能亢进症 ^{131}I 治疗所致。

3. C【解析】甲状腺功能减退症中最有特征性的临床表现为跟腱反射明显减退、肌肉收缩后松弛期延长。畏寒、体温低于正常、皮肤常苍白、干燥、粗厚、心动过缓、心包积液、面部虚肿为甲状腺功能减退症的一般表现,不具有甲状腺功能减退症特征性。

4. C【解析】TRH 兴奋试验原发性甲状腺功能减退症时血清 T_4 降低,TSH 增高,对 TRH 的刺激反应增强。如病变在下丘脑,多呈延迟反应。如病变在垂体中,多无反应。

5. B【解析】原发性甲状腺功能减退症实验室检查血清 TSH 增高,FT_4、TT_4 降低;可有轻、中度贫血,血清总胆固醇、心肌酶谱升高,血糖正常。临床表现以代谢率减低和交感神经兴奋性下降为主。

6. A【解析】甲状腺功能减退症患者通常需要终生服药治疗,$L-T_4$ 是甲状腺功能减退症的主要替代治疗药物。治疗剂量取决于患者的年龄、病情、体重和个体差异。确诊甲状腺功能减退症后应从小剂量开始逐渐加量至甲状腺功能正常。TSH 是评估疗效的最佳指标,治疗期间应每 4～6 周复查甲状腺功能,根据检查结果调整 $L-T_4$ 的剂量。

7. B【解析】年轻女性,有乏力、记忆力减退、嗜睡,为基础代谢低下的表现,初步考虑甲状腺功能减退症可能,而甲状腺功能减退症患者血胆固醇可升高,因此最可能的诊断是甲状腺功能减退症。

10. A【解析】黏液水肿性昏迷又称甲状腺功能减退症危象,主要病因是甲状腺功能低下,表现为甲状腺激素分泌减少,因此预防的关键是坚持甲状腺激素替代治疗,其余选项均为防治诱因的措施。

11. E【解析】甲状腺功能减退症患者常用左甲状腺素作替代治疗,长期维持剂量为 50～200$\mu g/d$。一般初始剂量为 25～50$\mu g/d$,每 1～2 周增加 25μg,直到达到治疗目标。

12. A【解析】甲状腺功能减退症替代治疗药物首选左甲状腺素,治疗目标是将血清 TSH 和甲状腺激素水平恢复正常。因此,治疗过程中需监测 TSH 和甲状腺激素变化,并据此调整剂量。TSH 是反应甲状腺功能最敏感的指标。

13. E【解析】实验室检查提示 T_3、T_4 降低,且 TRH 兴奋试验无反应,提示病变部位在垂体,为中枢性甲状腺功能减退症。

14. A【解析】原发性甲状腺功能减退症实验室检查为 TSH 升高,FT_4 降低。

二、名词解释

黏液性水肿:含有透明质酸、黏蛋白、黏多糖的液体在细胞间液内积聚,形成一种特殊的非指凹性水肿,多见于甲状腺功能减退症。

三、填空题

1. 左甲状腺素（L－T$_4$）　7 天
2. 原发性甲状腺功能减退症　中枢性甲状腺功能减退症　甲状腺激素抵抗综合征

四、简答题

简述黏液性水肿昏迷的治疗。

答　①补充甲状腺激素；②保温、供氧、保持呼吸道通畅；③氢化可的松 200～300mg/d 持续静脉滴注，患者清醒后逐渐减量；④根据需要补液；⑤控制感染，治疗原发疾病。

（胡兴娜）

第 12 章　甲状腺炎

【学/习/要/点】

一、掌握

亚急性甲状腺炎、自身免疫性甲状腺炎的临床表现、诊断、鉴别诊断及治疗。

二、熟悉

1. 亚急性甲状腺炎、自身免疫性甲状腺炎的病因及发病机制。
2. 无痛性甲状腺炎的病因、实验室检查、诊断及治疗。

【应/试/考/题】

一、选择题

【A/型/题】

1. 桥本甲状腺炎属于　　　　　（　　）
   A. 慢性淋巴细胞性甲状腺炎
   B. 急性甲状腺炎
   C. 无痛性甲状腺炎
   D. 慢性侵袭性甲状腺炎
   E. 亚急性甲状腺炎

2. 下列关于桥本甲状腺炎的叙述,错误的是　　　　　（　　）
   A. 本病与 Graves 病一样常有家族聚集现象
   B. 可有其他自身免疫性疾病
   C. 甲状腺组织大量淋巴细胞浸润是本病的特征改变
   D. 患者血清中常可检出效价很高的甲状腺自身抗体
   E. 手术治疗是首选的治疗措施

3. 鉴别亚急性甲状腺炎与甲状腺癌最有价值的检查是　　　　　（　　）
   A. T_3 抑制试验
   B. 甲状腺[131]I 摄取率

   C. 基础代谢率
   D. 甲状腺肿大程度
   E. 甲状腺细针穿刺做细胞学检查

4. 下列不符合亚急性甲状腺炎表现的是　　　　　（　　）
   A. 痛性甲状腺肿
   B. 发热、红细胞沉降率(ESR)升高
   C. 放射性[131]I 摄取率增加
   D. 滤泡破坏出现巨细胞
   E. 发病前常有病毒性呼吸道感染

5. 下列对诊断亚急性甲状腺炎有重要意义的是　　　　　（　　）
   A. 甲状腺部位疼痛
   B. 甲状腺肿大
   C. 血 T_3、T_4 升高,[131]I 摄取率明显降低
   D. TgAb 与 TPOAb 明显升高
   E. 血 T_3、T_4 升高,[131]I 摄取率明显增加

6. 下列对诊断慢性淋巴细胞性甲状腺炎有重要意义的是　　　　　（　　）
   A. 实验室检查呈所谓"分离现象"
   B. TgAb 与 TPOAb 明显升高
   C. 一过性甲状腺毒症
   D. 甲状腺[131]I 摄取率增加
   E. 前期有病毒感染史

7. 患者,女,26 岁。右颈部肿物伴低热 2 周,抗生素治疗无效。经查体临床诊断为亚急性甲状腺炎。下列不支持诊断的是　　　　　　　(　　)
   A. ESR 快
   B. T_3 升高,TSH 下降
   C. T_3 正常,TSH 正常
   D. TSAb 阳性
   E. 甲状腺 ^{131}I 摄取率下降

8. 亚急性甲状腺炎多见于　　(　　)
   A. 儿童　　　　　　B. 青春期女性
   C. 40 ~ 50 岁女性　D. 40 ~ 50 岁男性
   E. 老年人

9. 下列关于亚急性甲状腺炎的治疗,错误的是　　　　　　　　　(　　)
   A. 非甾体抗炎药
   B. 泼尼松口服
   C. 常规使用抗甲状腺药物
   D. 普萘洛尔
   E. 必要时需抗病毒治疗

10. 与亚急性甲状腺炎有关的病因是(　　)
    A. 碘缺乏　　　　B. 细菌感染
    C. 病毒感染　　　D. 血钙升高
    E. 自体免疫性疾病

11. 亚急性甲状腺炎最典型的临床特点是　　　　　　　　　　　(　　)
    A. 上呼吸道感染
    B. 心悸
    C. 神经过敏
    D. 乏力、食欲缺乏
    E. 甲状腺部位疼痛和压痛

12. 下列关于亚急性甲状腺炎的叙述,正确的是　　　　　　　　(　　)
    A. 与细菌感染有关
    B. 老年人多见
    C. 肉芽肿性炎
    D. 男性多于女性
    E. 不会出现甲状腺功能异常

13. 下列关于无痛性甲状腺炎的叙述,错误的是　　　　　　　　(　　)
    A. 可有 TPOAb 阳性
    B. 甲状腺轻度肿大,弥漫性,质硬,无触痛

C. 男性多于女性
D. 可表现为甲状腺毒症症状
E. 可表现为甲状腺功能减退症症状

14. 桥本甲状腺炎的实验室检查结果为　　　　　　　　　　　　(　　)
    A. 血 T_3、T_4 升高,TSH 下降
    B. 血 T_3、T_4 下降,TSH 升高
    C. 血 T_3、T_4 升高,甲状腺 ^{131}I 摄取率下降
    D. 血 T_3、T_4 升高,TSH 升高
    E. 血 T_3、T_4 正常,甲状腺 ^{131}I 摄取率升高

【B/型/题】

(15 ~ 17 题共用备选答案)
    A. 甲状腺激素制剂
    B. 抗甲状腺药物
    C. 非甾体抗炎药
    D. 放射碘治疗
    E. 手术治疗

15. 亚急性甲状腺炎可选用　　　(　　)

16. 自身免疫性甲状腺炎呈亚临床甲状腺功能减退症表现者可选用　(　　)

17. 自身免疫性甲状腺炎伴甲状腺功能亢进者可选用　　　　　　(　　)

二、名词解释
1. "分离现象"
2. AIT

三、填空题
1. 较常见的 2 种甲状腺炎有＿＿＿＿和＿＿＿＿。
2. 亚急性甲状腺炎可分为＿＿＿＿＿、＿＿＿＿＿和＿＿＿＿＿3 期。

四、简答题
亚急性甲状腺炎的诊断依据是什么?

【参/考/答/案】

一、选择题

【A型题】

1. A　　2. E　　3. E　　4. C　　5. C
6. B　　7. D　　8. C　　9. C　　10. C
11. E　　12. C　　13. C　　14. B

【B型题】

15. C　　16. A　　17. B

2. E【解析】桥本甲状腺炎是最常见的自身免疫性疾病，与Graves病一样常有家族聚集现象，可同时伴有其他自身免疫性疾病，甲状腺组织大量淋巴细胞浸润是本病的特征病理改变。血清中常可检出效价很高的甲状腺自身抗体，是最有意义的诊断指标。以对症治疗为主。

3. E【解析】亚急性甲状腺炎患者甲状腺轻、中度肿大，中等硬度，触痛明显；甲状腺癌患者早期多无触痛，质地硬，不随吞咽活动而上下活动，最有价值的确诊检查为细针穿刺做细胞学检查，可明确诊断和鉴别诊断。

4. C【解析】亚急性甲状腺炎血清T_3、T_4升高，TSH降低，^{131}I摄取率减低，呈现"分离现象"。

5. C【解析】亚急性甲状腺炎患者实验室检查结果为血清T_3、T_4升高，TSH降低，而^{131}I摄取率减低，呈现"分离现象"，是亚急性甲状腺炎最具有特征性的表现。

6. B【解析】桥本甲状腺炎是自身免疫性甲状腺炎，其特点为甲状腺功能正常时，TPOAb抗体和TgAb抗体滴度明显升高。甲状腺组织损伤后，可表现为亚临床甲状腺功能减退症或临床甲状腺功能减退症，^{131}I摄取率下降。"分离现象"为亚急性甲状腺炎的典型改变，多为病毒感染所致。

7. D【解析】该患者以颈部疼痛伴发热为主要症状，抗生素治疗无效，诊断亚急性甲状腺炎，为病毒感染所致，ESR可明显升高，病程经过可分为3个阶段，即甲状腺毒症期（T_4升高、TSH下降）、甲状腺功能减退期（T_4下降、TSH升高）和恢复期（T_4、TSH可均正常），TSAb阴性，为自限性疾病，预后良好。

9. C【解析】亚急性甲状腺炎为病毒感染引起，病程经过可分为3个阶段，即甲状腺毒症期、甲状腺功能减退期和恢复期。轻症者仅需非甾体抗炎药即可，中、重型患者可予激素治疗。甲状腺毒症期可予普萘洛尔控制心悸症状，但不需要常规抗甲状腺药物治疗；甲状腺功能减退期可予左甲状腺素治疗。该疾病为自限性疾病，预后良好，发生永久性甲状腺功能减退症者少见。

10. C【解析】亚急性甲状腺炎病因与病毒感染有关，常见的有流感病毒、柯萨奇病毒、腺病毒和腮腺炎病毒等，病理可见组织内大量巨噬细胞浸润，故又称巨细胞性甲状腺炎。

12. C【解析】亚急性甲状腺炎又称肉芽肿性甲状腺炎或巨细胞性甲状腺炎，病因与病毒感染有关，好发生于40～50岁女性，可分为3个阶段，即甲状腺毒症期、甲状腺功能减退期和恢复期，为自限性疾病，预后良好。

13. C【解析】无痛性甲状腺炎，任何年龄均可发病，女性高于男性，50%患者有甲状腺自身抗体，半数患者甲状腺轻度肿大，弥漫性，质硬，无触痛，与亚急性甲状腺炎类似，可表现为甲状腺毒症期、甲状腺功能减退期和恢复期，甲状腺功能减退症的严重程度与TPOAb滴度相关，20%遗留永久性甲状腺功能减退症。

14. B【解析】桥本甲状腺炎甲状腺功能正常时,TPOAb 抗体和 TgAb 抗体滴度明显升高是最有意义的诊断指标。甲状腺组织损伤后,可表现为亚临床甲状腺功能减退症或临床甲状腺功能减退症(FT_3、FT_4下降、TSH 升高),^{131}I 摄取率下降。

二、名词解释

1. "分离现象":亚急性甲状腺炎时 T_3、T_4可一过性升高,甲状腺 ^{131}I 摄取率明显降低,呈"分离现象"。

2. 自身免疫性甲状腺炎(AIT):Graves 病与自身免疫性甲状腺炎统称自身免疫性甲状腺病。它们的共同特征是血清存在针对甲状腺的自身抗体,甲状腺存在浸润的淋巴细胞。

三、填空题

1. 亚急性甲状腺炎　　自身免疫性甲状腺炎
2. 甲状腺毒症期　　甲状腺功能减退期
   恢复期

四、简答题

亚急性甲状腺炎的诊断依据是什么?

答　发病前有呼吸道感染的病史,后出现甲状腺肿大、疼痛及压痛,伴有全身症状;实验室检查见 ESR 明显加速,甲状腺 ^{131}I 摄取率降至 5% ~ 10%,血清 T_3、T_4增高,TSH 降低,甲状腺穿刺组织活检有巨细胞。

（胡兴娜）

第13章　甲状腺结节与甲状腺癌

【学/习/要/点】

一、掌握

甲状腺结节与分化型甲状腺癌的临床表现、实验室检查及治疗。

二、熟悉

1. 甲状腺结节与分化型甲状腺癌的病因及病理。
2. 分化型甲状腺癌包含的类型及各自的特点。

【应/试/考/题】

一、选择题

【A/型/题】

1. 对甲状腺结节的诊断,首选的检查是　　　（　　）
   A. 细针穿刺细胞学检查
   B. 甲状腺 B 超
   C. 颈部 MRI
   D. 甲状腺核素扫描
   E. 颈部 CT

2. 患者,女,22 岁。发现颈前肿物 2 个月。查体:右叶甲状腺可触及一质硬结节,直径 2cm,同侧颈部淋巴结可及 2 个,质中,活动。B 超示甲状腺右叶一低回声实性团块。为明确肿物良恶性,首选的检查是　　　（　　）
   A. 细针穿刺细胞学检查
   B. 颈部软组织显像
   C. 颈部淋巴结活检
   D. 甲状腺核素扫描
   E. 血清降钙素测定

3. 患者,女,20 岁。甲状腺肿大 5 年,右侧叶明显,无不适,近年来出现 Horner 综合征。其诊断可能是　　　（　　）
   A. 甲状腺腺瘤　　　B. 桥本甲状腺炎
   C. 甲状腺癌　　　　D. 单纯性甲状腺肿
   E. Graves 病

4. 下列关于甲状腺乳头状癌特点的叙述,正确的是　　　（　　）
   A. 多见于老年人
   B. 常见于男性
   C. 生长快、恶性程度高
   D. 呈多中心倾向
   E. 主要经血行转移

5. 下列关于甲状腺滤泡状癌的叙述,正确的是　　　（　　）
   A. 多见于儿童
   B. 生长慢,呈低度恶性
   C. 来源于滤泡旁降钙素分泌细胞
   D. 有侵入血管的倾向
   E. 预后优于甲状腺乳头状癌

【B/型/题】

(6～9 题共用备选答案)
A. 乳头状癌

B. 未分化癌

C. 滤泡状癌

D. 髓样癌

E. 鳞状细胞癌

6. 甲状腺恶性肿瘤最常见的病理类型是
（　　）

7. 分泌大量降钙素的甲状腺癌是（　　）

8. 恶性程度最高的甲状腺癌是（　　）

9. 预后最好的甲状腺癌是（　　）

二、填空题

1. 诊断甲状腺结节最准确、最经济的方法是_____。

2. 分化型甲状腺癌可分为_____和_____。

3. 40% 的甲状腺乳头状癌病例可见_____ _____，是本病的诊断特征之一。

三、简答题

甲状腺癌的危险因素有哪些?

【参 | 考 | 答 | 案】

一、选择题

【A 型题】

1. B　2. A　3. C　4. D　5. D

【B 型题】

6. A　7. D　8. B　9. A

3. C【解析】甲状腺癌最常表现为甲状腺内结节，晚期可出现浸润压迫症状，若压迫交感神经，可产生 Horner 综合征，表现为患侧上睑下垂、眼球凹陷、瞳孔缩小、同侧面部无汗。

4. D【解析】甲状腺乳头状癌多见于儿童和40 岁前女性患者，恶性程度低，约 80% 肿瘤为多中心性，约 1/3 累及双侧甲状腺，较早便出现淋巴结转移。

5. D【解析】甲状腺滤泡状癌多见于 40 岁以上患者，生长较快，属于中度恶性，其来源于甲状腺滤泡上皮，有侵入血管的倾向，易血行转移，预后较乳头状癌差。髓样癌来源于滤泡旁细胞，可分泌降钙素，为其肿瘤标志物。

6. A【解析】甲状腺恶性肿瘤中最常见的是乳头状癌，40% 病例病理可见同心圆的

钙盐沉积，恶性程度低，预后较好；其次是滤泡状癌，中度恶性，易通过血行转移，预后较乳头状癌差。髓样癌来源于滤泡旁细胞，可分泌降钙素，为其肿瘤标志物。

二、填空题

1. 甲状腺细针穿刺细胞学检查（或答 FNAC）

2. 甲状腺乳头状癌　甲状腺滤泡状癌

3. 同心圆的钙盐沉积

三、简答题

甲状腺癌的危险因素有哪些?

答　①童年期有头颈部放射史或放射性尘埃接触史；②全身放射治疗史；③有甲状腺癌既往史或家族史；④男性；⑤结节生长迅速；⑥伴持续性声音嘶哑、发音困难，并排除声带病变者；⑦伴吞咽困难或呼吸困难；⑧结节形状不规则，与周围组织粘连固定；⑨伴颈部淋巴结病理性肿大。

（胡兴娜）

第14章　库欣综合征

【学/习/要/点】

一、掌握

库欣综合征(Cushing 综合征)的临床表现、诊断、鉴别诊断、实验室检查及治疗原则。

二、熟悉

库欣综合征的病因分类。

【应/试/考/题】

一、选择题

【A/型/题】

1. 库欣综合征最常见的病因是 （　　）
   A. 肾上腺皮质腺瘤
   B. 肾上腺皮质癌
   C. 垂体 ACTH 分泌过多
   D. 异位 ACTH 综合征
   E. 医源性皮质醇增多症

2. 库欣综合征女性患者表现为显著男性化表现,最可能的诊断是 （　　）
   A. 库欣病
   B. 肾上腺皮质腺瘤
   C. 肾上腺皮质癌
   D. 异位 ACTH 综合征
   E. 垂体性 ACTH 分泌腺瘤

3. 单纯性肥胖与库欣病的鉴别主要依靠 （　　）
   A. 大剂量地塞米松抑制试验
   B. 小剂量地塞米松抑制试验
   C. 24 小时游离皮质醇测定
   D. 血 ACTH 测定
   E. 血皮质醇测定

4. 肾上腺皮质腺瘤引起的库欣综合征与库欣病的鉴别,最有意义的检查是 （　　）
   A. 血皮质醇昼夜节律
   B. 葡萄糖耐量试验
   C. 24 小时尿 17 - 羟皮质类固醇
   D. 小剂量地塞米松抑制试验
   E. 大剂量地塞米松抑制试验

5. 引起异位 ACTH 综合征的肿瘤,最常见的是 （　　）
   A. 胸腺癌　　　　　B. 胰腺癌
   C. 肺癌　　　　　　D. 嗜铬细胞瘤
   E. 甲状腺髓样癌

6. 下列关于库欣综合征临床表现的叙述,错误的是 （　　）
   A. 皮质醇分泌节律紊乱
   B. 具有向心性肥胖的特征
   C. 呈多血质外貌,常伴痤疮
   D. 肾上腺髓质增生或肿瘤
   E. 皮肤菲薄,宽大紫纹

7. 患者,女,30 岁。半年来肥胖,伴皮肤紫纹、痤疮。实验室检查:血皮质醇明显增高,血糖升高,小剂量地塞米松抑制试验血皮质醇较对照值低 36%,大剂量

地塞米松抑制试验血皮质醇较对照值低76%。该患者最可能的诊断是　（　　）

A. 糖尿病

B. 单纯性肥胖

C. 肾上腺皮质腺瘤

D. 库欣病

E. 肾上腺皮质癌

8. 库欣综合征患者可有红细胞及血红蛋白增多,其原因是　（　　）

A. 慢性缺氧刺激骨髓代偿性增生

B. 肾脏促红细胞生成素分泌增多

C. 肾上腺素分泌增多引起应激性红细胞增多症

D. 皮质醇刺激骨髓

E. 骨髓病变导致克隆性红细胞增多

9. Cushing 综合征患者,血浆 ACTH 明显增高,大剂量地塞米松抑制试验不能抑制。为进一步明确诊断,下列检查最有价值的是　（　　）

A. ACTH 兴奋试验

B. 蝶鞍 X 线片

C. 双肺 X 线片

D. 甲吡酮试验

E. 双侧肾上腺 MRI

10. 库欣综合征分泌过多的激素是（　　）

A. 肾上腺素　　B. 去甲肾上腺素

C. 醛固酮　　　D. 肾素

E. 皮质醇

11. Cushing 病,引起皮质醇增多症的病因是　（　　）

A. 原发于肾上腺本身的肿瘤

B. 垂体分泌 ACTH 过多

C. 垂体外癌瘤产生的 ACTH

D. 大剂量应用糖皮质激素

E. 不依赖 ACTH 的双侧肾上腺结节增生

12. 患者,女,40 岁。肥胖、高血压、闭经2 年。查体：BP 160/90mmHg,向心性肥胖,多血质外貌,腹部可见宽大紫纹。血糖11.8mmol/L。该患者最可能的诊断是　（　　）

A. 库欣综合征　B. 糖尿病

C. 代谢综合征　D. 肥胖症

E. 高血压

13. 患者,女,35 岁。脸红、向心性肥胖1 年余,患者感明显乏力与口干。腹部皮肤见紫纹,皮肤薄。BP 160/80mmHg。闭经 1 年。胸部 CT 发现左肺有占位性病变。考虑诊断为（　　）

A. 库欣病

B. 异位 ACTH 综合征

C. 肺部肿瘤

D. 肺部感染

E. 肺结核

14. 库欣综合征引起的骨质疏松,最好发的部位是　（　　）

A. 胫骨　　　　B. 脊椎骨

C. 髋骨　　　　D. 骨盆

E. 肩胛骨

【X/型/题】

15. 库欣综合征中不依赖 ACTH 的疾病有　（　　）

A. 肾上腺皮质腺瘤

B. 肾上腺皮质癌

C. 库欣病

D. 异位 ACTH 综合征

E. 双侧肾上腺小结节性增生

16. 低血钾性碱中毒可见于的库欣综合征类型是　（　　）

A. 严重库欣病

B. 肾上腺皮质腺瘤

C. 肾上腺皮质癌

D. 双侧肾上腺小结节增生

E. 异位 ACTH 综合征

二、名词解释

Cushing 病

三、填空题

1. _____对异位 ACTH 综合征具有诊断意义。

2. 库欣综合征是_____，与单纯性肥胖鉴别可采用_____，鉴别库欣病与肾

上腺皮质腺瘤可采用_____。

3. 库欣病的首选治疗方案为_____。

四、简答题

简述库欣综合征的鉴别诊断。

【参/考/答/案】

一、选择题

【A 型题】

1. C	2. C	3. B	4. E	5. C
6. D	7. D	8. D	9. C	10. E
11. B	12. A	13. B	14. B	

【X 型题】

15. ABE　　　　16. ACE

1. C【解析】库欣综合征最常见的病因是库欣病，约占 70%。

2. C【解析】肾上腺皮质癌除分泌糖皮质激素外，还可分泌大量雄激素，女性患者可表现为显著男性化。

3. B【解析】小剂量地塞米松抑制试验主要用于鉴别单纯性肥胖和库欣综合征，是库欣综合征的确诊试验。单纯性肥胖患者可被其抑制，而库欣综合征患者不能被其抑制。

4. E【解析】大剂量地塞米松抑制试验主要用于鉴别库欣病与非垂体性库欣综合征，即用于病因诊断。库欣病可被其抑制，而非垂体性库欣综合征不能被抑制。

7. D【解析】该患者有肥胖、血糖升高、皮肤紫纹及痤疮等库欣综合征的临床表现，且血皮质醇是升高的，不能被小剂量地塞米松抑制至正常值的 50% 以下，排除单纯性肥胖；但能被大剂量地塞米松抑制至正常值的 50% 以下，故诊断库欣病，病因为垂体性，而非肾上

腺腺瘤或癌。血糖升高仅为库欣病的表现之一。

9. C【解析】该患者 ACTH 明显升高，提示为依赖 ACTH 的库欣综合征，主要考虑为库欣病和异位 ACTH 综合征，而库欣病是可以被大剂量地塞米松抑制的，该患者不能被大剂量地塞米松抑制，故诊断考虑异位 ACTH 综合征，而该疾病的常见病因为肺或支气管肿瘤，因此行胸部 X 线或胸部 CT 检查最有诊断价值。

10. E【解析】库欣综合征为各种原因造成肾上腺皮质激素（主要是皮质醇）所致病症的总称，其中最多见的是垂体 ACTH 分泌亢进所引起的库欣病。

12. A【解析】患者年轻女性，主要表现为向心性肥胖、多血质外貌、腹部紫纹，并伴有高血压、高血糖、闭经，诊断考虑库欣综合征，而高血压、高血糖等均为其临床表现。

13. B【解析】根据患者临床表现，考虑库欣综合征；胸部 CT 提示有肺占位，考虑为异位 ACTH 综合征，最常见的病因是肺或支气管肿瘤。

15. ABE【解析】库欣综合征中不依赖 ACTH 的疾病有肾上腺皮质腺瘤、肾上腺皮质癌及双侧肾上腺小结节性增生；依赖 ACTH 的有库欣病、异位 ACTH 综合征。

16. ACE【解析】在库欣综合征中，常有低血钾性碱中毒发生的是重度库欣病、肾上腺皮质癌及异位 ACTH 综合征。

二、名词解释

Cushing 病：是由垂体分泌 ACTH 过多所致，伴肾上腺皮质增生，导致肾上腺分泌过多的糖皮质激素，临床表现为满月脸、多血质外貌、向心性肥胖、皮肤紫纹、痤疮、高血压和骨质疏松等。

三、填空题

1. 皮肤色素沉着
2. 肾上腺皮质分泌过量的糖皮质激素　小剂量地塞米松抑制试验　大剂量地塞米松抑制试验
3. 经蝶窦切除垂体微腺瘤

四、简答题

简述库欣综合征的鉴别诊断。

答 ①单纯性肥胖：因部分肥胖症患者可有类似皮质醇增多症的一些表现，如高血压、糖耐量减低、月经少和闭经，腹部可有条纹，但大多数为白色，有时可为淡红色，但较细，可有痤疮、多毛，尿游离皮质醇不高，血皮质醇昼夜节律保持正常，可助鉴别。②2 型糖尿病：此病亦常见高血压、肥胖、糖耐量减低、尿 17-羟皮质类固醇偏高等，但无 Cushing 综合征的临床表现，且血浆皮质醇的昼夜节律保持正常。③酗酒兼有肝损害者：可出现假性 Cushing 综合征，包括临床症状，血、尿皮质醇分泌增高，不能被小剂量地塞米松抑制，在戒酒 1 周后，生化异常即消失。④抑郁症：尿游离皮质醇、17-羟皮质类固醇、17-酮类固醇可增高，也不能被地塞米松正常地抑制，但无 Cushing 综合征的临床表现。

（胡兴娜）

第15章　原发性醛固酮增多症

【学/习/要/点】

一、掌握

原发性醛固酮增多症(PA,简称原醛症)的临床表现、诊断、鉴别诊断、实验室检查及治疗。

二、熟悉

原发性醛固酮增多症的病因分类及病理机制。

【应/试/考/题】

一、选择题

【A/型/题】

1. 患者,女,45 岁。肢体软弱无力、夜尿多 2 年余,今晨起双下肢不能活动。查体: BP 170/100mmHg,均匀性轻度肥胖,双下肢松弛性瘫痪,血钾 2.4mmol/L。最可能的诊断是　　　　　　(　　)
   A. 原发性醛固酮增多症
   B. 嗜铬细胞瘤
   C. 肾性高血压
   D. 库欣病
   E. 原发性高血压

2. 原发性醛固酮增多症最早出现的临床表现应为　　　　　　(　　)
   A. 肌无力　　　　B. 周期性瘫痪
   C. 夜尿增多　　　D. 高血压
   E. 心律失常

3. 原发性醛固酮增多症术前药物准备首选　　　　　　(　　)
   A. 普萘洛尔　　　B. 酚苄明

C. 氨苯蝶啶　　　　D. 氯化钾
   E. 螺内酯

4. 患者,男,34 岁。高血压 1 年,乏力1 周,未服药。查体:BP 160/100mmHg,心率 76 次/分,律齐,腹软,全腹叩诊鼓音,肠鸣音 1 次/分。血钾2.9mmol/L。腹部 B 超示左侧肾上腺结节 1.5cm×1.5cm。下列最有助于明确诊断的筛查指标是
   　　　　　　(　　)
   A. 血浆肾素水平
   B. 血气分析
   C. 血浆 ACTH 水平
   D. 血浆游离间苄肾上腺素水平
   E. 血浆醛固酮与肾素活性比值

5. 鉴别原发性和继发性醛固酮增多症最有意义的检查是　　　　　　(　　)
   A. 血浆醛固酮
   B. 血浆肾素、血管紧张素
   C. 血、尿电解质变化
   D. 尿醛固酮
   E. 螺内酯试验

6. 原发性醛固酮增多症的药物治疗首选
   　　　　　　(　　)
   A. 酚苄明　　　　B. 皮质醇

C. 赛庚啶　　　　　　D. 螺内酯

E. 氨鲁米特

7. 原发性醛固酮增多症的病理生理变化主要是　　　　　　　　　　（　　）

A. 尿钾降低

B. 过量醛固酮引起高钠血症、低钾血症

C. 酸血症

D. 心钠肽分泌减少

E. 低钠血症

8. 原发性醛固酮增多症的实验室检查特点是　　　　　　　　　　（　　）

A. 醛固酮、肾素、血管紧张素Ⅱ均高

B. 肾素、血管紧张素Ⅱ高而醛固酮低

C. 醛固酮、肾素、血管紧张素Ⅱ均低

D. 肾素、血管紧张素Ⅱ低而醛固酮高

E. 肾素高而血管紧张素Ⅱ低、醛固酮低

9. 下列不属于原发性醛固酮增多症临床表现的是　　　　　　　　（　　）

A. 多饮、多尿　　　B. 高血压病

C. 低钾血症　　　　D. 手足搐搦

E. 水肿

10. 下列原发性醛固酮增多症的临床表现,最具有特征性的是　　　（　　）

A. 周期性瘫痪

B. 肌无力

C. 高血压同时有低钾血症

D. 夜尿多

E. 心律失常

11. 原发性醛固酮增多症最常见的类型是　　　　　　　　　　　　（　　）

A. 醛固酮瘤

B. 特发性醛固酮增多症

C. 原发性肾上腺皮质增生

D. 醛固酮癌

E. 肾素反应性腺瘤

12. 多数原发性醛固酮增多症的最佳治疗是　　　　　　　　　　　（　　）

A. 口服螺内酯

B. 口服钙离子拮抗剂

C. 手术治疗

D. 口服氨苯蝶啶

E. 口服阿米洛利

【X 型题】

13. 调节醛固酮分泌的因素主要有（　　）

A. 肾素 – 血管紧张素系统

B. 血钾

C. ACTH

D. 糖皮质激素

E. 肾上腺素

14. 下列关于原发性醛固酮增多症临床表现的叙述,正确的是　　　　（　　）

A. 高血压

B. 多饮、多尿、碱中毒

C. 高血钾

D. 低血钾

E. 高尿钾

15. 原发性醛固酮增多症的病因包括（　　）

A. 特发性醛固酮增多症

B. 醛固酮瘤

C. 糖皮质激素可治性醛固酮增多症

D. 醛固酮癌

E. 异位醛固酮分泌性腺瘤或腺癌

二、名词解释

pimary aldosteronism

三、填空题

实验室检查中_____高、_____低为原发性醛固酮增多症的特点,若二者皆高,则应考虑_____。

四、简答题

简述原发性醛固酮增多症的治疗方法。

【参/考/答/案】

一、选择题

【A 型题】

1. A　　2. D　　3. E　　4. E　　5. B
6. D　　7. B　　8. D　　9. E　　10. C
11. A　　12. C

【X 型题】

13. ABC　　　14. ABDE　　　15. ABCDE

2. D【解析】原发性醛固酮增多症的发展分为 3 个阶段。①早期：仅有高血压，无低钾血症症状；②高血压，轻度低血钾期；③高血压，严重钾缺乏期。因此高血压是最早出现且最常见的临床表现。

4. E【解析】高血压、低钾血症为原发性醛固酮增多症的主要临床表现，且 B 超提示肾上腺结节，故诊断原发性醛固酮增多症。目前醛固酮/肾素比值已被作为原发性醛固酮增多症最常用的筛查指标，>30 提示有原发性醛固酮增多症可能，>50 有诊断意义。

5. B【解析】原发性醛固酮增多症在醛固酮增多的同时伴有肾素 - 血管紧张素下降，与其反馈抑制有关；继发性醛固酮增多症则表现为肾素 - 血管紧张素增高，继而引起醛固酮的增多。

6. D【解析】原发性醛固酮增多症是醛固酮分泌增多所致，首选螺内酯治疗，因为螺内酯的结构式与醛固酮类似，可竞争性抑制醛固酮受体。其余选项无此特殊作用。

7. B【解析】醛固酮的生理作用为保钠排钾，因此原发性醛固酮增多症主要是因为醛固酮增多导致高钠血症、低钾血症、高尿钾，因此 B 项为其主要病理生理变化。

8. D【解析】原发性醛固酮增多症的实验室检查特点是肾素、血管紧张素 Ⅱ 低而醛固酮高，利用醛固酮与肾素比值作为原发性醛固酮增多症的筛查指标。

9. E【解析】原发性醛固酮增多症的典型临床表现是高血压伴低钾血症，实验室检查可有高钠血症、高尿钾，不会出现水肿。低钾可导致肾小管上皮细胞呈空泡变性，浓缩功能减退，出现多尿、多饮、蛋白尿、尿路感染；心电图可呈现低钾图形、心律失常；可出现肌无力、周期性瘫痪、手足搐搦；儿童可有生长发育迟缓；缺钾时胰岛素释放减少，可出现糖耐量异常。

11. A【解析】原发性醛固酮增多症最常见的病因是醛固酮瘤，又称 Conn 综合征，大多为一侧腺瘤。特发性醛固酮增多症也比较多见，糖皮质激素可治性醛固酮增多症多于青少年起病，可为家族性，为常染色体显性遗传病，也可散发。醛固酮癌少见，可分泌雄激素。异位醛固酮分泌性腺瘤或腺癌极为罕见。

12. C【解析】原发性醛固酮增多症最常见的病因是醛固酮瘤，占 60% ~ 85%，而醛固酮瘤的最佳根治治疗是手术切除，因此多数原发性醛固酮增多症的最佳治疗方法是手术切除。

二、名词解释

原发性醛固酮增多症（pimary aldosteronism）：是由于肾上腺皮质肿瘤或增生致醛固酮分泌增多并导致水、钠潴留及体液容量扩增继而血压升高并抑制肾素 - 血管紧张素系统所致的一种临床综合征。

三、填空题

醛固酮　肾素、血管紧张素 Ⅱ　继发性醛固酮增多症

四、简答题

简述原发性醛固酮增多症的治疗方法。

答　原发性醛固酮增多症最常见的病因是醛固酮瘤，占 60%～85%，多为一侧腺瘤，直径 1～2cm，醛固酮瘤的最佳根治治疗是手术切除；对于不能手术的肿瘤患者及特发性增生型患者，首选螺内酯治疗；对部分原发性醛固酮增多症患者可予钙通道阻滞剂治疗；利尿剂氨苯蝶啶、阿米洛利可助保钾排钠；糖皮质激素可治性醛固酮增多症的治疗选用糖皮质激素生理性替代即可。

（胡兴娜）

第16章　原发性慢性肾上腺皮质功能减退症

【学/习/要/点】

一、掌握

1. 原发性慢性肾上腺皮质功能减退症(又称 Addison 病)的临床表现、诊断、实验室检查及治疗。
2. 肾上腺危象的概念及治疗。

二、熟悉

原发性慢性肾上腺皮质功能减退症的病因及病理机制。

【应/试/考/题】

一、选择题

【A/型/题】

1. 下列不属于原发性慢性肾上腺皮质功能减退症临床特点的是　　　(　　)
   A. 低氯血症
   B. 血糖低于正常
   C. 高钠血症
   D. 血钙升高
   E. 中性粒细胞数目减少

2. 下列检查对鉴别原发性和继发性肾上腺皮质功能减退症具有重要意义的是
   　　　　　　　　　　(　　)
   A. 血浆皮质醇节律
   B. 24 小时尿 17 - 羟皮质类固醇、17 - 酮皮质类固醇测定
   C. 24 小时尿游离皮质醇测定
   D. 基础 ACTH 测定
   E. 肾上腺 CT

3. Addison 病最有诊断价值的是　　(　　)
   A. 24 小时尿 17 - 羟皮质类固醇测定
   B. 24 小时尿 17 - 酮皮质类固醇测定
   C. ACTH 兴奋试验
   D. T_3 抑制试验
   E. 血 TSH 测定

4. 腹部 X 线平片发现肾上腺区钙化提示
   　　　　　　　　　　(　　)
   A. 皮质醇增多症
   B. 原发性醛固酮增多症
   C. 先天性肾上腺皮质增生
   D. 原发性慢性肾上腺皮质功能减退症
   E. 肾上腺癌

5. 患者,男,42 岁。1 年前诊断为原发性慢性肾上腺皮质功能减退症,长期口服氢化可的松(30mg/d)替代治疗。近 2 天发热 38℃,咽痛。目前氢化可的松应　　　　　　(　　)
   A. 改为等剂量的地塞米松
   B. 因有感染而暂时停用

C. 剂量减少 1/2

D. 剂量维持不变

E. 适当加量

6. 原发性慢性肾上腺皮质功能减退症的替代治疗首选　　（　　）

A. 地塞米松　　　B. 泼尼松

C. 氢化可的松　　D. 甲泼尼龙

E. 泼尼松龙

7. 原发性慢性肾上腺皮质功能减退症最常见的病因是　　（　　）

A. 自身免疫性肾上腺炎

B. 双侧肾上腺切除

C. 肾上腺淀粉样变性

D. 肾上腺结核

E. 肾上腺放疗

8. 对原发性慢性肾上腺皮质功能减退症的诊断，最有意义的血检结果是（　　）

A. 醛固酮下降　　B. 血糖下降

C. 血钠下降　　　D. 皮质醇下降

E. ACTH 下降

9. 原发性慢性肾上腺皮质功能减退症最典型的体征是　　（　　）

A. 皮肤紫纹

B. 轻度肥胖

C. 皮肤黏膜色素沉着

D. 皮肤多汗及低热

E. 脉率增快

10. 患者，男，46 岁。消瘦、乏力、头晕、食欲缺乏 3 年，近 5 个月早晨有时出现精神症状，进食后缓解。查体：BP 80/60mmHg，皮肤色素沉着，心率 60 次/分。血糖 2.7mmol/L，血钠 124mmol/L，血钾 5.6mmol/L。最可能的病因是（　　）

A. 2 型糖尿病

B. 胰岛素瘤

C. 营养不良

D. 自主神经功能紊乱

E. 原发性慢性肾上腺皮质功能减退症

11. 患者，女，25 岁。乏力，皮肤色素沉着 3 年余。经常感冒，食欲缺乏，偶尔恶心、呕吐。查体：P 90 次/分，BP 90/60mmHg，全身皮肤较黑，掌纹、乳晕颜色深，齿龈、颊黏膜也可见色素沉着，

余未见异常。该患者替代治疗应用　　（　　）

A. 氢化可的松　　B. 地塞米松

C. 泼尼松　　　　D. 甲泼尼龙

E. 泼尼松龙

12. 下列关于肾上腺危象的叙述，错误的是　　（　　）

A. 是 Addison 病急剧加重的表现

B. 常发生于感染、创伤等应激情况下

C. 可出现低血糖、低钠血症

D. 血钾降低

E. 可有恶心、脱水和血压降低等表现

13. 肾上腺危象的抢救，不恰当的是（　　）

A. 补充盐水

B. 补充葡萄糖，避免低血糖

C. 外科手术

D. 补充糖皮质激素

E. 以上均不是

【B 型题】

(14~15 题共用备选答案)

A. 血浆 ACTH 升高

B. 血浆 ACTH 降低

C. 血皮质醇升高

D. 尿皮质醇升高

E. 尿 17-羟皮质类固醇升高

14. 原发性慢性肾上腺皮质功能减退时　　（　　）

15. 继发性慢性肾上腺皮质功能减退时　　（　　）

【X 型题】

16. 血浆 ACTH 浓度增高见于　　（　　）

A. 库欣病

B. 原发性慢性肾上腺皮质功能减退

C. 异位 ACTH 综合征

D. 腺垂体功能减退

E. 原发性醛固酮增多症

17. Addison 病的主要临床表现有　　（　　）

A. 食欲缺乏

B. 体重减轻，乏力

C. 血压下降

D. 皮肤黏膜色素增深

E. 向心性肥胖、满月脸

二、名词解释

肾上腺危象

三、填空题

1. Addison 病是指_____,病因主要

有_____和_____分泌不足,
引起低血压的主要原因是_____
和_____,本病最具诊断价值的试
验为_____。

2. Addison 病黏膜色素沉着见于_____、
_____和_____等处。

四、简答题

简述肾上腺危象的治疗原则。

【参/考/答/案】

一、选择题

【A 型题】

1. C　2. D　3. C　4. D　5. E

6. C　7. D　8. D　9. C　10. E

11. A　12. D　13. C

【B 型题】

14. A　15. B

【X 型题】

16. ABC　17. ABCD

1. C【解析】原发性慢性肾上腺皮质减退症临床表现可有全身皮肤黏膜色素沉着;低钠血症、低氯血症、高钾血症、高钙血症、低血压;抗感染能力减弱、低血糖、正细胞正色素性贫血、中性粒细胞减少、淋巴细胞升高、嗜酸性粒细胞升高;月经失调、性欲减退。

2. D【解析】鉴别原发性和继发性肾上腺皮质功能减退症具有重要意义是基础 ACTH 测定,前者 ACTH 明显升高,超过 55pmol/L,后者 ACTH 水平则明显下降。

3. C【解析】最具诊断价值者为 ACTH 兴奋试验,本病患者储备功能低下,而非本病患者,经 ACTH 兴奋后,血、尿皮质类固醇明显上升。

5. E【解析】应激时应增加糖皮质激素的剂量,以维持机体应激反应和抵抗力,否则易诱发危象发生。地塞米松因对水

盐代谢的调节作用较弱,不宜用于原发性慢性肾上腺皮质功能减退症。

7. D【解析】原发性慢性肾上腺皮质功能减退症的最常见病因是肾上腺结核,常先有或同时有其他部位的结核病灶,肾上腺被上皮样肉芽肿及干酪样坏死病变所替代,继而出现纤维化病变,肾上腺钙化多见。

8. D【解析】原发性慢性肾上腺皮质功能减退症主要的实验室诊断依据为血浆皮质醇和 24 小时游离皮质醇明显降低,血浆 ACTH 明显升高,ACTH 兴奋试验阴性。

9. C【解析】原发性慢性肾上腺皮质功能减退症的典型体征是皮肤黏膜色素沉着,暴露处、摩擦处、乳晕、瘢痕等处尤为明显,黏膜色素沉着见于齿龈、舌部、颊黏膜等处,系垂体 ACTH、黑素细胞刺激素分泌增多所致。

10. E【解析】皮肤色素沉着是原发性慢性肾上腺皮质功能减退症的特征性体征,患者消瘦、乏力、低血糖、心率慢、低钠血症、高钾血症,应考虑为原发性慢性肾上腺皮质功能减退症。糖尿病可见三多一少症状,血糖高;胰岛素瘤可有 Whipple 三联征;根据题干所述,不能确定有无营养不良及自主神经功能紊乱,故其余选项不答。

11. A【解析】患者皮肤黏膜色素沉着,考虑为原发性慢性肾上腺皮质功能减退症,应终生给予糖皮质激素替代治疗,

首选氢化可的松。其余种类激素对水盐代谢的调节作用较弱,故很少使用。

12.D【解析】肾上腺危象是 Addison 病急性加重时的表现,常发生于感染、创伤、手术、分娩、失水或突然中断肾上腺皮质激素治疗等应激情况下,表现为恶心、呕吐、腹痛、腹泻、严重脱水、血压低甚至精神失常等,实验室检查有低血糖、低钠血症、高钾血症。

13.C【解析】肾上腺危象为内科急症,应积极抢救:①补充液体,第 1、2 日每日 2000～3000ml;②补充葡萄糖,避免低血糖;③应用糖皮质激素;④积极治疗感染及其他诱因。

二、名词解释

肾上腺危象:是原发性慢性肾上腺皮质功能减退症急骤加重的表现。常发生于感染、创伤、手术、分娩、过劳、大量出汗、呕吐、腹泻、失水或突然中断肾上腺皮质激素治疗等应激情况下。表现为恶心、呕吐、腹泻、严重脱水、血压降低、心率快、脉细弱、精神失常、常有高热、低血糖、低钠血症,血钾忽高忽低。如不及时抢救,可发展至休克、昏迷、死亡。

三、填空题

1. 原发性慢性肾上腺皮质功能减退症　皮质醇　醛固酮　醛固酮分泌减少　血容量减少　ACTH 兴奋试验
2. 齿龈　舌部　颊黏膜

四、简答题

简述肾上腺危象的治疗原则。

答 ①补充盐水,于初治的第 1、2 日内补充生理盐水每日 2000～3000ml。适量补充葡萄糖以控制低血糖;②立即静脉注射糖皮质激素如氢化可的松或琥珀酸氢化可的松 100mg,以后每 6 小时加入补液中静脉滴注 100mg,最初 24 小时总量 400mg,第 2～3 日减至每日 300mg,分次静脉滴注,后逐渐减量最后改为口服;③积极治疗感染及其他诱因。

(胡兴娜)

第17章 嗜铬细胞瘤

【学/习/要/点】

掌握

嗜铬细胞瘤主要的临床表现及治疗。

【应/试/考/题】

一、选择题

【A/型/题】

1. 嗜铬细胞瘤的特征性临床表现是（　）
   A. 持续性高血压
   B. 阵发性高血压
   C. 持续性低血压
   D. 阵发性低血压
   E. 高血压与低血压交替出现

2. 嗜铬细胞瘤可产生 （　）
   A. 肾上腺素　　　B. 醛固酮
   C. 肾上腺皮质激素　D. 促胃液素
   E. 降钙素

3. 患者于切除嗜铬细胞瘤后即刻发生低血压，应立即采用 （　）
   A. 皮质类固醇
   B. 盐皮质激素
   C. α-肾上腺素能受体兴奋剂
   D. β-肾上腺素能受体兴奋剂
   E. 输血或输血浆

4. 下列关于嗜铬细胞瘤患者代谢紊乱的叙述，错误的是 （　）
   A. 基础代谢率可增高
   B. 血糖升高
   C. 血游离脂肪酸增高

   D. 血钾可升高
   E. 血钙可升高

5. 嗜铬细胞瘤能产生多种肽类激素，其中引起面部潮红的是 （　）
   A. P物质　　　　B. 阿片肽
   C. 生长抑素　　　D. 血清素
   E. 神经肽Y

6. 下列不符合嗜铬细胞瘤消化系统常见表现的是 （　）
   A. 可引起腹泻
   B. 胆石症发病率高
   C. 可引起胆汁潴留
   D. 可引起肠出血
   E. 可引起肠扩张

7. 不宜单独用于治疗嗜铬细胞瘤的是
   （　）
   A. 哌唑嗪　　　　B. 阿替洛尔
   C. 酚妥拉明　　　D. 硝普钠
   E. 酚苄明

8. 下列关于嗜铬细胞瘤的叙述，错误的是
   （　）
   A. 起源于肾上腺者多见
   B. 大多为一侧
   C. 大多为良性
   D. 不可治愈
   E. 男性和女性发病率无明显差异

9. 患者,女,20岁。阵发性心悸、头痛3月余,多在体位变化、情绪激动时发作,体重减轻约5kg。发作时血压升高,220/130mmHg,面色苍白、多汗。静脉应用酚妥拉明后1分钟血压可降至150/100mmHg。肾上腺CT示右肾上腺有一直径约3cm类球形占位。血FT_3、FT_4及TSH正常。最可能的诊断是　（　）
A. 甲状腺功能亢进症
B. 原发性醛固酮增多症
C. 肾上腺嗜铬细胞瘤
D. Cushing 综合征
E. 肾病综合征

10. 嗜铬细胞瘤患者骤发高血压危象时,控制血压首选　（　）
A. 静脉滴注硝普钠
B. 舌下含服硝苯地平
C. 缓慢静脉注射酚妥拉明
D. 静脉滴注硝酸甘油
E. 静脉注射呋塞米(速尿)

11. 嗜铬细胞瘤主要位于　（　）
A. 肾上腺皮质　　B. 肾上极
C. 交感神经节　　D. 膀胱内
E. 肾上腺髓质

12. 患者,男,40岁。阵发性血压升高1年,经血、尿儿茶酚胺及其代谢物测定和相关检查不能完全排除嗜铬细胞瘤的诊断。有助于进一步诊断的是　（　）
A. 24 小时动态血压监测
B. 基础代谢率测定
C. 酚妥拉明试验
D. ACTH 兴奋试验
E. 美替拉酮试验

13. 作用于肾上腺素能受体所致嗜铬细胞瘤临床表现的主要物质是　（　）
A. 肾上腺髓质素　B. 嗜铬粒蛋白
C. 多种肽类激素　D. 儿茶酚胺
E. 糖皮质激素

14. 诊断嗜铬细胞瘤的一个线索是（　）
A. 高血压对哌唑嗪特别敏感

B. 血压对常用降压药有效
C. 高血压伴交感神经亢进
D. 高血压伴高代谢状态
E. 持续性高血压

【X/型/题】

15. 嗜铬细胞瘤发生低血压和休克的原因为　（　）
A. 肿瘤突然发生出血、坏死
B. 大量儿茶酚胺引起严重心律失常或心力衰竭
C. 由于肿瘤主要分泌肾上腺素,促使周围血管扩张
D. 大量儿茶酚胺引起血容量减少
E. 嗜铬细胞瘤可分泌一种降压物质

16. 嗜铬细胞瘤患者的血压可表现为（　）
A. 阵发性高血压
B. 持续性高血压
C. 直立性低血压
D. 高血压和低血压相交替
E. 持续性低血压

17. 下列关于嗜铬细胞瘤的叙述,正确的是　（　）
A. 多见于男性
B. 大多位于肾上腺的一侧
C. 大多数病例如能及早诊治,可以治愈
D. 肾上腺髓质的嗜铬细胞瘤主要分泌去甲肾上腺素
E. 肾上腺外的嗜铬细胞瘤除主动脉旁嗜铬体所致者外,只产生去甲肾上腺素,不能合成肾上腺素

18. 有助于嗜铬细胞瘤诊断的方法包括　（　）
A. 血、尿儿茶酚胺及代谢物的测定
B. 酚妥拉明试验
C. 超声检查
D. 放射性核素 MIBG 检查
E. CT 和 MRI 检查

二、填空题

1. 嗜铬细胞瘤起源于_____、_____或_____。这种瘤持续或间断地释放大量_____。肾上腺髓质的嗜铬细胞瘤可产生_____和_____，而肾上腺外的嗜铬细胞瘤只产生_____。

2. 嗜铬细胞瘤主要位于_____和_____。

3. 嗜铬细胞瘤患者在手术前，α受体阻滞剂的应用不得少于_____周。术前不必常规应用，如患者有心动过速或心律失常则需采用_____，且必须先用_____使血压下降。

三、简答题

嗜铬细胞瘤的临床表现有哪些？

【参/考/答/案】

一、选择题

【A型题】

1. B	2. A	3. E	4. D	5. A
6. A	7. B	8. D	9. C	10. C
11. E	12. C	13. D	14. A	

【X型题】

15. ABCDE　　16. ABCD　　17. BCDE
18. ABCDE

2. A【解析】嗜铬细胞瘤可产生去甲肾上腺素和肾上腺素。

3. E【解析】嗜铬细胞瘤患者常有循环血量减少，这可能是长期过度的α-肾上腺素能刺激的结果。临床上有直立性低血压和血细胞比容增高者可提示血浆容量减少。若在手术前血浆容量减少，且用血浆或酚妥拉明治疗不能纠正者，则在手术切除肿瘤后即刻发生严重的低血压。这种情况下的低血压最好用补充血容量来治疗，如输血，而不用血管收缩剂。

4. D【解析】少数嗜铬细胞瘤患者可出现血钾降低，可能与儿茶酚胺促进 K^+ 转移至细胞内或促进肾素、醛固酮分泌相关。

5. A【解析】舒血管肽和P物质引起面部潮红，阿片肽和生长抑素引起便秘，血清素引起腹泻，神经肽Y引起血管收缩。

6. A【解析】嗜铬细胞瘤的消化系统表现包括便秘、肠扩张、肠坏死、肠出血、肠穿孔、胆石症、胆汁潴留。

7. B【解析】单独使用β受体阻滞剂可使血压升高，甚至发生肺水肿，必须先使用α受体阻滞剂使血压下降。

8. D【解析】嗜铬细胞瘤多为良性肿瘤，是可治愈的，切除肿瘤后患者血压多可恢复正常。

9. C【解析】患者有阵发性高血压的特征性表现，收缩压和舒张压明显升高，酚妥拉明静脉注射后降压明显，肾上腺CT示右肾上腺有一直径约3cm类球形占位，临床表现和影像学检查符合嗜铬细胞瘤诊断。

10. C【解析】嗜铬细胞瘤患者发生高血压危象时，应立即缓慢静脉注射酚妥拉明 1~5mg，当血压下降至 160/100mmHg 左右后，予以 10~15mg 酚妥拉明溶于 5% 葡萄糖氯化钠溶液 500ml 中缓慢静脉滴注。

12. C【解析】酚妥拉明为α受体阻滞剂，可阻断儿茶酚胺的α-受体效应，用于鉴别嗜铬细胞瘤。

16. ABCD【解析】嗜铬细胞瘤患者的血压表现主要包括阵发性高血压、持续性高血压、低血压甚至休克、高血压和低血压交替出现。

17. BCDE【解析】嗜铬细胞瘤男性和女性发病率无明显差异。

18. ABCDE【解析】嗜铬细胞瘤的诊断方法包括血、尿儿茶酚胺及其代谢产物的测定、药理试验(胰高血糖素激发试验)、酚妥拉明试验、影像学检查(B超、CT、MRI、放射性核素MIBG检查、静脉导管术)。

二、填空题

1. 肾上腺髓质　交感神经节　其他部位的嗜铬组织　儿茶酚胺　去甲肾上腺素　肾上腺素　去甲肾上腺素

2. 肾上腺　腹主动脉旁

3. 2　β受体阻滞剂　α受体阻滞剂

三、简答题

嗜铬细胞瘤的临床表现有哪些?

答　(1)心血管系统:①高血压,包括阵发性高血压和持续性高血压;②低血压,甚至休克;③心肌病、心律失常、心力衰竭。

(2)代谢紊乱:①基础代谢率增高;②血糖增高,糖耐量异常;③脂代谢异常;④低钾血症、高钙血症。

(3)消化系统:便秘、肠扩张、肠出血、肠坏死、肠穿孔、胆石症、胆汁潴留。

(4)腹部肿块。

(5)泌尿系统:肾功能减退、膀胱扩张、无痛性肉眼血尿。

(6)血液系统:外周血白细胞计数升高,红细胞计数也可升高。

(7)伴发某些基因突变所致的遗传性疾病。

(黄爱洁)

第18章　原发性甲状旁腺功能亢进症

【学/习/要/点】

一、掌握

原发性甲状旁腺功能亢进症(简称甲旁亢)的临床表现、诊断、鉴别诊断及主要治疗。

二、熟悉

原发性甲状旁腺功能亢进症的病因、病理生理、实验室检查及与诊断相关的检查。

【应/试/考/题】

一、选择题

【A/型/题】

1. 下列关于原发性甲状旁腺功能亢进症实验室检查的叙述,错误的是　　(　　)
   A. 血清钙增高
   B. 血清磷降低
   C. 血清碱性磷酸酶减少
   D. 血氯常升高
   E. 血碳酸氢盐常降低

2. 原发性甲状旁腺功能亢进症时骨骼X线摄片结果应排除　　　(　　)
   A. 纤维囊性骨炎　　B. 骨硬化
   C. 病理性骨折　　　D. 骨骼畸形
   E. 骨膜下皮质吸收

3. 下列关于原发性甲状旁腺功能亢进症临床表现的叙述,错误的是　　(　　)
   A. 肾结石反复发作
   B. 消化性溃疡

C. 精神症状
D. 广泛的骨吸收
E. 手足搐搦

4. 原发性甲状旁腺功能亢进症的诊断依据是　　　　　　　　　(　　)
   A. 血清PTH增高的同时伴有高钙血症
   B. 血清PTH增高的同时伴有低钙血症
   C. 血清PTH降低的同时伴有高钙血症
   D. 血清PTH降低的同时伴有低钙血症
   E. 血清PTH正常而血钙增高

5. 原发性甲状旁腺功能亢进症患者,高钙危象指血清钙浓度超过　　(　　)
   A. 2.25mmol/L　　B. 2.75mmol/L
   C. 3.0mmol/L　　　D. 3.25mmol/L
   E. 3.75mmol/L

6. 原发性甲状旁腺功能亢进症易出现神经系统症状者的血清钙浓度多超过(　　)
   A. 1.0mmol/L　　B. 1.25mmol/L
   C. 2.25mmol/L　　D. 2.75mmol/L
   E. 3.0mmol/L

【X/型/题】

7. 引起高钙血症的疾病有　　　（　　）
   A. 原发性甲状旁腺功能亢进症
   B. 继发性甲状旁腺功能亢进症
   C. 结节病
   D. 多发性骨髓瘤
   E. 甲状旁腺功能减退症

8. 下列关于原发性甲状旁腺功能亢进症的叙述,正确的是　　　（　　）
   A. 本病多见于 60 岁左右的人群
   B. 女性多于男性
   C. 起病缓慢,临床表现可多种多样,可被误诊为神经症或原发性神经肌肉疾病
   D. 给予外源性 PTH 后,尿磷与尿 cAMP 增加有助于本病的诊断

E. 外科手术是治疗本病唯一有确切效果的措施

二、名词解释
三发性甲状旁腺功能亢进症

三、填空题
1. 原发性甲状旁腺功能亢进症的主要临床表现为_____、_____和_____。
2. 原发性甲状旁腺功能亢进症是由于肿瘤或增生引起的_____合成与分泌增多,通过其对骨与肾的作用,导致_____和_____。

四、简答题
简述高钙危象的处理。

【参/考/答/案】

一、选择题

【A 型题】
1. C　　2. B　　3. E　　4. A　　5. E
6. E

【X 型题】
7. ACD　　8. ABCE

1. C【解析】原发性甲状旁腺功能亢进症的血清碱性磷酸酶通常增高。
2. B【解析】原发性甲状旁腺功能亢进症时骨骼 X 线摄片结果包括骨膜下皮质吸收、纤维囊性骨炎、病理性骨折、骨骼畸形等。
3. E【解析】原发性甲状旁腺功能亢进症导致高钙血症,出现四肢无力、肌萎缩等,不会导致手足搐搦。
5. E【解析】甲状旁腺功能亢进症患者发生高钙危象是指血清钙浓度 >3.75mmol/L。

6. E【解析】当血清钙浓度 >3.0mmol/L时,原发性甲状旁腺功能亢进症患者容易出现幻觉、狂躁等神经系统症状。
7. ACD【解析】继发性甲状旁腺功能亢进症的血清钙浓度通常降低,甲状旁腺功能减退症表现为低钙血症。
8. ABCE【解析】给予外源性甲状旁腺激素(PTH)后,尿磷与尿 cAMP 增加可明确诊断甲状旁腺功能减退症。

二、名词解释
三发性甲状旁腺功能亢进症:在继发性甲状旁腺功能亢进症的基础上,由于腺体受到持久的刺激,部分增生肥大组织转为腺瘤伴功能亢进,自主分泌过多 PTH。

三、填空题
1. 高钙血症　骨骼系统病变　泌尿系统病变
2. 甲状旁腺激素　血钙增高　血磷降低

四、简答题

简述高钙危象的处理。

答 ①可静脉滴注大量生理盐水,根据失水情况每天给 4~6L;②给予呋塞米 40~60mg 静脉注射,促使尿钙排出;③可用血液透析或腹膜透析降低血钙;④降钙素可抑制骨吸收,2~8U/(kg·d)皮下或肌内注射;⑤二膦酸盐,如帕米膦酸钠 60mg,静脉滴注 1 次;⑥糖皮质激素静脉滴注或静脉注射。

(黄爱洁)

第 19 章　甲状旁腺功能减退症

【学/习/要/点】

一、掌握

甲状旁腺功能减退症(简称甲旁减)的临床表现及治疗。

二、熟悉

甲状旁腺功能减退症的实验室检查。

【应/试/考/题】

一、选择题

【A/型/题】

1. 下列关于甲状旁腺激素生理作用的叙述,正确的是　　　　　　　　　( )
   A. 促进骨钙沉积
   B. 使血磷浓度升高
   C. 促进溶骨及促进肠钙吸收
   D. 促进肾排钙保磷
   E. 抑制细胞膜上腺苷环化酶

2. 下列关于甲状旁腺功能减退症临床表现的叙述,错误的是　　　　　( )
   A. 神经肌肉兴奋性增高
   B. 低钙血症
   C. 高磷血症
   D. 血 PTH 降低或测不出
   E. 早期表现为骨痛,后期表现为纤维囊性骨炎

3. 下列关于甲状旁腺功能减退症病因的叙述,正确的是　　　　　　　( )
   A. 高镁血症可引起功能性甲状旁腺功能减退症
   B. 特发性甲状旁腺功能减退症发病与环境因素有关

C. 甲状旁腺功能减退症若合并多发性内分泌腺功能减退症要考虑继发性
   D. 甲状腺手术后可能导致甲状旁腺功能减退症
   E. 妊娠期间胎儿的甲状旁腺发育会被母体的高钙血症抑制,新生儿出生后就会出现永久性甲状旁腺功能减退症

4. 下列有助于鉴别特发性甲状旁腺功能减退症与假性甲状旁腺功能减退症的是　　　　　　　　　　　　( )
   A. 血钙　　　　　　B. 血磷
   C. 血镁　　　　　　D. PTH
   E. 血钠

5. 甲状旁腺功能减退症患者宜将血清钙保持在　　　　　　　　　　( )
   A. ≥0.95mmol/L
   B. 0.95 ~ 1.88mmol/L
   C. 1.88 ~ 2.2mmol/L
   D. 2.0 ~ 2.25mmol/L
   E. 2.25 ~ 2.75mmol/L

6. 下列可肯定甲状旁腺功能减退症诊断的是　　　　　　　　　　　( )
   A. 血钙↓、血磷↑
   B. 尿钙、尿磷排量↓
   C. 碱性磷酸酶↑

D. 静脉滴注外源性 PTH 后尿磷、cAMP↑

E. 血 PTH 明显↑

7. 甲状旁腺功能减退症患者血清钙持续低于多少时出现 Chvostek 征或 Trousseau 征 （　　）

A. 1.0mmol/L　　B. 1.25mmol/L

C. 2.0mmol/L　　D. 2.25mmol/L

E. 2.75mmol/L

二、名词解释

PHP

三、填空题

1. 甲状旁腺功能减退症是_____激素产生减少和效应不足引起的_____，其特征是_____、_____、_____和_____。

2. 甲状旁腺功能减退症主要采用_____与_____治疗。

四、简答题

简述甲状旁腺功能减退症的主要临床表现。

【参/考/答/案】

一、选择题

【A 型题】

1. C　　2. E　　3. D　　4. D　　5. D

6. D　　7. C

2. E【解析】E 项为甲状旁腺功能亢进症的临床表现。

3. D【解析】严重低镁血症可引起可逆性的甲状旁腺功能减退症。特发性甲状旁腺功能减退症目前病因未明。继发性甲状旁腺功能减退症主要由于颈部或甲状腺手术将甲状旁腺误切或损伤所致，或甲状旁腺手术及颈部放疗所致。高钙血症孕妇的新生儿因甲状旁腺功能受抑制而有低钙血症，出生后多表现为暂时性甲状旁腺功能减退症。

4. D【解析】特发性甲状旁腺功能减退症时血清 PTH 多降低，假性甲状旁腺功能减退症时 PTH 分泌增加。

5. D【解析】甲状旁腺功能减退症时在血钙正常条件时即出现明显高尿钙，因此不宜将血钙升高至正常水平，而应保持在 2.0～2.25mmol/L。

6. D【解析】血清 PTH 明显降低或静脉滴注外源性 PTH 后尿磷、尿 cAMP 明显升高可以明确诊断甲状旁腺功能减退症。

7. C【解析】甲状旁腺功能减退症患者血清钙持续低于 2.0mmol/L 时，可出现 Chvostek 征与 Trousseau 征，或手足搐搦。

二、名词解释

假性甲状旁腺功能减退症（PHP）：是一种遗传性疾病，是由于 PTH 受体或受体后缺陷所致的甲状旁腺功能减退症，血 PTH 分泌增加，以低钙血症和高磷血症为特征。

三、填空题

1. 甲状旁腺　一组临床综合征　手足搐搦　癫痫样发作　低钙血症　高磷血症

2. 维生素 D　钙剂

四、简答题

简述甲状旁腺功能减退症的主要临床表现。

答 ①神经肌肉应激性增加，如低钙血症导致手足搐搦等；②神经、精神症状，如儿童出现惊厥或癫痫样全身抽搐，伴有自主神经功能紊乱等；③外胚层组织营养变性，如白内障、牙齿发育障碍等；④转移性钙化，心、脑电图的改变等。

（黄爱洁）

第 20 章　多发性内分泌腺瘤病

【学/习/要/点】

熟悉

多发性内分泌腺瘤病（MEN）的临床表现及治疗。

【应/试/考/题】

选择题

【A/型/题】

1. 多发性内分泌腺瘤病 1 型（MEN 1）最常见并最早出现的病变是　　（　　）
   A. 甲状旁腺功能亢进症
   B. 胰岛素瘤
   C. 促胃液素瘤
   D. 垂体瘤
   E. 肾上腺腺瘤

2. 多发性内分泌腺瘤病 2 型（MEN 2）最常见并最早出现的病变是　　（　　）
   A. 甲状旁腺功能亢进症
   B. 嗜铬细胞瘤
   C. 甲状腺髓样癌
   D. 甲状腺功能亢进症
   E. 垂体瘤

【参/考/答/案】

选择题

【A 型题】

1. A　　2. C

1. A【解析】甲状旁腺功能亢进症为 MEN 1 中最常见并最早出现的病变。

2. C【解析】甲状腺髓样癌为 MEN 2 中最常见并最早出现的病变。

（黄爱洁）

第21章　糖尿病

【学/习/要/点】

一、掌握

1. 糖尿病的概念、分型及诊断标准。
2. 糖尿病时机体代谢紊乱的特点。
3. 糖尿病主要慢性并发症的临床特点。
4. 糖尿病的治疗原则及主要治疗方法。
5. 口服降糖药的作用机制、种类、特点、适应证、禁忌证及不良反应。
6. 胰岛素治疗的适应证、主要制剂特点、主要治疗方案及剂量调整原则。

二、熟悉

1. 1 型糖尿病(T1DM)、2 型糖尿病(T2DM)的发生机制。
2. 糖尿病慢性并发症的发生机制。
3. 糖尿病的控制目标。
4. 糖尿病的三级预防及其意义。
5. 糖尿病酮症酸中毒(DKA)的诱因、诊断依据及治疗原则。
6. 高渗高血糖综合征(HHS)的诱因、临床表现、诊断及治疗原则。

【应/试/考/题】

一、选择题

【A/型/题】

1. 糖耐量降低指空腹静脉血浆血糖(mmol/L)　　（　　）
   A. <7.0　　　　B. ≤7.0
   C. <7.8　　　　D. <1.1
   E. <5.6
2. 糖尿病代谢紊乱的中心环节是（　　）
   A. 胰岛素生物作用绝对和相对不足
   B. 胰岛素拮抗激素分泌增加
   C. 脂肪分解增强,酮体产生多
   D. 葡萄糖的氧化利用差
   E. 葡萄糖生成增加
3. 1 型糖尿病与 2 型糖尿病的主要区别是（　　）
   A. 发病年龄　　　B. 病情
   C. 体重　　　　D. 糖尿病家族史
   E. 对胰岛素的依赖及发生酮症的倾向
4. 2 型糖尿病的特点是（　　）
   A. 常以慢性并发症为首发症状
   B. 患者不需使用胰岛素治疗
   C. 中老年患者多见,从不发生酮症
   D. 血清中 GADA、ICA 常阳性
   E. 胰岛功能正常

5. 抢救糖尿病酮症酸中毒时,小剂量胰岛素静脉应用的剂量是 （　　）
   A. 每小时 0.01U/kg
   B. 每小时 0.5U/kg
   C. 每小时 0.1U/kg
   D. 每小时 1U/kg
   E. 每日 0.1U/kg

6. 在糖尿病的诊断分型中,下列检查最有意义的是 （　　）
   A. 口服葡萄糖耐量试验
   B. 胰岛素释放试验
   C. 糖化血红蛋白测定
   D. 胰岛自身抗体如 GADA、ICA 测定
   E. 尿糖测定

7. 下列可作为糖尿病确诊依据的是（　　）
   A. 多次空腹血糖≥7.0mmol/L
   B. 尿糖（＋＋＋）
   C. 餐后 2 小时血糖≥7.8mmol/L
   D. 葡萄糖耐量试验 1 小时血糖≥11.1mmol/L
   E. 无三多一少症状,餐后血糖7.8～11.1mmol/L

8. 为确定患者近 2 周内糖尿病是否控制,应选择 （　　）
   A. 24 小时尿糖定量
   B. 24 小时内多次测定血糖水平
   C. 糖基化血红蛋白测定
   D. 糖化血清清蛋白测定
   E. 以上均不是

9. 磺脲类降糖药主要的作用机制是（　　）
   A. 刺激胰岛 β 细胞分泌胰岛素
   B. 抑制胰岛 α 细胞分泌胰高血糖素
   C. 促进外周组织摄取葡萄糖
   D. 抑制或延缓葡萄糖在胃肠道吸收
   E. 加速糖的无氧酵解

10. 下列治疗糖尿病的药物中,较易引起胃肠道反应及乳酸性酸中毒的是 （　　）
    A. 胰岛素　　　B. 双胍类
    C. 格列齐特　　D. 吡格列酮
    E. α - 葡萄糖苷酶抑制剂

11. 胰岛素治疗的主要不良反应是（　　）
    A. 抗体形成　　B. 视力改变
    C. 低血糖　　　D. 过敏反应
    E. 局部脂肪萎缩

12. 糖尿病微血管的病变特点是 （　　）
    A. 毛细血管的动脉粥样硬化,管腔狭窄
    B. 毛细血管基底膜增厚,PAS 染色阳性
    C. 毛细血管微血栓形成,血流速慢
    D. 毛细血管钙化,通透性降低
    E. 毛细血管的内皮细胞受损

13. 糖尿病肾病高度特异性的病理改变是 （　　）
    A. 肾动脉粥样硬化
    B. 肾盂、肾盏变形缩窄,肾外形凹凸不平
    C. 结节性肾小球硬化型病变
    D. 弥漫性肾小球硬化型病变
    E. 渗出性病变

14. 诊断早期糖尿病肾病最有意义的检查是 （　　）
    A. 尿常规检查
    B. 尿微量清蛋白测定
    C. 尿总蛋白测定
    D. 肌酐清除率
    E. 尿微球蛋白测定

15. 病程大于 10 年的 1 型糖尿病患者的主要死因是 （　　）
    A. 高渗高血糖综合征
    B. 糖尿病肾病
    C. 大血管病变
    D. 糖尿病酮症酸中毒
    E. 微血管病变

16. 糖尿病眼部病变中导致失明的主要原因是 （　　）
    A. 视网膜小静脉病变
    B. 白内障
    C. 增殖性视网膜病变
    D. 微血管瘤
    E. 青光眼

17. 2 型糖尿病的主要死亡原因是 （　　）
    A. 糖尿病酮症酸中毒
    B. 心脑血管病变
    C. 糖尿病肾病
    D. 糖尿病神经病变
    E. 感染

18. 糖尿病酮症酸中毒时,早期过多补碱的主要危害是 （　　）
   A. 加重心脏负荷　B. 低氯血症
   C. 脑水肿　　　　D. 低钙血症
   E. 代谢性碱中毒

19. 糖尿病酮症酸中毒的特征性表现是 （　　）
   A. 口吐白沫
   B. 呼气有烂苹果味
   C. 呼吸深大
   D. 二氧化碳结合力下降
   E. 皮肤黏膜干燥

20. 下列不属于糖尿病酮症酸中毒诱因的是 （　　）
   A. 感染　　　　　B. 妊娠及分娩
   C. 胰岛素过量　　D. 饮食不当
   E. 外伤及手术

21. 抢救糖尿病酮症酸中毒,在第1个24小时内补液总量为 （　　）
   A. 500～1000ml　　B. 1000～2000ml
   C. 2000～4000ml　D. 4000～5000ml
   E. 6000～10 000ml

22. 下列有降血糖作用的内分泌激素是 （　　）
   A. 皮质醇　　　　B. 胰高血糖素
   C. 肾上腺素　　　D. 生长激素
   E. 胰岛素

23. 1型糖尿病和2型糖尿病的最主要区别是 （　　）
   A. 发病年龄不同
   B. 对胰岛素的敏感性不同
   C. 胰岛素基础水平与释放曲线不同
   D. 发生酮症酸中毒的倾向不同
   E. 血糖稳定性不同

24. 下列不宜选用胰岛素治疗的是（　　）
   A. 严重肝、肾功能不全
   B. 极度消瘦
   C. 合并心肌梗死
   D. 妊娠糖尿病
   E. 肥胖性糖尿病患者

25. 下列关于胰岛素使用的叙述,错误的是 （　　）
   A. 所有接受大、中型手术的2型糖尿病患者均须用短效胰岛素
   B. 所有出现并发症的糖尿病患者都必须使用胰岛素

   C. 所有1型糖尿病患者均须用胰岛素
   D. 所有妊娠糖尿病患者都必须使用胰岛素
   E. 合并肾功能不全者胰岛素应适当减量

26. 患者,男,52岁。身高170cm,体重80kg,有糖尿病家族史,空腹血糖8mmol/L。治疗首选 （　　）
   A. 单纯控制饮食
   B. 控制饮食＋格列齐特(达美康)
   C. 控制饮食＋格列本脲(优降糖)
   D. 控制饮食＋运动治疗
   E. 减肥

27. 患者,女,55岁。糖尿病。身高1.64m,体重48kg。空腹血糖6.5mmol/L,餐后血糖16mmol/L。治疗应首选 （　　）
   A. 格列吡嗪＋饮食控制
   B. 二甲双胍＋饮食控制
   C. α－葡萄糖苷酶抑制剂＋饮食控制
   D. 单纯饮食控制
   E. 胰岛素增敏剂

28. 患者,女,29岁。妊娠5个月,空腹血糖8.9mmol/L,餐后血糖11.7mmol/L。治疗首选 （　　）
   A. 饮食治疗＋体育锻炼
   B. 饮食治疗＋体育锻炼＋二甲双胍
   C. 磺脲类药物
   D. 胰岛素＋饮食控制
   E. 胰岛素

29. 糖尿病肾病,慢性肾功能不全患者,治疗首选 （　　）
   A. 糖尿病饮食＋甲苯磺丁脲
   B. 糖尿病饮食＋胰岛素
   C. 糖尿病饮食＋二甲双胍
   D. 低优质蛋白糖尿病饮食＋胰岛素
   E. 单纯糖尿病饮食

30. 患者,男,20 岁。经胰岛素治疗血糖控制正常,今早突然晕倒。其最可能的原因是　　　　　　　　　(　　)
    A. 糖尿病酮症酸中毒
    B. 高渗高血糖综合征
    C. 乳酸性酸中毒
    D. 低血糖
    E. 严重高血糖

31. 患者,男,20 岁。1 型糖尿病。2 天来出现恶心,面色潮红,呼吸深快,渐发生意识模糊以致昏迷。最可能的诊断是　　　　　　　　　　(　　)
    A. 尿毒症酸中毒　B. 糖尿病高渗昏迷
    C. 乳酸性酸中毒　D. 呼吸性碱中毒
    E. 糖尿病酮症酸中毒

32. 患者,男,14 岁。有糖尿病病史,近期感冒后停用胰岛素 3 天,发热、呕吐、神志恍惚 1 天。最需要进行的检查是　　　　　　　　　　(　　)
    A. 尿糖　　　　　B. 血气分析
    C. 血清淀粉酶　　D. 胃镜
    E. 脑 CT

33. 糖尿病酮症酸中毒患者,经小剂量胰岛素、补碱补液等治疗后,出现心悸、期前收缩、乏力。治疗应首先考虑　　　　　　　　　　(　　)
    A. 甘露醇　　　　B. 补钾
    C. 普萘洛尔　　　D. 补钙
    E. 维拉帕米

34. 患者,女,19 岁。1 型糖尿病病史 2 年。因牙龈肿痛进食减少,停用胰岛素 2 天,出现嗜睡、呼吸有烂苹果味,查血糖 20mmol/L,给予补液、胰岛素及静脉输入碳酸氢钠治疗后,患者一度神志好转,但不久患者出现昏迷。其原因最可能是　　　　　　　　(　　)
    A. 低血糖昏迷　　B. 脑血管意外
    C. 脑水肿　　　　D. 高渗性昏迷
    E. 乳酸性酸中毒

35. 高渗高血糖综合征昏迷补液常首先使用的液体为　　　　　　　　(　　)
    A. 3% 氯化钠溶液
    B. 0.45% 氯化钠溶液

    C. 0.9% 氯化钠溶液
    D. 胶体液
    E. 5% 葡萄糖溶液

36. 下列关于糖尿病大血管病变的叙述,错误的是　　　　　　　　(　　)
    A. 内源性高胰岛素血症促进脂质合成加速动脉粥样硬化形成
    B. 是 2 型糖尿病患者的主要死亡原因
    C. 胰岛素不足可减低脂质清除,加速动脉粥样硬化形成
    D. 与血清低密度脂蛋白水平呈正相关
    E. 引起糖尿病心肌病

37. 糖尿病饮食治疗各营养成分所占比例是　　　　　　　　　　(　　)
    A. 碳水化合物 50%～60%,脂肪 25%～30%,蛋白质 10%～15%
    B. 碳水化合物 40%～50%,脂肪 25%～30%,蛋白质 25%
    C. 碳水化合物 50%～60%,脂肪 20%,蛋白质 30%
    D. 碳水化合物 60%～70%,脂肪 20%,蛋白质 20%
    E. 碳水化合物严格限制,其他不限

38. 糖尿病神经病变最常见的是　　(　　)
    A. 自主神经病变　B. 周围神经病变
    C. 脑神经病变　　D. 神经根病变
    E. 脊髓病变

39. 下列可用于 1 型糖尿病的降糖药物是　　　　　　　　　　　(　　)
    A. 格列本脲　　　B. 瑞格列奈
    C. 二甲双胍　　　D. 吡格列酮
    E. 格列喹酮

40. 患者,女,65 岁。糖尿病病史 12 年,目前使用胰岛素强化治疗,清晨空腹血糖为 12.5mmol/L,夜间 2 时血糖为 2.7mmol/L。引起清晨空腹血糖高的原因可能为　　　　　　　(　　)
    A. 前一晚进食过多
    B. Somogyi 现象
    C. 黎明现象
    D. 胰岛素剂量不足
    E. 以上均有可能

41. 患者,男,16 岁。1 型糖尿病病史 2 年,平时应用猪胰岛素治疗,饮食控制严

格,血糖控制满意。近2个月来在无明显诱因情况下血糖控制不佳,胰岛素用量每日已达96U,未发生低血糖反应。最可能的原因是　（　　）
A. 使用了过期的胰岛素
B. 胰岛素过敏
C. 体内对抗胰岛素的激素分泌过多
D. 可能发生了糖尿病肾病
E. 可能体内产生了胰岛素抗体

42. 初诊的糖尿病患者,应用胰岛素治疗1周后,血糖下降至正常,但突然发生视物模糊。最可能的原因是　（　　）
A. 合并青光眼
B. 晶状体屈光改变
C. 视网膜微血管病变
D. 已有白内障
E. 玻璃体积血

43. 下列关于糖尿病临床表现的叙述,正确的是　（　　）
A. 糖尿病患者都有口干、多饮、多尿和消瘦症状
B. 目前糖尿病的主要死亡原因是酮症酸中毒
C. 糖尿病的一些并发症表现,可作为首发症状
D. 糖尿病因烦渴多饮而引起多尿
E. 最常见的糖尿病神经病变是自主神经病变

【B/型/题】

(44~45题共用备选答案)
A. β 细胞胰岛素分泌不足
B. 以胰岛素抵抗为主伴胰岛素分泌不足
C. 常染色体显性遗传
D. 胰岛素作用遗传性缺陷
E. 线粒体基因突变

44. MODY 的发病是由于　（　　）
45. 2 型糖尿病的发病是由于　（　　）
(46~47题共用备选答案)
A. 甲苯磺丁脲　　B. 氯磺丙脲
C. 格列齐特　　　D. 格列喹酮
E. 格列本脲

46. 合并肾功能不全的糖尿病患者常首选　（　　）
47. 为减轻或延缓糖尿病血管并发症的发生常首选　（　　）
(48~49题共用备选答案)
A. 糖尿病肾病　　B. 肾性糖尿病
C. 应激性糖尿病　D. 1 型糖尿病
E. 2 型糖尿病

48. 血糖正常,尿糖阳性,OGTT 正常,空腹血浆胰岛素正常,为　（　　）
49. 血糖升高,尿糖阳性,空腹血浆胰岛素和 C 肽水平显著低下,为　（　　）

【X/型/题】

50. 下列常见于胰岛素抵抗的是　（　　）
A. 肥胖　　　　　　B. 高血压
C. 高脂血症　　　　D. 多囊卵巢综合征
E. 急性胰腺炎

51. 下列关于 2 型糖尿病的叙述,正确的是　（　　）
A. 家族史多见
B. 青少年也可发生 2 型糖尿病
C. 对胰岛素敏感
D. 单纯饮食治疗或合用口服降糖药多可获得良好的控制
E. 40 岁以后发生的糖尿病均为 2 型糖尿病

52. 磺酰脲类降糖药的不良反应有（　　）
A. 低血糖　　　　　B. 皮肤瘙痒及皮疹
C. 肝功能损害　　　D. 体重增加
E. 乳酸性酸中毒

53. 下列药物中,能促进胰岛素分泌的有　（　　）
A. 阿卡波糖　　　　B. 二甲双胍
C. 格列美脲　　　　D. 瑞格列奈
E. 吡格列酮

54. 双胍类降糖药的降糖机制是　（　　）
A. 刺激胰岛 β 细胞分泌胰岛素
B. 减少胃肠道对葡萄糖的吸收
C. 抑制肝糖原分解
D. 增加外周组织对葡萄糖的利用
E. 改善外周组织对胰岛素的抵抗

55. DKA 的酮体包括 （　　）
　　A. 丙酮　　　　　B. 丙酮酸
　　C. 乙酰乙酸　　　D. β-羟丁酸
　　E. 苯乙酮

56. 下列关于妊娠糖尿病的处理,正确的是 （　　）
　　A. 胰岛素较非妊娠状态用量大
　　B. 只能采用胰岛素治疗
　　C. 分娩后胰岛素用量应适当减少
　　D. 37 周左右应行剖宫产
　　E. 可以使用口服药物治疗

57. 下列关于非胰岛素依赖型糖尿病患者的胰岛素水平的叙述,正确的是（　　）
　　A. 可稍低
　　B. 可基本正常
　　C. 可高于正常
　　D. 正常分泌高峰延迟
　　E. 正常分泌高峰提前

58. 糖尿病治疗的目标是 （　　）
　　A. 使血糖达到或接近正常
　　B. 消除糖尿病症状
　　C. 防止或延缓并发症
　　D. 彻底治愈
　　E. 纠正代谢紊乱

59. 糖尿病酮症酸中毒治疗,补碱的指征是 （　　）
　　A. CO_2 结合力大于 15mmol/L
　　B. 血 pH 值小于 7.1
　　C. 血酮体阳性
　　D. 血清 HCO_3^- 浓度小于 5mmol/L
　　E. 血 pH 值小于 7.2

60. 糖尿病酮症酸中毒治疗中,如果补碱过多过快,会出现的严重并发症有 （　　）
　　A. 脑水肿　　　　B. 加重组织缺氧
　　C. 碱中毒　　　　D. 缺钾
　　E. 低血糖

61. 下列关于糖尿病大血管病变的叙述,正确的是 （　　）
　　A. 脑动脉硬化常表现为脑血栓形成
　　B. 冠心病引起急性心肌梗死
　　C. 肢体动脉硬化可引起下肢疼痛,间歇性跛行,肢端坏疽
　　D. 冠心病和急性脑血管病的患病率较非糖尿病者高 2~7 倍
　　E. 大血管病是糖尿病的特征性改变

62. 糖尿病微血管病变的典型改变是（　　）
　　A. 微血管的动脉粥样硬化,管腔狭窄
　　B. 微血管的内皮细胞受损
　　C. 微循环障碍
　　D. 血流动力学改变
　　E. 微血管的基底膜增厚

二、名词解释
1. diabetes mellitus
2. 糖尿病前期
3. Somogyi 效应
4. OGTT
5. 胰岛素抵抗
6. 糖尿病足

三、填空题
1. _____和_____是 2 型糖尿病发病机制的 2 个基本环节和特征,并与____、_____和____等有关,是所谓"_____"的成分之一。
2. _____和_____是糖尿病微血管病变的典型改变,其主要表现在____、____和____,其中尤以糖尿病_____和_____为重要。
3. 糖尿病的急性并发症包括____、__和____。
4. 糖尿病视网膜病变按眼底改变可分为____和____ 2 大类。
5. 糖尿病饮食治疗中,总热卡是由____和____决定的。
6. 磺脲类口服降糖药的主要不良反应是____
7. 用胰岛素治疗糖尿病,如果患者白天血糖控制良好,而早餐前空腹血糖增高,应考虑____、____和____ 3 种可能。
8. 抢救糖尿病酮症酸中毒的首要的、极其关键的措施是____。通常使用____,补液总量按原体重的____估计。

四、简答题
1. 糖尿病的分型包括哪些?
2. 简述正常胰岛素分泌的特点及其在 2 型糖尿病中的分泌异常。

3. 简述糖尿病的三级预防。

五、论述题

1. 试述糖尿病肾病的病理改变和分期。
2. 试述糖尿病酮症酸中毒的诱因及治疗原则。

六、病例分析题

患者,女,52岁。农民。以"多食、多饮、多尿、消瘦15年,间断头晕、胸闷1个月,低热1周"为主诉入院。15年前无明显诱因出现多食、多饮、多尿、乏力、消瘦,在某院门诊诊断为"2型糖尿病",间断服用"D860、降糖灵、消渴丸"等治疗,未控制饮食,上述症状时轻时重,偶测空腹血糖,波动在 $10 \sim 20$ mmol/L。3年前出现双眼视物模糊,双下肢麻木、肿胀,未行特殊处理。1个月前于受凉后出现头晕、胸闷,测血压 200/110mmHg,在当地诊所输液(用药不详)治疗,效果差。1周前出现发冷、发热,体温37.8℃,以午后多见,伴夜间盗汗,腹胀、食欲缺乏,同时胸闷、乏力加重。

在当地诊治(给予青霉素及补液等治疗)效果差,入本院治疗。无"糖尿病、高血压"家族史。查体:体温37.7℃,血压200/110mmHg,体重56kg(发病前77kg),BMI 25kg/m²,神志清楚,精神差,慢性病容。皮肤干燥、弹性差,黏膜无黄染。咽部充血,扁桃体不大。双肺满布干、湿性啰音,以左下肺为重。心界向左下扩大,心率116次/分,律齐,未闻及杂音。腹平软,肝、脾肋下未触及。双下肢中度指凹性水肿。双下肢膝关节以下痛觉、温度觉、触觉明显减退,膝、腱反射及跟腱反射明显减弱。实验室检查:血常规示白细胞 6.6×10^9/L,中性粒细胞79.1%,红细胞 4.49×10^{12}/L,血红蛋白134g/L,血糖25.18mmol/L;尿常规示蛋白(+++),葡萄糖(++),酮体(++);肾功能及电解质示 BUN 13.21mmol/L,Scr 156.1μmol/L,K⁺ 4.67mmol/L,Na⁺ 149mmol/L。

问题:
1. 请给出该患者可能的诊断。
2. 简述诊疗原则。

【参│考│答│案】

一、选择题

【A型题】

1. A	2. A	3. E	4. A	5. C
6. D	7. A	8. D	9. A	10. B
11. C	12. B	13. C	14. B	15. C
16. C	17. B	18. C	19. A	20. C
21. D	22. E	23. C	24. E	25. B
26. D	27. C	28. D	29. D	30. D
31. E	32. B	33. B	34. C	35. E
36. E	37. A	38. D	39. C	40. B
41. E	42. B	43. C		

【B型题】

44. C	45. B	46. D	47. C	48. B
49. D				

【X型题】

50. ABCD	51. ABD	52. ABCD
53. CD	54. BCDE	55. ACD
56. ABC	57. ABCD	58. ABCE
59. BD	60. ABCD	61. ABCD
62. CE		

1. A【解析】糖耐量降低是指空腹血糖 <7.0 mmol/L,7.8mmol/L ≤ 糖负荷后2小时血糖 <11.1 mmol/L。

3. E【解析】1型糖尿病为胰岛素依赖型,有酮症倾向;2型糖尿病初始口服降糖药物有效,很少有自发酮症倾向。

4. A【解析】初发2型糖尿病伴明显高血糖或者胰岛功能明显减退的2型糖尿病患者需胰岛素治疗。2型糖尿病可发生在任何年龄,在一定诱因下 2 型糖尿病患者也可发生酮症。2 型糖尿病患者血清中 GADA、ICA 阴性。2 型糖尿病发病的主要环节是胰岛素抵抗和胰岛 β 细胞功能缺陷,随着病程进展,胰岛功能可逐渐减弱甚至消失。

6. D【解析】1 型糖尿病胰岛自身抗体检查可以阳性,GADA、ICA、IAA 及 IA - 2A 的联合检测有助于分型鉴别。

7. A【解析】糖尿病诊断标准为糖尿病症状加随机血糖 ≥11.1mmol/L,或空腹血糖 ≥7.0mmol/L,或 OGTT 2 小时血糖 ≥ 11.1mmol/L。

8. D【解析】糖化血清蛋白反映患者近 2 ~ 3 周内平均血糖水平,是近期病情监测的指标。

9. A【解析】B 项为 GLP - 1 受体激动剂的作用机制;C 项为双胍类药物的作用机制;D 项为 α - 葡萄糖苷酶抑制剂的作用机制。

11. C【解析】胰岛素治疗的主要不良反应是低血糖,其他不良反应包括视力改变、胰岛素过敏反应、注射部位脂肪萎缩或增生、抗体形成等。

12. B【解析】糖尿病微血管病变的典型改变是微循环障碍及微血管基底膜增厚。

13. C【解析】糖尿病肾病的病理改变包括有高度特异性的结节性肾小球硬化型、最常见的弥漫性肾小球硬化型、特异性不高的渗出性病变。

15. B【解析】心、脑血管的大血管病变是 2 型糖尿病患者的主要死亡原因。

16. C【解析】增殖性视网膜病变为糖尿病视网膜病变的 Ⅳ ~ Ⅵ 期,是失明的主要原因。

18. C【解析】脑水肿病死率很高,主要与脑缺氧、补碱或补液不当、血糖下降过快有关。

21. D【解析】补液总量按原体重的 10% 估计,如无心力衰竭,开始 1 ~ 2 小时内输入 1000 ~ 2000ml,快速补充血容量,改善周围循环和肾功能,第 3 ~ 6 小时输入 1000 ~ 2000ml,第一个 24 小时输液总量一般为 4000 ~ 5000ml,严重失水者可达 6000 ~ 8000ml。

23. C【解析】1 型糖尿病患者基础胰岛素水平和葡萄糖刺激后胰岛素分泌曲线均低下,2 型糖尿病患者空腹血浆胰岛素水平可偏低、正常或偏高,葡萄糖刺激后呈延迟释放。

24. E【解析】肥胖患者首选二甲双胍,配合运动及饮食控制。胰岛素常见不良反应为体重增加,不宜使用。

25. B【解析】出现严重的糖尿病急性或慢性并发症时才需使用胰岛素。

27. C【解析】饮食控制是糖尿病基础管理措施,该患者以餐后血糖升高为主,α - 葡萄糖苷酶抑制剂延迟碳水化合物吸收,降低餐后高血糖。

28. D【解析】饮食控制是糖尿病基础管理措施,妊娠糖尿病及糖尿病合并妊娠患者需使用胰岛素治疗。

30. D【解析】该患者经胰岛素治疗血糖正常,胰岛素的主要不良反应是低血糖,该患者晨起突然晕倒,考虑发生了低血糖。

32. B【解析】患者为青年男性,使用胰岛素治疗,考虑 1 型糖尿病;有自发酮症倾向,存在感染的诱因,考虑发生糖尿病酮症酸中毒,需立即完善血气分析明确。

34. C【解析】该患者考虑糖尿病酮症酸中毒,脑缺氧、补碱或补液不当、血糖下降过快可导致脑水肿。经治疗后,患者一度神志好转后再次昏迷,需警惕脑水肿的发生。

35. C【解析】高渗高血糖综合征昏迷补液目前多主张开始时用等渗溶液,等渗溶液不会引起溶血,有助于血容量恢复,纠正休克,恢复肾脏调节功能。

36. E【解析】糖尿病心肌病属于微血管病变。

40. B【解析】夜间发生低血糖,导致机体胰岛素拮抗激素分泌增加,继而发生低血糖后的反跳性高血糖称为 Somogyi 现象。糖尿病患者在夜间血糖控制尚且平稳,于黎明时由各种激素间不平衡分泌所引起的一种清晨高血糖状态称为黎明现象。

42. B【解析】胰岛素使用初期出现视物模糊,是由于晶状体屈光改变,常于数周内自然恢复。

43. C【解析】不是所有患者都有"三多一

少"症状,部分患者无任何症状,体检时发现血糖升高。病程超过 10 年的 1 型糖尿病患者的死亡原因是糖尿病肾病,2 型糖尿病的主要死亡原因是心、脑血管病变。糖尿病因血糖升高后渗透性利尿引起多尿。最常见的糖尿病神经病变是周围神经病变。

44. C【解析】青年人中的成年发病型糖尿病(MODY)是常染色体显性单基因遗传疾病,主要临床表现包括三代及以上家族史,发病年龄小于 25 岁。无酮症倾向,至少 5 年内不需胰岛素治疗。

46. D【解析】格列喹酮仅少量经肾脏排泄,大量经胆道排泄,轻、中度肾功能不全的糖尿病患者宜使用。

47. C【解析】格列齐特可使心血管疾病风险下降。

50. ABCD【解析】急性胰腺炎并不常见于胰岛素抵抗。

51. ABD【解析】2 型糖尿病可发生在任何年龄,常在 40 岁以后发病,但 40 岁以后发病的并不一定都是 2 型糖尿病。2 型糖尿病的发病机制是胰岛素抵抗为主伴胰岛素分泌不足。

52. ABCD【解析】磺脲类药物的不良反应包括低血糖、体重增加、皮肤过敏、消化系统症状、心血管系统损害。

53. CD【解析】C、D 项均属于促胰岛素分泌剂。

54. BCDE【解析】双胍类药物没有促进胰岛素分泌作用。

56. ABC【解析】妊娠糖尿病应选用胰岛素控制血糖,根据母亲和胎儿的具体情况选择分娩时间和方式。

57. ABCD【解析】在葡萄糖刺激时,非胰岛素依赖型糖尿病患者胰岛素呈延迟释放。空腹血浆葡萄糖可偏低、正常或增高。

58. ABCE【解析】糖尿病目前无法彻底治愈。

59. BD【解析】DKA 时的补碱指征为血 pH 值小于 7.1,血清 HCO_3^- 浓度小于 5mmol/L。

60. ABCD【解析】DKA 时补碱过快过多时,会导致脑水肿、脑脊液反常性酸中毒加重、组织缺氧加重、血钾降低、反跳性碱中毒。

61. ABCD【解析】大血管病变并非是糖尿病的特征性改变,微血管病变是糖尿病的特征性改变。

62. CE【解析】糖尿病微血管病变的典型改变是微循环障碍和微血管基底膜增厚。

二、名词解释

1. 糖尿病(diabetes mellitus):是一组由于胰岛素分泌不足和(或)胰岛素作用缺陷引起的糖、脂肪和蛋白质代谢障碍,而以慢性高血糖为特征的多病因性的代谢性疾病群。糖尿病可引起各种器官的慢性损害、功能失常和衰竭。病情严重或应激状态时还可出现急性代谢紊乱。

2. 糖尿病前期:或称葡萄糖调节受损,包括空腹血糖受损(IFG)和糖耐量减低(IGT),二者均代表了正常葡萄糖稳态和糖尿病高血糖之间的中间代谢状态,表明葡萄糖调节(或稳态)受损。

3. Somogyi 效应:糖尿病患者夜间出现无症状性低血糖,导致升糖激素分泌增加,发生低血糖后反跳性高血糖,表现为清晨明显的空腹高血糖。夜间连续血糖监测有助于诊断。

4. OGTT:对于血糖高于正常范围而又未达到糖尿病诊断标准者,需行 OGTT。试验应在无摄入任何热量 8 小时后,清晨空腹口服进行。将 75g 无水葡萄糖溶于250～300ml 水中 5～10 分钟内饮完,空腹及 2 小时后采静脉血测定血浆糖含量。

5. 胰岛素抵抗:是指机体对一定量胰岛素的生物学反应低于预计正常水平的一种现象。表现为胰岛素促进骨骼肌、脂肪组织对葡萄糖的摄取利用,抑制肝糖的产生及抑制脂肪分解的能力均有障碍,常常伴有高胰岛素血症。

6. 糖尿病足:与下肢远端神经异常和不同程度的周围血管病变相关的足部(踝关节或踝关节以下的部分)感染、溃疡和(或)深层组织破坏,是糖尿病患者截肢、致残的主要原因。

三、填空题

1. 胰岛素抵抗　β 细胞功能缺陷　冠状动脉粥样硬化性心脏病　高血压　血脂异常　内脏型肥胖　代谢综合征
2. 微循环障碍　微血管基底膜增厚　视网膜　肾　神经　心肌组织　肾病　视网膜病变
3. 糖尿病酮症酸中毒　高渗高血糖综合征　感染
4. 非增殖性　增殖性
5. 理想体重　工作性质
6. 低血糖
7. 夜间胰岛素作用不足　黎明现象　Somogyi 效应
8. 补液　生理盐水　10%

四、简答题

1. 糖尿病的分型包括哪些?

答　糖尿病包括 4 大类型:1 型糖尿病、2 型糖尿病、其他特殊类型糖尿病和妊娠糖尿病。

2. 简述正常胰岛素分泌的特点及其在 2 型糖尿病中的分泌异常。

答　正常人静脉注射葡萄糖所诱导的胰岛素分泌特点:血浆胰岛素在 30~60 分钟上升至高峰,峰值为基础值的 5~10 倍,3~4 小时后恢复至基础水平。2 型糖尿病患者空腹血浆胰岛素水平可偏低、正常或增高,葡萄糖刺激后呈延迟释放。若葡萄糖刺激后胰岛素水平无明显上升或低平,提示胰岛 β 细胞功能低下。

3. 简述糖尿病的三级预防。

答　①一级预防:避免糖尿病的发生;②二级预防:及早检出并有效治疗糖尿病;③三级预防:延缓和(或)预防糖尿病并发症。但到目前为止,对于 1 型糖尿病的预防还没有行之有效的措施。有效控制血糖就可以有效地减少或延缓 1 型糖尿病慢性并发症的发生、发展。对肥胖、IGT、有糖尿病家族史等高危人群进行干预治疗,以减少和延缓 2 型糖

尿病的发生。其预防措施包括宣传糖尿病防治知识、生活方式的干预(饮食、运动、降低体重)等,均可有效地减少糖尿病的发病率。对于已诊断的糖尿病,控制血糖、血压、血脂、体重、血黏度,减轻胰岛素抵抗,可有效地防治其慢性并发症。

五、论述题

1. 试述糖尿病肾病的病理改变和分期。

答　糖尿病肾病是主要的糖尿病微血管病变之一。

(1)其病理改变有 3 种类型:①结节性肾小球硬化型病变,有高度特异性;②弥漫性肾小球硬化型病变,最常见,对肾功能影响最大,但特异性较低;③渗出性病变,特异性不高。

(2)糖尿病肾损害的发生、发展可分 5 期。Ⅰ 期:为糖尿病初期,肾体积增大,肾小球滤过率升高,肾小球入球小动脉扩张,肾小球内压增加。Ⅱ 期:肾小球毛细血管基底膜增厚,尿清蛋白排泄率多数在正常范围,或呈间歇性增高(如运动后)。Ⅲ 期:早期肾病,出现微量清蛋白尿,即尿清蛋白排泄率(UAER)持续在 20~200μg/min(正常人 <10μg/min)。Ⅳ 期:临床肾病,尿蛋白逐渐增多,UAER > 200μg/min,相当于尿蛋白总量 > 0.5g/24h,肾小球滤过率下降,可伴有水肿和高血压,肾功能逐渐减退。Ⅴ 期:尿毒症,多数肾单位闭锁,UAER 降低,血肌酐、尿素氮升高,血压升高。

2. 试述糖尿病酮症酸中毒的诱因及治疗原则。

答　T1DM 患者有自发 DKA 倾向,T2DM 患者在一定诱因作用下也可发生 DKA。

(1)常见的诱因:感染、胰岛素治疗中断或不适当减量、饮食不当、创伤、手术、妊娠与分娩,有时无明显诱因。

(2)治疗原则:①补液是抢救 DKA 首要的、极其关键的措施。通常使用生理盐

水,补液总量可按原体重的10%估计。多数患者的第1日补液量为4~5L。在补液降糖过程中,当血糖至13.9mmol/L时,可开始给予5%葡萄糖液,并在葡萄糖溶液中加速效胰岛素。②胰岛素治疗:主张行小剂量胰岛素(每小时给予0.1U/kg),持续静脉滴注。使血糖持续缓慢降低,每小时下降3.9~6.1mmol/L。③纠正电解质及酸碱平衡失调:若酸中毒纠正过快,$NaHCO_3$使用过多,反而会引起脑水肿、低钾血症和加重组织缺氧。在糖尿病酮症酸中毒时,由于酸中毒主要是酮体产生过多所致,因而在使用胰岛素治疗过程中,由于抑制了酮体的产生,加快了酮体的利用和排出,故酸中毒多数能自行纠正,一般不需用$NaHCO_3$治疗。但当血pH < 7.1 或血 HCO_3^- < 5mmol/L 时,可给予适量的 $NaHCO_3$。并及时补钾。④处理诱因和防治并发症:对于严重感染、急性心肌梗死、脑血管意外及休克、心律失常、心力衰竭、肺水肿、脑水肿、急性肾衰竭等要及时处理。⑤加强护理。

六、病例分析题

1. 请给出该患者可能的诊断。

答 2 型糖尿病合并:①酮症酸中毒;②肺部感染,肺结核待查;③高血压,左室肥厚,心力衰竭待查;④视网膜病变,待分期;⑤多发性周围神经病变;⑥糖尿病肾病,Ⅳ期。

2. 简述诊疗原则。

答 ①进一步行包括胸部 X 线片、超声心动图、眼底、血脂、肝功能检查,以确定诊断;②补液,小剂量胰岛素静脉滴注以纠正脱水、高糖和电解质紊乱;③抗感染治疗,必要时行抗结核治疗;④降压治疗,保护心功能;⑤对症、支持治疗。

(黄爱洁)

第 22 章　低血糖症

【学/习/要/点】

一、掌握

低血糖症的诊断及治疗原则。

二、熟悉

低血糖症的病因及分类。

【应/试/考/题】

一、选择题

【A/型/题】

1. 器质性低血糖症最常见的原因是（　　）
   A. 胰岛素及口服降糖药致药源性低血糖
   B. 胰岛素瘤
   C. 肝源性低血糖
   D. 特发性功能性低血糖
   E. 长期饥饿、慢性腹泻

2. 评价低血糖症时,常用的诱发试验是（　　）
   A. C 肽释放试验
   B. 葡萄糖耐量试验
   C. 胰岛素释放指数
   D. C 肽抑制试验
   E. 饥饿试验

3. 下列与低血糖症严重程度无关的是（　　）
   A. 血糖降低的绝对程度
   B. 患者的性别
   C. 血糖下降的速度
   D. 低血糖的持续时间
   E. 机体对低血糖的反应性

【X/型/题】

4. 低血糖症的病因包括（　　）
   A. 药物性　　　　　B. 肝源性
   C. 胰岛源性　　　　D. 胰外肿瘤
   E. 肾源性

5. 下列关于胰岛素瘤的叙述,正确的是（　　）
   A. 90% 发生在胰腺内
   B. 大多为良性肿瘤
   C. 大多为多个
   D. 肿瘤多数较小,定位诊断较难
   E. 首选手术治疗

二、名词解释

1. hypoglycemia
2. Whipple 三联征

三、填空题

1. 低血糖症的发生按照与进食的关系分为_____和_____。

2. 低血糖症的临床表现可归纳为 _____ _____ 和 _____。

3. 低血糖症的治疗包括 _____，_____ _____。

四、简答题

1. 简述低血糖症发作的处理。

2. 常见的低血糖症有哪些?

【参/考/答/案】

一、选择题

【A 型题】

1. B　　2. E　　3. B

【X 型题】

4. ABCDE　　5. ABDE

1. B【解析】器质性疾病以空腹低血糖为主,最常见的原因为胰岛素瘤。

3. B【解析】低血糖症的严重程度与低血糖的程度、发生的速度与持续时间、机体对低血糖的反应性、年龄等有关,与性别无关。

二、名词解释

1. 低血糖症(hypoglycemia):是指血浆葡萄糖(简称血糖)浓度低于 2.8mmol/L 而导致交感神经兴奋和脑细胞缺糖的临床综合征。

2. Whipple 三联征:为诊断低血糖症的三联征,包括低血糖症状;发作时血糖低于 2.8mmol/L;供糖后低血糖症状迅速缓解。

三、填空题

1. 空腹低血糖症　餐后低血糖症

2. 自主神经过度兴奋表现　脑功能障碍

3. 解除神经缺糖症状　纠正低血糖症的各种潜在原因

四、简答题

1. 简述低血糖症发作的处理。

答 轻症神志清醒者经口给予糖水、含糖饮料或饼干、面包、馒头等即可缓解。疑似低血糖昏迷的患者,应及时测定毛细血管血糖值,甚至不等血糖结果及时给予 50% 葡萄糖液 60～100ml 静脉注射。神志不清者,切忌经口喂食而导致呼吸道窒息而死亡。神志转清后又陷入昏迷者,应静脉持续滴注 5%～10% 葡萄糖液,直至病情稳定,神志清醒后改为口服进食。胰高血糖素 1mg 皮下或肌内注射适用于有足够肝糖原而无肝病者。静脉滴注氢化可的松或地塞米松可促进肝糖异生和输出,使血糖浓度增加,对抗低血糖症起辅助作用。若血糖恢复正常,而神志经半小时仍不恢复者,应考虑有脑水肿,可给予 20% 甘露醇 200ml 静脉滴注脱水治疗。

2. 常见的低血糖症有哪些?

答 胰岛素瘤、胰岛素自身免疫综合征、反应性低血糖症、药源性低血糖症。

（黄爱洁）

第 23 章　血脂异常和脂蛋白异常血症

【学/习/要/点】

一、掌握

1. 血脂、脂蛋白和载脂蛋白的构成及代谢。
2. 血脂异常、脂蛋白异常血症的诊断、分类、防治及控制目标。
3. 各类调脂药物的机制及临床应用。

二、熟悉

1. 血脂异常、脂蛋白异常血症的病因。
2. 参与脂代谢的主要酶类。

【应/试/考/题】

一、选择题

【A/型/题】

1. 目前认为中国人血清总胆固醇（TC）的合适范围为　　　　　　　（　　）
   A. <4.2mmol/L
   B. <6.2mmol/L
   C. <2.2mmol/L
   D. <5.2mmol/L
   E. <3.2mmol/L
2. 高胆固醇血症者选用的调节血脂药是　　　　　　　　　　　　（　　）
   A. 胆酸螯合树脂类
   B. 烟酸类
   C. HMG－CoA 还原酶抑制剂
   D. 氯贝丁酯类
   E. 亚油酸及其复方制剂
3. 下列关于抗动脉粥样硬化药的叙述，错误的是　　　　　　　　　（　　）
   A. 调血脂药包括 HMG－CoA 还原酶抑制剂、考来烯酸（消胆胺）、烟酸、氯贝丁酯（安妥明）
   B. HMG－CoA 还原酶是合成胆固醇的限速酶
   C. 普罗布考是抗氧化剂
   D. 多不饱和脂肪酸可以抑制肝脏合成 VLDL
   E. 贝特类药物通过降低脂蛋白脂酶活性来降低三酰甘油
4. 胆固醇水平升高见于　　　　　　（　　）
   A. 高纤维饮食　　　B. 饥饿
   C. 低脂饮食　　　　D. 雌激素水平降低
   E. 运动
5. 下列关于脂蛋白的叙述，错误的是（　　）
   A. 脂蛋白是由蛋白质、胆固醇、三酰甘油和磷脂所组成的球形大分子复合体

B.含三酰甘油多者密度高,少者密
度低

C.能介于水/脂的交界面而溶于血浆

D.超速离心法可将血浆脂蛋白分为5大
类,即 CM、VLDL、IDL、LDL 和 HDL

E.CM 和 VLDL 被称为富含三酰甘油的
脂蛋白

6.内源性胆固醇的合成部位是 （ ）
　　A.血管　　　　B.肝脏
　　C.肾脏　　　　D.小肠
　　E.肝脏和小肠

7.胆固醇合成过程中的限速酶是 （ ）
　　A.HMG－CoA 合酶
　　B.HMG－CoA 裂解酶
　　C.HMG－CoA 还原酶
　　D.鲨烯合成酶
　　E.鲨烯环氧酶

8.下列被认为是抗动脉粥样硬化的因
子是 （ ）
　　A.乳糜微粒　　B.极低密度脂蛋白
　　C.中间密度脂蛋白 D.低密度脂蛋白
　　E.高密度脂蛋白

(9～14 题共用备选答案)
　　A.乳糜微粒(CM)
　　B.极低密度脂蛋白(VLDL)
　　C.低密度脂蛋白(LDL)
　　D.高密度脂蛋白(HDL)
　　E.中间密度脂蛋白(IDL)

9.水平升高是冠心病危险因素的是（ ）
10.逆向转运胆固醇的是 （ ）
11.运送外源性三酰甘油到外周组织的是
　　　　　　　　　　　　　（ ）
12.运送内源性胆固醇到外周组织的是
　　　　　　　　　　　　　（ ）
13.运动内源性三酰甘油到外周组织的是
　　　　　　　　　　　　　（ ）
14.具有更强致动脉粥样硬化作用的是
　　　　　　　　　　　　　（ ）

15.临床上,血脂异常主要包括 （ ）
　　A.高胆固醇血症
　　B.高三酰甘油血症
　　C.高密度脂蛋白胆固醇血症
　　D.低高密度脂蛋白胆固醇血症
　　E.极低密度脂蛋白胆固醇血症

16.下列关于血脂和脂蛋白的叙述,正确
的是 （ ）
　　A.血脂指血浆中所含脂质的统称
　　B.脂蛋白是由蛋白质、胆固醇、三酰甘
油和磷脂所组成的球形大分子复
合体
　　C.脂蛋白中含三酰甘油多者密度高,
少者密度低
　　D.脂蛋白中含三酰甘油多者密度低,
少者密度高
　　E.脂蛋白中的蛋白质具有运转脂类的
功能

17.继发性高脂血症常见于 （ ）
　　A.控制不良的糖尿病
　　B.口服避孕药
　　C.饮酒
　　D.甲状腺功能减退症
　　E.肾病综合征

18.下列关于乳糜微粒的叙述,正确的是
　　　　　　　　　　　　　（ ）
　　A.在所有脂蛋白中颗粒最大,密度
最低
　　B.主要作用是将外源性三酰甘油运至
体内肝外组织
　　C.一般不致动脉粥样硬化
　　D.易诱发胰腺炎
　　E.在所有脂蛋白中颗粒最小,密度
最高

19.下列关于高密度脂蛋白的叙述,正确
的是 （ ）
　　A.在所有脂蛋白中颗粒最小,密度
最高
　　B.主要在肝脏合成
　　C.主要作用是在血浆中促进乳糜微粒

和极低密度脂蛋白分解并合成胆固醇脂

D. 其水平增高可防止动脉粥样硬化

E. 在所有脂蛋白中颗粒最大,密度最低

二、名词解释

1. dyslipidemia
2. 家族性高脂血症

三、填空题

1. 血浆脂蛋白按超速离心法可分为 5 大类,分别为_____、_____、_____、_____和_____。其密度依次_____,而颗粒则依次_____。

2. 血脂主要是指血浆中的_____和_____。

3. 脂蛋白有 2 条代谢途径,分别是_____和_____。

四、简答题

简述调节血脂药的主要种类及作用机制。

【参/考/答/案】

一、选择题

【A 型题】

1. D　　2. C　　3. E　　4. D　　5. B
6. E　　7. C　　8. E

【B 型题】

9. B　　10. D　　11. A　　12. C　　13. B
14. C

【X 型题】

15. ABD　　16. ABDE　　17. ABCDE
18. ABCD　　19. ABCD

3. E【解析】贝特类药物通过激活过氧化物酶体增殖物激活受体 α(PPARα),激活脂解酶,使血浆中脂肪降解,三酰甘油清除增加。

4. D【解析】雌激素与肝细胞上受体结合,肝脏可产生影响脂代谢的酶类,增强肝对残留乳糜微粒的清除率,增强肝对残留 VLDL 的摄取;通过 LDL - C 的负反馈调节,上调 LDL 受体的表达从而增加 LDL 的摄取;增加胆酸分泌,清除体内的胆醇;增加 ApoA 的合成,从而伴有 HDL - C 的升高。其余 4 项均为降低胆固醇的因素。

5. B【解析】脂蛋白分为 5 类:CM、VLDL、IDL、LDL、HDL,其中密度依次增加,而颗粒依次变小。CM 及 VLDL 含三酰甘油较多。

7. C【解析】内源性胆固醇在肝和小肠黏膜由乙酸合成而来,限速酶为 HMG - CoA 还原酶。

8. E【解析】HDL 主要功能是将外周组织包括动脉壁在内的胆固醇转运到肝脏进行代谢,这一过程称为胆固醇的逆转运,可能是 HDL 抗动脉粥样硬化作用的主要机制。HDL - C 低水平是动脉粥样硬化和早发心血管疾病风险的一个强烈、独立且呈负相关的预测因子。

15. ABD【解析】血脂异常分型主要为:①高胆固醇血症;②高三酰甘油血症;③混合型高脂血症,主要为 TC 及 TG 增高;④低 HDL - C 血症。

17. ABCDE【解析】继发性血脂异常见于:①全身系统性疾病,如糖尿病、甲状腺功能减退症、库欣综合征、肝肾疾病、系统性红斑狼疮、骨髓瘤等。②药物,如噻嗪类利尿剂、β 受体阻滞剂等。长期大量使用糖皮质激素可促进脂肪分解、血浆 TC 和 TG 水平升高。另外,口服避孕药是一种雌激素和孕激素按不同比例组成的人工合成的甾体类激素制剂,研究发现,口服避孕药者低密度脂蛋白胆固醇和三酰甘油水平明显升高,而对高密度脂蛋白的影响则取决于口服避孕药中所含雌激素和孕激素的比例。

18. ABCD【解析】乳糜微粒密度最小,颗粒最大。

二、名词解释

1. 血脂异常(dyslipidemia):由于脂肪代谢或运转异常使血浆中一种或几种脂质高于正常值称为高脂血症,可表现为高胆固醇血症、高三酰甘油血症或二者兼有(混合型高脂血症)。脂质不溶或微溶于水,必须与蛋白质结合以脂蛋白形式存在,才能在血液循环中运转,因此高脂血症常为高脂蛋白血症的反映。

2. 家族性高脂血症:随着分子生物学技术的发展,发现一部分高脂血症患者存在单一或多个遗传基因的缺陷,多具有家族聚集性,有明显的遗传倾向,临床上称之为家族性高脂血症。

三、填空题

1. 乳糜微粒　极低密度脂蛋白　中间密度脂蛋白　低密度脂蛋白　高密度脂蛋白　增加　变小

2. 中性脂肪　类脂
3. 外源性代谢途径　内源性代谢途径

四、简答题

简述调节血脂药的主要种类及作用机制。

答 ①羟甲基戊二酸单酰辅酶A(HMG-CoA)还原酶抑制剂:如阿托伐他汀。主要抑制HMG-CoA还原酶,阻断胆固醇的合成,从而降低总胆固醇。②贝特类药物:如非诺贝特。通过激活PPARα,促进极低密度脂蛋白和三酰甘油分解及胆固醇逆向转运,可降低总胆固醇、三酰甘油、极低密度脂蛋白和低密度脂蛋白。③胆酸螯合剂(树脂类):如考来烯胺。阻止胆酸或胆固醇从肠道吸收,从而降低胆固醇。④烟酸类药物:如烟酸。可降低总胆固醇、三酰甘油和低密度脂蛋白,还可升高高密度脂蛋白。⑤肠道胆固醇吸收抑制剂:如依折麦布,抑制胆固醇经肠道吸收来降低胆固醇水平。⑥其他:如亚油酸及其复方制剂、鱼油制剂和中药等。

(黄爱洁)

第 24 章　肥胖症

【学/习/要/点】

一、掌握

肥胖症的诊断标准及防治原则。

二、熟悉

肥胖症的病因、发病机制及临床表现。

【应/试/考/题】

一、选择题

【A/型/题】

1. 下列属于诊断内脏型肥胖最精确的方法是　　　　　　　　　　（　　）
   A. 体重指数　　　　　B. 腰臀比
   C. 理想体重　　　　　D. CT 或 MRI
   E. 测皮下脂肪厚度

2. 肥胖合并 2 型糖尿病患者，空腹血糖 9.1mmol/L，肝、肾功能正常。首选的降糖药是　　　　　　　　　　（　　）
   A. 格列齐特（达美康）
   B. 胰岛素
   C. 格列吡嗪（美吡达）
   D. 二甲双胍
   E. 格列本脲（优降糖）

3. 最适于检测腹型肥胖的指标是　（　　）
   A. 腰臀比　　　　B. 体重指数（BMI）
   C. 腰围　　　　　D. 体重
   E. 臀围

4. 鉴别库欣综合征与单纯性肥胖，下列最有意义的检查是　　　　　（　　）
   A. 糖耐量减低

B. 24 小时尿 17－OHCS
C. 24 小时尿游离皮质醇
D. 腹膜后充气造影见双侧肾影增大
E. 小剂量地塞米松抑制试验

5. 下列关于肥胖症的叙述，错误的是（　　）
   A. 体内脂肪堆积过多和（或）分布异常
   B. 与遗传因素、高热量、高脂饮食、体力活动少有关
   C. 常与 2 型糖尿病、高血压、血脂异常集结出现
   D. 梨型肥胖者比苹果型更易发生代谢综合征
   E. 腹型肥胖反映的是内脏脂肪蓄积

6. 中国成人超重和肥胖症预防控制指南，以男性腰围和女性腰围大于多少为肥胖　　　　　　　　　　　　　（　　）
   A. 男性≥100cm，女性≥95cm
   B. 男性≥95cm，女性≥90cm
   C. 男性≥90cm，女性≥85cm
   D. 男性≥85cm，女性≥80cm
   E. 男性≥80cm，女性≥75cm

7. 以 BMI 为标准，中国成人肥胖的界限是　　　　　　　　　　　（　　）
   A. 23　　　　　　　B. 24

C. 25　　　　　　　　D. 26

E. 28

8. 肥胖患者糖耐量减退的最主要原因是

　　　　　　　　　　　　（　　）

A. 胰岛素分泌不足

B. 胰岛 β 细胞对葡萄糖刺激欠敏感

C. 循环中常有大量胰岛素抗体

D. 抗胰岛素的激素分泌过多

E. 外周组织胰岛素受体数目减少

9. 中年女性，肥胖 1 年，伴月经减少，头面部、背部无痤疮。查体：BP 160/100mmHg，全身无明显紫纹。实验室检查：皮质醇昼夜分泌节律消失，糖耐量减低，小剂量地塞米松抑制试验可以被抑制。诊断最可能为　　　　　　　　　　　（　　）

A. 单纯性肥胖症

B. 糖尿病

C. 肥胖生殖无能症

D. Cushing 综合征

E. 甲状腺功能减退症

【X/型/题】

10. 鉴别单纯性肥胖和皮质醇增多症的主要依据是　　　　　　　　（　　）

A. 尿 17 - 羟皮质类固醇测定

B. 小剂量地塞米松抑制试验

C. 血浆皮质醇昼夜节律变化

D. 糖耐量试验

E. 大剂量地塞米松抑制试验

11. 减重的目标是　　　　　　（　　）

A. 使体重回复正常范围

B. 使原体重减轻 5% ~10%

C. 最好能逐步接近理想体重

D. 减重后维持体重不再反弹和增加

E. 使降血压、降血糖、调节血脂药物能更好地发挥作用

12. 药物减重的适应证有　　　　（　　）

A. 食欲旺盛，餐前饥饿难忍，每餐进食量较多

B. 合并高血糖、高血压、血脂异常和脂肪肝

C. 合并负重关节疼痛

D. 肥胖引起呼吸困难

E. BMI >28kg/m²

13. 下列可引起肥胖的是　　　　（　　）

A. 甲状腺功能减退症

B. 库欣综合征

C. 多囊卵巢综合征

D. 胰岛 β 细胞瘤

E. 抗利尿激素分泌不适当综合征

二、名词解释

obesity

三、填空题

1. 检测肥胖的指标主要有＿＿＿＿＿＿、

＿＿＿＿＿＿＿、＿＿＿＿＿＿＿＿＿。

2. 腰围是反映＿＿＿＿＿＿和＿＿＿＿＿＿的综合指标。WHO 建议男性腰围＿＿＿＿＿＿，女性腰围＿＿＿＿＿＿为肥胖。中国肥胖工作组建议对中国成人来说，男性腰围＿＿＿＿＿＿，女性腰围＿＿＿＿＿为腹部脂肪蓄积的诊断界值。

四、简答题

肥胖的主要治疗环节有哪些？临床上常用的肥胖药物治疗分为几类？简述其减重机制。

【参/考/答/案】

一、选择题

【A 型题】

1. D　　2. D　　3. C　　4. E　　5. D

6. D　　7. E　　8. E　　9. A

【X 型题】

10. BC　　11. BCDE　　12. ABCDE

13. ABCD

1. D【解析】CT 或 MRI 计算皮下脂肪厚度

或内脏脂肪量,是评估体内脂肪分布最准确的方法,但不作为常规检查。

2. D【解析】A、C、E 项均为磺脲类促泌剂,和胰岛素一样均为加重肥胖,只有二甲双胍可以减重。

3. C【解析】腰围测定更为简单可靠,是诊断腹部脂肪积聚最重要的临床指标。

5. D【解析】苹果型肥胖属于中心性肥胖,更容易发生胰岛素抵抗从而引起代谢综合征(MS)。

7. E【解析】2003 年《中国成人超重和肥胖症预防控制指南(试用)》,以 BMI ≥ 24kg/m² 为超重,≥28kg/m² 为肥胖。

8. E【解析】肥胖患者容易出现胰岛素抵抗,即胰岛素作用的靶器官对外源性或内源性胰岛素作用的敏感性降低,因此在疾病早、中期,机体为克服胰岛素抵抗,往往代偿性分泌过多胰岛素,引起高胰岛素血症。另外,靶器官上分布的胰岛素受体减少也是引起胰岛素抵抗的重要原因。

10. BC【解析】部分单纯性肥胖可有皮质醇增多症的一些表现。为区别 2 种疾病可用小剂量地塞米松抑制试验和血浆皮质醇昼夜节律变化。多数肥胖症患者尿皮质醇、17 - 羟皮质类固醇较高,但可被小剂量的地塞米松抑制,血中皮质醇昼夜节律保持正常。

11. BCDE【解析】肥胖的治疗需结合患者实际情况制定合理减肥目标极为重要,一般来说,体重减轻 5% ~ 10% 就能明显改善各种与肥胖相关的心血管危险因素及并发症。

13. ABCD【解析】继发性肥胖症主要考虑库欣综合征、甲状腺功能减退症、胰岛病、下丘脑疾病、多囊卵巢综合征(P-

COS)及药物所致,如抗精神病药物及糖皮质激素等。

二、名词解释

肥胖症(obesity):体内脂肪堆积过多和(或)分布异常,体重增加,是一种多因素相互作用的慢性代谢性疾病。

三、填空题

1. 体重指数(BMI)　腰围(WC)　腰臀比(WHR)
2. 脂肪总量　脂肪分布结构　>94cm　>80cm　≥85cm　≥80cm

四、简答题

肥胖的主要治疗环节有哪些?临床上常用的肥胖药物治疗分为几类?简述其减重机制。

答 肥胖治疗的 2 个主要环节是减少能量摄取,增加能量消耗,并改善与肥胖症相关的危险因素,强调行为、饮食、运动为主的综合治疗,必要时辅以药物或手术治疗。临床上常用的治疗肥胖的药物分为 2 类。①肠道脂肪酶抑制剂:奥利司他是胃肠道胰脂肪酶、胃脂肪酶抑制剂,减慢胃肠道中食物脂肪水解过程,减少对脂肪的吸收;②兼有减重作用的降糖药:如二甲双胍,但未获批用于肥胖症的治疗,但对伴有糖尿病和多囊卵巢综合征的患者有效。主要通过促进组织摄取葡萄糖和增加胰岛素敏感性及胃肠道不适感来实现一定减重作用。

(李　敏)

第25章　水、电解质代谢和酸碱平衡失常

【学/习/要/点】

掌握

1. 水、钠和钾代谢失常的分类、病因、发病机制、对机体的影响、防治原则、临床常用指标及其意义。
2. 酸碱平衡失常的概念、分类、病因、发病机制及防治原则。

【应/试/考/题】

一、选择题

【A/型/题】

1. 下列关于低渗性失水补液的叙述,正确的是　　　　　　　　　　（　　）
   A. 以补水为主,补钠为辅
   B. 以补等渗液为主,补钠为辅
   C. 以补高渗液为主
   D. 以补钠为主,补水为辅
   E. 以补钠为主,补钾为辅

2. 正常成人每日通过皮肤排水量约（　　）
   A. 300ml　　　　　B. 400ml
   C. 500ml　　　　　D. 600ml
   E. 700ml

3. 高渗性失水时脱水的主要部位是（　　）
   A. 组织间液　　　　B. 体腔
   C. 血容量　　　　　D. 细胞内液
   E. 细胞外液

4. 下列可直接反映血浆碱储备过多或不足的是　　　　　　　　　（　　）
   A. 二氧化碳分压　　B. 标准碳酸氢盐

   C. 实际碳酸氢盐　　D. 缓冲碱
   E. 碱剩余

5. 反映体内酸碱平衡呼吸因素的最佳指标是　　　　　　　　　　（　　）
   A. pH 值　　　　　　B. 二氧化碳分压
   C. 标准碳酸氢盐　　D. 实际碳酸氢盐
   E. 二氧化碳结合力

6. 高渗性失水主要是　　　　　　（　　）
   A. 水丢失比例多于钠
   B. 水丢失比例多于钾
   C. 水丢失比例等于钠
   D. 水丢失比例多于钙
   E. 水丢失比例少于钠

7. 患者,男,30 岁。阵发脐周疼痛伴恶心,反复呕吐 2 天。尿量减少,无口渴。查体:BP 100/90mmHg,轻度腹胀,偶见肠型,肠鸣音亢进。实验室检查:WBC 12.5 × 10^9/L,分叶 82% ,CO_2CP 12mmol/L。该患者存在的代谢紊乱是　　　（　　）
   A. 低渗性失水,代谢性碱中毒
   B. 低渗性失水,呼吸性酸中毒
   C. 等渗性失水,代谢性酸中毒

D. 高渗性失水,代谢性酸中毒

E. 高渗性失水,呼吸性酸中毒

8. 外科患者最常发生的失水是　　（　）

  A. 原发性失水　　B. 继发性失水

  C. 等渗性失水　　D. 低渗性失水

  E. 高渗性失水

9. 下列关于低钾血症临床表现的叙述,错误的是　　　　　　　（　）

  A. 腹胀、肠麻痹

  B. 肌肉软弱无力,甚至四肢软瘫

  C. 心悸、心率快或心律失常

  D. 尿量明显减少

  E. 神志淡漠,疲乏

10. 患者,男,65 岁。反复咳喘 15 年,伴双下肢水肿 2 年。近 1 周来症状加重,应用抗生素及利尿剂治疗效果不佳,近 2 日出现失眠、烦躁。血 pH 7.35,PaO$_2$ 74mmHg,AB 42mmol/L,血氯 80mmol/L。结合病史,该患者可能的诊断是（　）

  A. 代谢性酸中毒失代偿

  B. 呼吸性酸中毒失代偿

  C. 呼吸性酸中毒并代谢性酸中毒

  D. 呼吸性酸中毒并代谢性碱中毒

  E. 呼吸性酸中毒代偿期

11. 幽门梗阻可发生的代谢紊乱是（　）

  A. 呼吸性酸中毒

  B. 呼吸性碱中毒

  C. 代谢性碱中毒

  D. 代谢性酸中毒

  E. 低氯高钾碱中毒

12. 高钾血症的典型心电图改变为（　）

  A. 出现 U 波　　B. T 波变宽

  C. 高而尖的 T 波　D. T 波双向

  E. P－R 间期延长

【X 型题】

13. 低钾血症的治疗原则是　　（　）

  A. 尿少时不宜补钾

  B. 静脉滴注氯化钾的浓度为 1.5～3.0g/L

C. 静脉滴注葡萄糖和胰岛素

D. 缺钾重者最好当日补完

E. 一般每日补氯化钾以不超过 15g 为宜

14. 低渗性失水见于　　　　（　）

  A. 大量出汗

  B. 急性肾衰竭多尿期

  C. 渗透性利尿

  D. 大量呕吐

  E. 肾上腺皮质功能减退

15. 代谢性酸中毒的临床表现有　（　）

  A. 呼吸深而快

  B. 头晕乏力

  C. 手足搐搦

  D. 皮肤干燥,血压下降

  E. 恶心呕吐

16. 代谢性碱中毒的实验室检查结果有（　）

  A. 碳酸氢盐增加

  B. 实际碳酸氢盐增加

  C. 标准碳酸氢盐增加

  D. 缓冲碱增加

  E. 剩余碱减少值

17. 人体体液 pH 值维持相对恒定主要依靠　　　　　　　（　）

  A. 肺调节

  B. 肾调节

  C. 体液缓冲系统调节

  D. 离子调节

  E. 饮食调节

二、名词解释

1. 酸碱平衡失常

2. 阴离子隙（AG）

3. 标准碳酸氢盐（SB）

三、填空题

1. 血钠浓度的正常值是_____,低钠血症指血钠浓度_____,高钠血症指血钠浓度_____。

2. 高渗性失水以补_____为主,补_____为辅;等渗性失水以补_____为主;低渗性失水以补_____为主。

3. 血浆渗透压的正常范围是_____,

高渗性失水时渗透压_____,低渗性失水时渗透压_____。

四、简答题

1. 简述高钾血症的抢救措施。

2. 简述引起代谢性酸中毒的主要原因。

【参/考/答/案】

一、选择题

【A型题】

1. C	2. C	3. D	4. E	5. B
6. A	7. C	8. C	9. D	10. E
11. C	12. C			

【X型题】

13. ABE	14. BCE	15. ABDE
16. ABCD	17. ABCD	

1. C【解析】补液种类:高渗、等渗、低渗性失水均有失钠和失水,均需要补钠和补水。①高渗性失水:补水为主,补钠为辅;②等渗性失水:补充等渗溶液为主,首选生理盐水,注意高氯性酸中毒;③低渗性失水:补充高渗液为主。

2. C【解析】水的排泄主要依赖于抗利尿激素、醛固酮和肾的调节,肾的日排水量为800~1000ml,皮肤排出量约500ml,肠道排出量为100~150ml,呼吸道排出量约350ml。另外成人每日需水量为1500~2500ml,与水的排出量基本达到平衡。

4. E【解析】BE指标准条件下体内所消耗的酸量,故而直接提示代谢性碱中毒,反应体内血浆中碱的储备,不受呼吸因素影响。

6. A【解析】高渗性失水时失水多于失钠,等渗性失水时水钠成比例丢失,低渗性失水时失钠多于失水。

7. C【解析】根据题干,该患者为恶心呕吐导致体内失水引起电解质紊乱,且血压未见明显降低,故而首先考虑等渗性失水,又因为正常 CO_2CP 为22~29mmol/L,该患者为12mmol/L,不伴有呼吸因素影响,故考虑代谢性酸中毒。

9. D【解析】低钾血症主要有骨骼肌表现、消化系统表现、中枢神经系统表现、循环系统表现、泌尿系统表现及酸碱平衡紊乱的表现。泌尿系统表现因低钾时出现肾小管上皮细胞变性坏死,尿浓缩功能下降从而出现口渴、多饮和夜尿增多。

10. E【解析】患者为老年男性,有呼吸系统疾病,标准碳酸氢盐(AB)指在实际条件下测得的 HCO_3^- 含量,AB反映体内实际的 HCO_3^- 含量,受呼吸因素的影响。该患者AB增高,提示存在呼吸性酸中毒,但该患者pH值正常,提示动用了体内的碱储备,故而为呼吸性酸中毒代偿期。

11. C【解析】幽门梗阻时恶心呕吐导致体液丢失,引起低钾血症,导致代谢性碱中毒。

13. ABE【解析】C项可导致细胞外液钾进

一步向细胞内转移,血浆中血钾会进一步降低;D 项中每日补钾量有限制,故无需当日补完。

14. BCE【解析】大量出汗为失水大于失钠,考虑高渗性失水;大量呕吐应多考虑等渗性失水。

15. ABDE【解析】C 项为代谢性碱中毒的表现,由于蛋白结合钙增加,游离钙减少,碱中毒导致乙酰胆碱释放增多,神经肌肉兴奋性增高,常有面部及四肢肌肉抽动,手足搐搦,口周及手足麻木。

二、名词解释

1. 酸碱平衡失常:体内产生或摄入的酸性或碱性物质,超越了其缓冲、中和和排除的速度和能力,在体内蓄积,即发生酸碱平衡失常。

2. 阴离子隙(AG):正常时血浆中阴、阳离子数是相等的,但其中一部分阴离子用一般方法检测不出,称为未被检出的阴离子,临床上常用可测定的阳离子减去可测定的阴离子的差数表示阴离子间隙。

3. 标准碳酸氢盐(SB):是在标准条件下所测得的 HCO_3^- 含量。反映代谢性酸碱平衡指标,不受呼吸因素的影响。

三、填空题

1. 130～145mmol/L　　＜130mmol/L　　＞145mmol/L

2. 水　钠　等渗溶液　高渗溶液

3. 280～310mOsm/L　　＞310mOsm/L　　＜280mOsm/L

四、简答题

1. 简述高钾血症的抢救措施。

答 ①10% 葡萄糖酸钙 10～20ml 稀释后缓慢静脉注射;②5% 碳酸氢钠 100～200ml 静脉滴注;③50% 葡萄糖溶液 + 普通胰岛素(每 3～4g 葡萄糖加 1U 胰岛素)静脉滴注;④11.2% 乳酸钠 60～100ml 静脉滴注;⑤透析疗法是最有效的方法;⑥积极控制感染,清除病灶及坏死组织。

2. 简述引起代谢性酸中毒的主要原因。

答 ①碳酸氢盐丢失过多;②碳酸氢盐生成障碍;③酸性物质摄入过多;④肾脏排酸减少;⑤有机酸生成过多。

(李　敏)

第26章　高尿酸血症

【学/习/要/点】

一、掌握

高尿酸血症的诊断及治疗。

二、熟悉

高尿酸血症的临床表现。

【应/试/考/题】

一、选择题

【A/型/题】

1. 下列关于预防痛风措施的叙述,错误的是　　　　　（　）
   A. 对高危人群筛查血尿酸水平,及时发现高尿酸血症
   B. 调整饮食,防止过胖
   C. 合并高尿酸血症的高血压患者,可以使用氢氯噻嗪控制血压
   D. 避免酗酒
   E. 减少外源性嘌呤来源

2. 患者,男,50岁。左跖趾急性关节炎多次复发已1年,实验室检查示血尿酸高,尿尿酸正常。增加尿酸排泄最好用（　）
   A. 氢氯噻嗪　　　　B. 苯溴马隆
   C. 秋水仙碱　　　　D. 别嘌呤醇
   E. 静脉输液

3. 抑制尿酸生成的药物有　　　　（　）
   A. 秋水仙碱　　　　B. 丙磺舒
   C. 别嘌醇　　　　　D. 乙酰唑胺
   E. 吲哚美辛

4. 患者,男,65岁。发作性第一跖趾关节疼痛2年,左足扭伤后发作1天。高血压、冠心病病史6年,糖尿病病史5年。查体:T 37.7℃,左足第一跖趾关节红肿,压痛阳性。腹部B超示:脂肪肝、双肾结石。血清尿酸821μmol/L。此患者最可能的诊断是　　　　（　）
   A. 痛风　　　　　　B. 类风湿关节炎
   C. 化脓性关节炎　　D. 创伤性关节炎
   E. 风湿性关节炎

【X/型/题】

5. 痛风的临床表现有　　　　（　）
   A. 好发于踇趾关节的急性关节炎
   B. 尿酸性尿路结石
   C. 痛风石及慢性关节炎
   D. 痛风肾病
   E. 睑缘炎

6. 下列符合痛风特点的是　　　　（　）
   A. 急性反复发作性单关节炎
   B. 游走性关节炎
   C. 高尿酸血症

D. 尿酸性肾结石

E. 痛风石形成

二、填空题

1. 非同日两次空腹血尿酸 > _____ μmol/L，可诊断为高尿酸血症。

2. 限制嘌呤饮食 5 天后，每日尿酸排出量超过 _____，可认为尿酸生成过多。

【参 / 考 / 答 / 案】

一、选择题

【A 型题】

1. C　　2. B　　3. C　　4. A

【X 型题】

5. ABCDE　　6. ACDE

1. C【解析】噻嗪类利尿药可抑制尿酸排泄导致体内尿酸升高。

2. B【解析】A 项不能使用，C、D、E 项均不是增加尿酸排泄药物。但使用苯溴马隆降尿酸需排除患者肾结石，否则可加重患者肾功能恶化。

3. C【解析】别嘌醇为抑制尿酸生成的代表药物，但其有导致过敏性剥脱性皮炎的风险，使用前可建议患者完善 HLA-5801 基因检测，排除过敏易感因素。

4. A【解析】结合患者典型症状、体征，以及尿酸明显升高 > 420μmol/L，考虑痛风发作。

6. ACDE【解析】游走性关节炎为风湿性关节炎的典型临床表现。

二、填空题

1. 420

2. 3.57mmol/L（600mg）

（李　敏）

第27章 骨质疏松症

【学/习/要/点】

一、掌握

骨质疏松症(OP)的定义、临床表现、诊断、治疗及预防。

二、熟悉

原发性骨质疏松症的病因及危险因素。

【应/试/考/题】

一、选择题

【A/型/题】

1. 绝经后骨质疏松主要是由于 ( )
   A. 骨形成障碍
   B. 雌激素缺乏
   C. $1,25-(OH)_2D_3$ 生成量下降
   D. TNF 增高
   E. 雄激素缺乏

2. 下列关于骨质疏松症的叙述,错误的是
   ( )
   A. 以低骨量和骨组织微结构破坏为特征
   B. 骨质脆性增加
   C. 易于骨折
   D. 分原发性和继发性2种
   E. 内分泌疾病不会引起

3. 骨质疏松症最好发的部位是 ( )
   A. 股骨   B. 肩胛带
   C. 盆带   D. 脊椎体
   E. 指(趾)骨

4. 患者,女,64岁。近1年来腰背痛。脊柱X线检查示:胸12、腰1椎体压缩性骨折。

骨密度测定:腰椎低于正常年轻妇女峰值骨量均值2.5SD。实验室检查:血钙2.18mmol/L,血磷0.98mmol/L,血碱性磷酸酶134U/L。其诊断最可能的是( )
   A. 原发性甲状旁腺功能亢进症
   B. 骨软化症
   C. 肾性骨病
   D. 原发性骨质疏松症
   E. 继发性甲状旁腺功能亢进症

5. 下列关于雌激素治疗骨质疏松症的叙述,正确的是 ( )
   A. 老年妇女已绝经多年,雌激素治疗不会导致子宫内膜癌,因而不需加孕激素
   B. 雌激素替代疗法较为安全,不需定期监测
   C. Ⅰ型、Ⅱ型原发性骨质疏松症雌激素治疗疗效均较好
   D. 系统性红斑狼疮、活动性血栓栓塞性病变者是雌激素治疗的禁忌证
   E. 雌激素治疗需观察子宫内膜厚度变化,若子宫内膜厚度>5mm不宜加用孕激素,以防子宫阴道出血

6. 患者,男,60 岁。肾绞痛、血尿。血钙高,血磷低,肾功能检查正常,血清甲状旁腺激素测定值增高。X 线检查示:骨质疏松。首选考虑 （　　）
　　A. 肾结石病
　　B. 老年性骨质疏松症
　　C. 原发性甲状旁腺功能亢进症
　　D. 肾结核
　　E. 肾性骨病

【X/型/题】

7. 下列属于降钙素治疗骨代谢疾病适应证的是 （　　）
　　A. 骨高转换型患者
　　B. 骨质疏松症伴有骨痛,其止痛效果好
　　C. 变形性骨炎者

　　D. 骨质疏松症伴有骨折
　　E. 慢性高钙血症

8. 下列可引起骨质疏松症的是 （　　）
　　A. 甲状腺功能亢进症
　　B. 甲状旁腺功能亢进症
　　C. 性腺功能减退症
　　D. 营养不良
　　E. 1 型糖尿病

二、填空题

1. 骨质疏松症的主要病因有_____、_____、_____、_____。

2. 骨质疏松症的常见临床表现有_____、_____、_____。

3. 骨质疏松症需每日补充钙剂和维生素 D,其中每日元素钙的总摄入量达_____,同时补充维生素 D _____。

【参/考/答/案】

一、选择题

【A 型题】

1. B　　2. E　　3. D　　4. D　　5. D
6. C

【X 型题】

7. ABCD　　8. ABCDE

1. B【解析】原发性骨质疏松症(OP)主要分为Ⅰ型原发性 OP 即绝经后骨质疏松(PMOP),发生于绝经后女性;Ⅱ型原发性 OP 即老年性 OP。其中 PMOP 是由于雌激素缺乏使破骨细胞功能增强,骨丢失加速,而雄激素缺乏在老年性 OP 的发病中起重要作用。

2. E【解析】骨质疏松症分为原发性和继发性,其中继发性骨质疏松症病因明确,常有内分泌代谢疾病(如性腺功能减退

症、甲状腺功能亢进症、甲状旁腺功能亢进症、库欣综合征、1 型糖尿病等)或全身性疾病引起。

3. D【解析】骨质疏松症的临床表现包括骨痛和肌无力,骨折及相关并发症。其中骨折多发部位为脊柱、髋部和前臂。脊柱压缩性骨折多见于 PMOP 患者;髋部骨折多在股骨颈部,以老年性 OP 多见。

4. D【解析】骨质疏松症的诊断标准:①详细的病史和体检;②X 线或骨密度(BMD),并确定是低骨量(低于同性别 PBM 的 1 个标准差以上但小于 2.5 个 SD)、OP(低于 PBM 的 2.5 个 SD 以上)或严重 OP(OP 伴一处或多处骨折)。其中 BMD 为金标准。临床上诊断主要根据年龄、外伤骨折史、临床表现及影像学检查确诊。

5. D【解析】雌激素主要用于 PMOP 的预防,有时也作为治疗方案之一。治疗原

则:①确认患者雌激素缺乏;②优先选用天然雌激素制剂;③青春期及育龄期妇女用量应使血雌二醇目标浓度达到中、晚卵泡期水平(150～300pg/ml 或 410～820pmol/L),绝经后 5 年内的生理性补充治疗目标浓度为早卵泡期水平(40～60pg/ml);④65 岁以上绝经后妇女使用时应选择更低的剂量。禁忌证:①子宫内膜癌和乳腺癌;②子宫肌瘤或子宫内膜异位;③不明原因阴道出血;④活动性肝炎或其他肝病伴肝功能明显异常;⑤系统性红斑狼疮;⑥活动性血栓栓塞性病变;⑦其他,如黑色素瘤、阴道流血、血栓栓塞史、冠状动脉粥样硬化性心脏病、耳硬化症、血卟啉症和镰状细胞性贫血等。注意事项:①雌激素补充一般不超过 5 年,定期进行妇科和乳腺检查,如子宫内膜厚度>5mm,需加用孕激素;反复阴道出血者宜减少用量或停药。②一般口服给药,伴胃肠、肝胆、胰腺疾病者,以及轻度高血压、糖尿病、高 TG 者应选用经皮给药,以泌尿生殖道萎缩症状为主者宜经阴道给药。③青春期和育龄期妇女的雌孕激素配伍可选用周期序贯方案,绝经后妇女可选用周期或连续序贯方案、周期或连续联合方案。

6. C【解析】甲状旁腺功能亢进症可导致继发性 OP。

7. ABCD【解析】降钙素主要适用于:①高转换型 OP;②OP 伴或不伴骨折;③变形性骨炎;④急性高钙血症或高钙血症危象。

二、填空题

1. 骨吸收因素 骨形成因素 骨质量下降 不良生活方式和生活环境
2. 骨痛和肌无力 骨折 并发症
3. 800～1200mg 400～600U/d

(李　敏)

第 28 章　性发育异常疾病

【学/习/要/点】

一、掌握

性发育异常疾病（DSD）的分类及定义。

二、熟悉

常见的染色体异常疾病。

【应/试/考/题】

一、选择题

【A/型/题】

1. 女性假两性畸形的染色体核型为（　　）
   A. 46，XX　　　　B. 45，X
   C. 47，XXY　　　D. 46，XY
   E. 47，XXX

2. 下列不属于男性假两性畸形病因的是
   （　　）
   A. 性腺发育不全
   B. 睾丸间质细胞无反应
   C. 21 - 羟化酶缺乏
   D. 睾酮生物合成异常
   E. 雄激素作用异常

3. 下列不属于 Turner 综合征典型临床表
   现的是　　　　　　（　　）
   A. 身材矮小　　　B. 手脚粗大肥厚
   C. 性腺发育不全　D. 颈粗短伴颈蹼
   E. 淋巴水肿

【X/型/题】

4. 下列属于染色体性别异常疾病的是
   （　　）
   A. Turner 综合征
   B. Laron 侏儒症
   C. 真两性畸形
   D. Klinefelter 综合征
   E. XX 男性综合征

5. 性发育异常疾病包括　　（　　）
   A. Turner 综合征
   B. 先天性无睾症
   C. 女性假两性畸形
   D. 男性假两性畸形
   E. 真两性畸形

二、填空题

Turner 综合征患者常伴发自身免疫病，包括_____、_____、_____。

【参/考/答/案】

一、选择题

【A 型题】
1. A　　2. C　　3. B

【X 型题】
4. ACDE　　5. ABCDE

1. A【解析】女性假两性畸形染色体核型为正常女性型，性腺为卵巢，而外生殖器发生了男性化改变。
2. C【解析】21 - 羟化酶缺乏为女性假两性畸形的主要病因。
3. B【解析】Turner 综合征临床表现差异较大，但一般存在不同程度的生长激素缺乏表现，而 B 项为生长激素过度分泌的表现，常见于肢端肥大症患者。
4. ACDE【解析】B 项为生长激素缺乏性疾病，其余均为染色体性别异常疾病。
5. ABCDE【解析】性发育异常疾病包括染色体性别分化异常，如 A、E 项；性腺性别分化异常，如 B 项；表型性别分化异常，如 C、D 项。

二、填空题
自身免疫性甲状腺炎　Graves 病　1 型糖尿病

（李　敏）

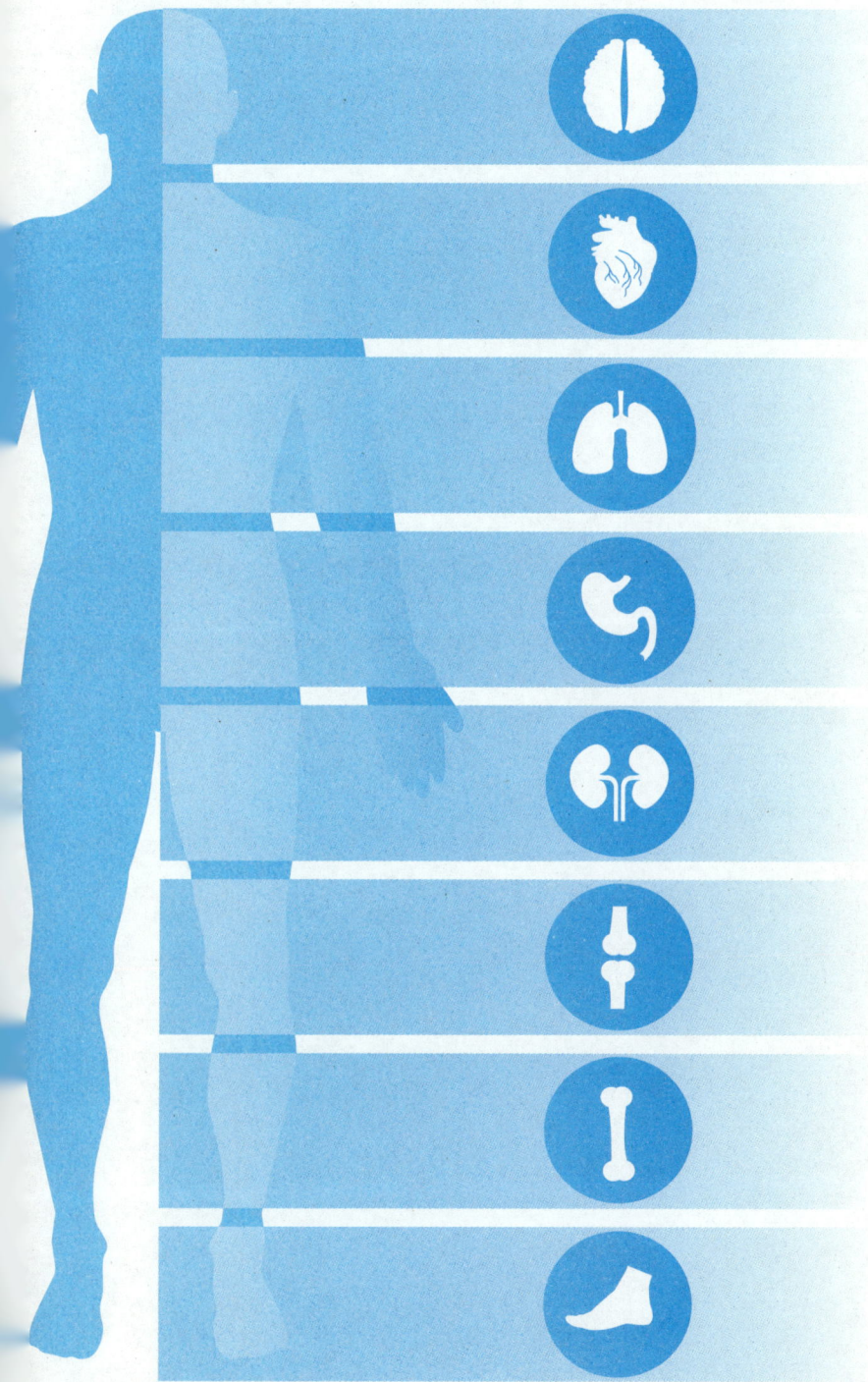

第7篇

风湿性疾病

第1章　总　论

【学/习/要/点】

一、掌握

风湿性疾病的概念。

二、熟悉

1. 结缔组织病的特点。
2. 风湿性疾病的诊断要点。

【应/试/考/题】

一、选择题

【A/型/题】

1. 某中青年患者发生手指关节疼痛，梭形肿胀，有晨僵，局部骨质疏松，类风湿因子阳性，可能的诊断为　　　（　　）
   - A. 骨关节炎
   - B. 感染
   - C. 痛风
   - D. 类风湿关节炎
   - E. 风湿性关节炎

2. 下列属于退行性变的疾病是　（　　）
   - A. 强直性脊柱炎
   - B. 骨关节炎
   - C. Reiter 综合征
   - D. 银屑病关节炎
   - E. 类风湿关节炎

3. 下列与感染相关的风湿病是　（　　）
   - A. 风湿热
   - B. 类风湿关节炎
   - C. 多肌炎
   - D. 银屑病关节炎
   - E. 脊柱关节炎

4. 下列导致关节痛的疾病中，休息后症状加重的是　　　　　　　　（　　）
   - A. 强直性脊柱炎
   - B. 系统性红斑狼疮
   - C. 痛风
   - D. 骨关节炎
   - E. 干燥综合征

5. 下列属于抗磷脂抗体的是　　（　　）
   - A. 抗核抗体
   - B. 类风湿因子
   - C. 狼疮抗凝物
   - D. 抗 Sm 抗体
   - E. *HLA - B27*

6. 下列药物中，属于改变病情抗风湿药的是　　　　　　　　　　（　　）
   - A. 环孢素
   - B. 阿司匹林
   - C. 美洛昔康
   - D. 塞来昔布
   - E. 布洛芬

7. 下列治疗风湿病的非甾体抗炎药物中，胃肠道不良反应最小的是　（　　）
   - A. 萘普生
   - B. 吡罗昔康
   - C. 塞来昔布
   - D. 双氯芬酸
   - E. 布洛芬

二、名词解释

1. 风湿性疾病
2. NSAIDs

三、填空题

1. 类风湿因子除见于类风湿关节炎等结缔组织病外，还见于＿＿＿＿＿、＿＿

_____、_____、_____、_____
_____。

2.非甾体类药物常见的消化道反应有_____
_____、_____。

3.脊柱关节炎相关的遗传基因是_____
_____。

四、简答题

1.结缔组织病的特点有哪些?

2.简述抗核抗体在结缔组织病诊断中的意义。

【参|考|答|案】

一、选择题

【A型题】

1.D   2.B   3.A   4.A   5.C

6.A   7.C

3.A【解析】风湿热是一种由A组链球菌咽部感染引起的迟发性、非化脓性后遗症。

4.A【解析】强直性脊柱炎表现为炎性腰背痛,即休息后疼痛加重,活动后减轻。

5.C【解析】抗磷脂抗体包括抗心磷脂抗体、狼疮抗凝物、抗β_2GP1。

6.A【解析】改善病情的抗风湿药物（DMARDs）:具有改善病情和延缓病情进展的作用,可以防止和延缓特别是RA的关节结构破坏。如环孢素、抗疟药、柳氮磺吡啶、硫唑嘌呤、环磷酰胺等。

7.C【解析】塞来昔布是选择性COX-2抑制剂,胃肠道副作用小。

二、名词解释

1.风湿性疾病(rheumatic disease):是一组累及骨与关节及其周围软组织(如肌肉、肌腱、滑膜、滑囊、韧带和软骨等)及其他相关组织和器官的慢性疾病。

2.非甾体类药物(NSAIDs):具有抗炎、解热、镇痛作用,抑制环氧化酶合成,有别于激素的一类药物。

三、填空题

1.系统性红斑狼疮   干燥综合征   系统性硬化症   感染性疾病   某些肿瘤

2.溃疡   出血   穿孔

3.HLA-B27

四、简答题

1.结缔组织病的特点有哪些?

答 (1)结缔组织疾病属于自身免疫性疾病。

(2)以血管和结缔组织慢性炎症的病理改变为基础。

(3)病变累及多个系统,包括肌肉、骨骼系统。

(4)异质性,同一疾病在不同患者的临床谱和预后差异很大。

(5)对糖皮质激素有一定反应。

(6)慢性病程和晚期累及多个器官。

2.简述抗核抗体在结缔组织病诊断中的意义。

答 抗核抗体是结缔组织病的筛选试验。抗核抗体最常见于系统性红斑狼疮和混合性结缔组织病,也可见于系统性硬化症、干燥综合征和类风湿关节炎。抗核抗体虽然对结缔组织病的敏感性很高,但其特异性受一定限制,因为在慢性感染性疾病如结核病、感染性心内膜炎、HIV感染时,会出现低滴度的抗核抗体阳性。甚至健康老年人也可出现阳性。不同成分的抗核抗体有不同的临床意义,具有不同的诊断特异性。

(魏 华)

第2章 风湿热

【学/习/要/点】

一、掌握

风湿热(RF)的临床表现、诊断标准及治疗原则。

二、熟悉

风湿热的预防、预后及辅助检查。

【应/试/考/题】

一、选择题

【A/型/题】

1. 患者,女,14 岁。咽痛后半个月出现游走性关节疼痛,躯干环形红斑。下列检查不支持风湿热诊断的是　　　( )
   A. ESR
   B. CRP
   C. ANA
   D. ASO
   E. 心电图

2. 风湿热的病原体是　　　　( )
   A. A 组链球菌
   B. 腺病毒
   C. 鼻病毒
   D. 流感病毒
   E. 肺炎链球菌

3. 风湿热最常见的表现是　　　( )
   A. 环形红斑
   B. 腹痛
   C. 关节炎
   D. 出汗
   E. 瘀斑

4. 风湿热最常见的人群是　　　( )
   A. 3 ~ 5 岁儿童
   B. 3 岁以内儿童
   C. 5 ~ 15 岁儿童
   D. 15 岁以上青少年
   E. 成人

【B/型/题】

(5 ~ 7 题共用备选答案)
   A. 青霉素
   B. 阿司匹林
   C. 丙戊酸
   D. 头孢菌素
   E. 糖皮质激素

5. 风湿热单纯关节受累,治疗首选( )
6. 风湿热发生心脏炎时,治疗常选( )
7. 风湿热出现舞蹈病,治疗首选 ( )
   (8 ~ 9 题共用备选答案)
   A. 3 周
   B. 5 ~ 6 周
   C. 6 ~ 8 周
   D. 8 周
   E. 12 周

8. 风湿热出现单纯关节炎的治疗时间为
   　　　　( )

9. 风湿热出现心脏炎的治疗时间最少为
   　　　　( )

二、名词解释
风湿热

三、简答题
1. 简述风湿热的治疗原则。

2. 简述 Jones（1992 年）AHA 关于风湿热的诊断要点。

3. 简述 2002～2003 年 WHO 对风湿热和风心病的诊断标准。
4. 简述风湿热的临床表现。

【参/考/答/案】

一、选择题

【A 型题】

1. C　2. A　3. C　4. C

【B 型题】

5. B　6. E　7. C　8. C　9. E

1. C【解析】抗核抗体（ANA）是结缔组织病的特异性指标。ASO 阳性表明近期有 A 组链球菌（GAS）感染，80% 的风湿热急性期有 ESR、CRP 增高，风湿性心脏炎有窦性心动过速、P－R 间期延长和各种心律失常等改变。

4. C【解析】风湿热最常见于 5～15 岁儿童，3 岁以内婴幼儿极少见。

5. B【解析】风湿热单纯关节受累，治疗首选非甾体抗炎药，常用阿司匹林。

6. E【解析】风湿热发生心脏炎时，一般采用糖皮质激素治疗，常用泼尼松。

7. C【解析】风湿热出现舞蹈病，治疗首选丙戊酸。该药无效或严重舞蹈病如瘫痪者，可应用卡马西平治疗。

二、名词解释

风湿热：是一种因 A 组链球菌（GAS）咽部感染引起的迟发性、非化脓性后遗症。该病具有多种临床表现，如关节炎、心脏炎、舞蹈病、皮下结节及边缘性红斑。反复发作后常遗留轻重不等的心脏损害，形成风湿性心脏病。

三、简答题

1. 简述风湿热的治疗原则。

答　去除病因，消灭链球菌感染灶；抗风湿治疗，迅速控制临床症状；治疗并发症，改善预后；实施个别化处理原则。

2. 简述 Jones（1992 年）AHA 关于风湿热的诊断要点。

答　见下表。

Jones（1992 年）AHA 标准

类别	具体内容
主要表现	心脏炎、多关节炎、舞蹈病、环形红斑、皮下结节
次要表现	临床表现：发热、关节痛 实验室检查：ESR、CRP 增高 心电图检查示：P－R 间期延长
有前驱链球菌感染的证据	咽拭子培养或链球菌抗原试验（＋）、链球菌抗体效价升高

3. 简述 2002～2003 年 WHO 对风湿热和风心病的诊断标准。

答　见下表。

2002～2003 年 WHO 对风湿热诊断的分类标准

分类	诊断标准
初发风湿热	2 项主要表现或 1 项主要表现及 2 项次要表现加上前驱的 A 组链球菌感染的证据
复发性风湿热不患有风湿性心脏病	2 项主要表现或 1 项主要表现及 2 项次要表现加上前驱的 A 组链球菌感染的证据
复发性风湿热患有风湿性心脏病	2 项次要表现加上前驱的 A 组链球菌感染的证据
风湿性舞蹈病、隐匿发病的风湿性心脏炎	其他主要表现或 A 组链球菌感染证据可不需要

4. 简述风湿热的临床表现。

答（1）前驱症状：急性风湿热发生前1~6周常有链球菌咽峡炎史。

（2）典型表现：发热和关节炎是最常见的主诉。①心脏炎：窦性心动过速是心脏炎的早期表现；心包炎多为轻度，超声心动图可见心包积液；心脏炎严重时可发生充血性心力衰竭。②关节炎：最常见，呈游走性、多发性。水杨酸钠制剂可缓解。③舞蹈病：常发生于4~7岁儿童，为无目的、不自主的一种动作表现，常可见面部有挤眉弄眼、摇头转颈、努嘴伸舌表现。④皮下小结：稍硬、无痛性，多发于关节伸侧，尤其是肘、膝、腕、枕或胸腰椎棘突处。⑤环形红斑：出现于较晚期，多分布在四肢近端和躯干。

（魏　华）

第3章 类风湿关节炎

【学/习/要/点】

一、掌握

类风湿关节炎(RA)的临床表现、诊断标准、鉴别标准、治疗原则及方法。

二、熟悉

类风湿关节炎的病理特点。

【应/试/考/题】

一、选择题

【A/型/题】

1. 类风湿关节炎最早出现的症状是 ( )
   A. 类风湿结节　　B. 关节畸形
   C. 关节肿胀　　　D. 关节痛
   E. 关节功能障碍

2. 反映类风湿关节炎病情活动的表现是
   ( )
   A. 类风湿因子阳性　B. 关节畸形
   C. 关节活动受限　　D. 晨僵
   E. 肌肉萎缩

3. RA 患者出现皮下结节,提示 ( )
   A. 病情稳定　　　B. 病情好转
   C. 病情活动　　　D. 病变扩大
   E. 病变缩小

4. 下列关于类风湿关节炎引起的小细胞
   低色素性贫血的叙述,正确的是 ( )
   A. 不经常发生,但很严重
   B. 常需输血
   C. 骨髓抑制
   D. 部分为疾病所致,部分为抗风湿药物
   引起
   E. 营养不良所致

5. 下列与类风湿关节炎活动无关的是
   ( )
   A. 晨僵　　　　　B. 蝶形红斑
   C. 类风湿结节　　D. ESR 增快
   E. CRP 增高

6. 下列关于类风湿关节炎 X 线表现的叙
   述,错误的是 ( )
   A. 多关节受累
   B. 好发于手腕、足小关节
   C. 可有骨质破坏
   D. 好发于远端指间关节
   E. 可出现关节间隙变窄、关节畸形

7. 患者,女,40 岁。两手指间关节和掌指
   关节僵硬,随后出现关节疼痛及肿胀,
   握拳困难,伴颈部及颞颌关节疼痛。最
   可能的诊断是 ( )
   A. 风湿性关节炎
   B. 类风湿关节炎
   C. 原发性骨关节炎
   D. 痛风
   E. 系统性红斑狼疮

8. 首发累及近端指间关节、掌指关节和腕
   关节的风湿性疾病是 ( )
   A. 类风湿关节炎　　B. 骨关节炎

C. 强直性脊柱炎　　D. 系统性红斑狼疮

E. 干燥综合征

9. 下列关于类风湿关节炎关节表现的叙述,错误的是　　　　　　　（　　）

A. 可有明显而持久的晨僵

B. 关节结构破坏有一定的可逆性

C. 受累关节多呈对称性、持续性

D. 凡关节受累均可有肿胀

E. 最常受累关节是手部、腕部关节

10. 下列关于类风湿关节炎的叙述,正确的是　　　　　　　　　（　　）

A. 属全身性疾病,病因不明

B. 受累关节以踝、肘关节最多见

C. 80% 患者的类风湿因子呈阳性

D. 受累关节以远端指间关节常见

E. 关节破坏为可逆性

【X/型/题】

11. 下列与类风湿关节炎活动有关的是　　　　　　　　　　　　（　　）

A. 晨僵　　　　　B. 关节畸形

C. 类风湿结节　　D. ESR 增快

E. CRP 增高

12. 类风湿关节炎的关节 X 线检查结果,属于 I 期的特点是　　　（　　）

A. 关节周围软组织肿胀阴影

B. 关节间隙狭窄

C. 关节半脱位和骨性强直

D. 关节面出现虫蚀样破坏性改变

E. 关节附近的骨质疏松

二、名词解释

1. 晨僵

2. 类风湿结节

3. 类风湿因子

三、填空题

1. 类风湿因子是一种自身抗体,临床上常见的是_____型,它见于_____的患者血清中。

2. 类风湿关节炎主要表现为以_____、_____为主的_____、_____。

3. 类风湿关节炎造成关节破坏、关节畸形、功能障碍的病理基础是_____。

4. 类风湿关节炎需与_____、_____、_____及_____相鉴别。

四、简答题

1. 类风湿关节炎 1987 年的诊断标准是什么?

2. 类风湿关节炎的治疗原则、目标、基础药物是什么?

五、病例分析题

患者,女,38 岁。以多发近端指间关节、掌指关节肿痛伴晨僵 3 个月为主诉入院。追问病史,晨僵约 2 小时,无光过敏,无面部红斑,无口腔溃疡。查体:双手食指、中指近端指间关节呈梭形肿胀,血清抗核抗体阳性,类风湿因子阳性,ESR 89mm/h,血常规基本正常,尿常规未见异常。

问题:

1. 该患者的初步诊断是什么?

2. 诊断依据是什么?

【参/考/答/案】

一、选择题

【A 型题】

1. D　　2. D　　3. C　　4. D　　5. B
6. D　　7. B　　8. A　　9. B　　10. A

【X 型题】

11. ACDE　　12. AE

1. D【解析】关节痛与压痛往往是 RA 最早的症状,最常出现的部位为腕、掌指、近端指间关节,其次是足趾、膝、踝、肘、肩等关节。

2. **D【解析】**晨僵常作为观察 RA 活动的指标之一，但主观性很强。

3. **C【解析】**RA 出现皮下结节为皮肤类风湿结节，往往 RF 阳性，且病情活动。

4. **D【解析】**RA 血液学改变中常见正细胞正色素性贫血，多与病情活动程度相关。如出现小细胞低色素性贫血，可能是病变本身或某些药物造成胃肠道长期少量出血所致。

8. **A【解析】**关节痛是 RA 最早的症状，最常出现的部位为腕、掌指、近端指间关节。

9. **B【解析】**RA 关节结构的破坏为不可逆破坏。

11. **ACDE【解析】**关节畸形是 RA 较晚期的表现。

12. **AE【解析】**RA 早期 X 线改变为关节周围软组织肿胀影，关节附近骨质疏松（Ⅰ期）。

二、名词解释

1. **晨僵**：早晨起床后关节及其周围僵硬感，称晨僵。持续时间超过 1 小时者意义较大。

2. **类风湿结节**：是类风湿关节炎特异的关节外表现，多位于关节隆突部及受压部位的皮下，大小不一，对称性分布，无压痛。

3. **类风湿因子**：是一种以变性 IgG 分子的 Fc 片段为靶抗原的自身抗体。可分为 IgA、IgM 和 IgG 型。

三、填空题

1. IgM　75%～80%
2. 侵蚀性　对称性多关节炎　慢性全身性自身免疫性疾病

3. 在慢性期形成绒毛样突起（血管翳）
4. 骨关节炎　强直性脊柱炎　银屑病关节炎　系统性红斑狼疮

四、简答题

1. **类风湿关节炎 1987 年的诊断标准是什么？**

答 ①关节或周围晨僵持续至少 1 小时，病程至少 6 周；②同时有 3 个或 3 个以上关节区域肿胀或积液，至少 6 周；③腕、掌指、近端指间关节区肿胀至少 6 周；④对称性关节炎至少 6 周；⑤有类风湿结节；⑥X 线改变（必须包括骨质侵蚀或受累关节及其邻近部位有明确的骨质脱钙）；⑦类风湿因子阳性。有上述 7 项中 4 项即可诊断为类风湿关节炎。

2. **类风湿关节炎的治疗原则、目标、基础药物是什么？**

答 （1）治疗原则：早期、达标、个体化方案。
（2）目标：达到临床缓解或低疾病活动度。
（3）基础药物：甲氨蝶呤。

五、病例分析题

1. **该患者的初步诊断是什么？**

答 初步诊断：类风湿关节炎。

2. **诊断依据是什么？**

答 诊断依据：①晨僵 2 小时；②多关节受累；③对称性关节肿胀；④近端关节肿胀，呈梭形改变；⑤类风湿因子阳性。

（魏　华）

第 4 章　成人 Still 病

【学/习/要/点】

一、掌握

成人 Still 病（AOSD）的定义、临床表现及诊断标准。

二、熟悉

成人 Still 病的实验室检查及鉴别诊断。

【应/试/考/题】

一、选择题

【A/型/题】

1. 关于成人 Still 病，下列检查无助于本病诊断的是　　　　　　　（　　）
   A. ESR
   B. CRP
   C. 血清铁蛋白
   D. $HLA-B27$
   E. 病原学培养

2. 成人 Still 病的发热热型主要是　（　　）
   A. 弛张热　　　　　B. 稽留热
   C. 回归热　　　　　D. 不规则热
   E. 间歇热

3. 成人 Still 病关节痛/关节炎常累及的关节是　　　　　　　　　　（　　）
   A. 肩关节　　　　　B. 指间关节
   C. 腕关节　　　　　D. 踝关节
   E. 肘关节

【B/型/题】

(4~6 题共用备选答案)
   A. 甾体抗炎药
   B. 非甾体抗炎药
   C. 糖皮质激素
   D. 免疫抑制剂
   E. 免疫增强剂

4. 轻型成人 Still 病患者，治疗首选（　　）
5. 成人 Still 病治疗的首选药物是　（　　）
6. 成人 Still 病治疗中，协同糖皮质激素控制病情的药物是　　　　　　（　　）

二、填空题

AOSD 的特征性表现有＿＿＿＿＿＿、＿＿＿＿＿＿＿＿、＿＿＿＿＿＿＿＿。

三、名词解释

成人 Still 病

【参 / 考 / 答 / 案】

一、选择题

【A 型题】

1. D　　2. A　　3. C

【B 型题】

4. B　　5. C　　6. D

1. D【解析】成人 Still 病患者的急性炎症时相反应物 CRP、ESR 增高,血清铁蛋白增高,病原学培养阴性有助于本病诊断。

2. A【解析】成人 Still 病的热型以持续性弛张热多见。

3. C【解析】成人 Still 病关节痛/关节炎常累及的关节是膝和腕关节,踝、肩、肘、近端指间关节、掌指关节、远端掌指关节亦可受累。

4. B【解析】成人 Still 病轻型患者的首选药为非甾体抗炎药,但应用过程中应警惕药物的不良反应。

5. C【解析】糖皮质激素是治疗成人 Still 病的首选药物。

6. D【解析】免疫抑制剂可协同糖皮质激素控制病情,并有助于减少糖皮质激素的用药剂量。

二、填空题

发热　皮疹　关节痛/关节炎

三、名词解释

成人 Still 病:是一组病因不明的,主要以高热、一过性皮疹、关节炎、关节痛、咽痛和白细胞计数升高为主要临床表现的临床综合征,常伴有肝、脾、淋巴结肿大。

（魏　华）

第 5 章　系统性红斑狼疮

一、掌握

系统性红斑狼疮(SLE)的临床表现、诊断标准、鉴别诊断及治疗要点。

二、熟悉

系统性红斑狼疮的自身抗体检查。

【应/试/考/题】

一、选择题

【A/型/题】

1. 在几乎所有 SLE 的患者中阳性的抗体是　　　　　　　　(　　)
   A. 抗 SSA 抗体　　　B. 抗 SSB 抗体
   C. 类风湿因子　　　D. 抗核抗体
   E. 抗磷脂抗体

2. SLE 的标记性抗体是　　(　　)
   A. 抗 dsDNA 抗体
   B. 抗组蛋白抗体
   C. 抗 Sm 抗体
   D. 抗 Ro－52 抗体
   E. 抗 rRNP 抗体

3. SLE 最典型的面部表现是　　(　　)
   A. 银屑病　　　B. 疱疹
   C. 蝶形红斑　　D. 色素沉着
   E. 紫癜

4. SLE 患者血液系统受累时可能会出现
   　　　　　　　　　　　(　　)
   A. 贫血　　　　B. 白细胞减少
   C. 血小板减少　D. 淋巴结肿大
   E. 以上均可出现

5. 下列与 SLE 病情活动性无关的实验室检查是　　　　　　　　(　　)
   A. 血清 C3、C4 下降
   B. 血小板计数正常
   C. 抗 dsDNA 抗体升高
   D. 蛋白尿增多
   E. ESR 加快

6. 下列对确诊 SLE 和判断其活动性参考价值最大的抗体是　　　　(　　)
   A. 抗核抗体　　　　B. 抗 rRNP 抗体
   C. 抗 Sm 抗体　　　D. 抗 dsDNA 抗体
   E. 抗 Ro 抗体

7. 下列不属于 SLE 应用激素冲击疗法适应证的是　　　　　　　　(　　)
   A. 急进性狼疮肾炎
   B. 狼疮脑病的癫痫发作
   C. 严重狼疮性肺炎
   D. 严重溶血性贫血
   E. 多发性浆膜炎

8. SLE 肾脏受累时一般不会出现　(　　)
   A. 蛋白尿　　　　B. 血尿
   C. 管型尿　　　　D. 尿酮症
   E. 高血压

9. Libman － Sack 血栓性心内膜炎常发生于
   A. 干燥综合征

B. 败血症

C. 癌症晚期

D. 系统性红斑狼疮

E. 类风湿关节炎

10. 患者,女,23 岁。发热,口腔溃疡,多关节酸痛,有盘状红斑,抗核抗体阳性。最可能的诊断是　　（　　）

　　A. 风湿热

　　B. 类风湿关节炎

　　C. 系统性红斑狼疮

　　D. 干燥综合征

　　E. 天疱疮

11. 患者,女,20 岁。发热 1 个月,伴全身关节酸痛,面部红斑。下列检查与本病诊断无关的是　　（　　）

　　A. 抗核抗体

　　B. 抗双链 DNA 抗体

　　C. 抗 Sm 抗体

　　D. 抗磷脂抗体

　　E. *HLA－B27*

12. 患者,女,20 岁。间断低热伴关节痛半年,1 周来高热、关节痛加重,轻度头晕。查体:BP 120/80mmHg,皮肤无出血点,肝肋下 1cm,脾侧位可触及。血 Hb 95g/L,Ret 6.5%,WBC 4.2×10^9/L,PLT 76×10^9/L;尿蛋白(＋＋＋),RBC 3～8/HP,偶见颗粒管型。为明确诊断,下列血液学检查中最具有意义的是　　（　　）

　　A. 抗核抗体谱

　　B. 抗中性粒细胞胞质抗体

　　C. 抗磷脂抗体

　　D. 抗组织细胞抗体

　　E. 抗 RNP 抗体

【X 型题】

13. 下列疾病中,RF 为阳性的是　（　　）

　　A. 系统性红斑狼疮

　　B. 类风湿关节炎

　　C. 强直性脊柱炎

　　D. 骨关节炎

　　E. 干燥综合征

14. 下列可判定 SLE 活动的指标有（　　）

　　A. 溶血性贫血

　　B. 血白细胞减少

C. 抗 dsDNA 抗体升高

D. 尿蛋白升高

E. 补体 C3、C4 下降

15. 狼疮危象的治疗,激素应用宜　（　　）

　　A. 大剂量应用

　　B. 小剂量应用

　　C. 冲击疗法

　　D. 联合免疫抑制剂治疗

　　E. 不宜使用

16. SLE 的治疗包括　　　　（　　）

　　A. 心理治疗,避免暴晒

　　B. 休息

　　C. 激素联合免疫抑制剂治疗

　　D. 生物制剂

　　E. 对症治疗

17. 活动性 SLE 血液系统表现可见（　　）

　　A. 血红蛋白下降　B. 血红蛋白升高

　　C. 白细胞减少　　D. 血小板减少

　　E. 红细胞减少

18. SLE 患者的临床表现常可见　（　　）

　　A. 低热　　　　　B. 盘状红斑

　　C. 光过敏　　　　D. 关节痛

　　E. 心包炎

二、名词解释

1. SLE

2. NP－SLE

三、填空题

1. SLE 的病因未明,可能与＿＿＿＿、＿＿＿＿、＿＿＿＿等多种因素有关。

2. SLE 病因的环境因素有＿＿＿＿、＿＿＿＿。

3. 在确诊为 SLE 的基础上,有＿＿＿＿表现,主要包括＿＿＿＿、＿＿＿＿,可诊断为狼疮性肾炎。

4. SLE 的主要病理改变是＿＿＿＿、＿＿＿＿。

5. SLE 受损器官的特征性改变是＿＿＿＿、＿＿＿＿。

四、简答题

1. 判断系统性红斑狼疮活动性的标准是什么?

2. 系统性红斑狼疮免疫学阳性改变是什么?

五、病例分析题

患者,女,20 岁。以"关节痛、皮疹 1 个月,水肿、尿少伴发热 2 天"为主诉入院。查体:T 38.3℃,BP 90/60mmHg,颜面水肿,面部蝶形红斑,眼睑水肿,睑结膜轻度苍白,咽无充血,扁桃体不大,双肺呼吸音粗,无啰音,心界不大,心率 90 次/分,律齐,无杂音,肝、脾肋下未触及,腹水征(±),双手近端指间关节 2~5 压痛(+),双下肢水肿。实验室检查:血常规 WBC 3.1×10^9/L,N 60%,L 27%,Hb 90g/L,PLT 80×10^9/L,ESR 60mm/h;尿常规(非经期)PRO(++++),BLD(+++),RBC 10~15/Hp,病理管型 1~2/μl;抗 ds-DNA 抗体(+),血浆总蛋白 50g/L,血清清蛋白 24g/L,谷丙转氨酶 213U/L,谷草转氨酶 412U/L,血肌酐 102μmol/L。

问题:

1. 初步诊断及诊断依据。
2. 为明确诊断还应做哪些检查?

【参 | 考 | 答 | 案】

一、选择题

【A 型题】

1. D　2. C　3. C　4. E　5. B
6. D　7. E　8. D　9. D　10. C
11. E　12. A

【X 型题】

13. ABE　14. ABCDE　15. ACD
16. ABCDE　17. ACD　18. ABCDE

1. D【解析】抗核抗体见于几乎所有的 SLE 患者。

2. C【解析】抗 Sm 抗体是诊断 SLE 的标记性抗体,特异性 99%,但敏感性仅为 25%,有助于早期不典型患者的诊断或回顾性诊断。

5. B【解析】SLE 的活动性指标包括抗 dsD-NA 抗体升高,补体 C3、C4、总补体(CH50)的下降,还有脑脊液的变化,蛋白尿增多,ESR 增快,CRP 升高,血小板计数增加等。

6. D【解析】抗 dsDNA 抗体是诊断 SLE 的特异性抗体,多出现在 SLE 活动期,且抗体的滴度与活动性密切相关;在一些稳定期的 SLE 患者可为阴性。

7. E【解析】激素冲击治疗一般用于狼疮危象的患者,如急进性狼疮肾炎、严重的中枢神经系统损害、严重的溶血性贫血、血小板减少性紫癜、粒细胞缺乏症、严重心脏损害、严重狼疮性肺炎、弥漫性肺泡出血、严重狼疮性肝炎和严重的血管炎。

8. D【解析】27.9%~70% 的 SLE 患者在病程中会出现临床肾脏受累,主要表现为蛋白尿、血尿、管型尿、水肿、高血压,甚至肾衰竭。

10. C【解析】患者为年轻育龄期女性,抗核抗体阳性,有关节痛、口腔溃疡、盘状红斑,根据 SLE 分类诊断标准,符合 4 条,考虑诊断 SLE。

11. E【解析】患者为年轻育龄期女性,有发热、关节痛、面部红斑,首先需要排除 SLE,需完善抗核抗体、抗 dsDNA 抗体、抗 Sm 抗体、抗磷脂抗体等检查。HLA－B27 为强直性脊柱炎患者的特异性检查。

12. A【解析】患者为年轻育龄期女性,有发热、关节痛,异常的实验室检查有贫血、血小板计数减少、蛋白尿、管型尿,为多系统损害表现,首先考虑 SLE,而抗核抗体谱是 SLE 的关键检查,有助于诊断。

13. ABE【解析】类风湿因子(RF)在类风湿关节炎(RA)中的阳性率约 80%,并非 RA 的特异性检查,部分 SLE 患者血清可出现;在 43% 的干燥综合征患者中可出现 RF 阳性。

15. ACD【解析】出现狼疮危象时应进行激素冲击治疗,即甲泼尼龙 500~1000mg/d,连用 3~5 天为 1 疗程,同时在病情活动时需联合使用免疫抑制剂,在重要脏器受累时首选环磷酰胺或吗替麦考酚酯。

16.**ABCDE**【解析】SLE 的治疗要个体化:①非药物治疗包括心理治疗、卧床休息、及早发现和治疗感染、避免可能诱发狼疮的药物、避免阳光暴晒和紫外线照射等;②对症治疗包括止痛、退热,调整血压、血糖、血脂等;③药物治疗包括糖皮质激素、免疫抑制剂、生物制剂等。

二、名词解释

1.**系统性红斑狼疮(SLE)**:是一种以致病性自身抗体和免疫复合物形成并介导器官、组织损伤的自身免疫性疾病,常存在多系统受累表现,血清中存在以抗核抗体为代表的多种自身抗体。

2.**神经精神狼疮(NP – SLE)**:又称"狼疮脑病",中枢神经系统和外周神经系统均可累及,脑脊液检查和核磁共振等有助于诊断。

三、填空题

1.遗传　环境　雌激素
2.阳光　药物、化学试剂　微生物病原体
3.肾脏损害　持续性蛋白尿　管型尿
4.炎症反应　血管异常
5.苏木紫小体　洋葱皮样改变

四、简答题

1.判断系统性红斑狼疮活动性的标准是什么?

答 判断 SLE 活动性的标准如下:抽搐(8 分)、精神异常(8 分)、脑器质性症状(8 分)、视觉障碍(8 分)、颅神经受累(8 分)、狼疮性头痛(8 分)、脑血管意外(8 分)、血管炎(8 分)、关节炎(4 分)、肌炎(4 分)、管型尿(4 分)、血尿(4 分)、蛋白尿(4 分)、脓尿(4 分)、皮疹(2 分)、脱发(2 分)、发热(1 分)、血小板减少(1 分)、白细胞减少(1 分)。根据患者前 10 天内是否出现上述症状而定分,凡总分在 10 分或 10 分以上者则考虑为疾病活动。

2.系统性红斑狼疮免疫学阳性改变是什么?

答 (1)抗核抗体谱:ANA 见于几乎所有的 SLE 患者。抗 dsDNA 抗体是诊断 SLE 的特异性抗体,多出现在疾病活动期。抗 ENA 抗体谱是一组临床意义不同的抗体:①抗 Sm 抗体是诊断 SLE 的标记性抗体,特异性 99%;②抗 RNP 抗体阳性率 40%,与雷诺现象、肺动脉高压相关;③抗 SSA(Ro)抗体,与光过敏、血管炎、白细胞减低、平滑肌受累、新生儿狼疮相关;④抗 SSB(La)抗体,与继发干燥综合征相关;⑤抗 rRNP 抗体阳性者常提示 NP – SLE 或其他重要内脏损害。

(2)抗磷脂抗体:狼疮抗凝物、抗心磷脂抗体、抗 β_2 – 糖蛋白 1 抗体、梅毒血清试验假阳性。

(3)抗组织细胞抗体:如抗红细胞膜抗体(Coombs 试验)、抗血小板相关抗体、抗神经元抗体。

(4)其他:如 RF、抗中性粒细胞胞质抗体(ANCA)、抗组蛋白抗体。

五、病例分析题

1.初步诊断及诊断依据。

答 初步诊断:系统性红斑狼疮。

诊断依据:①年轻女性,系统性红斑狼疮好发年龄;②蝶形红斑;③有关节痛;④肾脏损伤,有蛋白尿、血尿、管型尿;⑤血液学异常,有贫血、白细胞减少、血小板减少;⑥免疫学异常,抗 dsDNA 阳性。

2.为明确诊断还应做哪些检查?

答 为明确诊断可进一步行 ENA 抗体谱、抗磷脂抗体、肌酸激酶、抗 dsDNA 定量、补体 C3/C4/CH50、24 小时尿蛋白定量、超声心动图、肾穿刺、肺部及头颅影像学检查等。

(贾捷婷)

第6章　抗磷脂综合征

【应/试/考/题】

一、选择题

【A型题】

1.抗磷脂综合征(APS)的主要特征不包括
（　　）
　A.血栓形成
　B.反复性自发流产
　C.血小板减少症
　D.抗磷脂抗体阳性
　E.p-ANCA阳性
2.APS的常规检查可见　　　（　　）
　A.中性粒细胞正常
　B.中性粒细胞增多
　C.缺铁性贫血
　D.血小板正常或增多
　E.溶血性贫血
3.下列对诊断APS敏感性较高,特异度较低的是　　　　　（　　）
　A.抗心磷脂抗体

　B.抗ENA抗体
　C.抗核抗体
　D.抗dsDNA
　E.血同型半胱氨酸

二、名词解释
1.APS
2.CAPS

三、填空题
1.APS的特异性检查指标有_____、_____及_____等。
2.APS的临床表现主要分为2方面,即_____及_____。
3.APS治疗的关键是_____。
4.APS的治疗目的主要包括_____和_____。
5.抗磷脂抗体与红细胞膜结合可引起_____,与血小板磷脂结合可_____。

【参/考/答/案】

一、选择题

【A型题】
1. E   2. E   3. A

1. E【解析】p－ANCA 阳性常见于血管炎，反复性自发流产、血小板减少症、血栓形成和抗磷脂抗体阳性是抗磷脂综合征的主要特征。
2. E【解析】APS 常规检查可见血小板减少、中性粒细胞减少、溶血性贫血、Fisher－Evans 综合征。
3. A【解析】抗心磷脂抗体是目前最常检测的指标，对诊断 APS 的敏感性较高，特异度较低，常作为筛选试验。

二、名词解释

1. 抗磷脂综合征（antiphospholipid syndrome，APS）：是一种以反复动、静脉血栓形成，习惯性流产，血小板减少，以及抗磷脂抗体持续中高滴度阳性为主要特征的非炎症性自身免疫性疾病。
2. 恶性 APS（CAPS）：APS 血栓性病变多种多样，少数患者可能同时或在 1 周之内出现多部位（≥3 个部位）血栓形成，累及脑、肾、肝或心脏等重要脏器，出现多器官功能衰竭而死亡，形成灾难性血管闭塞，称之为恶性 APS，即 CAPS。

三、填空题
1. 抗心磷脂抗体　狼疮凝集物　抗 β_2GP1 抗体
2. 病态妊娠　血栓形成
3. 充分抗凝
4. 预防血栓形成　避免妊娠失败
5. Coombs 试验阳性的溶血性贫血　直接破坏血小板

（孟德芳）

第7章　脊柱关节炎

【学/习/要/点】

一、掌握

强直性脊柱炎(AS)的临床表现、治疗及诊断。

二、熟悉

强直性脊柱炎的辅助检查。

【应/试/考/题】

一、选择题

【A/型/题】

1. 强直性脊柱炎确诊最重要的依据是 （　）
   - A. ESR 增快
   - B. CRP 升高
   - C. *HLA－B27* 阳性
   - D. 骶髂关节 CT 异常
   - E. 膝关节滑膜增生

2. 强直性脊柱炎的首发症状是 （　）
   - A. 对称性双手小关节疼痛
   - B. 下腰背痛伴晨僵
   - C. 活动时腰背痛加重
   - D. 休息后疼痛缓解
   - E. 发作性关节红肿痛

3. 强直性脊柱炎最早累及的部位是 （　）
   - A. 腰骶部
   - B. 骶髂关节
   - C. 胸椎关节
   - D. 颈胸部
   - E. 胸腰部

【X/型/题】

4. 强直性脊柱炎活动期的实验室检查可见 （　）
   - A. ESR 升高
   - B. CRP 升高
   - C. 血小板升高
   - D. 中性粒细胞升高
   - E. 红细胞减少

5. 下列关于强直性脊柱炎的叙述,正确的是 （　）
   - A. RF 阴性
   - B. 好发于 20～30 岁
   - C. 起病缓慢而隐匿
   - D. 男性发生率较高
   - E. 女性患者病情较重

二、名词解释
1. 强直性脊柱炎
2. 附着点炎

三、填空题
1. 血清阴性关节炎有_____、_____、_____、_____、_____、_____。

2. 强直性脊柱炎最典型和常见表现为____
　　____。

3. 基因 $HLA-B27$ 阳性常出现在_____
　　____。

4. 强直性脊柱炎治疗中一线口服药
　　为_____。

5. 强直性脊柱炎的病理表现为_____
　　____。

6. 强直性脊柱炎的典型晚期表现为____
　　_____、_____、____
　　_____等。

四、简答题

1. 简述不同形式的脊柱关节炎（SpA）的共
　 同临床特征。

2. 简述外周型 SpA 的分类标准。

【参/考/答/案】

一、选择题

【A 型题】

1. D　　2. B　　3. B

【X 型题】

4. AB　　　5. ABC

1. D【解析】ESR 和 CRP 升高为非特异性
　 表现，多种炎症疾病均可升高；$HLA-$
　 $B27$ 阳性可见于部分正常人；膝关节滑
　 膜增生可见于多种其他疾病，如类风湿
　 关节炎，不是强直性脊柱炎的诊断依
　 据；而骶髂关节 CT 可以直接显示关节
　 破坏情况，是确诊的重要参考依据。

2. B【解析】强直性脊柱炎的首发症状常为
　 下腰背痛伴晨僵。症状在夜间休息或
　 久坐时较重，活动后减轻。

3. B【解析】强直性脊柱炎最早累及的部位
　 是骶髂关节。

4. AB【解析】强直性脊柱炎活动期的实验
　 室检查可见 ESR、CRP 升高。

5. ABC【解析】强直性脊柱炎多数起病缓
　 慢而隐匿，男女发病率1:1，男性病情较
　 重。发病年龄多在 20~30 岁。

二、名词解释

1. 强直性脊柱炎：是 SpA 常见的临床类

型，以中轴关节受累为主，可伴发关节
外表现，严重者可发生脊柱强直和
畸形。

2. 附着点炎：关节囊、韧带或肌腱等骨附
着点的非特异性炎症、纤维化及骨化。

三、填空题

1. 强直性脊柱炎　炎症性肠病关节炎
　 银屑病关节炎　反应性关节炎　幼年
　 脊柱关节炎　未分化脊柱关节炎

2. 炎性腰背痛

3. 强直性脊柱炎

4. 非甾体抗炎药

5. 滑膜炎

6. 椎体方形变　韧带钙化　脊柱呈"竹节
　 样"变

四、简答题

1. 简述不同形式的脊柱关节炎（SpA）的共
　 同临床特征。

答 ①中轴关节炎症，尤其是骶髂关节，
是最突出的症状；②可见累及下肢关节
的不对称性炎症性外周关节炎；③常见
指（趾）炎和附着点炎；④与 $HLA-B27$
密切相关；⑤有阳性家族病史；⑥皮肤
和生殖器病变、眼和肠道炎症、与先前
或持续性感染性疾病等相关。

2. 简述外周型 SpA 的分类标准。

答　对于目前无炎性疼痛而仅存在外周症状的患者，出现关节炎、肌腱端炎或指（趾）炎中任何一项，加以下任一情况即可做出分类：

（1）加以下任一 SpA 的临床特征，即葡萄膜炎、银屑病、克罗恩病/溃疡性结肠炎、前驱感染、*HLA - B27* 阳性、影像学可见骶髂关节炎。

（2）加以下 ≥2 项的 SpA 临床特征，即关节炎、肌腱端炎、指（趾）炎、炎性背痛既往史、SpA 家族史。

（孟德芳）

第8章 干燥综合征

【学/习/要/点】

一、掌握

原发性干燥综合征(pSS)的临床表现及治疗。

二、熟悉

原发性干燥综合征的实验室检查。

【应/试/考/题】

一、选择题

【A/型/题】

1. 抗 SSA、抗 SSB 抗体阳性最常见于( )
   - A. 血管炎
   - B. 系统性红斑狼疮
   - C. 原发性干燥综合征
   - D. 多发性肌炎
   - E. 强直性脊柱炎

2. 下列属于原发性干燥综合征最可能的典型临床表现的是 ( )
   - A. 血小板减少
   - B. 血管炎
   - C. 蝶形红斑
   - D. 猖獗性龋齿
   - E. 紫癜

3. 原发性干燥综合征诊断标准中,需除外的疾病是 ( )
   - A. 甲状腺功能亢进症
   - B. 结节病
   - C. 甲状腺功能减退症
   - D. 糖尿病
   - E. 肝硬化

4. 原发性干燥综合征肾脏受累时最常见的表现是 ( )
   - A. I 型肾小管酸中毒

   - B. 大量尿蛋白
   - C. Ⅲ 型肾小管酸中毒
   - D. Ⅳ 型肾小管酸中毒
   - E. 间质性肾炎

5. 某患者口干、眼干 1 年,四肢无力 1 周就诊。半年前曾有双腮腺交替性肿痛发作 1 次。实验室检查:尿糖(-);血 pH 7.32,血钾 2.8mmol/L,IgG 38.2g/L,抗 SSA 抗体阳性,抗 SSB 抗体阳性。最可能的诊断是 ( )
   - A. 反应性关节炎
   - B. 原发性干燥综合征
   - C. 系统性红斑狼疮
   - D. 蝶形红斑
   - E. 幼年性类风湿关节炎全身型(Still 病)

6. 原发性干燥综合征的典型唇腺病理改变为 ( )
   - A. 小唇腺增生
   - B. 小血管炎
   - C. 唾液腺导管玻璃样变
   - D. 唾液腺间质淋巴细胞聚集
   - E. 唾液腺腺泡上皮化生

二、名词解释

干燥综合征

【参/考/答/案】

一、选择题

【A型题】

1. C　　2. D　　3. B　　4. A　　5. B
6. D

1. C【解析】抗SSA抗体和抗SSB抗体可见于多种结缔组织病,抗SSA抗体阳性率在pSS患者占70%,抗SSB抗体阳性率在pSS患者占40%。

2. D【解析】原发性干燥综合征患者可有血小板减少、血管炎和紫癜的表现,但这些表现也常见于系统性红斑狼疮或其他结缔组织病,而猖獗性龋齿、腮腺肿大、口干、眼干是其特征性临床表现。蝶形红斑常见于系统性红斑狼疮。

3. B【解析】结节病为全身性疾病,肺、淋巴结、皮肤、血液系统及外分泌腺等均可受累,注意鉴别诊断。

4. A【解析】原发性干燥综合征肾脏受累主要累及远端肾小管,表现为Ⅰ型肾小管酸中毒。

5. B【解析】该患者具有原发性干燥综合征典型的外分泌腺受累症状:口干、眼干,同时具备其特征性抗SSA抗体和抗SSB抗体,并有肾脏受累低钾血症表现,因此考虑原发性干燥综合征的可能性最大。

6. D【解析】唇腺活检是原发性干燥综合征重要的组织学检查,主要表现为唇腺间质淋巴细胞浸润呈巢。

二、名词解释

干燥综合征:是一种以侵犯泪腺、唾液腺等外分泌腺体,具有高度淋巴细胞浸润和特异性自身抗体为特征的弥漫性结缔组织病。

(孟德芳)

第9章　原发性血管炎

【学/习/要/点】

一、掌握

血管炎的典型临床表现及分类。

二、熟悉

血管炎的诊断、鉴别诊断及治疗要点。

【应/试/考/题】

一、选择题

【A/型/题】

1. 50岁以上老年人新近出现的一侧或双侧颞动脉部头痛、颞浅动脉搏动减弱或消失，考虑为（　　）
   A. 系统性红斑狼疮
   B. 干燥综合征
   C. 类风湿关节炎
   D. 大动脉炎
   E. 巨细胞动脉炎
2. 系统性血管炎常见的实验室检查不包括（　　）
   A. 白细胞减少
   B. 白细胞升高
   C. 血小板升高
   D. ESR升高
   E. CRP升高

【X/型/题】

3. 下列疾病中，ANCA可为阳性的是（　　）
   A. 系统性红斑狼疮
   B. 类风湿关节炎
   C. 强直性脊柱炎
   D. 骨关节炎
   E. 白塞病
4. ANCA相关血管炎的治疗药物包括（　　）
   A. 糖皮质激素
   B. 免疫抑制剂
   C. 生物制剂
   D. 抗感染
   E. 不需治疗

二、名词解释

1. vasculitis
2. giant cell arteritis, GCA
3. polyarteritis nodosa, PAN

【参 / 考 / 答 / 案】

一、选择题

【A 型题】

1. E　　2. A

【X 型题】

3. AB　　　　4. ABC

1. E【解析】巨细胞动脉炎是一种病因未明的中动脉与大动脉血管炎,常累及颞动脉,典型表现呈颞侧头痛,颞动脉活检有肉芽肿性动脉炎表现。

2. A【解析】系统性血管炎常出现白细胞、血小板计数升高,贫血,疾病活动期可有 ESR、CRP 升高。

3. AB【解析】系统性红斑狼疮、类风湿关节炎可能有继发性血管炎改变,可表现为 p - ANCA 的阳性;强直性脊柱炎、骨关节炎一般无自身抗体的阳性;白塞病无特异血清学检查的异常,其抗核抗体谱、ANCA 等均无异常。

4. ABC【解析】ANCA 相关血管炎的治疗分为诱导缓解与维持缓解,糖皮质激素是一线治疗药物,需联合免疫抑制剂,近年来生物制剂也用于血管炎的治疗,如利妥昔单抗。

二、名词解释

1. 血管炎(vasculitis):指因血管壁炎症和坏死而导致多系统损害的一组自身免疫病,分为原发性和继发性。

2. 巨细胞动脉炎(giant cell arteritis, GCA):又称颞动脉炎,是一种病因未明的中动脉与大动脉血管炎,常累及主动脉及其一级分支,尤其是颞动脉,典型表现呈颞侧头痛、头皮痛、间歇性下颌运动障碍和视力障碍。

3. 结节性多动脉炎(polyarteritis nodosa, PAN):是一种累及中、小动脉的坏死性血管炎。迄今病因与发病机制不清,是一少见疾病。

(贾捷婷)

第10章　特发性炎症性肌病

【学/习/要/点】

一、熟悉

特发性炎症性肌病(IIM)的临床表现、诊断及治疗。

【应/试/考/题】

一、选择题

【A/型/题】

1. 下列提示有皮肌炎可能的是　　（　　）
   A. 布氏征　　　　B. 克氏征
   C. 鸡尾征　　　　D. Gottron 疹
   E. Murphy 征

2. 皮肌炎的常见临床表现是　　（　　）
   A. 蝶形红斑
   B. 眼睑下垂,肌肉活动后迅速疲劳无力,休息后恢复
   C. 大多数有 Raynaud 现象
   D. 抗 Sm 抗体阳性
   E. 以上均不是

3. 皮肌炎的首选治疗药物是　　（　　）
   A. 甲氨蝶呤
   B. 奥沙尼喹
   C. 环孢素
   D. 环磷酰胺
   E. 糖皮质激素

二、名词解释

1. idiopathic inflammatory myositis, IIM
2. Gottron 疹

三、填空题

皮肌炎向阳性皮疹的表现为_____、_____、_____。

【参/考/答/案】

一、选择题

【A 型题】

1. D　　2. E　　3. E

1. D【解析】皮肌炎具有自身特征性皮疹分布表现,主要为披肩征、V 形征和 Gottron 疹。

2. E【解析】皮肌炎常见临床表现为皮疹和对称性四肢近端肌无力,眼睑一般不受

累;蝶形红斑和抗 Sm 抗体阳性常见于系统性红斑狼疮;雷诺现象(Raynaud phenomenon)常见于硬皮病和混合型结缔组织病。

二、名词解释

1. 特发性炎症性肌病(idiopathic inflammatory myositis,IIM):是一组病因未明的以四肢近端肌无力为主的骨骼肌非化脓性炎症性疾病。

2. Gottron 疹:特发性炎症性肌病的典型皮疹,肘关节、膝关节、掌指关节、指间关节伸面紫红色丘疹,上覆细小鳞屑。

三、填空题

眶周水肿紫红斑疹　V 形征　披肩征

(孟德芳)

第11章 系统性硬化症

【学/习/要/点】

一、掌握

系统性硬化症（SSc）的临床表现、分类标准、鉴别诊断及治疗要点。

二、熟悉

系统性硬化症的自身抗体检查。

【应/试/考/题】

一、选择题

【A/型/题】

1. 系统性硬化症的患者80%首发症状为
（ ）
   A. 关节疼痛　　　B. 关节肿胀
   C. 晨僵　　　　　D. 雷诺现象
   E. 肺纤维化
2. 系统性硬化症的实验室检查异常不包括
（ ）
   A. 免疫球蛋白降低
   B. ESR升高
   C. 抗核抗体阳性
   D. 抗Scl-70阳性
   E. 抗着丝点抗体阳性

【X/型/题】

3. 系统性硬化症2013年的分类标准包括
（ ）
   A. 向掌指关节近端延伸的双手手指皮肤增厚

   B. 毛细血管扩张
   C. 肺动脉高压或肺间质病变
   D. 雷诺现象
   E. 抗着丝点抗体阳性
4. 系统性硬化症患者的典型皮肤改变包括
（ ）
   A. 肿胀期
   B. 纤维化期
   C. 硬化期
   D. 萎缩期
   E. 僵直期

二、名词解释

systemic sclerosis, SSc

三、填空题

系统性硬化病根据皮肤受累情况可分为
_____、_____、_____、_____、_____。

【参 / 考 / 答 / 案】

一、选择题

【A 型题】
1. D　　2. A

【X 型题】
3. ABCDE　　4. ACD

1. D【解析】系统性硬化症起病隐匿,80%的患者首发症状为雷诺现象,可先于本病的其他表现几个月甚至十余年。

2. A【解析】系统性硬化症的实验室检查异常可有 ESR 正常或轻度升高,免疫球蛋白增高,90% 以上抗核抗体阳性,20%～56% 患者有抗 Scl－70 阳性,局限型多见抗着丝点抗体阳性。

3. ABCDE【解析】系统性硬化症 2013 年的分类标准包括:向掌指关节近端延伸的双手手指皮肤增厚(充分条件),手指皮肤增厚,指尖病变,毛细血管扩张,甲襞毛细血管异常,肺动脉高压或肺间质病变,雷诺现象,SSc 相关自身抗体(抗着丝点抗体、抗拓扑异构酶 I 抗体、抗核糖核酸聚合酶Ⅲ抗体)。

4. ACD【解析】系统性硬化症患者的典型皮肤改变一般经历 3 个时期,包括肿胀期、硬化期和萎缩期。

二、名词解释

系统性硬化病(systemic sclerosis,SSc):曾称硬皮病、进行性系统性硬化,是一种原因不明,临床上以局限性或弥漫性皮肤增厚和纤维化为特征,也可影响内脏(心、肺和消化道等器官)的全身性疾病。

三、填空题

弥漫皮肤型　局限皮肤型　无皮肤硬化的 SSc　硬皮病重叠综合征　未分化 SSc

(贾捷婷)

第 12 章　复发性多软骨炎

【学/习/要/点】

掌握

复发性多软骨炎(RP)的临床表现、诊断标准及治疗原则。

【应/试/考/题】

一、选择题

【A/型/题】

1. 复发性多软骨炎最常见和特征性的表现是 （　　）
   A. 喉软骨炎　　　　B. 耳郭软骨炎
   C. 气管软骨炎　　　D. 支气管软骨炎
   E. 鼻软骨炎
2. 下列关于复发性多软骨炎可见关节炎的叙述,正确的是 （　　）
   A. 呈对称性　　　　B. 呈不对称性
   C. 呈浸润性　　　　D. 呈单发性
   E. 呈侵蚀性

二、名词解释
复发性多软骨炎

三、填空题
1. 复发性多软骨炎的主要诊断标准是
   _____、_____、_____。
2. 复发性多软骨炎的次要诊断标准是
   _____、_____、_____、
   _____。

【参/考/答/案】

一、选择题

【A 型题】

1. B　　2. B

1. B【解析】复发性多软骨炎最常见和特征性的表现是耳郭软骨炎,出现突发的耳郭红肿疼痛。
2. B【解析】关节炎很常见,多为不对称性的非侵蚀性关节炎

二、名词解释
复发性多软骨炎:是一少见的累及全身多系统的炎症性疾病,具有反复发作和缓解的特点,累及软骨和其他全身结缔组织,包括耳、鼻、眼、关节、皮肤、呼吸道和心血管系统等。

三、填空题
1. 耳软骨炎　鼻软骨炎　喉、气管软骨炎
2. 眼部症状　听力障碍　眩晕(前庭综合征)　血清阴性多关节炎

（郁新迪　李　慧）

第13章　骨关节炎

【学/习/要/点】

一、掌握

骨关节炎(OA)的临床表现及治疗。

二、熟悉

骨关节炎的发病危险因素及病理。

【应/试/考/题】

一、选择题

【A/型/题】

1. 骨关节炎晨僵的时间是　　　　（　　）
   A. >30 分钟　　　　B. <30 分钟
   C. >1 小时　　　　D. >2 小时
   E. <1.5 小时

2. 下列关于骨关节炎的叙述,正确的是
   　　　　　　　　　　　　　　（　　）
   A. 疼痛多发生于活动时
   B. 疼痛休息后仍不缓解
   C. 起病隐匿,但进展较快
   D. 多不伴焦虑、抑郁
   E. 基本病理病变为关节弹性降低

【B/型/题】

(3～4 题共用备选答案)
   A. 骨关节炎　　　　B. 感染
   C. 痛风　　　　　　D. 类风湿关节炎
   E. 风湿性关节炎

3. 老年人,初发单关节炎,白天活动加重,X
   线检查示关节有骨赘,骨缘唇样变及关节
   间隙狭窄,关节无强直。诊断为(　　)

4. 中青年,初发掌指关节痛,并晨僵,类风
   湿因子阳性,软组织肿胀,骨质疏松,关
   节无强直。诊断为　　　　　（　　）

【X/型/题】

5. 骨关节炎的病理变化包括　　　（　　）
   A. 滑膜的各种炎性反应、增生和表面
      渗出
   B. 关节囊的增厚和粘连
   C. 关节软骨的软化、撕裂、磨损
   D. 骨赘形成
   E. 尿酸盐沉积

6. 骨关节炎的体征包括　　　　　（　　）
   A. 疼痛　　　　　　B. 肿胀
   C. 畸形　　　　　　D. 功能障碍
   E. 红肿

二、名词解释

osteoarthritis,OA

三、填空题

1. 手骨关节炎最常累及_____。

2. 膝骨关节炎早期以_____和____
   _____为主,多发生在_____时。

3. 髋关节骨关节炎的主要症状为_____
　_____,可放射至_____、_____、
　_____。

4. 足骨关节炎以_____最常见,体征可
　见_____和_____。

5. 全身性骨关节炎的典型表现为_____,
　有_____和_____。

6. 侵蚀性炎症性骨关节炎主要累及_____
　____,有_____和_____,可发生
　_____,放射学检查可见_____
　____。

7. 快速进展性骨关节炎_____个月内
　关节间隙减少_____或以上者即可
　诊断。

8. 骨关节炎的治疗目的是_____,_____
　____,_____。

9. 最常用的控制骨关节炎症状的药物是
　_____。

四、简答题

简述膝骨关节炎的分类标准(1986年)。

【参/考/答/案】

一、选择题

【A型题】

1. B　　2. A

【B型题】

3. A　　4. D

【X型题】

5. ABCD　　　6. BCD

1. B【解析】骨关节炎晨僵的时间较短,一
般不超过30分钟。

3. A【解析】老年患者、单关节疼痛,活动后
加重,且X线为典型骨关节炎表现。

4. D【解析】患者病程中有晨僵、有关节疼
痛肿胀、发作部位为掌指关节,且类风
湿因子阳性,并伴有骨质疏松,首先考
虑为类风湿关节炎。

二、名词解释

骨关节炎(osteoarthritis,OA):是一种以关
节炎软骨损害为主,并累及整个关节组织
最常见的关节疾病,最终引起关节软骨退
变、纤维化、断裂、溃疡及整个关节面
损害。

三、填空题

1. 远端指间关节

2. 疼痛　僵硬　上下楼

3. 隐匿发生的疼痛　臀外侧　腹股沟
　大腿内侧

4. 第一跖趾关节　骨性肥大　外翻

5. 累及多个指间关节　Heberden结节
　Bouchard结节

6. 指间关节　压痛　疼痛　冻胶样囊肿
　明显的骨侵蚀

7. 6　2mm

8. 缓解疼痛　保护关节功能　改善生活
　质量

9. NSAIDs

四、简答题

简述膝骨关节炎的分类标准(1986年)。

答 (1)临床标准。具有膝痛并具备下
述≥3项内容即可诊断:①年龄≥50岁;
②晨僵<30分钟;③骨摩擦感;④骨压痛;
⑤骨性肥大;⑥膝触之不热。

(2)临床加放射学标准。具有膝痛、骨赘
并具备下述≥1项内容即可诊断:①年
龄≥40岁;②晨僵<30分钟;③骨摩擦感。

(郁新迪　李　慧)

第14章 痛 风

【学/习/要/点】

一、掌握

痛风的临床表现、预防及治疗要点。

二、熟悉

痛风的辅助检查及分类标准。

【应/试/考/题】

一、选择题

【A/型/题】

1. 下列关于痛风的叙述,错误的是（　　）
   A. 血尿酸增高
   B. 痛风石穿刺内容物检查为尿酸盐结晶
   C. 秋水仙碱实验性治疗迅速有效
   D. 关节 X 线检查见软骨线性钙化或关节旁钙化
   E. 发作时关节红肿热痛

2. 痛风患者进行饮食治疗时最应限制的食物是（　　）
   A. 粳米和粳面　　B. 水果和蔬菜
   C. 鸡蛋　　　　　D. 牛奶
   E. 沙丁鱼

【B/型/题】

(3～5题共用备选答案)
   A. 第一跖趾关节　　B. 踝关节
   C. 膝关节　　　　　D. 骶髂关节
   E. 肘关节

3. 痛风最易侵及的关节为　　　　（　　）

4. 骨关节炎最易累及的关节为　　（　　）
5. 强直性脊柱炎最早累及的关节为（　　）

【X/型/题】

6. 对急性痛风发作有效的药物是　（　　）
   A. 秋水仙碱　　　　B. 别嘌醇
   C. 丙磺舒　　　　　D. 非甾体抗炎药
   E. 糖皮质激素

7. 下列关于别嘌醇的叙述,正确的是（　　）
   A. 为次黄嘌呤的异构体
   B. 可减少尿酸生成及排泄
   C. 不良反应较少
   D. 可增强尿酸促排泄药物的疗效
   E. 可致转氨酶升高

二、名词解释
痛风石

三、填空题
原发性痛风的防治目的是_____、_____、_____。

四、简答题
简述痛风急性发作期临床表现特点。

【参 / 考 / 答 / 案】

一、选择题

【A 型题】

1. D　　2. E

【B 型题】

3. A　　4. C　　5. D

【X 型题】

6. ADE　　7. ADE

2. E【解析】沙丁鱼系海鲜,为高嘌呤食物,应限制。

3. A【解析】第一跖趾关节位于肢体末端,此处的软骨、滑膜及关节周围的组织血管少,血液循环缓慢,基质中含黏多糖酸及结缔组织丰富,因此尿酸更易沉积在此处。

4. C【解析】膝关节为人体主要承重关节,长期慢性劳损、肥胖、外伤和力的承受压力等均会出现软骨的退行性变。

5. D【解析】强直性脊柱炎好发于中轴关节,约90%患者最先表现为骶髂关节受累,后上行发展至颈椎。

6. ADE【解析】痛风急性发作期的治疗药物包括:非甾体抗炎药(NSAIDs)、秋水仙碱、糖皮质激素。

7. ADE【解析】别嘌醇为次黄嘌呤异构体,可抑制黄嘌呤氧化酶,使次黄嘌呤及黄嘌呤不能转化为尿酸,即尿酸合成减少,进而降低血中尿酸浓度,减少尿酸盐在骨、关节及肾脏的沉着,为抑制尿酸合成的药物。本品可抑制肝药酶的活性,亦可引起严重药疹。

二、名词解释

痛风石:是痛风的特征性损害,是由于尿酸钠结晶沉淀所引起的一种慢性异物样反应,周围被单核细胞、上皮细胞、巨噬细胞所围绕,形成异物结节,引起轻度慢性炎症反应。发生的典型部位是耳郭,也常见于反复发作的关节周围,以及鹰嘴、跟腱、髌骨滑囊等处。外观为皮下隆起的大小不一的黄白色赘生物,皮肤表面菲薄,破溃后排出白色粉状或糊状物,经久不愈。

三、填空题

控制高尿酸血症,预防尿酸盐沉积　迅速控制急性关节炎发作　防止尿酸结石形成和肾功能损害

四、简答题

简述痛风急性发作期临床表现特点。

答 ①多在深夜或清晨突发,疼痛进行性加剧,难以忍受;②单侧第一跖趾关节最常见;③发作有自限性,多于数天或2周内自行缓解,恢复正常;④可伴有高尿酸血症,部分急性发作时血尿酸可正常;⑤可有发热、寒战等全身症状,可有白细胞升高、ESR 增快;⑥关节液或痛风石中发现尿酸盐结晶;⑦秋水仙碱可迅速缓解症状。

(周　萌　李　慧)

第8篇 理化因素所致疾病

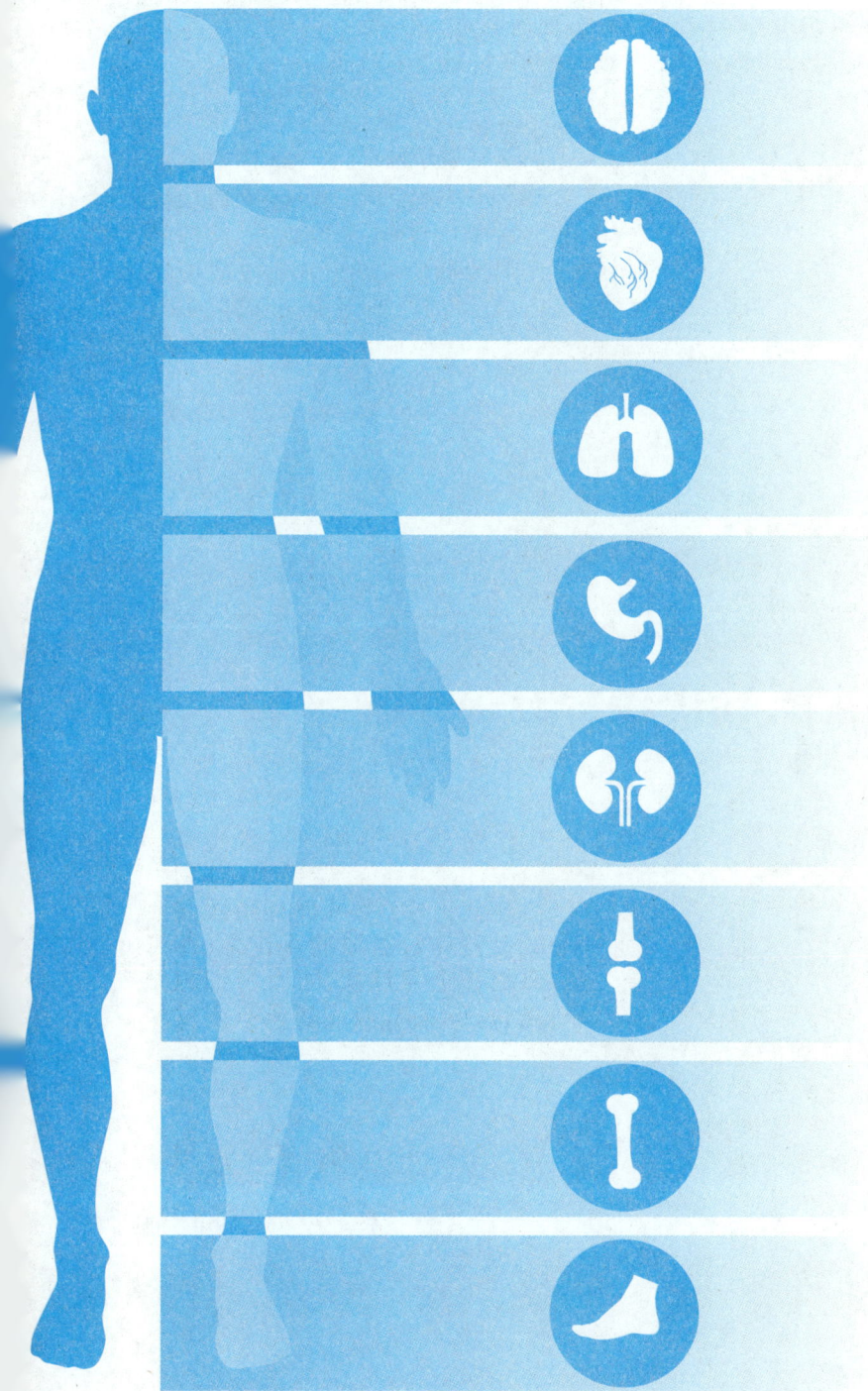

第1章 总 论

【学/习/要/点】

一、掌握

常见各种有害因素的理化性质、理化因素所致疾病的诊治原则。

二、熟悉

各种毒物的靶部位。

【应/试/考/题】

一、选择题

【A/型/题】

1. 中毒的主要诊断依据是　　　（　　）
   A. 毒物接触史
   B. 临床表现
   C. 毒物分析
   D. 毒物接触史和临床表现
   E. 毒物接触史和毒物分析
2. 毒物吸收后主要的代谢器官是（　　）
   A. 心　　　　　　　B. 肝
   C. 脾　　　　　　　D. 肺
   E. 肾
3. 生活性毒物进入人体的主要途径是
   　　　　　　　　　　　（　　）
   A. 消化道　　　　　D. 呼吸道
   C. 皮肤　　　　　　D. 黏膜
   E. 结膜

二、填空题

理化因素所致疾病的防治原则为＿＿＿＿＿＿、＿＿＿＿＿＿、＿＿＿＿＿＿和＿＿＿＿＿。

【参/考/答/案】

一、选择题

【A 型题】

1. D　　2. B　　3. A

1. D【解析】诊断中毒时毒物接触史和临床表现同样重要。毒物分析是以分析化学尤其是现代仪器分析技术为基础,以能损害生命正常活动的毒物为对象并对其进行定性和定量判定的应用性学科。
2. B【解析】毒物被吸收后进入血液,分布于全身。主要在肝通过氧化、还原、水解、结合等作用进行代谢。
3. A【解析】生活性毒物多由消化道进入人体;而生产性毒物进入人体的途径主要有呼吸道、皮肤黏膜和消化道。

二、填空题

迅速脱离有害环境和危害因素　稳定患者生命体征　针对病因和发病机制治疗　对症治疗

（陈　慧）

第2章 中 毒

【学/习/要/点】

一、掌握

1. 急性有机磷杀虫药中毒的临床表现、诊断方法及治疗原则。
2. 急性亚硝酸盐中毒的临床表现、诊断方法及治疗原则

二、熟悉

中毒原因及机制。

【应/试/考/题】

一、选择题

【A型题】

1. 口服毒物中毒后,最常用的吸附剂是 (　　)
   A. 氢氧化铝　　　　B. 牛奶
   C. 鸡蛋清　　　　　D. 活性炭
   E. 吐根糖浆

2. 苦杏仁中毒后,最有效的解毒药是(　　)
   A. 阿托品
   B. 纳洛酮
   C. 亚硝酸异戊酯 + 3% 亚硝酸钠 + 50% 硫代硫酸钠
   D. 亚甲蓝(美蓝)
   E. 二巯丙磺钠

3. 口服杀虫药敌百虫中毒后,不可用的洗胃液是 (　　)
   A. 生理盐水
   B. 清水
   C. 2% 碳酸氢钠溶液
   D. 1 : 5000 高锰酸钾溶液
   E. 液体石蜡

4. 患者呼出气中有助于判断硫化氢中毒的是 (　　)
   A. 蒜味　　　　　　B. 水果香味
   C. 苦杏仁味　　　　D. 臭鸡蛋味
   E. 鞋油味

5. 有机磷杀虫药中毒引起昏迷时,最佳的解毒治疗方案是 (　　)
   A. 解磷定或氯解磷定
   B. 阿托品
   C. 解磷定 + 阿托品
   D. 纳洛酮
   E. 尼可刹米

6. 重度急性有机磷杀虫药中毒血清胆碱酯酶活力为 (　　)
   A. 30% 以下　　　　B. 50% ~70%
   C. 30% ~50%　　　　D. 10% ~30%
   E. 10% 以下

7. 达到阿托品化后患者仍出现面部、四肢抽搐,进一步治疗为 (　　)
   A. 加大阿托品用量
   B. 重用胆碱酯酶复活剂
   C. 输血
   D. 高渗脱水剂
   E. 镇静剂

8. 有机磷杀虫药中毒经过治疗后症状缓解,24~96小时后,突然发生死亡称为　　　　　　　　（　　）
   - A. 中间型综合征
   - B. 迟发性多发神经病
   - C. 中毒后遗症
   - D. 神经精神后发症
   - E. 骤死

9. 有机磷杀虫药中毒,毒性最大的是（　　）
   - A. 马拉硫磷
   - B. 对硫磷
   - C. 乐果
   - D. 敌敌畏
   - E. 敌百虫

10. 血 COHb 浓度高于 50%,属于　（　　）
   - A. 轻度中毒
   - B. 中度中毒
   - C. 重度中毒
   - D. 没有中毒
   - E. 不确定

11. 急性 CO 中毒恢复后 2~60 天内可出现　　　　　　　　　　　　（　　）
   - A. 痴呆
   - B. 帕金森综合征
   - C. 偏瘫
   - D. 失语
   - E. 以上均是

12. 急性 CO 中毒后脑水肿的高峰时间是　　　　　　　　　　　　　（　　）
   - A. 24~48 小时
   - B. 48~72 小时
   - C. 72~96 小时
   - D. 96~120 小时
   - E. 120 小时以上

13. 防止急性 CO 中毒后脑水肿首选（　　）
   - A. 甘露醇
   - B. 螺内酯
   - C. 糖皮质激素
   - D. 脑营养药
   - E. 降压药

14. CO 中毒时最容易遭受损害的脏器是　　　　　　　　　　　　　（　　）
   - A. 肺和脑
   - B. 脑和心脏
   - C. 肾
   - D. 胰腺
   - E. 肾和肺

15. 患者,男,36 岁。喷洒农药后,出现恶心、呕吐、多汗、腹痛、瞳孔缩小。上述中毒症状主要是　　　　（　　）
   - A. 平滑肌痉挛和腺体分泌增加
   - B. 横纹肌纤维颤动和腺体分泌增加
   - C. 中枢神经系统受乙酰胆碱刺激
   - D. 平滑肌痉挛和腺体分泌减少
   - E. 横纹肌纤维颤动和腺体分泌减少

16. 患者,男,58 岁。长期喜爱用锡壶热酒饮用,出现头晕、头痛、疲倦乏力。查体:口中有金属味,牙龈缘黏膜内可见点状深灰色颗粒沉积。化验示贫血。最常用的治疗药物是　　　　（　　）
   - A. 阿托品
   - B. 依地酸钙钠
   - C. 糖皮质激素
   - D. 亚硝酸钠 – 硫代硫酸钠
   - E. 亚甲蓝(美蓝)

17. 患者,男,60 岁。误服氨茶碱 2 瓶后,出现少尿。查体:BP 100/60mmHg,P 60次/分,律齐。血清钾 5.7mmol/L,BUN 80mmol/L,Cr 500μmol/L。最佳治疗方法是　　　　　　　（　　）
   - A. 血液透析
   - B. 血液灌流
   - C. 利尿剂
   - D. 碳酸氢钠
   - E. 清水洗胃

18. 患者,男,45 岁。在建筑工地不慎被蛇咬伤左手指。正确的处理方法是　（　　）
   - A. 左手指根部用绷带贴皮绷紧
   - B. 用止血带结扎左手前臂
   - C. 在左上臂肘关节以上,用止血带结扎
   - D. 用手指按压伤口
   - E. 用两只手指压紧左手患指根部,以阻断血流

19. 患者,男,36 岁。误服地西泮 20 片后,出现头晕、步态不稳、发音含糊不清。BP 120/80mmHg,P 60 次/分。在洗胃时,证明胃管插在胃内的最可靠证据是　　　　　　　（　　）
   - A. 口腔内可见插入的胃管
   - B. 胃管内吸出胃液
   - C. 胃管内注入清水无阻力
   - D. 口腔内无胃管盘绕
   - E. 患者能出声音

20. 长期从事颜料工业的工人,其最可能的职业中毒是　　　　　（　　）
   - A. 铅中毒
   - B. 汞中毒
   - C. 钡中毒
   - D. 苯中毒
   - E. 四氯化碳中毒

【B/型/题】

(21~22题共用备选答案)
A. 阿托品　　　　B. 解磷定
C. 甲氧明　　　　D. 洛贝林
E. 毛花苷 C
21. 误服呋喃丹药中毒的解毒剂是 (　　)
22. 有机磷杀虫药中毒患者抢救治疗时,不能与3%碳酸氢钠溶液一起静脉滴注的药物是 (　　)

(23~24题共用备选答案)
A. 血液碳氧血红蛋白测定阳性
B. 脑电图有缺氧性脑病的波形
C. 全血胆碱酯酶活力低于80%
D. 心电图 ST-T 改变
E. 血气分析结果是 $PaO_2 < 60mmHg$, $PaCO_2 > 50mmHg$
23. 确诊 CO 中毒的客观依据是 (　　)
24. 确诊有机磷杀虫药中毒的客观依据是 (　　)

(25~26题共用备选答案)
A. 催吐、洗胃　　　B. 利尿
C. 灌肠　　　　　　D. 吸氧
E. 大量清水冲洗
25. 清除胃内未吸收毒物的常用方法是 (　　)
26. 清除肠内未吸收毒物的常用方法是 (　　)

(27~30题共用备选答案)
A. 生理盐水
B. 牛奶
C. 2%碳酸氢钠溶液
D. 液体石蜡
E. 1:5000 高锰酸钾溶液
27. 误服煤油时可使用的一般解毒剂是 (　　)
28. 误服浓氨水中毒时可使用的一般解毒剂是 (　　)
29. 误服浓硫酸中毒时可使用的一般解毒剂是 (　　)
30. 误服有机磷杀虫药中毒时可使用的一般解毒剂是 (　　)

(31~33题共用备选答案)
A. 清水　　　　　　B. 小剂量亚甲蓝
C. 5%硫酸镁　　　　D. 生理盐水
E. 硫代硫酸钠
31. 氰化物中毒者宜用 (　　)
32. 未明原因的口服中毒者宜用 (　　)
33. 高铁血红蛋白血症宜用 (　　)

(34~35题共用备选答案)
A. 抑制机体胆碱酯酶活性,引起 ACh 大量蓄积
B. 可与胆碱酯酶阴离子部位和酯解部位结合,形成可逆性复合物,引起 ACh 蓄积
C. 出现高铁血红蛋白血症,引起组织缺氧
D. 干扰细胞膜代谢,至中枢神经系统麻醉,并抑制骨髓造血
E. 微循环受损,毛细血管大量出血
34. 苯中毒的机制是 (　　)
35. 苯胺中毒的机制是 (　　)

【X/型/题】

36. 有机磷杀虫药污染眼部后,可用来冲洗眼部的是 (　　)
A. 0.9%生理盐水
B. 肥皂水
C. 热水
D. 1:5000 高锰酸钾溶液
E. 2%碳酸氢钠溶液
37. 治疗毒蛇咬伤可用 (　　)
A. 伤口清创
B. 抗蛇毒血清
C. 绷带结扎伤口上方
D. 糖皮质激素
E. 抗生素

二、填空题
1. 有机磷杀虫药中毒的中毒原理主要是_____。
2. 有机磷杀虫药中毒的毒蕈碱样症状主要是_____兴奋所致,可用_____拮抗。

3. 有机磷杀虫药中毒主要的死因是____
____、_____、_____。
4. 由毒物引起的疾病称为_____。
5. 中毒可分为_____和_____
两大类。

三、名词解释
1. 阿托品化
2. 肠源性发绀
3. 迟发性多发神经病
4. 中间型综合征

四、简答题
1. 一氧化碳中毒患者出现何种表现需考虑迟发型神经精神综合征？
2. 简述有机磷杀虫药中毒的治疗原则。

五、论述题
1. 试述急性亚硝酸盐中毒后，患者出现循环衰竭的原因。
2. 试述酒精戒断反应综合征的分型。

六、病例分析题
1. 患者，女，62岁。农民。因"神志不清10小时"急诊收入院。患者于当日清晨8时与其丈夫一起被家人发现神志不清、呼之不应，伴二便失禁，周围有呕吐物，居室内有燃煤炉，通风不良，与其丈夫一起被急送当地医院救治。既往身体健康，无头部外伤史，无高血压、糖尿病、冠心病病史。查体：T 38.2℃，P 96次/分，R 23次/分，BP 148/90mmHg，发育良好，营养中等，深昏迷状态，被动体位，查体不能合作。全身皮肤黏膜无黄染、皮疹，浅表淋巴结不大，头形如常，眼睑无水肿，球结膜轻度水肿，双侧瞳孔等大等圆，直径约3mm，对光反射迟钝，耳鼻无异常，口唇无发绀。颈略

抵抗感，气管居中，甲状腺不大，颈静脉无充盈。胸廓对称，双侧呼吸动度等，双肺呼吸音粗，未闻及干、湿性啰音。心率96次/分，律齐，心音有力，各瓣膜区未闻及病理性杂音，周围血管征（－）。腹平软，压痛反应不明显，肝、脾肋下未触及，移动性浊音（－）。四肢肌张力增高，膝腱反射消失，双侧巴宾斯基征（＋），霍夫曼征（＋）。

问题：
(1) 该患者最可能的诊断是什么？
(2) 请列出诊断依据。
(3) 确诊需进一步做哪些检查？
(4) 应采取哪些治疗措施？

2. 患者，女，36岁。农民。因"头晕、乏力1个月"入院。患者1个月前开始出现头晕、乏力症状，伴心慌，有时感恶心，刷牙时可有牙龈出血，低热，体温37.5～38.0℃，到当地医院就诊，诊断为"贫血待查"转入我院。患者有银屑病病史8年，既往无其他系统病史。半年前开始服用含轻粉的中药治疗，每次1包，约5g，每日3次，银屑病渐控制。10天前刚停用。查体：T 36.6℃，P 84次/分，R 21次/分，BP 105/60mmHg，重度贫血貌，全身皮肤散在色素沉着，颜面部皮肤、眼睑结膜及口唇苍白，牙龈有明显的黑色金属线。双肺呼吸音清，未闻及干、湿性啰音。心率84次/分，律齐，各瓣膜区未闻及病理性杂音。腹平坦，无压痛及反跳痛，肝、脾肋下未触及。脊柱及四肢无异常，生理反射存在，病理反射未引出。

问题：
(1) 该患者最可能的诊断是什么？
(2) 请列出诊断依据。
(3) 确诊需进一步做哪些检查？
(4) 应采取哪些治疗措施？

【参/考/答/案】

一、选择题

【A型题】

1. D　　2. C　　3. C　　4. D　　5. C
6. A　　7. B　　8. A　　9. B　　10. C
11. E　　12. A　　13. A　　14. B　　15. A
16. B　　17. A　　18. A　　19. B　　20. A

【B型题】

21. A　　22. B　　23. A　　24. C　　25. A
26. C　　27. B　　28. B　　29. C　　30. E
31. E　　32. D　　33. B　　34. D　　35. C

【X型题】

36. AE　　　　37. ABCDE

1. D【解析】D项是有效的口服吸附剂,能吸附多种毒物。A项适用于吞服强酸后用的中和剂。B、C项是胃黏膜保护剂,适用于吞服腐蚀性毒物后。E项是催吐剂。

2. C【解析】苦杏仁中毒即氰化物中毒,先用亚硝酸盐,使血红蛋白氧化,产生一定量的高铁血红蛋白后,再与血液中氰化物结合,形成氰化高铁血红蛋白,氰离子与硫代硫酸钠作用,形成低毒的硫氰酸盐排泄,同时高铁血红蛋白还能夺取已与氧化型细胞色素氧化酶结合的氰离子。阿托品是有机磷中毒的解毒剂。纳洛酮是阿片受体拮抗剂,适用于中枢神经抑制剂的解毒。亚甲蓝(美蓝)是高铁血红蛋白的解毒剂。二巯丙磺钠是砷等金属的解毒剂。

3. C【解析】C项碱性溶液能使敌百虫转化成毒性更强的敌敌畏。A、C、D、E项均可用于洗胃。

4. D【解析】硫化氢中毒时有臭鸡蛋味。有机磷和砷等中毒时有蒜味。酒精、丙酮等中毒时有水果香味。氰化物中毒时有苦杏仁味。硝基苯中毒时有鞋油味。

5. C【解析】解磷定可使胆碱酯酶复活,阿托品可阻断毒蕈碱受体部位的乙酰胆碱作用,两者联合使用,解毒作用最佳。解磷定或氯解磷定对已老化的胆碱酯酶无复活作用,对解除毒蕈碱样毒性作用无效。阿托品对解除烟碱样作用无效。纳洛酮仅有中枢兴奋作用。尼可刹米仅有呼吸中枢兴奋作用。

7. B【解析】当出现阿托品化,则应减少阿托品剂量或停药;并应用胆碱酯酶复活剂。此类药物能使抑制的胆碱酯酶恢复活性,改善烟碱样症状如肌束震颤。

10. C【解析】一氧化碳重度中毒,血液COHb浓度可达50%以上。

11. E【解析】急性CO中毒迟发型神经精神综合征是指急性中毒意识障碍恢复后,经过2~60天假愈期,又出现神经精神症状。常见临床表现有以下几种。①精神障碍:定向力丧失、计算力显著下降、记忆力减退、反应迟钝、生活不能自理,部分患者表现为痴呆或有幻觉、错觉、语无伦次、行为失常等表现。②锥体外系症状:表现呆板面容、肌张力增高、动作缓慢、步态碎小、双上肢失去伴随运动,小书写症与静止性震颤,出现帕金森综合征。③锥体系神经损害:表现轻偏瘫、病理反射阳性或小便失禁。④大脑皮层局灶性功能障碍:如失语、失明、失写、失算、继发性癫痫。

13. A【解析】CO严重中毒后,脑水肿可在24~48小时内发展到高峰,应及时应用甘露醇、快速利尿剂、肾上腺糖皮质激素等,其中甘露醇为首选。

14. B【解析】CO中毒时,体内血管吻合支少而代谢旺盛的器官如脑和心最易遭受损害。①脑内小血管迅速麻痹、扩张;②脑内三磷酸腺苷(ATP)在无氧情况下迅速耗尽;③钠泵运转不灵,钠离子蓄积于细胞内而诱发脑细胞内水肿;④缺氧使血管内皮细胞发生肿胀而造成脑血管循环障碍;⑤缺氧时,脑内酸性代谢产物蓄积,使血管通透性增加而产生脑细胞间质水肿。脑血循环障碍可造成血栓形成、缺血性坏死及广泛的脱髓鞘病变,造成迟发型神经精神综合征。

15. A【解析】平滑肌痉挛引起瞳孔缩小、腹痛、恶心,腺体分泌增加引起多汗、呕吐。横纹肌痉挛时引起四肢和全身肌肉抽动。中枢神经受乙酰胆碱刺激后引起头晕、头痛、共济失调,直至昏迷。

16. B【解析】因为锡壶很多不是纯锡,含铅。加了料酒或饮料后,壶中被氧化的铅会慢慢溶入食料中,长期食用就发生铅中毒症状,出现神经系统症状和牙龈铅线,解毒应选用依地酸钙钠。

20. A【解析】在颜料中,不同的铅化合物会被当作色素添加进去,所形成的颜色取决于人们添加的是哪种铅化合物。如碳酸铅(也被称作白铅)会形成白色或乳白色颜料,而四氧化三铅(也被称作红丹)会形成亮红色颜料。

21~22. AB【解析】呋喃丹是氨基甲酸酯类杀虫剂,呋喃丹进入人体后主要抑制体内胆碱酯酶活性,使乙酰胆碱在组织中蓄积而引起中毒。作用机制和有机磷杀虫药中毒相似,所以用阿托品解毒。解磷定含碘,碱性条件下易水解生成氰化物,故勿与碱性药物配伍。

27~30. DBCE【解析】误服大量煤油时,应在作了有套管的气管插管后进行洗胃;先注入液体石蜡使毒物溶解,然后将油抽出,再用温水洗净,直至无味为止。误服浓氨水后可饮用牛奶,牛奶中酪蛋白钙

盐与氨水反应生成可溶性的氨盐。浓硫酸中毒后需要2%碳酸氢钠中和;一般有机磷杀虫药中毒的洗胃液可用1:5000高锰酸钾溶液或2%碳酸氢钠溶液,但对硫磷中毒时若用前者,会使其氧化为毒性更强的对氧磷,因此只能用后者。

31~33. EDB【解析】①氰化物中毒者宜用硫代硫酸钠解毒,因其能与体内氰离子相结合,使之变成无毒的硫氰酸盐排出体外。②未明原因的口服中毒一般用生理盐水进行洗胃,以排出消化道内残留的毒物。③高铁血红蛋白血症的特效解毒药为小剂量亚甲蓝。

34~35. DC【解析】苯的亲脂性很强,且多聚集于细胞膜内,使细胞膜的脂质双层结构肿胀,影响细胞膜蛋白功能,干扰细胞膜的脂质和磷脂代谢,抑制细胞膜的氧化还原功能,致中枢神经麻醉。苯代谢产物(邻苯二酚、氢醌和苯醌)抑制骨髓基质生成造血干细胞,干扰细胞增殖和分化的调节因子,阻断造血干细胞分化过程而诱发白血病。苯胺被吸收后,产生大量的高铁血红蛋白,其本身不仅不能携氧,且阻碍血红蛋白释放氧。

36. AE【解析】眼部污染可用2%碳酸氢钠溶液或生理盐水冲洗。

二、填空题
1. 抑制体内胆碱酯酶的活性,导致组织中乙酰胆碱过量蓄积,产生胆碱能神经功能紊乱
2. 副交感神经末梢　阿托品
3. 肺水肿　呼吸肌麻痹　呼吸中枢麻痹
4. 中毒
5. 急性中毒　慢性中毒

三、名词解释

1. **阿托品化**：用阿托品治疗有机磷杀虫药中毒时，临床出现口干、皮肤干燥、颜面潮红、肺部啰音消失及心率加快，称"阿托品化"。

2. **肠源性发绀**：口服亚硝酸盐中毒后产生高铁血红蛋白血症，引起氧合血红蛋白不足，从而致发绀。

3. **迟发性多发神经病**：急性有机磷杀虫药中毒患者经急救病情好转后，经 2～3 周潜伏期又突然出现症状，病情反复，主要累及运动和感觉系统，表现为下肢瘫痪、四肢肌肉萎缩等症状，为迟发性多发神经病。

4. **中间型综合征**：少数有机磷杀虫药中毒患者在急性中毒症状缓解后和迟发性多发神经病前，在急性中毒后 24～96 小时突然发生死亡，称"中间型综合征"。

四、简答题

1. **一氧化碳中毒患者出现何种表现需考虑迟发型神经精神综合征？**

   答 急性一氧化碳中毒患者在意识障碍恢复后，经过 2～60 天的假愈期，出现下列情况之一者为迟发型神经精神综合征：①精神意识障碍；②锥体外系神经障碍；③锥体系神经损害表现。

2. **简述有机磷杀虫药中毒的治疗原则。**

   答 ①迅速清除毒物。②紧急复苏。③使用特效解毒药如抗胆碱能药阿托品和胆碱酯酶复活药氯解磷定。④对症支持治疗：以维持正常心肺功能为重点，保持呼吸道通畅，正确氧疗、应用人工呼吸机。肺水肿用阿托品，休克用升压药，脑水肿用脱水剂和糖皮质激素，心律失常时用抗心律失常药。危重患者可用换血疗法。⑤中间型综合征治疗：立即给予人工机械通气，同时应用氯解磷定。

五、论述题

1. **试述急性亚硝酸盐中毒后，患者出现循环衰竭的原因。**

   答 ①亚硝酸盐是一种强氧化剂，可使正常的 Fe^{2+} 氧化为 Fe^{3+} 形成高铁血红蛋白而失去携氧能力。②阻止正常氧合血红蛋白释放氧，因而造成各种组织的缺氧，导致低氧血症。③对中枢神经系统尤其对血管舒缩中枢有麻痹作用，它还能直接作用于血管平滑肌，有较强的松弛作用而致血压降低，严重者发生循环衰竭。

2. **试述酒精戒断反应综合征的分型。**

   答 长期酗酒者在突然停止饮酒或减少酒量后，可发生以下 4 种不同类型戒断综合征的反应。①单纯性戒断反应：在减少饮酒后 6～24 小时发病，出现震颤、焦虑不安、兴奋、失眠、心动过速、血压升高、大量出汗、恶心、呕吐，多在 2～5 天内缓解自愈。②酒精性幻觉反应：幻觉以幻听为主，也可见幻视、错觉及视物变形，多为被害妄想，一般持续3～4 周后缓解。③戒断性惊厥反应：癫痫大发作，多数只发作 1～2 次，每次数分钟，也可以数日内多次发作。④震颤谵妄反应：精神错乱，全身肌肉出现粗大震颤。

六、病例分析题

1. **(1) 该患者最可能的诊断是什么？**

   答 急性一氧化碳中毒，中毒性脑病。

   (2) 请列出诊断依据。

   答 ①有燃煤炉、室内通风不良史。②短期内出现昏迷、二便失禁。③眼睑无水肿，球结膜轻度水肿，双侧瞳孔等大等圆，直径约 3mm，对光反射迟钝。病理征阳性。

   (3) 确诊需进一步做哪些检查？

   答 头颅 CT 扫描，脑电图检查，血碳氧血红蛋白测定。

(4)应采取哪些治疗措施?

答 给予输液、脱水、糖皮质激素、促进心脑细胞代谢药物及改善脑循环药物治疗,并行高压氧舱治疗。

2. **(1)该患者最可能的诊断是什么?**

答 汞中毒,贫血。

(2)请列出诊断依据。

答 ①有服用轻粉中药治疗银屑病病史;②有头晕、乏力,牙龈出血,低热表现;③重度贫血貌,全身皮肤散在色素沉着,颜面部皮肤、眼睑结膜苍白,牙龈有明显的黑色金属线。

(3)确诊需进一步做哪些检查?

答 可测血、尿中的汞量,完善骨髓穿刺检查以明确贫血病因。

(4)应采取哪些治疗措施?

答 输液,给予二巯丙磺钠肌内注射驱汞治疗,每日2次,治疗过程中监测尿汞及血汞。

(陈　慧)

第3章　中　暑

【学/习/要/点】

掌握

中暑的分型及治疗原则。

【应/试/考/题】

一、选择题

【A/型/题】

(1～4题共用题干)

患者,男,27岁。夏天高温下,在建筑工地劳动时,突然晕倒在地,浑身大汗。心率120次/分,R 25次/分,T 41.5℃,BP 90/60mmHg,未引出病理反射。心电图正常。血糖5.0mmol/L,血钠150mmol/L,血钾4.5mmol/L,血常规正常;粪便OB阴性。脑电图正常。

1. 可能的诊断是　　　　　( )
   A. 低血糖反应　　B. 失血性休克
   C. 脑炎　　　　　D. 心源性晕厥
   E. 中暑

2. 用降温治疗时,通常在半小时内使肛温降至　　　　　　　　　( )
   A. 37℃　　　　　B. 39℃
   C. 37.8～38.9℃　D. 37.5℃
   E. 37～37.5℃

3. 该患者如果考虑中暑,那么该患者的中暑分型应该是　　　　　( )
   A. 先兆中暑

   B. 轻症中暑
   C. 热射病
   D. 热痉挛
   E. 热衰竭

4. 如果诊断为题3所述,则该患者治疗原则不应该考虑　　　　( )
   A. 环境降温
   B. 体表降温
   C. 体内中心降温
   D. 药物降温
   E. 针灸降温

二、名词解释

heatstroke

三、填空题

1. 中暑治疗的基础是_____。
2. 中暑心力衰竭合并肾衰竭伴有高钾血症时,慎用_____。
3. 决定中暑预后的是_____。
4. 中暑的分类有_____、_____、_____。

【参/考/答/案】

一、选择题

【A 型题】

1. E　　2. C　　3. C　　4. E

1. E【解析】患者有高温下劳动病史,出现大汗、高热及休克表现,初步诊断考虑中暑。

2. C【解析】抢救中暑患者时需随时测量肛温,应在半小时内将肛温降至 37.8 ~ 38.9℃。

3. C【解析】热射病主要表现为高热(> 40℃)伴意识障碍,分为劳力性热射病和非劳力性热射病。劳力性热射病多发生在青壮年,常在高温下从事体力劳动或剧烈运动数小时后发病,半数患者大量出汗,心率明显增快,脉压增大,可发生急性肾衰竭、肝衰竭,甚至 MODS,病死率高。

4. E【解析】热射病患者需要降温,可采取①环境降温;②体表降温;③体内中心降温;④药物降温。

二、名词解释

热射病(heatstroke):指因高温引起的人体体温调节功能失调或体内热量过度积蓄而引发的脑、心、肾等器官受损。热射病在中暑的分级中属于重症,是一种致命性疾病,病死率高。该病通常发生在夏季高温同时伴有高湿的天气。

三、填空题

1. 快速降温
2. 洋地黄
3. 发病30分钟内的降温速度
4. 热痉挛　热衰竭　热(日)射病

（陈　慧）

第4章　冻　僵

【学/习/要/点】

掌握

冻僵(又称意外低体温)的分型及治疗原则。

【应/试/考/题】

选择题

【B/型/题】

(1～2题共用备选答案)
A.寒战产生热量
B.基础代谢减慢
C.体内热储备丧失
D.全身血管阻力下降
E.呼吸停止

1.轻度冻僵的发病机制是　　　(　　)
2.中度冻僵的发病机制是　　　(　　)

【参/考/答/案】

选择题

【B 型题】

1. A　　2. B

1. A【解析】轻度冻僵(中心体温 35 ～ 32℃):寒冷刺激交感神经,引起皮肤血管收缩,减少皮肤血流和散热、增加基础代谢。同时,寒冷时肌张力增加、寒战产生热量。

2. B【解析】中度冻僵(中心体温 32 ～ 28℃):此时体温调节机制衰竭,寒战终止,代谢明显减慢,引起多器官功能障碍或衰竭。体温每降低 1℃,脑血流减少 7%,代谢速度减低约 6%。中心体温低于 30℃时,窦房结起搏频率减低引起心动过缓,胰岛素分泌减少,外周组织发生胰岛素抵抗。

(陈　慧)

第 5 章　高原病

【学/习/要/点】

掌握

高原病(又称高山病,高原适应不全症)的分型及治疗原则。

【应/试/考/题】

一、选择题

【A/型/题】

(1～2 题共用题干)

患者,女,45 岁。旅游进入西藏高原后 1 天,头痛、乏力、干咳、呼吸困难。查体:口唇发绀,端坐呼吸,心率 120 次/分,肺部可闻及湿啰音和哮鸣音。

1. 最可能的诊断是　　　　　　　(　　)
   A. 高原心脏病
   B. 高原脑水肿
   C. 高原肺水肿
   D. 急性高原反应
   E. 高原红细胞增多症

2. 在不能用阶梯上升,进入高原时,应在攀登前采用的预防措施是　　(　　)
   A. 口服乙酰唑胺　　B. 甘露醇
   C. 服用硝酸甘油　　D. 服用阿司匹林
   E. 口服硝苯地平

二、名词解释

diseases of high altitude

【参/考/答/案】

一、选择题

【A 型题】

1. C　　2. A

1. C【解析】高原肺水肿一般在到达高原 48～96 小时内发病。凡快速进入海拔 3000m 以上高原者,出现头痛,极度疲乏,严重发绀,呼吸困难(安静时),咳嗽,咳白色或粉红色泡沫样痰,双肺部闻及湿性啰音,胸部 X 线可见点片状或云雾状浸润阴影,诊断即可成立。

2. A【解析】乙酰唑胺是一种碳酸酐酶抑制剂,主要作用于近曲小管,从作用强度来看为弱利尿剂,适当利尿可以减轻心脏负担,预防肺水肿的发生。

二、名词解释

高原病(diseases of high altitude):高原环境空气稀薄,大气压和氧分压低,气候寒冷干燥,紫外线辐射强。由平原移居到高原或短期在高原逗留的人,因对高原环境适应能力不足引起以缺氧为突出表现的一组疾病称为高原病,或称高原适应不全症,又称高山病。

(陈　慧)

第6章 淹溺

【学/习/要/点】

掌握

淹溺的治疗原则。

【应/试/考/题】

选择题

【A/型/题】

(1~2题共用题干)

患者,男,30岁。海边游泳时不慎溺水,被人救起。查体:呼吸急促,肺部可闻及哮鸣音和湿性啰音,心率100次/分,偶可闻及期前收缩2~3次/分,腹部膨隆,四肢厥冷,拟近乎淹溺。

1. 海水淹溺时,下列一般不会发生的是
　　　　　　　　　　　　　（　　）

A. 心律失常　　　　B. 溶血
C. 低氧血症　　　　D. 肺水肿
E. 脑水肿

2. 进入ICU后1~2天,下列最常见危及生命的严重并发症是　　　（　　）
A. 高钠血症
B. ARDS
C. 频发室性期前收缩
D. 消化道出血
E. 代谢性酸中毒

【参/考/答/案】

选择题

【A型题】

1. B　　2. B

1. B【解析】海水淹溺时机体的病理变化:海水淹溺容易导致肺水肿和呼吸窘迫综合征。海水进入肺,肺组织内呈现高渗状态,钙、镁等离子使肺泡上皮细胞和肺毛细血管内皮细胞受损,大量水分及蛋白质向肺间质和肺泡腔内渗出,毛细血管通透性增加,肺毛细血管内压升高。导致低氧血症、非心源性肺水肿、脑水肿、急性心力衰竭、心律失常甚至死亡。

2. B【解析】在肺水肿进一步加重的基础上,同时因肺泡-毛细血管膜广泛损伤而导致低氧血症、呼吸性酸中毒,发生急性呼吸窘迫综合征(ARDS)。

（陈　慧）

第7章 电击

【学/习/要/点】

掌握

电击伤的治疗原则。

【应/试/考/题】

选择题

【A/型/题】

（1~2题共用题干）

患者，男，20岁。检修电机时，突然晕厥，大动脉搏动消失，无自主呼吸等自主活动。ECG示：心室颤动。

1. 需立即采取的最有效的措施是 （ ）

A. 电除颤

B. 机械通气

C. 连续心前区捶击

D. 口对口人工呼吸

E. 胸外心脏按压

2. 自主循环恢复后，为维持动脉压，最有效的常用药是 （ ）

A. 多巴酚丁胺　　　B. 多巴胺

C. 硝酸甘油　　　　D. 阿托品

E. 异丙肾上腺素

【参/考/答/案】

选择题

【A 型题】

1. A　　2. B

1. A【解析】电击伤导致的心搏骤停及心室颤动最佳电复律措施是电除颤。

2. B【解析】维持血压最有效的药物为多巴胺。

（陈　慧）

全真模拟试题（一）

一、选择题

【A型题】

1. 下列关于肺炎的叙述,错误的是（   ）
   A. 肺炎是指由细菌感染引起的终末气道、肺泡和肺间质炎症
   B. 大叶性肺炎亦称肺泡性肺炎
   C. 感染性肺炎的发生主要决定于宿主和病原体
   D. 肺炎在 X 线胸部检查时有明显的肺实质炎性浸润
   E. HAP 常发生于入院≥48 小时后

2. 引起慢性肺源性心脏病最常见的病因是　　　　　　　（   ）
   A. 支气管扩张症
   B. 支气管哮喘
   C. 尘肺
   D. 慢性支气管炎并发阻塞性肺气肿
   E. 慢性弥漫性肺间质纤维化

3. 成人呼吸窘迫综合征常见的死因是
   　　　　　　　　　　　　　（   ）
   A. 多脏器功能衰竭
   B. DIC
   C. 肺水肿
   D. 自发性气胸
   E. 纵隔气肿

4. 患者,男,60 岁。反复发作咳嗽、咳痰 5 年,每年发作时间至少 3 个月。查体:背部及双侧肺底听诊可闻及干、湿性啰音。最可能的诊断是　　（   ）
   A. 支气管哮喘
   B. 慢性支气管炎
   C. 急性支气管炎

   D. 支气管扩张症
   E. 肺结核

5. 洋地黄类最早出现的毒性反应是（   ）
   A. 恶心、呕吐　　　　B. 失眠、疲倦
   C. 头晕、头痛　　　　D. 视物模糊
   E. 心律失常

6. 下列各类型心绞痛中,属于劳力型心绞痛的是　　　　　　　　（   ）
   A. 卧位型心绞痛
   B. 变异型心绞痛
   C. 梗死后心绞痛
   D. 恶化型心绞痛
   E. 急性冠状动脉功能不全

7. 治疗变异型心绞痛,应首选　（   ）
   A. β 受体阻滞剂
   B. 钙通道阻滞剂
   C. 冠状动脉扩张剂
   D. 硝酸异山梨醇
   E. 长效硝酸甘油制剂

8. 心肌梗死最先出现的症状是（   ）
   A. 心律失常
   B. 低血压、休克
   C. 疼痛
   D. 呼吸困难、疼痛
   E. 恶心、呕吐

9. 门脉高压症的三大临床表现是（   ）
   A. 恶心呕吐、侧支循环的建立和开放、腹腔积液
   B. 脾大、侧支循环的建立和开放、腹腔积液
   C. 脾大、黄疸、恶心呕吐
   D. 黄疸、侧支循环的建立和开放、蜘蛛痣
   E. 脾大、侧支循环的建立和开放、蜘蛛痣

10. 原发性肝癌的肝区疼痛呈　　（　　）
　　A. 阵发性疼痛　　B. 持续性疼痛
　　C. 绞痛　　　　　D. 刺痛
　　E. 灼痛

11. 在中国,急性肝衰竭最常见的诱因是
　　　　　　　　　　　　　　（　　）
　　A. 病毒感染
　　B. 药物
　　C. 化学毒物
　　D. 短期少量饮酒
　　E. 外伤所致失血性休克

12. 引起胰腺炎最常见的原因是　（　　）
　　A. 过量饮酒
　　B. 暴饮暴食
　　C. 胆石症及胆道感染
　　D. 病毒感染
　　E. 胰腺缺血

13. 下列关于功能性消化不良临床表现的叙述,错误的是　　　　　（　　）
　　A. 中上腹痛为常见症状
　　B. 常与进食有关
　　C. 可见餐后饱胀、早饱感
　　D. 可见餐后腹痛
　　E. 多不伴失眠、焦虑等精神表现

14. 肝硬化患者最常见的并发症是（　　）
　　A. 上消化道出血　　B. 肝性脑病
　　C. 原发性肝癌　　　D. 电解质紊乱
　　E. 肝肾综合征

15. 肝硬化患者出现肝掌、蜘蛛痣的机制是　　　　　　　　　　（　　）
　　A. 体内雌激素增多
　　B. 体内醛固酮增多
　　C. 侧支循环建立
　　D. 门静脉高压
　　E. 肝脏合成能力减弱

16. 尿路感染女性发病率高于男性的主要原因是　　　　　　　　（　　）
　　A. 女性抵抗力低
　　B. 卫生习惯差异
　　C. 生理差异

D. 尿道解剖差异
E. 女性易感性强

17. 真性细菌尿,伴持续尿渗透压下降,主要见于　　　　　　　（　　）
　　A. 急性膀胱炎　　B. 尿道综合征
　　C. 慢性膀胱炎　　D. 慢性肾盂肾炎
　　E. 急性肾盂肾炎

18. 少尿是指　　　　　　　　（　　）
　　A. <100ml/d　　　B. <200ml/d
　　C. <300ml/d　　　D. <600ml/d
　　E. <400ml/d

19. 按贫血的病因机制,下列组合错误的是　　　　　　　　　　（　　）
　　A. 红细胞破坏过多——慢性感染性贫血
　　B. 红细胞生成减少——再生障碍性贫血
　　C. 红细胞慢性丢失过多——缺铁性贫血
　　D. 骨髓红细胞生成被干扰——伴随白血病贫血
　　E. 造血原料缺乏——巨幼细胞贫血

20. 下列关于网织红细胞增多意义的叙述,错误的是　　　　　　（　　）
　　A. 表示骨髓红细胞生成旺盛
　　B. 常见于溶血性贫血
　　C. 常见于失血性贫血
　　D. 常见于再生障碍性贫血
　　E. 表示缺铁性贫血治疗有效

21. 肾病综合征最主要的表现是　（　　）
　　A. 高度水肿
　　B. 高脂血症
　　C. 镜下血尿
　　D. 尿蛋白定量 >3.5g/d
　　E. 高血压

22. 风湿性疾病如系统性红斑狼疮、类风湿关节炎,最主要的治疗目的是（　　）
　　A. 减轻和缓解症状
　　B. 防止反复发作
　　C. 心理安慰

D. 康复

E. 防止并发症

23. 在类风湿关节炎中,最先受累的关节组织是 (   )

A. 骨组织   B. 软骨组织

C. 滑膜组织   D. 韧带

E. 血管翳

24. 2 型糖尿病的主要急性并发症为 (   )

A. 糖尿病酮症酸中毒

B. 糖尿病高渗性昏迷

C. 低血糖昏迷

D. 感染

E. 乳酸性酸中毒

25. 瞳孔缩小见于 (   )

A. 毛果芸香碱药物反应

B. 阿托品药物反应

C. 颈交感神经刺激

D. 绝对期青光眼

E. 视神经萎缩

26. 下列关于系统性红斑狼疮的叙述,错误的是 (   )

A. 男女发病比例约为 9:1

B. 是一种常见的自身免疫性疾病

C. 关节炎是常见的临床表现之一

D. 血清中可出现多种自身抗体,例如抗 Sm 抗体、抗 SSA 抗体等

E. 可出现胸腔积液

27. 下列关于阵发性睡眠性血红蛋白尿症的检查,具有诊断意义的是 (   )

A. 酸溶血试验(Ham 试验)

B. 血红蛋白电泳分析

C. 抗人球蛋白试验(Coombs 试验)

D. 红细胞渗透脆性试验

E. 高铁血红蛋白实验

【B/型/题】

(28 ~ 30 题共用备选答案)

A. 急性胆囊炎

B. 心肌梗死

C. 十二指肠球部溃疡

D. 肠易激综合征

E. 急性胰腺炎

28. 上腹部疼痛,前屈位疼痛减轻,提示 (   )

29. 上腹部疼痛,向右肩部放射,提示(   )

30. 上腹部疼痛,夜间痛、饥饿痛,提示(   )

(31 ~ 33 题共用备选答案)

A. 端坐呼吸,双肺底湿性啰音

B. 呼气性呼吸困难,两肺哮鸣音

C. 夜间阵发性呼吸困难,肺部无异常体征

D. 进行性呼吸困难,右上肺固定湿性啰音

E. 咳嗽伴活动后气急,肺部干、湿性啰音

31. 支气管哮喘可见 (   )

32. 支气管肺癌可见 (   )

33. 急性左心衰竭可见 (   )

(34 ~ 37 题共用备选答案)

A. 电复律

B. 毛花苷 C 静脉注射

C. 普罗帕酮静脉注射

D. 普萘洛尔口服

E. 奎尼丁口服

34. 快速房颤合并甲状腺功能亢进,治疗首选 (   )

35. 快速房颤合并风湿性心脏病二尖瓣狭窄,治疗首选 (   )

36. 预激综合征合并房颤伴发晕厥或低血压,治疗首选 (   )

37. 房颤后心力衰竭或心绞痛恶化和不易控制者,治疗首选 (   )

【X/型/题】

38. 胰腺炎的局部并发症包括 (   )

A. 胰腺脓肿

B. 肺炎

C. 消化道出血

D. 假性囊肿

E. 左侧门静脉高压

39. 下列关于血清抗 SSB 抗体阳性的叙述,正确的是 （　）
   A. 一定是干燥综合征
   B. 可有腮腺肿大
   C. 可能为类风湿关节炎
   D. 可有口干眼干
   E. 可伴有龋齿

40. 下列属于支气管扩张症发病因素的是 （　）
   A. 肺结核
   B. 童年时患麻疹或百日咳
   C. 肺癌
   D. 支气管哮喘
   E. 先天性丙种球蛋白缺乏症

二、名词解释
1. 心肌重塑
2. Curling 溃疡
3. 胰岛素抵抗

三、填空题
1. 肺结核原发综合征包括＿＿＿＿＿＿、＿＿＿＿＿＿和＿＿＿＿＿。
2. 糖尿病的急性并发症包括＿＿＿＿＿、＿＿＿＿＿和＿＿＿＿＿。

四、简答题
1. 上消化道出血的常见病因有哪些?
2. 消化性溃疡上腹痛的特点是什么?

3. 支气管哮喘的诊断标准有哪些?
4. 简述急性白血病的临床表现。
5. 简述急性心肌梗死溶栓再通判断的间接指标。

五、论述题
试述肝硬化腹腔积液的治疗。

六、病例分析题
1. 患者,男,28 岁。平素体健。3 天前淋雨,2 天前突然高热 39℃,咳铁锈色痰,伴寒战、呼吸困难。胸部 X 线检查示:右下肺大片状密度均匀的实变影。口唇周围疱疹。
   问题:
   (1)初步诊断及诊断依据。
   (2)需与哪些主要疾病相鉴别?
   (3)治疗原则是什么?

2. 患者,女,33 岁。4 年前反复上腹痛,餐前出现,餐后缓解。今晨突然出现剧烈腹痛,来诊。查体:BP 80/40mmHg,T 38.9℃,上腹部压痛、反跳痛及肌紧张,肠鸣音减弱。RBC 4.2×10^9/L,WBC 22×10^9/L。
   问题:
   (1)该患者可能的诊断是什么?
   (2)诊断依据有哪些?
   (3)为进一步确诊,首先应做哪项检查?
   (4)该患者应首先采取哪项治疗?

【参 | 考 | 答 | 案】

一、选择题

【A 型题】
1. A	2. D	3. A	4. B	5. A
6. D	7. B	8. C	9. B	10. B
11. A	12. C	13. E	14. A	15. A
16. D	17. D	18. E	19. A	20. D
21. D	22. E	23. C	24. B	25. A

26. A　　27. A

【B 型题】
28. E	29. A	30. C	31. B	32. D
33. A	34. D	35. B	36. A	37. A

【X 型题】
38. ADE　　　39. BCDE　　　40. ABCE

二、名词解释

1. 心肌重塑:由于一系列复杂的分子和细胞机制导致心肌结构、功能和表型的变化。临床表现为心肌重量、心室容积的增加和心室形态的改变。

2. Curling 溃疡:烧伤引起的人体急性应激反应,可导致急性胃黏膜糜烂、出血,形成浅表溃疡,属于急性糜烂出血性胃炎。

3. 胰岛素抵抗:是指机体对一定量胰岛素的生物学反应低于预计正常水平的一种现象。表现为胰岛素促进骨骼肌、脂肪组织对葡萄糖的摄取利用,抑制肝糖的产生及抑制脂肪分解的能力均有障碍,常常伴有高胰岛素血症。

三、填空题

1. 原发病灶　引流淋巴管炎　肺门淋巴结炎

2. 糖尿病酮症酸中毒　高渗高血糖综合征　感染

四、简答题

1. 上消化道出血的常见病因有哪些?

答 消化性溃疡、食管胃底静脉曲张破裂、急性糜烂出血性胃炎、上消化道肿瘤。

2. 消化性溃疡上腹痛的特点是什么?

答 ①慢性过程,呈反复发作;②发作呈周期性与缓解期相交替,发作常有季节性;③发作时上腹痛呈节律性,DU 多表现为空腹痛、午夜痛,GU 多表现为餐后痛;④腹痛可被抑酸或抗酸剂缓解。

3. 支气管哮喘的诊断标准有哪些?

答 (1)反复发作喘息、气急、胸闷或咳嗽,多有诱因。

(2)发作时在双肺可闻及散在或弥漫性、以呼气相为主的哮鸣音,呼气相延长。

(3)上述症状可经治疗缓解或自行缓解。

(4)除外其他疾病所引起的喘息、气急、胸闷和咳嗽。

(5)临床症状不典型者(如无明显喘息或体征)应有下列 3 项中至少 1 项阳性:①支气管激发实验或运动试验阳性;②支气管舒张试验阳性;③每日昼夜 PEF 变异率 >10%。

符合(1)~(4)条或(4)(5)条者,可以诊断为支气管哮喘。

4. 简述急性白血病的临床表现。

答 贫血,发热,出血,淋巴结及肝脾大、关节、骨骼疼痛,眼球突出,复视,牙龈增生肿胀,皮肤出现蓝灰色斑丘疹,中枢神经系统白血病,睾丸无痛性肿大。

5. 简述急性心肌梗死溶栓再通判断的间接指标。

答 ①ST 段迅速回降(2 小时内 >50%);②胸痛迅速缓解(2 小时内);③2 小时内出现再灌注性心律失常;④CK－MB 酶峰值提前出现(14 小时内)。

五、论述题

试述肝硬化腹腔积液的治疗。

答 ①限制水钠摄入;②利尿剂:常用呋塞米联合螺内酯;③排放腹腔积液、输注清蛋白;④治疗自发性细菌性腹膜炎:头孢哌酮等;⑤经颈静脉肝内门－体分流术(TIPS)。

六、病例分析题

1.(1)初步诊断及诊断依据。

答 初步诊断:肺炎链球菌肺炎。

诊断依据:①男,28 岁,平素健康;②3 天前淋雨,2 天前突然高热 39℃,咳铁锈色痰,伴寒战、呼吸困难;③口唇周围疱疹;④胸部 X 线检查示右下肺大片状密度均匀的实变影。

(2)需与哪些主要疾病相鉴别?

答 鉴别诊断:肺结核、肺癌、急性肺脓

肿、肺血栓栓塞症、非感染性肺部浸润。

（3）治疗原则是什么？

答 治疗原则：①抗菌药物治疗，首选青霉素 G；②青霉素过敏者或多重耐药菌株感染，可选用喹诺酮类、头孢噻肟或头孢曲松等药物；③退热、止咳、祛痰、营养支持等对症支持治疗。

2.（1）该患者可能的诊断是什么？

答 消化性溃疡（DU）伴穿孔。

（2）诊断依据有哪些？

答 患者反复上腹痛，餐前出现，餐后缓

解，考虑消化性溃疡（DU）；今晨突然出现剧烈腹痛，T 38.9℃，上腹部压痛、反跳痛及肌紧张，肠鸣音减弱，WBC 22×10^9/L，考虑穿孔引起的急性腹腔感染、腹膜炎可能。

（3）为进一步确诊，首先应做哪项检查？

答 首先考虑的检查是腹部立位 X 线平片。

（4）该患者应首先采取哪项治疗？

答 首选治疗方案是手术治疗。

全真模拟试题（二）

一、选择题

【A 型题】

1. 患者，男，32 岁。曾因夜间饥饿腹痛 5 年口服碱性药物治疗后缓解，1 个月前再次发作，口服碱性药，效果不佳。近 2 天患者上腹痛加剧，并向背部放射，压痛（＋）。血清淀粉酶 32U/L。最可能的诊断是　　　（　　　）

   A. 胃窦溃疡

   B. 胃底溃疡

   C. 胃体溃疡

   D. 十二指肠球部前壁溃疡

   E. 十二指肠球部后壁溃疡

2. 下列关于肺鳞癌的叙述，正确的是

   （　　　）

   A. 中央型多见

   B. 周围型多见

   C. 弥漫型多见

   D. 常具有内分泌功能

   E. 肿瘤呈胶冻状乳头

3. 患者，女，65 岁。急性心力衰竭 1 小时。查体：BP 180/70mmHg，P 105 次/分。立即静脉滴注硝普钠。硝普钠的主要机制是　　　　　　　（　　　）

   A. 降低心脏前、后负荷

   B. 降低心房内剩余血量

   C. 增加心室内剩余血量

   D. 减慢房室结传导

   E. 降低窦房结自律性

4. 结核性胸腔积液行胸腔穿刺抽液，每次抽液量不宜超过 1000ml，是为了避免发生　　　　　　　　　（　　　）

   A. 复张性肺水肿

   B. 胸膜反应

   C. 胸痛

   D. 脱水

   E. 感染

5. 患者，女，58 岁。反复咳嗽、咳大量脓痰、咯血 20 年，再发咯血 3 天。查体：BP 140/90mmHg，左下肺可闻及湿性啰音。对确诊最有价值的检查是　（　　　）

   A. 支气管造影

   B. 胸部 X 线

   C. 纤维支气管镜

   D. 胸部高分辨 CT

   E. 超声心动图

6. 患者，男，64 岁。因脑梗死 15 天住院，突发呼吸困难 2 小时。既往无慢性肺疾病史。查体：BP 150/80mmHg，呼吸急促，口唇发绀，三凹征明显，双肺可闻及哮鸣音，双肺呼吸音减弱。该患者呼吸困难的原因是　　　　　　（　　　）

   A. 支气管哮喘

   B. 急性左心衰竭

   C. 急性心肌梗死

   D. 自发性气胸

   E. 气管异物

7. 患者，男，28 岁。受凉后发热、咳嗽、咳痰 1 周，气促 2 天，意识模糊 1 小时。查体：T 39.8℃，BP 80/50mmHg，口唇发绀，双肺可闻及较多湿性啰音，P 109 次/分，未闻及杂音，四肢冷。血常规：WBC $21 \times 10^9/L$，N 0.90。该患者经过抗感染等综合治疗后症状有所改善，BP 100/60mmHg。动脉血气分析（面罩吸氧 5L/min）：PaO_2 50mmHg，$PaCO_2$ 228mmHg，HCO_3^- 316mmol/L。此时首选的治疗措施是（　　）

A. 静脉滴注糖皮质激素

B. 静脉滴注呼吸兴奋剂

C. 静脉滴注丙种球蛋白

D. 静脉滴注碳酸氢钠

E. 机械通气

8. 患者，男，43 岁。长期咳嗽，经常咳脓痰 15 年，发热、咳脓臭痰 1 周来诊。查体：左肺下背部呼吸音减弱，可闻及湿性啰音。治疗应选择（　　）

A. 青霉素

B. 青霉素 + 复方甘草片

C. 丁胺卡那

D. 哌拉西林 + 甲硝唑

E. 丁胺卡那 + 甲硝唑

9. 治疗慢性反复发作的支气管哮喘，下列不常规使用的是（　　）

A. 避免接触过敏原

B. 脱敏治疗

C. 糖皮质激素气雾剂吸入

D. 注射长效糖皮质激素

E. 色甘酸钠吸入

10. 诊断呼吸衰竭，下列最有意义的是（　　）

A. 发绀

B. 低血压、心动过速

C. $PaO_2 < 60mmHg$

D. 瞳孔缩小

E. 烦躁不安

11. 下列最易引起脓气胸的肺炎是（　　）

A. 金黄色葡萄球菌肺炎

B. 支原体肺炎

C. 病毒性肺炎

D. 肺炎球菌肺炎

E. 肺炎杆菌肺炎

12. 判断肺结核活动性最有意义的是（　　）

A. 红细胞沉降率增快

B. 结核中毒症状

C. 结核菌素试验阳性

D. 胸部 X 线阴影特征

E. 痰结核杆菌阳性

13. 酮症酸中毒尿液有（　　）

A. 芳香性气味　　B. 氨臭味

C. 烂苹果味　　　D. 蒜臭味

E. 老鼠尿样臭味

14. 下列属于引起急性糜烂出血性胃炎的常见原因是（　　）

A. 阿司匹林　　　B. 洋地黄

C. 应激　　　　　D. 乙醇

E. 创伤

15. 诊断反流性食管炎最准确的方法是（　　）

A. 24 小时食管 pH 监测

B. 食管吞钡 X 线检查

C. 食管测压

D. 食管滴酸试验

E. 内镜检查

16. 肝硬化发生原发性腹膜炎的原因是（　　）

A. 抵抗力下降

B. 脾功能亢进

C. 肝脏合成清蛋白能力降低

D. 腹腔积液形成

E. 肠道屏障功能减弱，下消化道细菌经淋巴系统进入腹腔

17. 非霍奇金淋巴瘤的病理类型中，属于中度恶性的是（　　）

A. 滤泡性小裂细胞型

B. 小无裂细胞型

C. 弥漫性小裂细胞型

D. 免疫母细胞型

E. 小淋巴细胞型

18. 过敏性紫癜最常见的临床表现是

        （ ）

 A. 发热

 B. 对称性紫癜

 C. 血尿

 D. 腹痛

 E. 关节痛

19. 引起多尿的疾病,应除外 （ ）

 A. 中枢性尿崩症

 B. 肾性尿崩症

 C. 糖尿病

 D. 甲状旁腺亢进症

 E. 急性肾衰竭

20. 甲状腺功能亢进症治疗中,最易引起甲状腺功能减退的是 （ ）

 A. 普萘洛尔

 B. 甲巯咪唑

 C. 碘剂

 D. 手术

 E. 放射性 ^{131}I 治疗

21. Graves 病最重要的体征是 （ ）

 A. 皮肤湿润多汗,手颤

 B. 眼裂增大,眼球突出

 C. 弥漫性甲状腺肿大伴血管杂音

 D. 脉压增大

 E. 心脏扩大,心律不齐

22. 磺脲类降糖药主要的作用机制是

        （ ）

 A. 刺激胰岛 β 细胞分泌胰岛素

 B. 抑制胰岛 α 细胞分泌胰高血糖素

 C. 促进外周组织摄取葡萄糖

 D. 抑制或延缓葡萄糖在胃肠道吸收

 E. 加速糖的无氧酵解

23. 患者,女,36 岁。主诉头晕、乏力、食欲缺乏,浅表淋巴结未触及肿大。Hb 55g/L,WBC 4.0×10^9/L,PLT 185×10^9/L,MCV 118fl,MCH 35pg,MCHC 33%。为明确诊断,首先应进行的检查是 （ ）

 A. Coombs 试验

 B. Ham 实验

 C. 骨髓穿刺

 D. 血清叶酸、维生素 B_{12} 测定

 E. 血清铁、铁蛋白测定

24. 患者,女,28 岁。双臀区疼痛伴晨僵半年,休息不能缓解,双膝关节肿胀 1 个月,服用布洛芬肿痛能缓解。红细胞沉降率、C 反应蛋白升高。最可能的诊断是 （ ）

 A. 痛风

 B. 类风湿关节炎

 C. 风湿性关节炎

 D. 脊柱关节炎

 E. 骨关节炎

【B 型题】

(25 ~ 26 题共用备选答案)

A. 尿中白细胞增多,反复多次检查无真性菌尿

B. 明显的尿急、尿频、尿痛的症状,CT 示肾盂、肾盏虫蚀样缺损

C. 肾结石病史 1 年,突发寒战,继之高热,伴有尿频、尿急、尿痛、腰痛

D. 尿频、尿急、尿痛,多次尿细菌、真菌、厌氧菌、分枝杆菌等培养均为阴性

E. 双肾大小不一,表面不光滑、萎缩,静脉肾盂造影显示有肾盂、肾盏变形

25. 急性肾盂肾炎的表现是 （　　）
26. 慢性肾盂肾炎的表现是 （　　）

（27~28 题共用备选答案）

A. 急性前间壁心肌梗死
B. 急性前壁心肌梗死
C. 急性广泛前壁心肌梗死
D. 急性前侧壁心肌梗死
E. 急性下壁心肌梗死

27. Ⅱ、Ⅲ、aVF 导联出现异常 Q 波，ST 段抬高，提示 （　　）
28. V_3 ~ V_5 导联出现异常 Q 波，ST 段抬高，提示 （　　）

（29~30 题共用备选答案）

A. 血红蛋白铁
B. 游离铁
C. 结合铁
D. 非结合铁
E. 含铁血黄素

29. 属于贮存铁的是 （　　）
30. 属于功能铁的是 （　　）

【X/型/题】

31. 咳嗽是呼吸系统的常见症状，下列叙述正确的是 （　　）
    A. 常年咳嗽，秋冬季加重，提示慢性阻塞性肺疾病
    B. 体位改变时咳嗽、咳痰加剧，常见于特发性肺纤维化
    C. 急性咳嗽伴胸痛，可能是肺炎
    D. 发作性干咳（尤其在夜间发作），可能是咳嗽变异型哮喘
    E. 高亢的干咳伴呼吸困难可能是支气管肺癌

32. 患者，男，70 岁。慢性咳嗽、咳痰约 15 年，呼吸困难渐进性加重。现平地行走稍快即感气急，临床诊断慢性阻

塞性肺疾病。患者可能出现的体征是 （　　）
    A. 胸廓呈桶状
    B. 叩诊过清音
    C. 肺下界下移、移动度减小
    D. 吸气延长
    E. 干、湿性啰音

33. 溃疡性结肠炎腹泻的特点包括 （　　）
    A. 重者每天排便 10 余次
    B. 不伴里急后重
    C. 以水样便为主
    D 黏液脓血便
    E. 重者呈血水样便

34. 低血钾的治疗原则是 （　　）
    A. 尿少时不宜补钾
    B. 静脉补氯化钾的浓度为1.5~3.0g/L
    C. 静脉滴注葡萄糖和胰岛素
    D. 缺钾重者最好当日补完
    E. 一般每日补氯化钾以不超过 15g 为宜

二、名词解释

1. 急性冠状动脉综合征（ACS）
2. Graham – Steel 杂音
3. 肠易激综合征
4. 中间型综合征

三、填空题

1. 支气管扩张症根据病变部位分为 3 种不同类型，即_____、_____和_____。
2. 冠心病的临床类型包括_____、_____、_____、_____。
3. 多发性骨髓瘤是_____异常增生的恶性肿瘤，骨髓内有_____异常增殖，导致骨骼破坏；血清出现异常的

单克隆免疫球蛋白,尿内可出现_____
____。

四、简答题

1. 简述结核病的分类。
2. 简述女性上尿路感染的治疗原则。
3. 简述溶血性贫血的实验室依据。

五、论述题

1. 试述慢性肺源性心脏病肺动脉高压形成的原因。
2. 高钾血症如何处理?

六、病例分析题

患者,男,23 岁。学生。风湿性心脏病病史。近半个月乏力、头昏、食欲缺乏、发热。查体:T 38.1℃,P 120 次/分,BP 110/70mmHg。急性病容,贫血貌,全身皮肤有多处出血斑及出血点。两侧扁桃体肿大,两肺湿性啰音,心尖区可闻及双期杂音。肝下缘位于右锁骨中线肋下 2.5cm 处,脾肋下未触及,肾区叩压痛(+),双下肢水肿。双侧病理征未引出。实验室检查:Hb 76g/L,WBC 10.8×10^9/L,中性粒细胞 0.84,淋巴细胞 0.16。

问题:

1. 初步诊断及诊断依据。
2. 进一步的检查有哪些?
3. 治疗原则是什么?

【参/考/答/案】

一、选择题

【A 型题】

1. E	2. A	3. A	4. A	5. D
6. E	7. E	8. D	9. D	10. C
11. A	12. E	13. C	14. B	15. E
16. E	17. C	18. B	19. E	20. E
21. C	22. A	23. D	24. D	

【B 型题】

25. C	26. E	27. E	28. B	29. E
30. A				

【X 型题】

31. ACDE	32. ABCE	33. ADE
34. ABE		

二、名词解释

1. **急性冠状动脉综合征(ACS)**:由于冠状动脉粥样硬化斑块的状态发生了突然改变,如斑块破裂、血栓形成等,可导致冠状动脉血流阻塞的程度急剧加重。临床表现为不稳定型心绞痛、急性心肌梗死、心源性猝死。

2. **Graham - Steel 杂音**:由于二尖瓣狭窄引起的肺动脉相对扩张,肺动脉瓣相对关闭不全,故可在肺动脉瓣听诊区闻及舒张期递减型叹气性杂音。

3. **肠易激综合征**:以与排便相关的腹部不适或腹痛为主的功能性胃肠病,往往伴有排便习惯与大便性状异常,症状持续存在或反复发作,经检查可排除这些症状的器质性疾病。

4. **中间型综合征**:发生于中毒 OPI 中毒后

24～96 小时,在胆碱能危象和迟发性多发神经病之间,突然出现以肌无力为突出,涉及屈颈肌,肢体近端肌,脑神经 Ⅲ、Ⅶ、Ⅸ、Ⅹ 所支配的肌肉,重者累及呼吸肌,表现为上睑下垂、眼外展障碍、面瘫和呼吸肌麻痹、呼吸困难或衰竭,可导致死亡。

三、填空题

1. 柱状扩张　囊状扩张　不规则扩张
2. 隐匿型或无症状性冠心病　心绞痛　心肌梗死　缺血性心肌病　猝死
3. 浆细胞　克隆性浆细胞　本周蛋白

四、简答题

1. 简述结核病的分类。

答　①原发型肺结核;②血行播散型肺结核;③继发型肺结核:浸润性肺结核、空洞性肺结核、结核球、干酪性肺炎、纤维空洞性肺结核;④结核性胸膜炎;⑤肺外结核;⑥菌阴肺结核。

2. 简述女性上尿路感染的治疗原则。

答　①最好根据药物敏感试验选择有效抗生素,在无药敏结果时,应首选对革兰阴性杆菌有效的抗生素;②宜选用在肾、尿浓度高的抗生素;③选用肾毒性小、副作用少的抗生素;④单一药物治疗失败、严重感染、混合感染、耐药菌株出现时应联合用药;⑤对不同类型的尿路感染给予不同的治疗时间。

3. 简述溶血性贫血的实验室依据。

答　(1)RBC 破坏增加的证据:①血浆游离血红蛋白增高;②血清结合珠蛋白降低;③血红蛋白尿阳性;④含铁血黄素尿阳性;⑤血清游离胆红素增高;⑥尿胆原、粪胆原增高;⑦外周血涂片破碎和畸形红细胞增高。

(2)RBC 代偿性增生的证据:①网织红细胞增高;②外周血中出现有核红细胞;③骨髓幼红细胞增生旺盛,以中、晚幼红细胞为主,粒红比例降低或倒置;④红细胞形态异常:多染性、部分红细胞含有核碎片,如 Howell – Jolly 小体、红细胞碎片。

五、论述题

1. 试述慢性肺源性心脏病肺动脉高压形成的原因。

答　(1)肺血管功能性改变。缺氧引起肺血管收缩,持续收缩导致肺血管病理改变。①体液因素:收缩血管物质增多,舒张血管物质减少。②神经因素:缺氧和高碳酸血症刺激颈动脉窦和主动脉体化学感受器,反射性地引起交感神经兴奋,儿茶酚胺分泌增加,使肺动脉收缩。③缺氧对肺血管的直接作用:肺血管平滑肌膜对 Ca^{2+} 的通透性增高,Ca^{2+} 内流增加,肌肉兴奋 – 收缩偶联效应增强,引起血管收缩。

(2)肺血管器质性改变:慢性缺氧还可以导致血管重构。

(3)血液黏稠度增加和血容量增多:①长期缺氧,促红细胞生成素增加,继发性红细胞增多,血液黏滞性增高,肺血流阻力增高。②缺氧使醛固酮增加,水钠潴留。③缺氧使肾小动脉收缩,肾血流减少,加重水钠潴留。

2. 高钾血症如何处理?

答　①禁用含钾食物、药物,避免输注库存血。②促进钾进入细胞内:纠正酸中毒,应用胰岛素和葡萄糖。③利用钙拮抗钾离子对心肌的毒性作用。④促进钾的排泄:肠道排钾口服阴离子树脂,山梨醇灌肠或口服;肾排钾,高钠饮食,或应用排钾性利尿剂。⑤透析疗法。

六、病例分析题

1. 初步诊断及诊断依据。

答 初步诊断:亚急性感染性心内膜炎。诊断依据:①既往有风湿性心脏病病史,患者乏力、头昏、食欲缺乏,不规则发热持续时间半月。②扁桃体肿大,两肺湿性啰音,心脏杂音。③贫血貌,全身皮肤有多

处出血斑及出血点,肝大,肾区叩压痛(+),双下肢水肿。血象增高。

2. 进一步的检查有哪些?

答 ①血培养;②超声心动图;③尿常规;④血清免疫学检测;⑤心电图;⑥胸部 X 线。

3. 治疗原则是什么?

答 ①抗菌药物治疗:选用杀菌抗生素,早期、足量、长疗程、联合用药,依据药敏试验及血培养结果合理选择敏感抗生素。②加强营养支持、纠正贫血、对症等治疗。

往年部分高校硕士研究生入学考试试题选登

硕士研究生入学考试内科学试题（一）

一、名词解释

1. 间质性肺疾病（ILD）
2. Somogyi 现象
3. 胰岛素抵抗
4. 缺血性心肌病
5. 黄疸
6. 隐性黄疸
7. 缺铁性贫血

二、简答题

1. 简述肺动脉高压的 X 线特征。
2. 简述呼吸衰竭对酸碱平衡和电解质的影响。
3. 支气管哮喘的发病机制主要与哪4项因素的相互作用有关？
4. 简述二尖瓣狭窄的并发症。
5. 简述心包压塞的主要表现。
6. 简述上消化道出血的临床表现。

7. 抢救 DKA 时补碱的指标？为何补碱要慎重？
8. 简述系统性红斑狼疮的诊断依据。

三、论述题

1. 试述淋巴瘤的分期。
2. 肝硬化腹腔积液的治疗有哪些？
3. 试述限制性与阻塞性通气功能障碍的肺容量和通气功能的特征性变化。
4. 慢性肾小球肾炎主要应与哪些疾病鉴别？

四、病例分析题

患者，女，27 岁。妊娠4个月，早孕反应轻且已消失，现食欲好，食量多，但体重没有随妊娠月数增加。多汗且伴有心悸，休息时心率 116 次/分。疑诊何种疾病？应行何种检查进一步确诊？

硕士研究生入学考试内科学试题（二）

一、名词解释

1. ARDS
2. 特发性肺纤维化（IPF）
3. 气道高反应性（AHR）
4. 卧位性心绞痛
5. SAM 征
6. 溶血性贫血
7. 再生障碍性贫血
8. 黎明现象
9. Cushing 溃疡
10. GABA/BZ 复合体

二、简答题

1. 简述肺动脉高压形成机制。
2. 简述 ARDS 的治疗。
3. 简述恶性高血压的临床特征。
4. 简述急性心肌梗死的并发症。
5. 简要列举急性心包炎的 5 种主要病因类型。

6. 简述淋巴瘤的临床分期。
7. 降血氨的药物有哪些？

三、论述题

1. 试述慢性呼吸衰竭缺氧与二氧化碳潴留的发生机制。
2. 消化性溃疡发病机制中六因素假说包括哪些内容？
3. 类风湿关节炎治疗中，慢作用抗风湿药有哪些（举出 4 种并阐述其作用机理）？
4. 试述急性肾损伤的透析指征。

四、病例分析题

患者，男，20 岁。不明原因出现意识障碍，呼气有烂苹果味，血压偏低而尿量仍多。最可能的诊断是什么？需做何种检查？

硕士研究生入学考试内科学试题（三）

一、简答题

1. 某哮喘患者，治疗数日未见好转，则应考虑哪些原因？
2. 简述病态窦房结综合征的心电图特征。
3. 简述狼疮危象及其临床表现。
4. 什么是肾小管酸中毒？
5. 简述 DIC 常见的病因。
6. 简述缺铁性贫血的口服药物、注射药物及停药时间。
7. 上消化道出血预后不良的原因有哪些？
8. 什么是肾病综合征？

二、论述题

1. 试述难治性腹腔积液的概念、治疗。
2. 试述机械通气常见的并发症。
3. 试述心肌梗死与心绞痛的鉴别要点。
4. 试述 2 型糖尿病的病理生理。

硕士研究生入学考试内科学试题(四)

一、简答题

1. 简述心力衰竭的分级。

2. 简述食管抗反流屏障。

3. 简述 ACS 的分类和病理机制。

4. 贫血按病因分类有哪些?

5. 简述肾病综合征的并发症。

6. 简述雷诺现象。

7. 什么是 Graham - Steel?

8. 简述甲状腺危象的处理原则。

二、论述题

1. 试述急性左心衰竭的治疗。

2. 试述支气管肺癌的病理分型和鉴别诊断。

3. 试述 TTP 和 Evans 综合征的区别。

4. 试述肝性脑病的诱因和诊断。

硕士研究生入学考试内科学试题（五）

一、名词解释

1. 炎症性肠病
2. Felty 综合征
3. LADA
4. IgA 肾病

二、简答题

1. 简述支气管哮喘长期治疗的用药原则。
2. 简述二尖瓣狭窄的常见病因、临床表现有哪些？
3. 简述原发性肝癌的临床表现和诊断依据。
4. 简述肾性高血压的发病机制。
5. 简述缺铁性贫血的定义、常见病因、最佳治疗。
6. 原发性醛固酮增多症的实验室检查最具特点的是什么？

三、论述题

1. 试述社区获得性肺炎的临床诊断依据。

2. 机体造血组织的构成是什么？各在什么阶段发挥造血功能？

四、病例分析题

患者,男,50 岁。心前区疼痛伴恶心、呕吐 2 小时入院。患者于 2 小时前因搬重物后出现心前区疼痛,压榨性,濒死感,休息及口服硝酸甘油后无好转,伴恶心、呕吐、多汗。既往无高血压、冠心病病史,有吸烟史 10 年余,每天 1 包。查体:生命体征稳定,急性面容,其余检查结果均阴性。心电图示:$V_1 \sim V_5$ ST 段抬高,室性期前收缩。

问题：

1. 初步诊断是什么？
2. 鉴别诊断及诊断依据有哪些(至少 3 种)？
3. 为明确诊断,还需做哪些检查？
4. 最核心的治疗方案是什么？

硕士研究生入学考试内科学试题（六）

一、名词解释

1. 肾小管酸中毒
2. 继发性肺结核
3. 造血干细胞移植
4. 桥本氏甲状腺炎

二、简答题

1. 简述 COPD 的诊断标准。
2. 简述急性胰腺炎的临床表现和鉴别诊断（至少写 4 种）。
3. 简述泌尿系感染的诊断标准和鉴别诊断（至少写 4 种）。
4. 简述急性心肌梗死静脉溶栓再通的判断指标。
5. 简述早期不典型 SLE 的症状。

三、论述题

1. 试述血友病 A 的临床表现、诊断和首选治疗。
2. 垂体前叶有哪些肿瘤？写出其中一种肿瘤的临床特点。

四、病例分析题

患者，男，19 岁。1 年来间断胸闷，出现晕厥入院。心电图示：病理性 Q 波，QRS 波 >0.02s，心脏听诊有杂音。

问题：

1. 考虑哪些诊断？
2. 晕厥的原因是什么？
3. 需进一步做哪些检查？
4. 治疗原则是什么？

硕士研究生入学考试内科学试题(七)

一、名词解释

1. 假性粒细胞减少
2. ITP
3. MRSA
4. 肾病综合征
5. Ewart 征
6. 糖耐量减低
7. 中毒性巨结肠
8. 晨僵
9. 心绞痛

二、简答题

1. 简述狼疮肾炎的分型。
2. 简述 Graves 病单纯性突眼的特点。
3. 简述控制支气管哮喘发作的药物分类。
4. 简述心力衰竭的诱因。
5. 简述原发性肾小球肾炎的临床分型。
6. 简述类风湿关节炎的 X 线分期。
7. 简述慢性呼吸衰竭的治疗。
8. 简述肾衰竭导致贫血的原因。
9. 简述重型再障的临床表现。
10. 简述 ITP 急症的治疗。

三、论述题

1. 试述 β 受体阻滞剂治疗心力衰竭的机制及治疗的注意事项。
2. 试述肠结核的诊断和鉴别诊断。
3. 试述慢性肾衰竭的治疗。
4. 试述糖尿病的并发症。
5. 试述心源性哮喘和支气管哮喘的鉴别要点。

硕士研究生入学考试内科学试题(八)

一、名词解释

1. 肺活量
2. 肺栓塞
3. 心室重塑
4. 代谢综合征
5. 高血压危象
6. Coombs 试验
7. IgA 肾病
8. Cushing 综合征
9. 亚临床肝癌

二、简答题

1. 简述根除幽门螺杆菌的治疗方案。

2. 简述再障的诊断标准。
3. 简述抗生素治疗肺炎 72 小时后病情无改善的常见原因。
4. 如何诊断甲亢心脏病?
5. 简述感染性心内膜炎 Duck 诊断标准。

三、论述题

1. 如何确定降压治疗方案?
2. 试述 1 型与 2 型糖尿病的鉴别要点。
3. 试述肺结核的分类与诊断。
4. 试述消化性溃疡的发病机制。

硕士研究生入学考试内科学试题（九）

一、名词解释

1. 类癌综合征
2. PH 染色体
3. 菌尿
4. PTCA
5. FD
6. 甲状腺危象

二、简答题

1. 简述肾小管坏死与肾前性少尿的区别。

2. 简述糖尿病酮症酸中毒的治疗。

3. 简述肺血栓栓塞症的临床表现。

4. 简述重型再障的临床表现及诊断。

三、论述题

1. 试述心力衰竭的代偿机制。

2. 试述消化道出血的诊断及治疗。

硕士研究生入学考试内科学试题（十）

一、名词解释

1. 肺结核复治
2. 病态窦房结综合征

二、简答题

1. 简述 COPD 的综合评估。
2. 简述甲状腺功能亢进症和甲状腺肿大的鉴别要点。
3. 简述急性心肌梗死的并发症。

三、论述题

1. 试述重症胰腺炎的全身并发症。

2. 试述预激综合征的发病机制、临床表现和首选治疗。
3. 慢性肾衰竭有哪些系统或者器官受到损害及其临床表现？
4. SLE 患者的妊娠指征及注意事项是什么？
5. 试述急性白血病的分型标准（FAB 分型及 MIHC 分型）。
6. 试述肺炎稳定的标准。